Katharina Rainer-Trawöger

Yoga für Schwangere

Bibliografische Information der Deutschen Nationalbibliothek:
Die Deutsche Nationalbibliothek verzeichnet diese Publikation in der Deutschen Nationalbibliografie. Detaillierte bibliografische Daten sind im Internet über http://d-nb.de abrufbar.

Für Fragen und Anregungen:
info@rivaverlag.de

2. Auflage 2020

Nymphenburger Straße 86
D-80636 München
Tel.: 089 651285-0
Fax: 089 652096

Redaktion: Matthias Michel
Umschlaggestaltung: Isabella Dorsch
Umschlagabbildungen: © Fotodienst/Anna Rauchenberger, © Freiraum-Institut/Andreas Rainer, © Fotodienst/Klaus Ranger
Layout und Satz: Alpsee Design | Meike Herzog, Deborah Herzog
Druck: DZS Grafik, Slowenien
Printed in the EU

ISBN Print 978-3-86883-922-7
ISBN E-Book (PDF) 978-3-95971-257-6
ISBN E-Book (EPUB, Mobi) 978-3-95971-258-3

Katharina Rainer-Trawöger

Yoga für Schwangere

Kräftigende und entspannende
Übungen zur Linderung von Beschwerden
und für eine leichte Geburt

riva

Inhalt

Vorwort von Katharina Rainer-Trawöger 6

Vorwort von Hebamme Cornelia Mayr 8

1 Yoga – wenn die Gedanken zur Ruhe kommen 10

Was ist Yoga? 12
Die vier Wege des Yoga 12
Chakras 15
Mudras 15
Bandhas 15
Mantras 15
Visualisierungen und Meditationen 16
Asanas – Die gehaltenen Stellungen 16

Frauen und Yoga 18
Wie die Yogabewegung in den Westen kam 19
Modernes Yoga 19

2 Yoga in der Schwangerschaft 22

Schwangerschaftsphasen 25

Vor und nach der Geburt 34
Die Lage des Babys im Becken 34
Die ersten Anzeichen des Geburtsbeginns 36
Geburtsverletzungen 38
Das Wochenbett 39

Welche Wirkungen hat Yoga in der Schwangerschaft? 39
Was sollten Schwangere beim Praktizieren von Yoga beachten? 42
Das glückliche Yoga-Baby 45
Fragen zum Thema Yoga in der Schwangerschaft 46
Die Atmung im Yoga 48
Der Beckenboden: ständiger Begleiter im Yoga 49

Tipps und Hinweise zur Nutzung dieses Buchs 53

3 Asanas und Übungsabfolgen 56

Asanas für das erste Trimester 59
Asanas im Sitzen 60
Asanas im Liegen 74
Asanas auf den Knien 88
Asanas im Stehen 96

Übungsabfolgen für das erste Trimester 114
Bewegte Abfolge für das erste Trimester 114
Atemübungen für das erste Trimester 116
Mudras für das erste Trimester 120
Meditationen und Entspannungspositionen für das erste Trimester 122
Übungsabfolge zur Linderung von Übelkeit und Müdigkeit 128
Übungsabfolge bei Stimmungsschwankungen 130
Augenübung 134

Meine dynamische Abfolge für das erste Trimester 136

Kleines ABC der Schwangerschaftsbeschwerden im ersten Trimester 139

Asanas für das zweite Trimester 141
Asanas im Sitzen 142
Asanas im Liegen 152
Asanas auf den Knien 168
Asanas im Stehen 178

Übungsabfolgen für das zweite Trimester 194
Bewegte Abfolge für das zweite Trimester 194
Atemübungen für das zweite Trimester 196
Mudras für das zweite Trimester 200
Meditationen für das zweite Trimester 202
Übungsabfolge bei Rückenschmerzen 206
Übungsabfolgen bei Wasseransammlungen in Händen und Beinen 208

Meine sanfte Abfolge für das zweite Trimester 210

Kleines ABC der Schwangerschafts-beschwerden im zweiten Trimester 212

Asanas für das dritte Trimester 216
Asanas im Sitzen 218
Asanas im Liegen 226
Asanas auf den Knien 238
Asanas im Stehen 244

Übungsabfolgen für das dritte Trimester 254
Bewegte Abfolge für das dritte Trimester 254
Atemübungen für das dritte Trimester 256
Mudras für das dritte Trimester 260
Meditationen für das dritte Trimester 262
Übungsabfolge bei Kurzatmigkeit 266
Sanfte Kräftigung in der Seitenlage 268
Sanft Rückenschmerzen lösen 270

Meine geburtsvorbereitende Abfolge für das dritte Trimester 272

Kleines ABC der Schwangerschafts-beschwerden im dritten Trimester 274

Partner-Übungen 278
Asanas im Sitzen 280
Asanas im Stehen 286
Paar-Meditation 290

4 Tipps für Schwangeren-Yoga-Lehrerinnen 292

Aufbau und Gestaltung einer Schwangerenyoga-Stunde 294

Körper, Geist und Seele: Yoga-Lehrende sind auch Therapeuten 295

Wichtige Grundinformationen: Worauf müssen wir achten? 297

5 Yoga nach der Geburt 298

Rückbildungsyoga 300

Sanftes Yoga für dein Baby 303

Erste Dehnungsübungen für deine Beine und deinen Rücken 304

Kräftigungsübungen für fitte Mamas und Papas 306

Quellen und Literatur 314

Bildnachweis 317

Danksagung 318

Über die Autorin 319

VORWORT

von Katharina Rainer-Trawöger

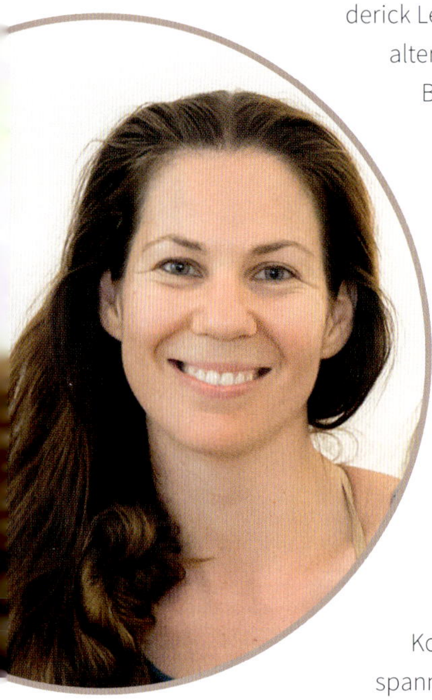

Schon in den 1970er-Jahren verfasste Frederick Leboyer, der Wegbereiter der alternativen Geburtshilfe, sein Buch *Weg des Lichts – Yoga für Schwangere*. Das Buch wurde seinerzeit in die Rubrik »Schwangerschaftsgymnastik« eingeordnet, es sollte ermutigen und inspirieren, sich auf diese Art der Geburtsvorbereitung einzulassen. Seine Texte und Bilder von Übungen sollten meditative Harmonie ausstrahlen, zur Konzentration und zum Entspannen anregen: »Die Sprache ist einfach, jede kann sie verstehen. Aber jenseits dieser Einfachheit ist ein Feuer, das jede Frau begeistern wird und ihr Mut gibt, ihren Körper in einen Tempel der Reinheit zu verwandeln«, sagte Frederick Leboyer über sein Buch. Die erste Asana, die er uns anhand von Fotos der hochschwangeren Tochter des Yogameisters B. K. S. Iyengar, Tanita Iyengar, näherbrachte, war ausgerechnet Sirshasana, der Kopfstand! Gerade diese Asana ist für die meisten Yoga-Neulinge – und in Yoga-Kursen für Schwangere haben wir es zu einem großen Teil mit Yoga-unerfahrenen Teilnehmerinnen zu tun – die größte Herausforderung.

»Möge dieses Buch Frauen ermutigen, dem Beispiel dieser Übungen zu folgen, und möge es ihnen einen Weg zeigen, daß ihre Geburt Verwandlung werde.«
B. K. S. Iyengar

Aber auch Frederick Leboyer und Tanita Iyengar war klar, dass der Kopfstand keine Anfängerübung darstellt. Ganz im Gegenteil, Sirshasana gilt als die höchste Yoga-Stellung, im geistigen wie im körperlichen Sinn. Sie erfordert Mut, Geschicklichkeit und Verständnis. Wie Leboyer so treffend bemerkt, steht sie am Ende eines langen, geduldigen Bemühens und ist der Anfang für etwas Neues.

Seit meiner Jugend praktiziere ich Yoga, und dennoch waren die in Leboyers Buch von Tanita Iyengar gezeigten Asanas für mich während meiner eigenen Schwangerschaften eine große Herausforderung. Yoga-Übungen, die auch für Anfängerinnen als Bereicherung in der Schwangerschaft wahrgenommen werden, müssen also heutzutage im Westen anders aufgebaut werden. Aber wie? Diese Frage beschäftigt mich bereits seit Langem in meiner beruflichen Tätigkeit: Wie kann ich Yoga für Anfängerinnen, aber auch für Fortgeschrittene während der Schwangerschaft angemessen gestalten? Wie kann ich auf die Probleme der einzelnen Schwangerschaftsphasen besser eingehen? Wie kann ich meinen Teilnehmerinnen helfen, sich mit Yoga besser auf die Anstrengungen der Geburt vorzubereiten?

Zum Glück hat sich seit Leboyers Anfängen das Repertoire an Asanas für Schwangere um ein Vielfaches erweitert, und so gibt es mittlerweile eine Fülle an erprobten Asanas, die auch von Hebammen und GynäkologInnen empfohlen werden. Tanita Iyengars Schwester, Geeta Iyengar, schrieb in den 1980er-Jahren ein sehr interessantes Buch mit dem Titel *Yoga für die Frau – Der Weg zu Gesundheit, Entspannung und innerer Kraft*. Darin widmet sie sich in einem Kapitel ebenfalls speziellen Asanas für Schwangere und geht neben der Durchführung auch auf die Wirkung der Asanas ein. Dies gab mir unter anderem den Anstoß für dieses Buch.

Während meiner Indienaufenthalte habe ich erlebt, wie liebevoll dort mit schwangeren Frauen umgegangen wird. In Südindien teilen die Frauen ihrer Familie die Schwangerschaft mit, indem sie um saures und scharfes Essen bitten, wie rohe Mangos oder Tamarinde. So werden auch die älteren im Haushalt lebenden Personen über die Schwangerschaft informiert und die Schwangere kann sich der gesamten Aufmerksamkeit der ganzen Familie sicher sein. Jeder in der Familie trägt dafür Sorge, dass die werdende Mutter genug isst und ihr kein Leid droht. Immer noch kehren viele Frauen in Indien vor der Geburt für einige Zeit in ihr Elternhaus zurück, wo sich ihre Mütter und andere Familienmitglieder liebevoll um sie kümmern. Bis zu 45 Tage nach der Geburt darf die frischgebackene Mama meist ganz zu Hause bleiben und wird von ihren Verwandten weiterhin umsorgt. In manchen Regionen Indiens geben die Familien sechs Monate nach der Geburt ein Fest, um zu feiern, dass das Baby nun feste Nahrung bekommt. Das Schlafen im gemeinsamen Familienbett ist übrigens in Indien die Regel, 99 Prozent aller Familien machen das so. Viele Familien teilen sich das Bett mit ihrem Kind, bis es ein junger Teenager ist.

Spezielle Yoga-Übungen für Schwangere wurden übrigens im deutschsprachigen Raum viel mehr erforscht und weiterentwickelt als es den meisten Yoga-Lehrerinnen und Yoga-Lehrern bewusst ist. Viele nehmen an, dass die Übungen quasi direkt aus Indien zu uns »importiert« wurden. In diesem Buch versuche ich jedoch auch die in Yoga-Kreisen nicht so bekannten Autoren und Autorinnen zu Wort kommen zu lassen, ohne deren Vorarbeit das moderne Schwangerenyoga nicht möglich wäre. Die Hebamme Marion Stüwe war unter anderem davon überzeugt, dass Schwangere durch Yoga-Übungen ein besseres Körpergefühl erlangen und ihre eigenen Kräfte besser kennenlernen. Die Hebamme Cornelia Mayr ergänzt diese Ansicht durch den Hinweis, dass sich dies wiederum bei der Geburt bewährt und die vorbereitenden Yoga-Übungen aus einer leidenden Gebärenden eine selbstbewusste Frau machen, die Vertrauen in ihren Körper hat.

Seit dem Jahr 2010 habe ich nun bereits die große Freude, Schwangere mithilfe von Yoga-Übungen, die ich in Indien erlernt habe, durch diese spannende Zeit begleiten zu dürfen. In unserem Institut bieten wir sechzehn Schwangerenyoga-Klassen in der Woche an, somit konnten wir bereits über 2000 schwangere Frauen zu ihren Erfahrungen, Empfindungen und Wünschen bezüglich der Yoga-Asanas befragen. Viele Asanas, die ich selbst im Rahmen meiner Ausbildungen erlernt hatte, musste ich wieder verwerfen, andere, die ich Büchern entnahm, stellten sich als völlig ungeeignet heraus, da sie meine Kursteilnehmerinnen nicht ausführen konnten. Während meiner beiden eigenen

Schwangerschaften konnte ich noch tiefer in die positiven Wirkungen spezieller Asanas eintauchen und somit Übungsabläufe erstellen, die ich seit mehreren Jahren im Rahmen von Ausbildungen weitergebe.

Diese Asanas – und mögliche Variationen – und ihre Durchführung werden hier in Text und Bild vorgestellt, sodass Schwangere die Anweisungen für ihre eigene Praxis nutzen können. Außerdem wird jeweils auf die Wirkungsweise und mögliche Risiken eingegangen, und es werden Hilfestellungen und Hintergrundwissen vermittelt. Weiterhin geht dieses Buch auf schwangerschaftsbedingte Beschwerden ein und zeigt – im Rahmen des Yoga – erprobte Maßnahmen zur Linderung. Das Buch richtet sich aber nicht nur an Schwangere, sondern soll auch Yoga-LehrerInnen als Grundlage für ihren Unterricht dienen, sie in den einzelnen Asanas bestärken und ihr Wissen vertiefen.

Ishwar sarvavyapi ho, isliye ishwar ne har parivar mein ek Maa di hai.
Gott kann nicht überall sein, deshalb gab er jeder Familie eine Mutter.

Katharina Rainer-Trawöger,
September 2016

VORWORT
von Hebamme Cornelia Mayr

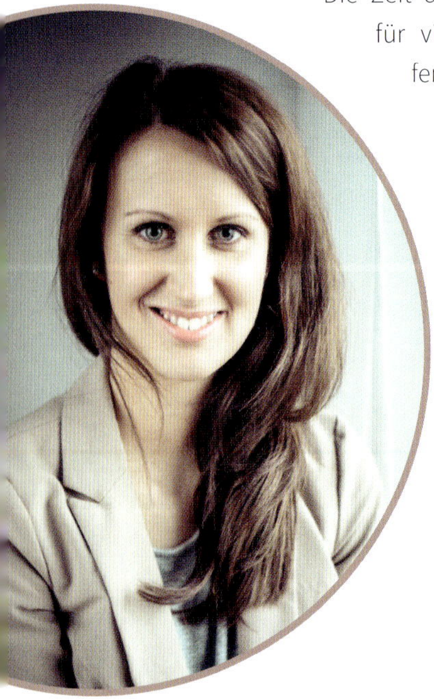

Die Zeit der Schwangerschaft stellt für viele Frauen eine tiefgreifende Umbruchphase dar. Einerseits gibt es körperliche, andererseits auch psychologische und emotionale Veränderungen. Daher sind die neun Monate, in denen das Kind heranwächst, oftmals mit einer Vielzahl an Ängsten und Sorgen verbunden, die sich dann auch während der Geburt zeigen können. Die Hebamme steht vor der Aufgabe, diese Ängste der Frau in Vertrauen und Hingabe zu verwandeln. Manchmal gelingt dies und die Unsicherheit legt sich, doch die Erfahrung zeigt, dass die Zeit während der Geburt dafür nicht immer ausreicht.

Laut dem englischen Geburtshelfer Dr. Grantly Dick-Read empfindet die Gebärende den Schmerz deswegen so stark, weil sie aufgrund mangelnder Informationen und falscher Einstellungen Angst vor der Geburt hat. Angst führt zu körperlichen und seelischen Abwehrreaktionen und bewirkt Muskelanspannungen. Diese Verkrampfungen können zusätzliche Schmerzen verursachen. Diese Schmerzen vergrößern wiederum die Angst der Frau. Sie gerät also in den sogenannten Angst-Spannungs-Schmerz-Kreislauf, den es zu durchbrechen gilt. Dick-Read versuchte diesem Kreislauf entgegenzuwirken, indem er die Schwangeren auf die Geburt vorbereitete, sie zum »richtigen« Atmen anleitete und ihnen zu Entspannungsübungen und Gymnastik riet.

In unserer heutigen Zeit gibt es viele verschiedene Möglichkeiten, um den Angst-Spannungs-Schmerz-Kreislauf zu durchbrechen. Eine der besten Möglichkeiten dafür ist Yoga. Weil mir dieses Thema sehr am Herzen liegt und ich neugierig war, ob die Wirkung von Yoga auf die psychische Situation der Schwangeren sowie auf den Ablauf der Geburt auch wissenschaftlich belegbar ist, schrieb ich vor ein paar Jahren die Abschlussarbeit meines Hebammenstudiums darüber. Die Studien, die hierzu durchgeführt wurden, beinhalteten eine Yoga-Praxis, die nicht nur aus Körperübungen und Asanas, sondern auch aus diversen Atem-, Entspannungs- und Wahrnehmungsübungen sowie Meditationen bestand.

Die Ergebnisse zeigen, dass Yoga die Aktivität des Sympathikus mindert und die des Parasympathikus verstärkt, was einen Zustand der Tiefenentspannung und Erholung bedeutet. In den Studien zeigte sich, dass Yoga eine deutliche Reduktion von Stress und Angst zur Folge hat. Frauen, die Yoga in der Schwangerschaft praktiziert hatten, waren auch während der Geburt eher imstande, sich gut zu entspannen, und gaben ein höheres Wohlbefinden und ein deutlich geringeres Schmerzempfinden an. Weiterhin konnte eine insgesamt kürzere Geburtsdauer festgestellt werden.

Neben all diesen theoretisch und wissenschaftlich beschriebenen positiven Effekten von Yoga habe ich als Hebamme in den letzten Jahren auch selbst viele gute Erfahrungen damit gemacht. Zahlreiche Frauen berichteten mir, dass sie ihre Yoga-Stunden genießen, weil sie sich dabei bewusst Zeit für sich selbst und ihr ungeborenes Kind nehmen und zur Ruhe kommen können.

Und auch während der Geburt fällt es diesen Frauen leichter, intuitiv die geeignete Gebärhaltung einzunehmen und die »richtige« Atmung anzuwenden. Beides ist ihnen vom Yoga her vertraut, und so wird insbesondere das Loslassen optimal gefördert. Denn manche Yoga-Haltungen ähneln den Geburtspositionen, vor allem die, bei denen es um das Öffnen und Lockerlassen des Beckens geht. Sie bekommen ein besseres Körpergefühl, spüren sich selbst intensiver, wissen, was ihnen guttut, und kennen ihre eigenen Grenzen. All diese Dinge können sich bei der Geburt bewähren und unterscheiden eine leidende Gebärende von einer selbstbewussten Frau. Eine Frau, die Vertrauen in ihren Körper hat, sich den Vorgängen in ihm bewusst ist und sich so den Wehen besser hingeben kann.

Als Hebamme wünsche ich mir für so viele Frauen wie möglich eine schöne Geburtserfahrung. Deshalb empfehle ich den Schwangeren, ihre eigenen, ganz persönlichen Methoden oder Strategien zu finden, die ihnen helfen, sich zu entspannen, zu zentrieren und sich in ihrem Körper wohlzufühlen, um dieses Gefühl auch mit in die Geburt zu nehmen. In diesem Sinne wünsche ich allen Leserinnen eine großartige Zeit der Schwangerschaft und Geburt und natürlich viel Freude beim Üben!

Cornelia Mayr,
September 2016

Cornelia Mayr ist mit viel Freude als Hebamme in der Privatklinik Döbling in Wien tätig.

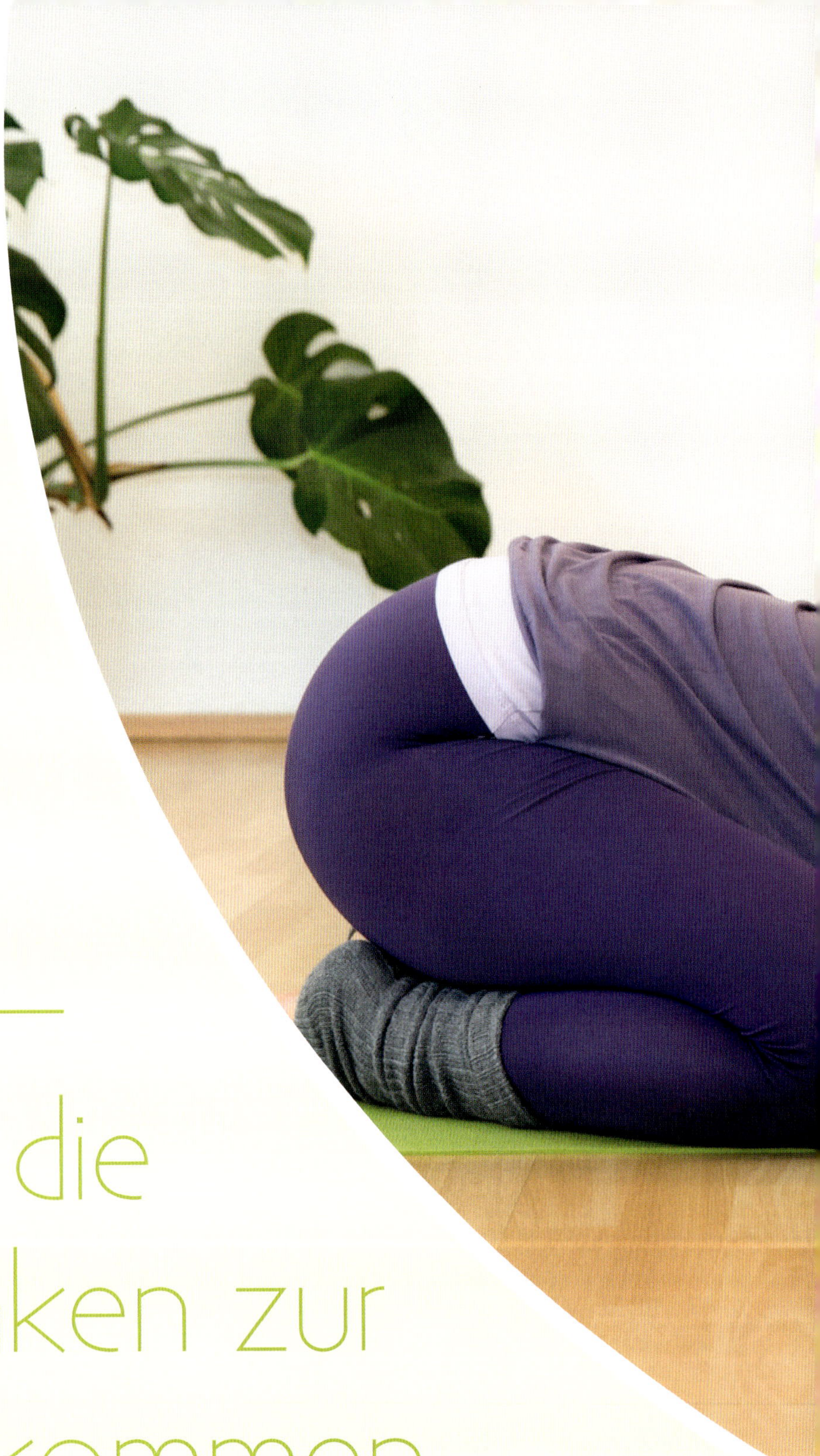

Yoga – wenn die Gedanken zur Ruhe kommen

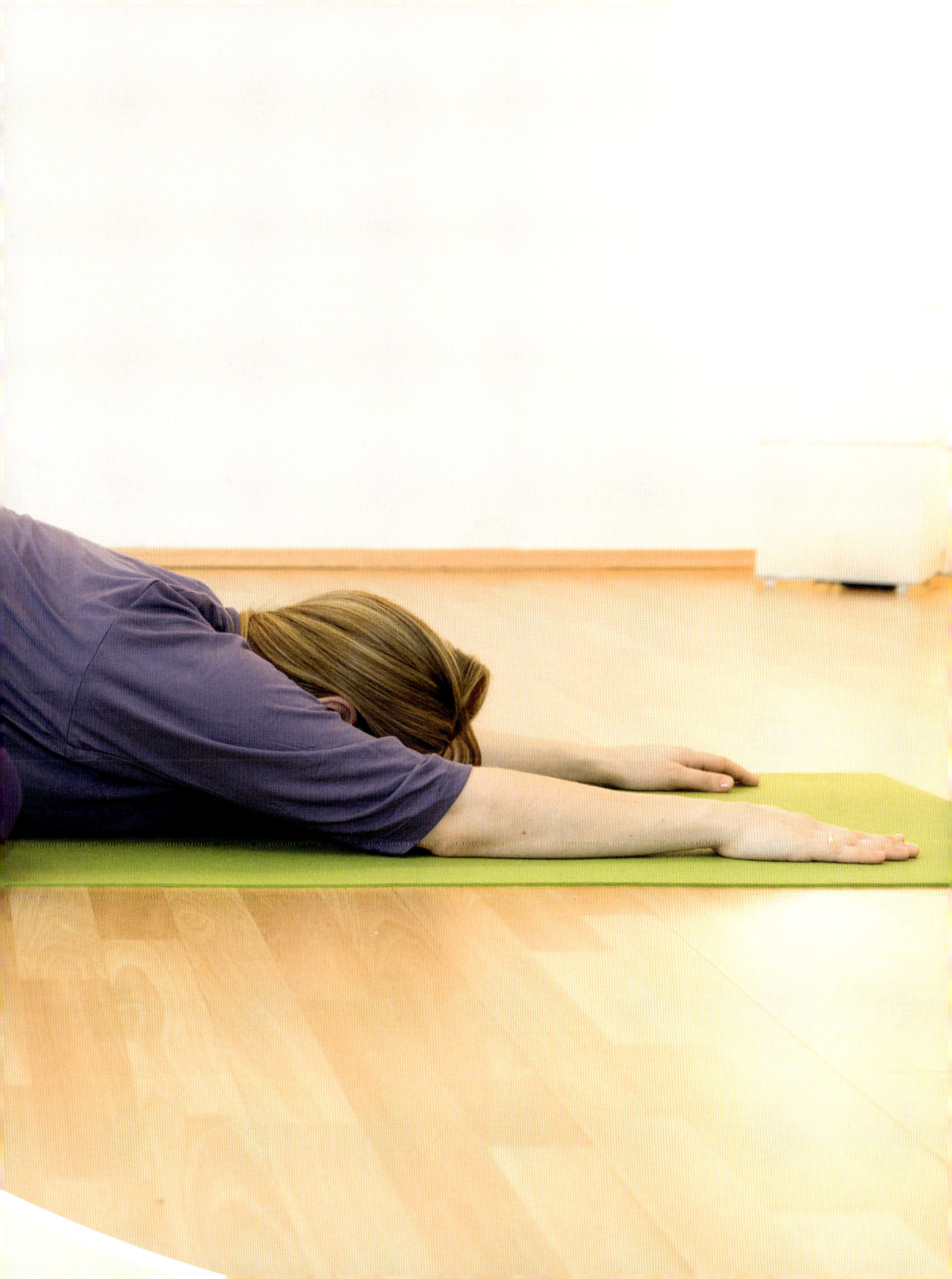

Was ist Yoga?

Die altindische Sprache Sanskrit und unsere deutsche Sprache gehören zu der indogermanischen Sprachfamilie. Die gemeinsamen Wurzeln zeigen sich darin, dass sich manche Wörter wie zum Beispiel Mutter und *matr* (vgl. lateinisch: *mater*), Herz und *hrd* (vgl. englisch: *heart*), Fuß und *pad* (vgl. lateinisch *pes*, für alle, die noch den Ausdruck *per pedes* für »zu Fuß gehen« kennen). Es gibt aber auch Sanskritbegriffe, die wir als Lehnwörter in den täglichen Sprachgebrauch aufgenommen haben, ohne dass uns vielleicht bewusst ist, dass wir in dem Moment Sanskrit sprechen, so zum Beispiel Dschungel, Orange, Lack und Pyjama.

Der Begriff *Yoga* stammt ebenfalls aus dem Sanskrit und bedeutet wörtlich »Joch«. Joche sind in der Landwirtschaft die älteste Form des Geschirrs. Sie werden Zugtieren um den Hals gelegt oder, etwa bei Ochsen, vor der Stirn oder im Nacken an den Hörnern befestigt, damit sie vor einen Wagen oder Pflug gespannt werden können. Durch dieses Anspannen an das Joch können die Tiere ihren Kopf nicht bewegen, was zur sprichwörtlichen »Unterjochung« führt.

Man kann den Begriff Yoga also als »Vereinigung« oder »Integration« verstehen, im Sinne von »Anschirren« und »Anspannen« – zum Beispiel der Seele an den Körper –, oder aber auch als Erkennen der Zusammenhänge der größeren Verbindungen: meine Seele, mein Körper, ich, du, wir, alle Lebewesen, die Welt, der Kosmos …

Es gibt viele verschiedene Formen des Yoga, oft mit einer eigenen Philosophie und Praxis. Häufig denken wir bei dem Begriff Yoga nur an körperliche Übungen, die sogenannten Asanas. Aber ich hoffe, du verstehst nach diesem einführenden Kapitel, dass die Bedeutung von Yoga weit über die reine körperliche Praxis hinausreicht. Yoga umfasst auch das Wissen der Chakren, der Mudras, der Bandhas, der Mantren und vieler Meditationen. Und dieses Gesamtpaket kann dir während deiner Schwangerschaft als Stütze dienen. Die philosophischen Grundlagen des Yoga wurden vor allem von dem indischen Gelehrten Patanjali im Yogasutra zusammengefasst, aber auch spirituell-philosophische Schriften wie die Bhagavad Gita und die Upanishaden informieren über Yoga-Grundlagen. Das Yogasutra definiert den Begriff »Yoga« zum Beispiel als einen Bewusstseinszustand, in dem unsere Gedankenströme zur Ruhe finden.

Wie lange es Yoga bereits gibt, ist nicht genau bekannt. Älteste Funde von Steinsiegeln und Tonfiguren im heutigen Pakistan entlang des Indusflusses, die Sitz- und Gebetspositionen zeigen, werden auf circa 2800 v. Chr. datiert, schriftliche Überlieferungen fehlen jedoch. Erst durch spätere Quellen wie den Veden (*veda* bedeutet Wissen), ab circa 1500 v. Chr. entstandene heilige Texte, gehen wir davon aus, dass Yoga schon vor über 4500 Jahren praktiziert wurde. Es ist sogar wahrscheinlich, dass die dem Yoga zugrunde liegende Philosophie noch älter ist. Da es sich bei den Veden jedoch um mündlich überlieferte Gesänge handelt, deren exakte Rezitation wichtig war, wurden sie lange nicht niedergeschrieben. Das Wissen durfte nur an bestimmte männliche Angehörige der höchsten Kaste, der Brahmanen, vermittelt werden.

Die vier Wege des Yoga

Als letzter Teil der Veden gelten die Upanishaden; sie beschreiben bereits Atemübungen und das Zurückziehen der Sinne (Pratyahara). Upanishaden bedeutet übersetzt so viel wie »sich in der Nähe des Gurus (Lehrers) oder zu seinen Füßen niedersetzen«. Die mittleren Upanishaden (um 400 v. Chr.) erwähnen mehrfach den Begriff Yoga und auch die wesentlichen Elemente des späteren Yoga-Systems. Im indischen Epos Mahabharata (um 300 v. Chr.) nimmt Yoga bereits einen bedeutenden Platz ein und wird als praktisches Gegenstück zu theoretischen philosophischen Lehren erwähnt. Mahabharata wird auch übersetzt als »die große Geschichte der Bharatas«, wobei Bharata sowohl einen indoarischen Stamm bezeichnen kann wie auch den indischen Subkontinent. Die für viele Yogis und Yoginis (männliche bzw. weibliche Yoga-Praktzierende) sehr wichtige Bhagavad Gita (»der Gesang des Erhabenen«) gilt als Teil des umfassenden Epos Mahabharata.

In der Gita, wie sie oft kurz und liebevoll genannt wird, lernen wir den jungen Fürsten Arjuna kennen, der sich vor Beginn eines großen Krieges, welchen das Mahabharata ausführlich beschreibt, auf dem Schlachtfeld von Kurukshetra die Frage stellen muss, ob er gegen seine Verwandten kämpfen will oder aufgibt. In diesem Moment offenbart sich sein Wagenlenker als Krishna, eine Inkarnation des Gottes Vishnu. Krishna kommen in der Bhagavad Gita, je nach Kontext, verschiedene Bedeutungen zu: Einmal wird er als das kosmische Selbst angesehen, das alles Lebende durchdringt; ein anderer Aspekt ist die Bedeutung als innere Göttlichkeit, eine Reflexion des kosmischen Selbst in jedem Lebewesen. Eine dritte Funktion ist die des spirituellen Lehrers. Die Überschriften der einzelnen Gesänge der Bhagavad Gita nennen jeweils eine besondere Form des Yoga, zum Beispiel Karma Yoga oder Jnana Yoga. Gott Vishnu offenbart Arjuna hierbei die vier Wege des Yoga:

Bhakti Yoga ist das Yoga der Hingabe. Hier werden Rituale wie Singen oder Beten praktiziert, um sich dem Göttlichen hinzugeben. Die Motivation eines Bhakti Yogis und einer Bhakti Yogini ist die Liebe.

Karma Yoga ist das Yoga des selbstlosen Dienstes. Der Karma Yogi und die Karma Yogini handeln, ohne dafür eine Gegenleistung zu erwarten. Der Weg des selbstlosen Dienstes an der Menschheit soll zur Freiheit aus dem Karma-Kreislauf führen.

Jnana Yoga ist das Yoga der Weisheit. Hier setzt der Yogi und die Yogini sich mit der Philosophie des Yoga auseinander und erforscht so auch die eigene Natur.

Raja Yoga ist die Königsdisziplin des Yoga. Es ist der Yoga-Weg, der sich am meisten durch seine Ganzheitlichkeit auszeichnet. Der Raja Yogi und die Raja Yogini erlangen den Weg zur Freiheit durch die Beherrschung des Geistes. Dies wiederum erfolgt über die Disziplinierung des Körpers.

Jedoch erwähnt Gott Vishnu in seiner Inkarnation als Krishna in der Gita ebenfalls, es sei ratsam, sich nicht auf einen Yoga-Weg zu beschränken, sondern alle Richtungen mit in die Yoga-Praxis aufzunehmen. Nur einen Weg zu gehen, würde ein Hindernis in der ganzheitlichen Entwicklung des Menschen hervorrufen.

Das bedeutendste Werk des Raja Yoga, das unserer klassischen Vorstellung von Yoga am nächsten kommt, ist das bereits erwähnte Yogasutra des Patanjali (um 200 n. Chr.). *Sutra* bedeutet »Faden«, das Yogasutra kann also als Leitfaden für Yoga gesehen werden. Es versuchte, die damals vorherrschenden Yoga-Praktiken wie verschiedene Fäden zusammenzufassen. Patanjalis Fokus liegt auf dem Geist des Menschen, seinen Möglichkeiten und Begrenzungen. Unter Yoga versteht er, dass die Qualität unseres Geistes einen Punkt erreicht, an dem wir in der Lage sind, Dinge und Situationen klarer zu erkennen. Um diesen Zustand zu erreichen, stellt er im Yogasutra unter anderem den achtgliedrigen Pfad Ashtanga (*ashta* bedeutet »acht«, *anga* »Teile«) des Yoga dar, der auch unter dem Namen Raja Yogasutra bekannt ist:

1. *Yama:* Unsere Haltung gegenüber unserer Umgebung
2. *Niyama:* Unsere Haltung gegenüber uns selbst
3. *Asana:* Die Praxis der Körperübungen
4. *Pranayama:* Die Praxis der Atemübungen
5. *Pratyahara:* Das Nach-innen-Richten der Gedanken
6. *Dharana:* Die Fähigkeit, unseren Geist auszurichten
7. *Dhyana:* Die Fähigkeit, unseren Geist kontinuierlich in einer Verbindung mit dem, was wir verstehen wollen, verweilen zu lassen.
8. *Samadhi:* Die vollkommene Vereinigung mit einem Objekt, das wir verstehen wollen.

Patanjali stellt uns hier also einen Weg und Übungen vor, durch den wir unsere Gedanken (*vrtti*) und unseren Geist (*citta*) beruhigen (*nirodha*) können: »Sind die Gedanken im Geist zur Ruhe gebracht, verwirklicht man sein wahres Wesen.« (Sukadev Bretz)

Die Hatha Yoga Pradipika (14. Jh. n. Chr.) von Svatmarama verfasst, legt nun weiterführend die Techniken dar, die den Körper und körperliche Übungen als effektives Mittel zum Erreichen der existenziellen und spirituellen Ziele des Yoga einbeziehen.

Für die Arbeit mit Schwangeren ist die Form des Hatha Yoga, die als Teil des Raja Yoga betrachtet werden kann, sehr weit verbreitet. *Hatha* bedeutet auf Sanskrit »Gewalt« oder »Kraft« die zur Erreichung eines Ziels aufgebracht werden muss. Keiner wörtlichen Übersetzung entstammt die aus dem Tantrismus übernommene Deutung als Verbindung einander entgegengesetzter Energien: *ha* steht für Sonne, heiß, männlich, *tha* für Mond, kühl, weiblich. Dieses Verständnis verweist auf viele weitere Gegensätze, die im Hatha Yoga von Bedeutung sind: Einatmen und Ausatmen, Anspannen und Entspannen, Aktivität und Ruhe, Vor und Zurück, Links und Rechts …

Ursprünglich war Yoga, wie wir anhand der vier Yoga-Wege sehen, also ein rein spiritueller Weg, der vor allem die Suche nach Erleuchtung durch Meditation zum Ziel hatte. Die vielen Asanas des Raja Yoga bzw. Hatha Yoga und vieler weiterer Strömungen entstanden erst im Laufe der Zeit. Ihr vorrangiges Ziel bestand bei den ältesten Schulen darin, den Körper so zu kräftigen und zu mobilisieren, dass er möglichst beschwerdefrei über einen längeren Zeitraum im Meditationssitz verweilen konnte. Mit der Zeit erkannte man immer mehr die positive Wirkung der körperlichen Übungen auf das gesamte Wohlbefinden des Menschen, sowie auf Kraft und Ausdauervermögen. Die Asanas wurden weiterentwickelt, weiter erforscht und in den verschiedensten Schulen anders umgesetzt.

Chakras

Wie in den vorangegangenen Kapiteln aufgezeigt, umfasst Yoga mehr als »nur« die körperliche Praxis, auch energetische Grundlagen waren immer ein Teil der Asanas. Mit Chakra (Sanskrit, wörtlich: »Rad«, »Diskus«, »Kreis«) werden in der indischen Philosophie die subtilen Energiezentren zwischen dem physischen Körper und dem feinstofflichen Körper des Menschen bezeichnet. Miteinander verbunden sind sie durch Energiekanäle (Nadis). Diese durchlaufen, laut indischen Schriften, unseren gesamten Körper und treffen sich an mehreren Punkten. Sieben dieser Knotenpunkte bzw. Chakren werden entlang der Wirbelsäule bzw. in der senkrechten Mittelachse des Körpers lokalisiert. Diese Mittelachse wird als Shushumna-Nadi bezeichnet, durch die auch die menschliche Urenergie bzw. die Kundalini-Kraft aufsteigen kann. Sie wird meist »wie eine Schlange zusammengerollt« im untersten Zentrum, dem Muladhara-Chakra abgebildet. Verschiedene Lehren und Schulen variieren in ihren Auffassungen bezüglich Details wie Anzahl und genauer Lokalisation der Chakren; meist geht man heute, besonders im Tantrismus und im Hatha-Yoga, von einem System mit sieben Hauptchakren aus.

Als Hauptchakren gelten, von oben beginnend:

- Sahasrara, das Kronen- oder Scheitelchakra, (als tausendblättriger Lotos symbolisiert)
- Ajnya, Stirnchakra (zwei Blätter)
- Vishuddha, Hals- oder Kehlchakra (sechzehn Blätter)
- Anahata, das Herzchakra (zwölf Blätter)
- Svadhisthana, das Sakral- oder Sexualchakra (sechs Blätter)
- Manipura , Nabel- oder Solarplexuschakra (zehn Blätter)
- Muladhara, als Wurzelchakra bezeichnet (vier Blätter)

Mudras

Mudra bedeutet aus dem Sanskrit übersetzt »Siegel«. Mudras sollen Freude bringen, Prana (Lebensenergie) in Richtung Kronenchakra richten und die Kundalini erwecken. Mudras sind entweder Finger- oder Körperhaltungen, bei denen es sich um eine fortgeschrittene Yogapraxis handelt, die eher auf der mentalen als auf der physischen Ebene stattfindet. Mehr zum Thema Mudras kannst du den einzelnen Trimester-Hinweisen in diesem Buch entnehmen.

Bandhas

Bandhas sind Verschlüsse, die der Yogi oder die Yogini mit seinem bzw. ihrem Körper erzeugt, um zu verhindern, dass Prana verloren geht. Auch die Bhandas haben physische, psychische und spirituelle Wirkungen. Ein Bhanda ist beispielsweise das Mula-Bhanda, bei dem wir den Beckenboden fest zusammen ziehen. Weitere Hinweise zu den Bandhas findest du bei den speziellen Asanas, die ein Anspannen der Bandhas während der Schwangerschaft ermöglichen.

Mantras

Übersetzt bedeutet Mantra »Werkzeug zum Denken«. Bei den Bija-Mantras handelt es sich um bestimmte Buchstabenabfolgen, die rezitiert werden. Ein Beispiel hierfür ist das Bija-Mantra »OM«. Es ist das umfassendste und erhabenste Symbol der hinduistischen Philosophie und wurde zum ersten Mal in den Upanishaden verwendet; es symbolisiert die Entstehung der Welt, den ersten »Urton«. Später wurde »OM« als die Verbindung der drei Klänge *a*, *u* und *m* zum Objekt der Meditation. Unter anderem steht es für die Triade der Götter Brahma, Vishnu und Shiva bzw. Shakti, Vishnu und Shiva. Es gilt in allen hinduistischen Schulen als das heiligste aller Mantren.

Ein Mantra zu rezitieren, soll durch seine Schwingungen den Menschen auf der körperlichen und emotionalen Ebene erreichen und ebenfalls die Erweckung der Kundalini-Kraft begünstigen. Neben den Bija-Mantras gibt es Mantras, die dazu dienen sollen, das Göttliche zu erbitten, zum Beispiel während eines Rituals. Eines dieser Mantras ist »Hari Om«. Das Wiederholen dieser Mantras kann ebenfalls geschehen, während wir in einer Asana verweilen, und dazu beitragen, meditative Zustände zu erreichen. Weitere Mantren findest du bei den Meditationen für das erste Trimester.

Visualisierungen und Meditation

Die Visualisierungen und Meditationen dienen im Hatha Yoga ebenfalls dazu, den Geist zu beruhigen. Im Schwangeren-Yoga sind sie ein ganz wichtiger Teil, der meiner Meinung nach in viel zu vielen »modernen« Yoga-Studios aus Sorge vor zu viel Esoterik weggelassen wird. Da das Thema Schwangerschaft bzw. Schwangerschaftsverlauf und vor allem Geburtsverlauf mit so vielen Ängsten behaftet ist, empfinde ich es als Yoga-Lehrerin als unbedingte Notwendigkeit, mich im Rahmen einer Yoga-Stunde auch diesem Thema zuzuwenden: »Denn wenn Yoga nicht nur aus Bewegung besteht, sondern auch Entspannungsübungen und Meditationen dazugehören, kann es großen Einfluss auf die physische und psychische Situation haben. Durch Yoga wird die Fähigkeit der Frau gestärkt, mit äußeren Umständen gelassener umzugehen (…) Sie bekommen ein besseres Körpergefühl, spüren sich selbst wieder, wissen, was ihnen guttut und kennen ihre eigenen Grenzen.« (Marion Stüwe) In diesem Sinne können wir uns mit Visualisierungen und Meditationen im Schwangeren-Yoga auch mental auf die Geburt vorbereiten.

Asanas – Die gehaltenen Stellungen

Wenn wir heutzutage sagen: »Ich gehe jetzt zum Yoga«, ist das eigentlich eine sehr ungenaue Aussage, denn Yoga umfasst so viel mehr als das, was wir in 60 bis 90 Minuten praktizieren. Eigentlich sollten wir sagen: »Ich gehe jetzt Pranayama und Asanas praktizieren.«

Das Wort *Asana* entspringt der Sanskritwurzel *as* und bedeutet »sitzen«. In den alten Yoga-Schriften heißt es, dass es sich bei einer Asana um eine erdende Sitzhaltung handelt, die man angemessen für die Meditation eingenommen hat. Da der Körper als Hülle des Geistes betrachtet wurde, entwickelten sich mit der Zeit immer mehr Asanas (Körperhaltungen), in denen der Yogi bzw. die Yogini Tiere, Götter oder Pflanzen nachahmte, um deren Kräfte und Schönheit zu erlangen. Das höchste Ziel im Yoga war jedoch stets die Beruhigung der Gedanken, die Vereinigung von Körper, Geist und Seele. Durch die gehaltenen Körperstellungen sollte ein Bewusstsein für den eigenen Körper entstehen.

Der Yoga-Meister Pathabi Jois zitierte immer wieder gerne einen Abschnitt des Yogasutra: »sthira suk-

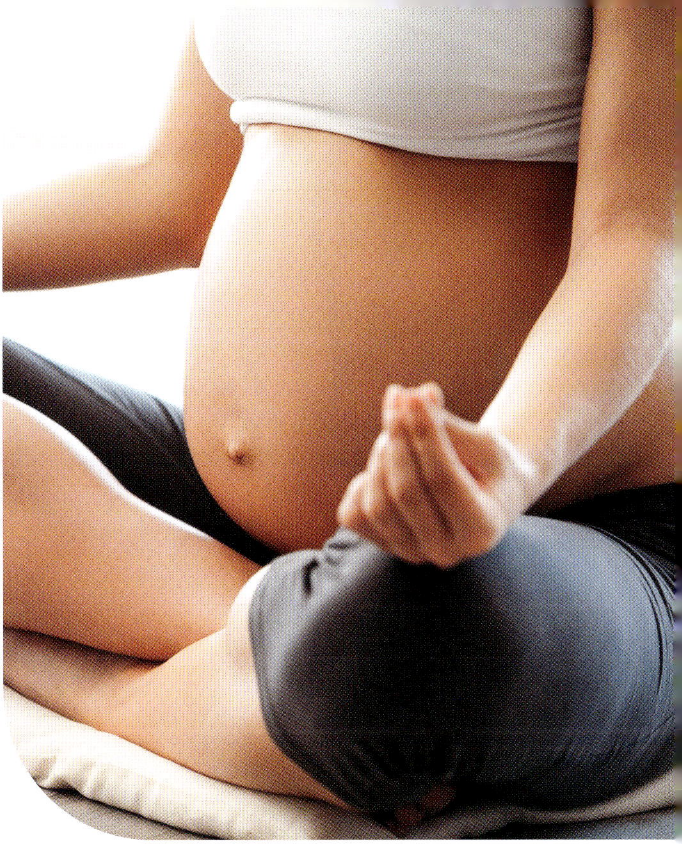

ham asanam«. Dies bedeutet übersetzt: Durch die Praxis mit Kraft (*sthira*) und Gelassenheit (*sukham*) entsteht Harmonie im physischen Körper. So gibt es Asanas, die die Rumpfmuskulatur stärken, und jene, die die Atmung verändern oder vertiefen. Alle Asanas wirken jedoch beruhigend auf den Körper und machen uns als Yoga-Praktizierende sensibler für unsere Bedürfnisse. So sind wir in der Lage, bei einer Krankheit die Symptome früher wahrzunehmen oder auch unser Verhalten im Alltag besser zu reflektieren. Dies kommt gerade Schwangeren besonders zugute.

Heutzutage gibt es über 1000 verschiedene Asanas, die meisten davon sind moderne Variationen von altbewährten Körperhaltungen, und je nach Yoga-Tradition und Yoga-Schule können schon einzelne leichte Veränderungen der Hand- oder Fußstellung der Asana einen neuen Namen und einen neuen Fokus geben. Die meisten davon entstehen dennoch aus den Hauptebenen:

- Sitzhaltungen
- Rückenlagehaltungen
- Bauchlagehaltungen
- Kniende Haltungen
- Standhaltungen

Hinzu kommen die Variationen

- Umkehrhaltungen
- Armgestützte Haltungen
- Gleichgewichtshaltungen
- Vorbeugen
- Rückbeugen
- Seitbeugen
- Drehungen

Im Rahmen einer Yoga-Stunde für Schwangere versuchen wir, alle diese Ebenen und Variationen einzubauen, nur auf die Bauchlagehaltungen sollten wir verzichten und nehmen daher die Seitenlagehaltungen hinzu!

Den jeweiligen Sanskrit-Namen einer Asana herauszufinden, ist im Übrigen gar nicht so leicht, da alle Asanas, die wir heutzutage kennen, verschiedenen Schulen und Traditionen entspringen. Manche Asanas werden in der Hatha Yoga Pradipika aus dem 14. Jahrhundert erklärt, wie zum Beispiel der Schulterstand, andere finden sogar bereits im Ramayana (4. Jh. v. Chr.) Erwähnung, zum Beispiel der Kopfstand.

Im Rahmen dieses Buches habe ich versucht, die geläufigsten Sanskrit-Namen einzubinden und auch zu übersetzen; manche klassische Asanas werden jedoch für Schwangere so weit abgeändert, dass sie nur mehr entfernt an das Original erinnern. Dennoch macht es immer Sinn, eine Asana zunächst sanft auszuführen, bevor es bei zu schnellen Ausführungen von schwierigen Stellungen zu Verletzungen kommt. Bei meinen Recherchen zu diesem Buch konnte ich nicht zu allen Positionen, die im Unterricht mit Schwangeren oft verwendet werden, Sanskrit-Bezeichnungen finden, daher wurden einige von mir neu eingeführt und es würde mich freuen, wenn sie von nun an Verwendung finden, beispielsweise Supta Padashithili – Fußgelenklockerung, Ardha Dhanurasana – der halbe Bogen, Vritti Ardha Dhanurasana – der bewegte halbe Bogen, sowie einige weitere.

Diese Namensgebungen soll es Praktizierenden erleichtern, die Asanas für Schwangere korrekt in eine Yoga-Einheit einzubinden. Das beste Beispiel hierfür stellt die Stellung Dhanurasana, der Bogen, dar. In einer klassischen Hatha-Yoga-Einheit ist sie ein wichtiger Bestandteil, jedoch sollten Schwangere Asanas in der Bauchlage vermeiden. Variieren wir den Bogen in die Seitenlage, erzielen wir eine ähnliche, jedoch sanftere Wirkung und gefährden dabei die Schwangerschaft nicht. Weitere Abwandlungen klassischer Asanas werden im Rahmen der Übungen für die Schwangerschaftstrimester vorgestellt.

Frauen und Yoga

Die Geschichte des Yoga ist auf den ersten Blick sehr männlich geprägt. Jedoch werden in den Schriften der Veden Frauen und Männer meist noch gleichgestellt erwähnt, hier wird auch beschrieben, dass Frauen bereits damals unterrichteten. So finden zum Beispiel im Rigveda (ältester Teil der Veden) und im Samaveda (ca. 1000 v. Chr.) bereits einige Frauen Erwähnung, die als Seherinnen oder Rishikas bezeichnet werden.

Die Frau in ihrer Mutterrolle wurde in der indischen Tradition stets geehrt und als Guruji bzw. Göttin betrachtet, es gehört zu den selbstverständlichen Tugenden im Hinduismus, die Mutter zu verehren. In Indien spielt seit dem Altertum die Verehrung des Prinzips der Göttlichen Mutter eine sehr große Rolle. Die Göttliche Mutter gilt als übermächtig und sie wird letztlich in allem, was wahrnehmbar ist, verehrt. So sind auch in diesem Sinne Frauen als Manifestationen der Göttlichen Mutter zu betrachten und entsprechend mit ihnen umzugehen.

Im Rigveda heißt es (Vers 10.191.3):
Oh Frauen! Diese Mantras werden ebenso euch gegeben. Mögen auch eure Gedanken in Harmonie sein und mögen eure Versammlungen ohne Unterschied für alle offen sein. Da euer Bewusstsein und euer Geist harmonisch sein soll, gebe ich euch diese Mantras ebenso wie den Männern und ich gebe euch die Fähigkeit die Kraft der Mantras zu absorbieren.

Yoga ist also eine alte Tradition, entwickelt nicht ausschließlich nur von Männern, sondern von Männern und Frauen, um ihnen den Weg zu innerem Frieden und Erleuchtung zu ermöglichen.

Mit dem Aufkommen des Brahmanismus (in Indien um 800 bis 500 v. Chr. dominierend) und der Weitergabe der rituellen Texte in einer männlich definierten Tradition änderte sich dies. Wesentliche Fundamente aller indischen Religionen wurden in dieser Zeit gelegt, wie etwa die Vorstellung von Samsara, dem sich wiederholenden Kreislauf von Geburt und Tod, sowie das Gesetz des Karma. Die ebenfalls zu dieser Zeit entstandene Manusmriti (»Manus Gesetzbuch«) fasst die Rolle der Frau zur damaligen Zeit zusammen:

Als junges Mädchen gehört die Frau ihrem Vater, als Verheiratete ihrem Ehemann und als Witwe ihren Söhnen und Verwandten, denn eine Frau darf niemals unabhängig sein.

Frauen wurden nun plötzlich als Hindernis auf dem Weg zur Erleuchtung betrachtet, sie waren bei Ritualen nicht mehr willkommen und gleichgesetzt mit schmutzigem Wasser und verrotteten Früchten, also Dingen, die Männer meiden sollten. Wollten Frauen sich mit indischer Philosophie beschäftigen oder Yoga praktizieren, mussten sie sich von ihrem gesellschaftlichen Leben und ihrem sozusagen angestammten Platz in der Familie trennen.

Für uns Frauen aus »dem Westen« ist der freie Zugang zu Yoga-Literatur und Yoga-Praxis selbstverständlich, aber die erneute völlige Gleichberechtigung der Frauen in Indien hat noch einen weiten Weg vor sich.

Wie die Yogabewegung in den Westen kam

Oft lesen wir, dass Yoga in den 1970er-Jahren seinen Durchbruch im Westen hatte. Dies mag wohl für den amerikanischen Raum gelten, in Europa jedoch kann die Auseinandersetzung mit indischer Philosophie auf eine viel ältere Tradition zurückblicken. Bereits Alexander der Große begegnete auf seinem Indienfeldzug (326 v. Chr.) nach der Unterwerfung des Perserreichs indischen Asketen, die die Griechen als Gymnosophisten bezeichneten (von altgriechisch *gymnos*, »nackt«, und *sophia*, »Weisheit«).

In der Neuzeit setzten sich große Philosophen wie Kant und Schopenhauer mit dem Wissen der indischen Philosophie auseinander, und viele der grundlegenden heiligen Texte und Epen wurden ins Deutsche übersetzt. Wichtig für »Yoga auf dem Weg nach Westen« (so der Titel des sehr lesenswerten Buchs des österreichischen Iyengar-Yoga-Lehrers Karl Baier) war das Jahr 1893, als Swami Vivekananda vor dem ersten Weltparlament der Religionen einen Vortrag über die Philosophie des Vedanta und der vier Yoga-Wege hielt, der für viel Aufsehen und weiteres Interesse sorgte.

Vertreter der Lebensreformbewegung, die seit der zweiten Hälfte des 19. Jahrhunderts immer mehr Anhänger fand und sich als Gegenentwurf zur beginnenden Industriegesellschaft verstand, orientierten sich geistig auch an Yoga und anderen östlichen Weisheitslehren – kein Wunder, dass wir im deutschsprachigen Raum eine lange Tradition des Vegetarismus haben. Unsere Reformhäuser und Naturkostläden, ja selbst heutige Drogeriemarktketten besannen sich in ihren Ursprüngen auf ähnliche Inhalte wie die klassische Yoga-Philosophie: zurück zur Basis, zum Natürlichen, eins werden mit der Natur.

Modernes Yoga

Die prägenden Lehrer für unsere heutigen Hatha-Yoga-Stile waren ganz sicher Tirumalai Krishnamacharya (1888–1989) und Swami Sivananda (1887–1963). Beide bildeten auch sehr charismatische Frauen als Yoga-Lehrerinnen aus.

Swami Sivananda Radha (1911–1995) wurde als Sylvia Hellman in Deutschland geboren, übersiedelte aber 1951 nach Kanada und wurde kanadische Staatsbürgerin. Eine Vision soll sie bis zu ihrem Guru Swami Sivananda nach Rishikesh in Indien gebracht haben. Bei ihrem ersten Besuch verbrachte sie sechs Monate im Ashram und erhielt eine intensive Einführung in die Spiritualität und die Philosophie und Praxis des Yoga. In dieser Zeit entschied sie sich, ihr Leben dem Dienst am Nächsten zu widmen. Sie wurde 1956 als Sannyasi initiiert und nahm den Namen Swami Sivananda Radha an. Sie gründete erste Yoga-Zentren in Kanada und verfasste mehrere Bücher, beispielsweise *Kundalini Praxis* und *Geheimnis Hatha Yoga*.

Indra Devi (1899–2002) war eine populäre Schülerin von T. Krishnamacharya. Ihr weltlicher Name lautete Eugenie Peterson, sie war Tochter eines Schweden und einer Russin. In Lettland aufgewachsen, besuchte sie die Schauspielschule in Moskau und floh nach der kommunistischen Machtübernahme nach Berlin. Inspiriert durch einige Bücher über Yoga und dem Werk Rabindranath Tagores begab sie sich nach Indien, wo sie unter ihrem Künstlernamen Indra Devi in vielen Hindi-Filmen mitspielte. Als erste Frau aus dem Westen wurde sie Schülerin von T. Krishnamacharya, von dem sie auch ihre Ausbildung als Yoga-Lehrerin erhielt. Danach unterrichtete sie viele Berühmtheiten in den USA, unter anderem Greta Garbo. Später lehrte sie Yoga in Argentinien, nachdem sie 1966 Anhängerin von Sathya Sai Baba geworden war.

Weitere bekannte Schüler von T. Krishnamacharya sind K. Pattabhi Jois und B. K. S. Iyengar. Krishna Pattabhi Jois (1915–2009) war von 1927 bis 1945 Schüler von T. Krishnamacharya. Das von ihm gelehrte Hatha-Yoga-System ist heute unter dem Namen »Ashtanga Yoga« bzw. »Ashtanga (Vinyasa) Yoga« bekannt. Der Name »Ashtanga Yoga« verweist auf den achtgliedrigen Pfad des Patanjali, der den geistigen Hintergrund seines Systems aus Asana und Pranayama bildet. K. Pattabhi Jois bezog sich außerdem auf Krishnamacharyas Vinyasa-Krama-Prinzip. »Vinyasa« bedeutet eine Asana-Praxis, in der die Asana nicht statisch als gehaltene Stellung ausgeführt wird, sondern dynamisch in einer festgelegten Bewegungsabfolge mit dem Atem verknüpft wird.

Der zweite bis heute hin sehr einflussreiche Schüler von T. Krishnamacharya ging einen ganz anderen Weg. Bellur Krishnamachar Sundararaja (B. K. S.) Iyengar (1918–2004) ordnete die Asanas systematisch. Er gilt als einer der führenden Yoga-Lehrer weltweit und praktizierte und unterrichtete Yoga über mehr als 75 Jahre. Er schrieb zahlreiche Bücher über Praxis und Philosophie des Yoga. Die bekanntesten sind *Licht auf Yoga*, *Licht auf Pranayama* und *Der Urquell des Yoga, die Yoga-Sutras des Patanjali*. In vielen Stunden täglicher Übungen und experimentellem Selbststudium verschiedener Techniken entwickelte er seinen unorthodoxen Stil, indem er Hilfsmittel wie Kissen, Stühle, Seile und Holzklötze verwendete, um die Wirkung der Asanas zu steigern oder Probleme der Ausübung aufgrund von Behinderungen zu umgehen.

Seine Tochter Geeta S. Iyengar lehrt seit 1962 Yoga. Sie steht in der Nachfolge ihres berühmten Vaters und hat ein intensives Studium der indischen Philosophie und Medizin absolviert. Sie ist die Leiterin des Ramamani Iyengar Memorial Yoga Institute (RIMYI) in Poona und gibt weltweit Yoga-Seminare. Ihr bereits erwähntes Buch *Yoga für die Frau* gilt als ein Standardwerk und beeinflusste auch die geburtsvorbereitende Schwangerschaftsgymnastik.

Sei es, um einen Ausgleich zu den erhöhten beruflichen Anforderungen zu finden oder um sich harmonisch auf die Geburt eines Kindes vorzubereiten: Überall auf der Welt sind die Yoga-Kurse nun voll mit Frauen. Die lange Zeit, in der die Disziplin männlich dominiert war, ist vorbei. Selbst Kinderyoga-Kurse werden meist zu einem großen Anteil von Mädchen besucht – die moderne Art des Yoga-Unterrichts scheint uns Frauen anzusprechen!

Frauen waren übrigens auch die Vorreiterinnen bei der Vermittlung von Yoga über das Fernsehen. Ab den 1970er-Jahren unterrichtete Lilias Folan Hatha Yoga im amerikanischen Fernsehprogramm, in Kanada wurde Kareen Zebroffs halbstündiger Yoga-Kurs ausgestrahlt. Und ab Oktober 1973 präsentierte die deutschstämmige Zebroff ihre Übungen auch im deutschen Fernsehen, zunächst unter dem Titel »Yoga für Jeden« in der Sendung *Die Sport-Information*, dann ab Januar 1975 im Magazin *Die Drehscheibe*. Gemeinsam mit ihrem Mann veröffentlichte Zebroff 1974 außerdem das Buch *Yoga für Mütter und Kinder.*

Die bekannte Schülerin von B. K. S. Iyengar Angela Farmer ist heute bereits über siebzig und unterrichtet nach wie vor. Die Yoga-Koryphae fasste ihre Entwicklung im Yoga einmal wie folgt zusammen: »Die einzigen Vorbilder waren lange Zeit männliche Yoga-Lehrende. Mir wurde klar, dass ich Yoga aus einer männlichen Grundeinstellung heraus praktizierte. Ich hatte die Vorstellung eines alten Yogis, der in einer Höhle sitzt und am Ende einer langen Reise etwas erreichen will. Das war eine wichtige Erkenntnis für mein Yoga. Ich begann die feminine Seite in mir und meine Praxis aufzunehmen.«

Linda Sparrowe, die ehemalige Herausgeberin des *Yoga Journal*, ist sich sicher: »Frauen haben das gesamte Konzept dessen, was Yoga bedeutet, verändert. Nämlich nicht nur Yoga zu machen, sondern auch die Art und Weise, wie wir es in unser Leben integrieren.«

Nischala Joy Devi, eine international anerkannte Ausbilderin von Yoga-LehrerInnen und 25 Jahre lang direkte Schülerin Swami Satchidanandas (ein Schüler Swami Sivanandas), sieht eine starke weibliche Veränderungskraft im modernen Yoga: »Frauen haben Herz und Intuition ins Yoga gebracht.«

Und die populäre Flow-Yoga-Lehrerin Siva Rea meint: »Ohne diese Pionierinnen des Yoga, die Yoga in den Westen gebracht haben, hätten wir unsere heutige Praxis nicht. Frauen haben das Yoga zum Mainstream gemacht.«

In unserer modernen, hektischen Welt werden Frauen überstimuliert. Die Werbung beeinflusst uns ständig damit, wie wir sein sollen, wie wir zu agieren haben und vor allem, wie wir aussehen sollen. Yoga hilft uns dabei, so sein zu können, wie wir sind. Die Atemübungen, das Körperbewusstsein, die Meditationen helfen uns, Stress abzubauen und mentale Freiheit zu erlangen, und dies ist auch das Beste, was Schwangere tun können, um ihrem Baby den bestmöglichen Start in sein Leben zu ermöglichen.

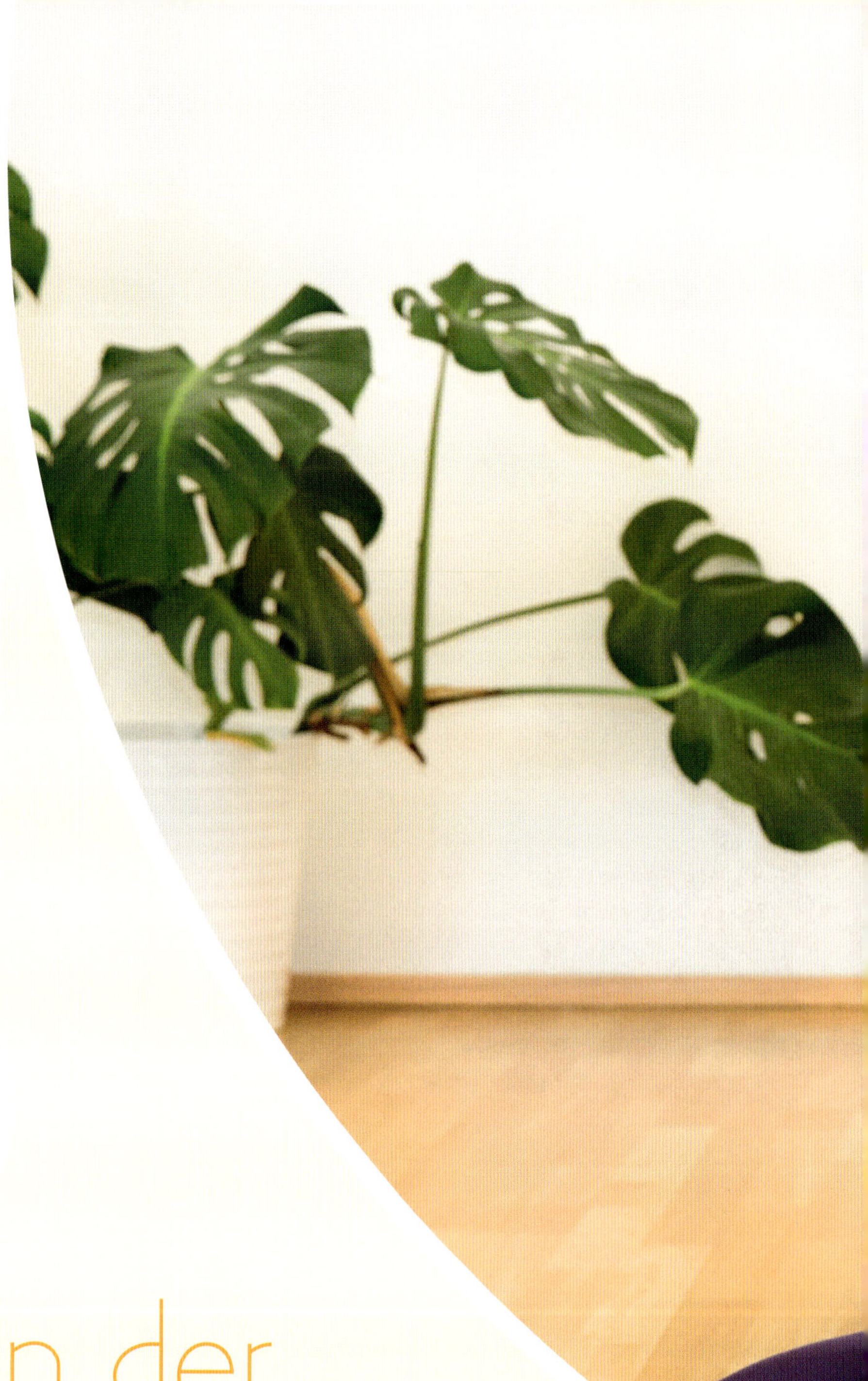

yoga in der schwangerschaft

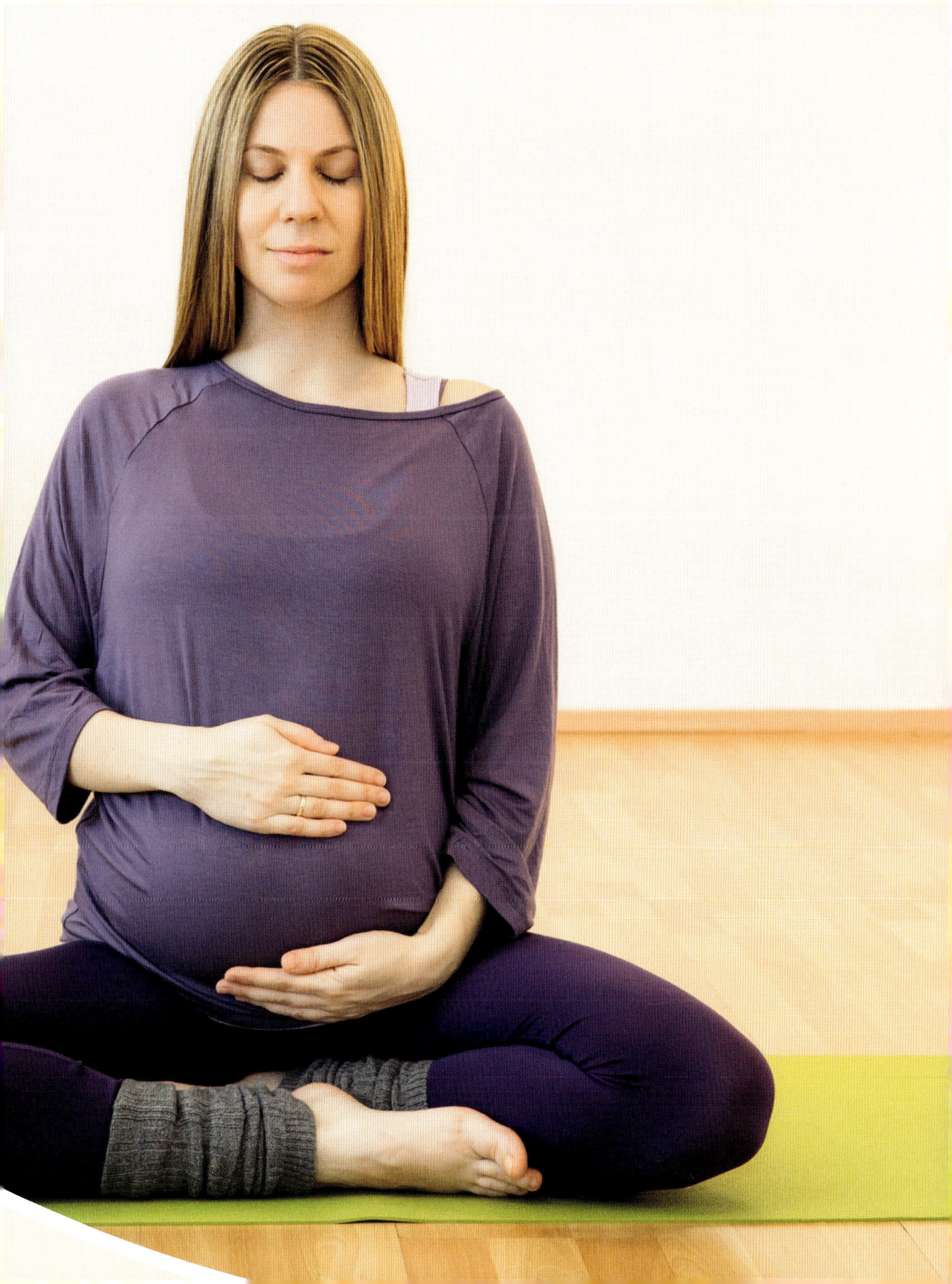

Das Kind in ihrem Bauch ist vollkommen davon abhängig, wie die Mutter es trägt und wie sie sich während der Schwangerschaft fühlt. Darum ist ihr körperliches und seelisches Gleichgewicht die beste Grundlage für die physische, geistige und spirituelle Entwicklung des Kindes.

B. K. S. Iyengar

Die Zeit der Schwangerschaft ist unbestritten eine besondere Phase im Leben einer Frau und geprägt von vielen Höhen und Tiefen. Doch das permanente Glücksgefühl, von dem wir häufig hören und lesen, will sich manchmal nicht so recht einstellen. Kommen dann auch noch körperliche Probleme hinzu, wie Rückenschmerzen, Wasseransammlungen in den Händen und Beinen, Übelkeit und Schwindelgefühl, so wird die erhoffte schönste Zeit im Leben einer Frau schnell einmal zu einer nicht zu enden scheinenden Qual. Sowohl der Körper wie die Bedürfnisse verändern sich, und als Schwangere durchleben wir von Woche zu Woche hormonelle Schwankungen, das Becken weitet sich, die Bauchorgane müssen sich mit immer weniger Platz zufriedengeben, wodurch wiederum die Verdauung träger werden kann und wir uns müde und energielos fühlen.

Aber auch wenn die körperlichen Veränderungen unvermeidlich sind, müssen sie nicht zu Schmerzen und Unbehagen führen. Dabei hilft es, sich regelmäßig zu bewegen, bewusste Atemübungen auszuführen und den Körper auch während der Schwangerschaft mit Yoga-Übungen – angepasst an die jeweiligen Bedürfnisse der einzelnen Schwangerschaftswochen – zu dehnen und zu stärken. Der Rücken wird kräftiger, Schultern, Nacken und Gelenke geschmeidiger, zu Wasseransammlungen und Trägheitsgefühlen wird es gar nicht erst kommen, und auch innere Ängste werden vermindert. Durch Yoga lernen wir unseren Körper während der Schwangerschaft besser kennen, können einen guten Kontakt zu unserem noch nicht geborenen Kind aufbauen und fühlen uns fit für die Geburt.

Auch auf den Fötus wirken die sanften Übungen positiv: Er wird optimal mit sauerstoffreichem Blut versorgt und profitiert aufgrund der meditativen, entspannenden Elemente des Yoga-Unterrichts hinsichtlich seines Wachstums und seiner Gesundheit.

Als Yoga-Lehrerin durfte ich seit 2009 bereits über 2000 Frauen während ihrer Schwangerschaft und auch noch viele Monate nach der Geburt begleiten, und immer wieder stelle ich fest, dass die regelmäßigen Yoga-Übungen sie körperlich und psychisch gestärkt haben und die Geburten leichter und schneller vonstattengegangen sind.

Als Unterrichtende müssen wir uns in einer Yoga-Stunde für Schwangere immer darüber bewusst sein, dass wir auf mehrere Ebenen zu achten haben, um den Bedürfnissen der Schwangeren gerecht zu werden:

- Die Schwangere soll sich körperlich fit fühlen. Die Yoga-Übungen sollen sie, abgestimmt auf die Bedürfnisse in den einzelnen Schwangerschaftswochen, hierbei begleiten und unterstützen.
- Die Yoga-Übungen sollen in Variationen ausgeführt werden, die es den Teilnehmerinnen ermöglicht, sie auch mit Babybauch gut auszuführen.

- Die Schwangere hat bis zu eineinhalb Liter mehr Blut im Körper, was bei Umkehrstellungen zusätzlich zu Schwindelgefühl führen kann; daher sollten diese Positionen nur kurz gehalten werden.
- Übungen, die den positiven Schwangerschaftsverlauf gefährden würden, sind unbedingt zu unterlassen.
- Eine Yoga-Stunde mit Schwangeren sollte mehrere geburtsvorbereitende Atemübungen sowie eine umfassende Endentspannung beinhalten und den Fokus nicht nur auf die Asanas lenken.
- Da die Schwangerschaft auch eine sehr emotionale Zeit ist, sollten sich die Unterrichtenden auch Zeit für Gespräche mit einzelnen Teilnehmerinnen und in der Gruppe nehmen.
- Unterrichtende von Yoga-Stunden für Schwangere sollten über die Beschwerden, die im Verlauf der Schwangerschaft auftreten können, Bescheid wissen und hier mit gezielten Übungsabläufen Linderung schaffen.
- Jede Yoga-Stunde soll die Schwangerschaft erleichtern, auf die Geburt und auf den danach folgenden Alltag vorbereiten.
- Es sollte gedanklich immer präsent sein, dass auch der Fötus im Bauch während der Yoga-Stunde anwesend ist und dass ebenfalls auf seine/ihre Bedürfnisse eingegangen werden muss. Daher ist während der Yoga-Stunde Stress zu vermeiden, und die Atmung wird nicht angehalten, damit der Fötus weiterhin gut mit sauerstoffreichem Blut versorgt bleibt. Bei Lagewechseln wird darauf Rücksicht genommen, wie der Fötus im Bauch liegt, und die Position sofort variiert, wenn sie bei der Schwangeren Schmerzen auslöst.

B. K. S. Iyengar war aufgrund seines großen Wissens über die Philosophie und Wirkungsweise des Yoga überzeugt davon, dass Yoga Frauen dabei helfen kann, ein widerstandsfähiges und gesundes Kind zu gebären, da sich der Körper der Schwangeren durch die Übungen kräftigt und sich gleichzeitig Verspannungen lösen können:

Durch das Ausstrecken und Dehnen bei den Asanas und Atemübungen entsteht so viel Raum in ihrem Leib, dass das Kind sich strecken, strampeln und sich bewegen kann und leichter aus ihr herausfinden wird. Die Wehen werden nicht mehr wehtun. Es wird eine Freude sein in ihrem Gebären, ein Gefühl von Freiheit, Erfüllung und unbeschreiblicher Liebe.

Schwangerschaftsphasen

Im Laufe von 40 Wochen entwickelt sich während der Schwangerschaft in unserem Körper eine befruchtete Eizelle zu einem vollständigen kleinen Menschen. Dies ist ein wundervoller, aber auch sehr komplizierter Prozess, und bevor wir uns mit den Yoga-Ubungen zum jeweiligen Trimester oder Trimenon befassen, ist es sinnvoll, zunächst die Entwicklung dieses kleinen Wunders zu betrachten – schließlich machen wir unsere Yoga-Übungen während der Schwangerschaft stets zu zweit. Im Folgenden findest du eine kurze Übersicht über die Schwangerschaftsphasen: von Monat zu Monat, von Woche zu Woche, von der Eizelle über Embryo und Fötus bis zum geburtsreifen Kind.

Das erste Trimester (5.–12. SSW)

Kennst du den Satz: »Die ersten beiden Wochen der Schwangerschaft bekommt die Frau geschenkt«? Das stimmt wirklich, denn medizinisch gesehen beginnt die Schwangerschaft bereits mit dem ersten Tag der letzten Menstruation, auch wenn die Befruchtung eigentlich erst zwei Wochen später stattfindet. Zu dem Zeitpunkt, an dem deine nächste Menstruation ausfällt und der Schwangerschaftstest ein positives Ergebnis zeigt, wissen wir, dass das kleine Wunder in deinem Bauch schon zwei Wochen alt ist und dass du bereits seit vier Wochen schwanger bist! Nun beginnt die Zeit der Einnistung. Für dich bedeutet dies vor allem eine Zeit der Umstellung. Deine Hormone »spielen verrückt«, und auch dein Organismus muss sich umstellen: Dein Sauerstoffbedarf erhöht sich, ebenso deine Herzfrequenz, dein Blutdruck wird labil – das heißt, mal steigt er und dir wird ganz schön heiß, und mal sinkt er und du wirst sehr müde. Deine hormonelle Umstellung sorgt dafür, dass deine Sehnen, Bänder und Gelenke sich auflockern – eigentlich ideal fürs Yoga, könnte man meinen. Dennoch musst du vorsichtig sein, denn du sollst deine Bänder ja nicht überdehnen.

In den ersten drei Schwangerschaftsmonaten ist äußerlich meist noch nichts zu sehen. Im Inneren deines Bauches geschieht dafür umso mehr: Noch bevor du überhaupt wusstest, dass du schwanger bist, war die befruchtete Eizelle bereits dabei, sich zu teilen und sich im Eiltempo weiterzuentwickeln. Aus der befruchteten Eizelle entsteht ein winziger Mensch, außerdem die Nachgeburt und das Fruchtwasser. Dies ist ein sehr komplexer Prozess, und es ist daher auch nicht verwunderlich, dass dabei manchmal etwas schiefgehen kann. Eine Fehlgeburt wird meist aufgrund eines Fehlers im Körperbau des Embryos ausgelöst und ist daher genetisch bedingt. Der Grund ist also meist nicht, dass du etwas falsch gemacht hättest, solange du dich gesund ernährst, nicht rauchst und vor allem keinen Alkohol konsumierst; auch zu viel Stress solltest du meiden. Glücklicherweise enden jedoch nur sehr wenige Schwangerschaften mit einer Fehlgeburt.

Monat 1

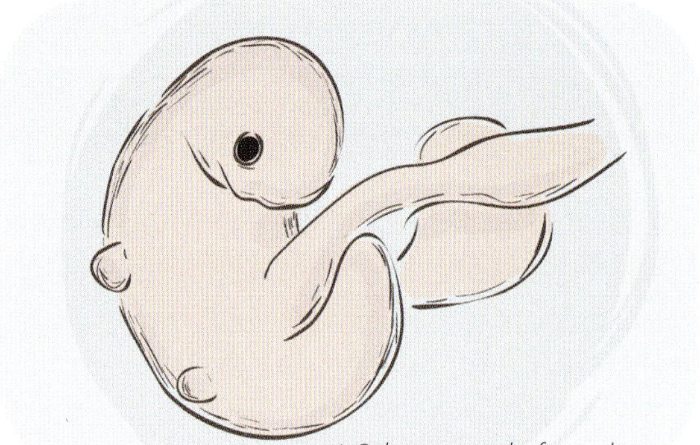

4. Schwangerschaftswoche

5. Woche: Sicher eine spannende Woche für dich, denn deine Menstruation bleibt aus und dein Schwangerschaftstest zeigt ein positives Ergebnis an – und das kleine Wunder in deinem Bauch hat sich etwas in die Länge gestreckt. Von nun an wird dir die Abkürzung SSW für Schwangerschaftswoche öfter begegnen, bedenke aber auch, dass der errechnete Geburtstermin meist nur ein vager Anhaltspunkt ist und sich noch ändern kann. In dieser Phase der Schwangerschaft wird dein kleines Bauch-Wunder als Embryo bezeichnet. Die Herausbildung der wichtigsten Organe, nämlich des Herzens, der Leber und der Nieren hat bei deinem Embryo bereits begonnen, nur eben winzig, winzig klein. Auch das zentrale Nervensystem, der Darm und die Nabelschnur entwickeln sich. Solange sich der Embryo in deiner Gebärmutter befindet, wird er oder sie – noch können wir noch nicht feststellen, ob es ein Mädchen oder ein Junge wird – über die Plazenta mit Nährstoffen und Sauerstoff versorgt. Das Geschlecht deines Babys steht übrigens bereits seit dem Augenblick unveränderbar fest, zu dem das Spermium in die Eizelle eindrang, auch wenn zu Beginn Buben und Mädchen noch vollkommen gleich aussehen.

6. Woche: Nun beginnt das Herz deines Bauch-Wunders zu klopfen! Noch ist der Embryo gerade einmal 4 Millimeter groß; Gehirn und Rückenmark sind kräftig gewachsen, aber noch ist das kleine Wesen kaum von einem Krokodil, Elefanten oder Mäuschen zu unterscheiden, denn die künftige Wirbelsäule gleicht einem kleinen Schwanz, der bald wieder verschwindet.

7. Woche: Du bist nun seit sechs Wochen schwanger, dein Embryo ist hingegen gerade einmal vier Wochen alt. Deine Gebärmutter wird größer und drückt zusehends auf die Blase, und im Zusammenspiel mit weiteren hormonellen Veränderungen musst du nun vielleicht häufiger als gewöhnlich auf die Toilette.

8. Woche: Das Köpfchen deines Bauch-Wunders hat sich ein wenig aufgerichtet, die Netzhaut der Augen beginnt sich bereits zu bilden, und auch die Hörorgane und das Trommelfell entwickeln sich langsam. Im Verhältnis zum restlichen Körper ist das Herz enorm groß; es klopft selbstständig und hält den Blutkreislauf in Gang. Gehirn und Rückenmark haben sich schon fast vollständig herausgebildet. Waren bislang vor allem Herz und Gehirn für die Entwicklung des Babys wichtig, kommen in dieser Woche Magen, Speiseröhre und Leber an die Reihe.

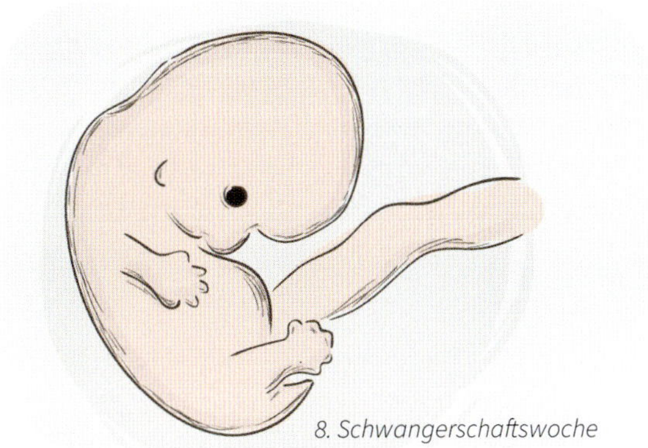

8. Schwangerschaftswoche

Monat 2

9. Woche: Dein Embryo nimmt immer mehr eine menschliche Gestalt an: Sein kleines Schwänzchen ist beinahe verschwunden, und langsam ist das Gesicht mit Nase, Augen und Mund deutlich erkennbar. Sein Herz klopft doppelt so schnell wie deines, dabei ist er nun gerade einmal 15 Millimeter groß und gänzlich von einer mit Fruchtwasser gefüllten Schutzhülle umgeben.

Die einzelnen Finger und Zehen sind noch durch eine Art Schwimmhaut miteinander verbunden, als würde der Embryo einem kleinen Fisch gleich durch das Fruchtwasser schwimmen wollen.

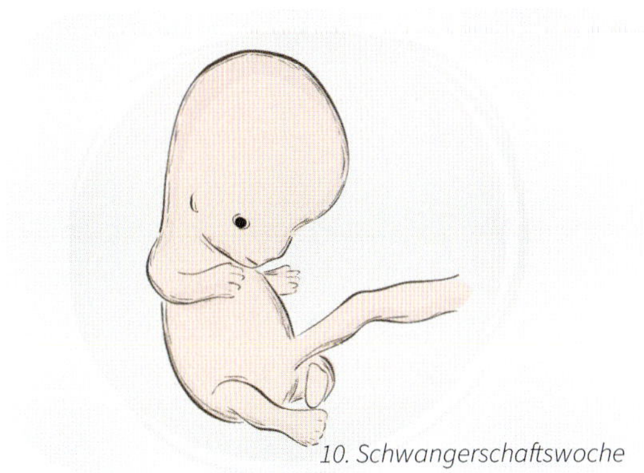

10. Schwangerschaftswoche

10. Woche: Nun erhalten die Muskeln deines Embryos bereits Befehle vom Gehirn, damit er lernt, sich zu bewegen; du spürst davon aber noch nichts.

11. Woche: Nach acht Wochen hat sich dein Embryo (von griechisch *émbryon* = »neugeborenes Lamm« oder »ungeborene Leibesfrucht«) zu einem Fötus (von lateinisch *fetus* = »die Brut« oder »Nachkommenschaft«) entwickelt. Alle Organe sind jetzt bereits vorhanden, allerdings noch nicht funktionstüchtig. Sie müssen noch weiter wachsen und so miteinander verbunden werden, dass der Körper als ein großes Ganzes funktionieren kann. Vom Schädel bis zum Steiß ist dein Bauch-Wunder nun ungefähr 4 Zentimeter groß.

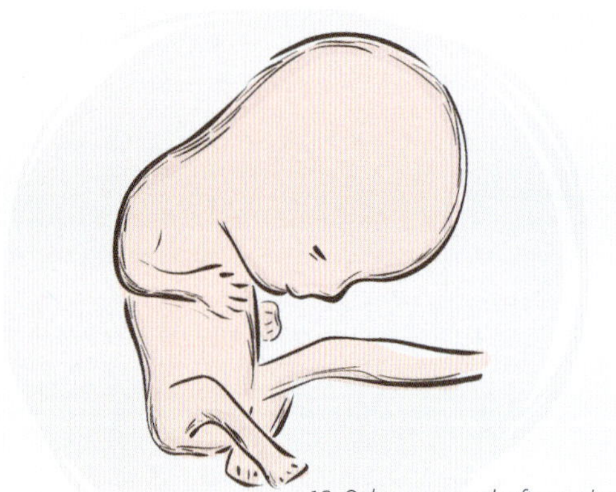

12. Schwangerschaftswoche

12. Woche: Das Risiko einer Fehlgeburt ist nach zwölf Wochen nur noch sehr gering. Auch deine hormonelle Umstellung sollte gut geklappt haben. Dir ist hoffentlich nicht mehr allzu oft übel und du kannst beginnen, dich so richtig über deine Schwangerschaft zu freuen! Dein Fötus kann bereits seine Fingerchen bewegen, seinen Mund öffnen und schließen und dabei den Daumen in den Mund stecken oder mit der Nabelschnur spielen.

Das zweite Trimester (13.–26. SSW)

Im dritten bis sechsten Schwangerschaftsmonat wächst der Fötus, der nun schon oft als Baby bezeichnet wird, vor allem in die Länge: von 8 Zentimetern im Alter von drei Monaten bis zu 33 Zentimetern nach sechs Monaten. Das ist natürlich auch für dich anstrengend, dennoch ist die mittlere Phase der Schwangerschaft die Zeit, in der sich Schwangere zumeist sehr fit fühlen.

Monat 3

13. Woche: Das Baby misst jetzt etwa 8 Zentimeter und kann sich bereits heftig bewegen, was du aber nicht spürst, weil es noch von so viel Fruchtwasser umgeben ist. An den Fingern und Zehen entwickeln sich bereits kleine Nägel, aber keine Sorge, sie sind auch nach der Geburt noch ganz weich.

14. Woche: Dein Baby ist intuitiv schon sehr intelligent, wenn nicht sogar hochbegabt, denn es übt bereits Bewegungen ein, die es später zum Beispiel beim Atmen oder beim Essen benötigen wird. Und unglaublich, aber wahr: In diesem Stadium der Schwangerschaft zeigt es bereits erste typische Gesichtszüge. Es ist zu einer individuellen Persönlichkeit herangereift!

15. Woche: Das Gesicht deines Babys ähnelt jetzt bereits dem, mit dem es zur Welt kommen wird. Die Augen rücken dichter zusammen, die Augenlider entwickeln sich. Auch die äußeren Geschlechtsteile beginnen sich nun herauszubilden.

16. Woche: Jetzt ist das Baby etwa 15 Zentimeter groß und kann seinen Körper bereits ein wenig ausstrecken. In diesem Stadium kann es schon Berührungen spüren und Schmerz empfinden. Probiere doch mal eine sanfte Bauchmassage aus, um Kontakt zu ihr oder ihm aufzubauen. Die Bindungsforschung hat festgestellt, dass du auch mit deinem Baby sprechen kannst, zum Beispiel wenn du gerade gestresst warst oder dich geärgert hast. Streichle dann über deinen Bauch und teile deinem Baby mit, dass das alles überhaupt nichts mit ihm zu tun hat, dass du dich auf ihre oder seine Geburt freust und es sehr lieb hast. Dabei kann sich dein Baby im Bauch entspannen.

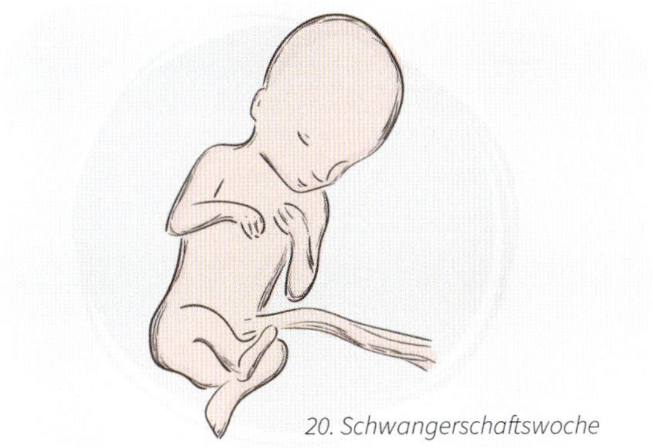

20. Schwangerschaftswoche

Monat 4

17. Woche: Vielleicht kannst du nun schon die Bewegungen deines Babys spüren. Sei aber nicht enttäuscht, wenn du noch keine kleinen Tritte wahrnimmst, gerade in der ersten Schwangerschaft kann dies noch etwas dauern. Das liegt auch an der Menge des Fruchtwassers und der Lage der Gebärmutter.

18. Woche: Dein Baby ist jetzt etwa 17 Zentimeter groß. Es beginnt damit, seine Augenmuskulatur einzuüben. Manchmal sind die Augen gerade nach vorne gerichtet, manchmal stehen sie noch ziemlich schief. Augenbrauen und Wimpern beginnen sich zu entwickeln. An den Fingern bilden sich die Papillarlinien, die die ganz persönlichen Fingerabdrücke ergeben. Arme und Beine werden immer länger. Mädchen haben in dieser Entwicklungsphase in den Eierstöcken schon Follikel (oder Eibläßchen), die Eizellen enthalten.

19. Woche: Der erste zarte Flaumansatz auf dem Kopf deines Babys ist schneeweiß, weil er keine Farbpigmente enthält, lässt also keine Rückschlüsse auf die zukünftige Haarfarbe zu. Auch an seinem ganzen Körper bekommt dein Baby eine Art Flaum, das sogenannte Lanugo- oder Wollhaar. Durch diese Behaarung sieht es ein klein wenig aus wie ein kleiner Yeti oder Eisbär, vielleicht gefällt dir aber auch das Bild eines kleinen Schneehäschens.

20. Woche: Dein Bauch beginnt nun kräftig zu wachsen, und da sich bis zur 20. Schwangerschaftswoche deine Gebärmutter bereits bis zur Nabelgegend erstreckt, sieht man dir die Schwangerschaft meist deutlich an.

Monat 5

21. Woche: Die Augen des Babys sind nun geschlossen. Es »trainiert« seine Verdauung und Ausscheidung, indem es Fruchtwasser trinkt und über die Blase entleert. Die Nieren funktionieren ebenfalls bereits, also alles bestens.

22. Woche: Die Haut deines Babys ist nun von einer dicken weißen Schicht, der Vernix caseosa (auch Frucht- oder Käseschmiere), umhüllt, die es vor der Austrocknung durch das Fruchtwasser schützt – eine sehr intelligente »Erfindung«, wenn du daran denkst, wie schnell Finger und Zehen im Badewasser schrumpelig werden. Manche Babys sind bei der Geburt noch gänzlich von dieser Schicht bedeckt, während sie sich bei anderen bereits vor der Geburt ablöst und sie mit einer trockenen Haut zur Welt kommen. Da cremen wir dann nachträglich als Mamas und Papas ganz schön viel ein.

23. Woche: Deine Gebärmutter hat jetzt die Größe eines Handballs. Äußerlich ist deine Schwangerschaft nun deutlich erkennbar, dein Baby ist etwa 30 Zentimeter groß.

24. Woche: Dein Baby muss in deiner Gebärmutter zum Glück nicht selbstständig atmen, denn es ist ja von Fruchtwasser umgeben und wird über die Nabelschnur mit sauerstoffreichem Blut und Nahrung versorgt. Viele Nährstoffe bekommt es so wunderbar gefiltert, aber um Alkohol, Nikotin und zu viel Koffein, gerade aus Energydrinks, solltest du einen großen Bogen machen! Du hast nun eineinhalb Liter mehr Blut im Körper als gewöhnlich, und es kann passieren, dass der Eisengehalt deines Bluts zu gering ist. Bei deinen Kontrolluntersuchungen wird regelmäßig dein Hämoglobin-Wert kontrolliert. Solltest du Vegetarierin oder Veganerin sein oder Eisentabletten nicht gut vertragen, frag doch deine Ärztin oder deinen Arzt nach einer Eisendepot-Spritze.

Monat 6

25. Woche: Jippi! Dein Baby kann nun zwischen hell und dunkel unterscheiden und Geräusche wahrnehmen! Jetzt kannst du dir eine Spieluhr an den Bauch legen und ihm oder ihr etwas vorspielen. Viele Babys reagieren auch nach der Geburt noch sehr positiv auf diese Melodien, zum Beispiel bei schwierigen Einschlafphasen oder Blähungen. Bereits in den 1970er-Jahren wurde in der Schweiz Schwangeren geraten, ihre Babybäuche ruhig mal ein wenig in der Sonne zu wärmen, da die Babys davon profitieren. Solltest du dir Sorgen machen, dass sich dein Baby nicht rechtzeitig dreht, probier doch mal Folgendes aus: Lass eine Taschenlampe oder auch die Spieluhr immer wieder vom oberen Rand deines Bauches seitlich hinunterwandern. Wie erwähnt ist dein Baby hochbegabt und außerdem sehr neugierig. Dennoch dringen alle Geräusche aus der Außenwelt nur gedämpft durch das Fruchtwasser an sein Ohr, zudem machen deine Organe einen enormen Lärm. Stell dir vor, du tauchst gemütlich in einem Pool, jemand mäht daneben den Rasen und deine Mama ruft dir etwas zu. Du wirst die Worte zwar nicht genau verstehen, aber du wirst bemerken, ob sie verärgert zum dritten Mal ruft, weil das Essen fertig ist, oder ob sie dir liebevoll mitteilen möchte, das es nun doch schon etwas kalt ist. Auch das Baby wird nach seiner Geburt in der Lage sein, Geräusche, die es in der Gebärmutter gehört hat, wiederzuerkennen und wird sie als beruhigend empfinden, zum Beispiel deine Stimme und deinen Herzschlag.

26. Woche: Dein Baby ist nun etwa 33 Zentimeter groß. Seine Lungen sind so weit entwickelt, dass es bereits eine geringe Überlebenschance hätte, wenn es jetzt auf die Welt käme. Doch wären umfassende medizinische Maßnahmen nötig, denn die Lungen und das zentrale Nervensystem müssen sich noch weiterentwickeln, und auch der Darm kann seine Funktion außerhalb der Gebärmutter noch nicht erfüllen. Zudem fehlen dem Baby Fettreserven.

Das dritte Trimester (27.–40. SSW)

In den letzten drei Schwangerschaftsmonaten wächst dein Baby noch schneller heran, und unter der Haut bilden sich nun die wichtigen Fettreserven. Das kostet dich ziemlich viel Energie, und bei all dem zusätzlichen Körpergewicht, das nun auf

deinem Becken lastet, ist es nicht verwunderlich, dass die letzten drei Schwangerschaftsmonate etwas anstrengender werden können.

27. Woche: Dein Gynäkologe oder deine Gynäkologin kann die Lage deines Babys im Bauch jetzt wahrscheinlich feststellen. Du musst dir aber keine Sorgen machen, falls das Baby noch nicht mit dem Kopf nach unten liegt. Noch hat das Baby genügend Platz in deinem Bauch, um sich zu drehen. In diesem Buch stelle ich dir auch einige Rückenlage-Asanas vor, die dir dabei helfen können, dass sich das Baby dreht, aber auch Asanas im Knien aus der Hebammen-Praxis kannst du im Übungskapitel finden.

28. Woche: Dein Baby ist nun von Kopf bis Fuß etwa 40 Zentimeter groß und liegt ganz zusammengerollt in deiner Gebärmutter. Wenn es jetzt zu einer Frühgeburt kommt, hat es bereits eine recht gute Überlebenschance. Die Lanugobehaarung verschwindet wieder. In den Wachphasen sind seine Augen nun manchmal wieder geöffnet. Alle Babys haben in diesem Stadium übrigens blaue Augen. Erst ein paar Wochen nach der Geburt nehmen die Augen unter dem Einfluss des Lichts ihre endgültige Farbe an.

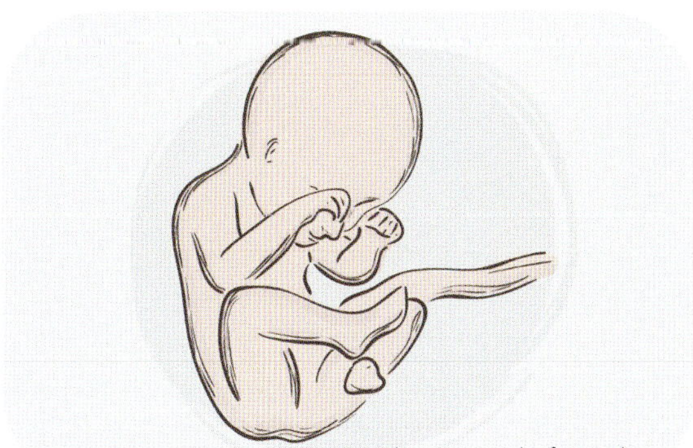

30. Schwangerschaftswoche

Monat 7

29. Woche: Hurra! Dein Baby ist nun offiziell lebensfähig. Seine Fettschicht wird noch dicker, wodurch die Haut glatter wird. Es kann seine Körpertemperatur jetzt selbst regulieren. Bei jeder Kontrolluntersuchung muss sein Herzschlag deutlich hörbar sein.

30. Woche: Dein Baby hat immer weniger Platz, um sich zu bewegen. Seine Körperposition verändern kann es immer noch, doch mit den heftigen Tritten der letzten Wochen ist es nun vorbei – also keine Sorge, wenn du dein Baby nun abends weniger strampeln spürst.

31. Woche: Manche Babys haben zu diesem Zeitpunkt bereits ihre endgültige Position in der Gebärmutter eingenommen. Denjenigen, die noch nicht richtig liegen, bleibt aber genügend Zeit, um sich zu drehen. Dein Baby verschläft 90 Prozent des Tages.

32. Woche: Die Knorpel deines Babys werden härter und verknöchern sich. Bei der Geburt verfügt es bereits über ein stabiles Knochengerüst, wenn auch noch nicht an allen Stellen: Der Schädel besteht im Bereich der Fontanelle (aus dem Französischen für »kleine Quelle«) noch aus unterschiedlichen Teilen, die sich übereinanderschieben können. Dies ist notwendig, damit das Köpfchen deines Babys bei der Geburt leichter durch das Becken passt.

Monat 8

33. Woche: Alle Sinnesorgane sind nun voll entwickelt, dein Baby kann noch besser fühlen, sehen, hören und sogar die Unterschiede im Fruchtwasser schmecken! Es ist ungefähr 45 Zentimeter groß.

34. Woche: Wenn du dich jetzt ein bisschen matt fühlst und mehr Ruhe brauchst, nimm sie dir auch. Ein Umzug oder andere große körperliche Anstrengungen wären jetzt völlig fehl am Platz. Dein Körper stellt vielleicht manchmal völlig auf Autopilot um, und du gönnst dir einfach ein Nickerchen.

35. Woche: Das Baby ist inzwischen beinahe vollständig entwickelt. Im Durchschnitt misst es jetzt 47 Zentimeter.

36. Woche: Du spürst nun meist den Po deines heißgeliebten Babys genau unter deinem Rippenbogen, was auch sehr unangenehm werden kann; manchmal stoßen die Babys auch mit Knien und Ellbogen um sich. Doch sobald sich dein Baby fix in der Schädellage befindet, rutscht es mit dem Köpfchen tiefer in dein Becken und kann sich nicht mehr drehen. Manche Frauen verspüren ein Stechen in der Vagina oder erste Wehen, wenn das Kind in diese Lage rutscht. Einiges ist für dich nun wieder leichter, denn du hast mehr Platz zum Atmen, und auch deine Verdauungsorgane werden sich freuen.

Monat 9

37. Woche: Dein Baby ist nun ausreichend entwickelt und schön rund geworden. Würde es nun zur Geburt kommen, müsstest du dir keine Sorgen machen. Es misst jetzt ungefähr 50 cm und wiegt im Durchschnitt 3000 Gramm. Es verfügt über genügend Muskelkraft, um seinen Kopf zu drehen und zu heben. Nur bei 5 Prozent aller Babys trifft der berechnete Geburtstermin genau zu. Du musst damit rechnen, dass dein Bauch-Wunder irgendwann zwischen der 37. und 42. Schwangerschaftswoche auf die Welt kommt.

38. Woche: Zu diesem Zeitpunkt sollte dein Baby die Lage mit dem Kopf nach unten eingenommen haben; fast 98 Prozent aller Babys machen das auch. Befindet es sich noch in der Steißlage oder Beckenendlage, kann der Gynäkologe/die Gynäkologin oder Hebamme im Krankenhaus versuchen, das Baby von außen zu drehen. Es gibt allerdings keine Garantie dafür, dass dies auch gelingt, und wenn es gelingt, ist nicht auszuschließen, dass das Baby sich wieder zurückdreht. Wenn das Baby in der Steißlage bleibt, muss die Entbindung im Krankenhaus stattfinden, unabhängig davon, ob es auf natürlichem Wege geholt werden kann oder ein Kaiserschnitt erforderlich wird. Die Babys haben halt schon ihren eigenen Willen und manchmal ist es gerade in dieser Position bei der Mama so besonders kuschelig.

39. Woche: Dein Baby bekommt im Mutterleib zu diesem Zeitpunkt von dir besonders viel Nahrung, wodurch es nach der Geburt sogar einige Tage lang ohne Nahrung auskommen kann. Dies ist von der Natur gut eingerichtet worden, denn meistens dauert es ein paar Tage, bis bei dir nach der Geburt die Milchproduktion in Gang kommt. Lass dich also in keinster Weise stressen: Wenn dein Baby sich nach der Geburt auf deinen Bauch kuscheln darf, kennt dieses hochintelligente

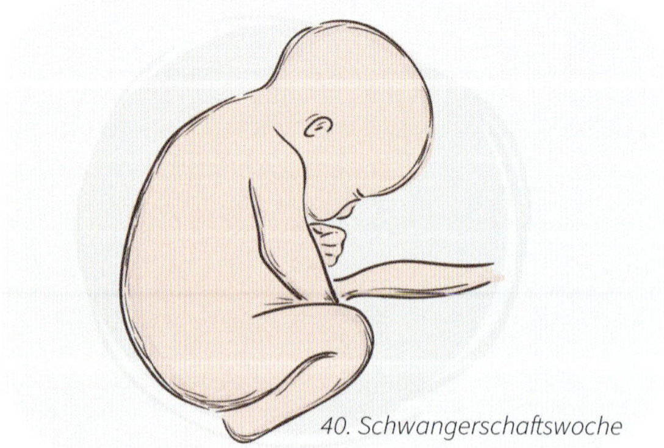

40. Schwangerschaftswoche

kleine Wesen den Weg hin zur Brust meist von selbst – ansonsten lasst ihr euch viel Zeit zum Kennenlernen.

40. Woche: Hurra! Der berechnete Geburtstermin nähert sich, und du wirst deine Babytasche wohl schon gepackt haben.

Darin befinden sich vielleicht:

- Erste kleine Babystrampler und Jäckchen in Größe 50. Kaufe aber nicht zu viele davon, denn die passen höchstens zwei Wochen. Vielleicht kannst du dir auch welche von Freunden leihen, die sind dann auch bereits öfter gewaschen, enthalten keine chemischen Stoffe mehr und sind meist kuschelig weich.
- Winzig kleine Windeln und Feuchttücher; oder du verwendest Stoffwindeln und Wasser.
- Eine kuschelige Babydecke. Bevorzuge stets Bio-Baumwolle – dein Baby wird es dir danken und die Decke noch ewig lieben.
- Ein kleines Häubchen fürs Baby wegen der kälteempfindlichen Fontanelle.
- Eine kleine praktische Tischlampe zum Stillen in der Nacht. Wenn du Komfort magst, sogar mit Berührungssensor, die hilft auch ideal bei Kinderbettchen und ist daher durchaus sinnvoll.
- Ein leicht zu wickelndes Baby-Tragetuch. Lass dir doch vor der Geburt von deiner Familie einen Besuch von einer Trageberaterin schenken, dabei können alle dabei sein und ebenfalls ausprobieren, welche Tragehilfe für welchen Lebensmonat und für welchen Körperbautyp die richtige ist.
- Und für dich: ein superbequemes Gewand, reichlich dicke Slipeinlagen, schöne Musik (vielleicht gefallen dir die Kirtans von Snatnam Kaur genauso gut wie mir) sowie alles, was du so brauchst, um dich rundum sauber und wohl zu fühlen! Jetzt wäre auch ein idealer Zeitpunkt, um auf Naturkosmetik umzustellen, denn da dein Baby besonders oft an deiner Haut liegt, solltest du chemische Inhaltsstoffe in Parfums und Cremes vermeiden. Und wenn du dich am Tag nach der Geburt kraftlos fühlst, wirkt ein natürliches Gesichtsspray mit Rosenwasser wahre Wunder!

Was ich dir noch von Mama zu Mama für die erste Zeit nach der Geburt empfehlen kann:

- Nähe dir doch oder kaufe dir bereits während der Schwangerschaft ein langes, festes Stillkissen. Das kannst du dir wunderbar bei Schlafproblemen mit ins Bett nehmen: Du legst dich in die Seitenlage, wie bei den in diesem Buch vorgestellten Yoga-Übungen in dieser Position, ein Ende des Stillkissens legst du zwischen deine Fußknöchel, dann weiter zwischen die Knie, bis hoch unter den Nacken, mit den Armen kannst du es auch noch umgreifen und dabei deinen Bauch stützen. Du wirst sehen, deine Beine werden nachts nicht mehr so stark zucken, dein Magen kann sich beruhigen und du wirst morgens keine Nacken- oder Rückenbeschwerden haben. Und während der Stillzeit kannst du es unter das Baby und unter deinen Arm legen oder hinter deiner Schulter zum Stützen des Nackens verwenden. Meine Töchter nehmen es heute auch noch immer zum Kuschelhöhle-Bauen.
- Koche dir bereits während der letzten Schwangerschaftswochen dein Essen vor. Laut Ayur-

veda ist zwar frische Nahrung tiefgekühlter vorzuziehen, aber du kannst ja auch beides kombinieren. Nach der Geburt wirst du nicht lange stehen können, der Druck auf deinen Beckenboden kann noch sehr hoch sein, und der Wochenbettfluss macht lange Kochvorbereitungen eher unangenehm. Schneide zum Beispiel Karotten, rote Paprika, Kartoffeln und anderes Gemüse, das du gerne isst, vor und packe es im Kühlschrank in Vorratsdosen. Erbsen und Mais kannst du im Tiefkühler aufbewahren, Tomatensauce oder auch Apfelmus und Birnenkompott lassen sich in einem dunklen Speisekästchen gut aufheben. Ein richtiger Luxus nach der Geburt ist zum Beispiel vorgekochter Vanillepudding mit Kirschkompott, das hebt die Laune und schützt vor Stimmungsschwankungen. Mein Mann war vor beiden Geburten so nett und hat mich bzw. uns mit chinesischen Kraftsuppen eingedeckt, die lassen sich im Glas für mehrere Tage gut halten und können leicht erhitzt werden.

Vor und nach der Geburt

Die Lage des Babys im Becken

Gegen Ende der Schwangerschaft kann es passieren, dass das Baby im Bauch eine ungünstige Position einnimmt. Dafür gibt es viele Gründe. Beispielsweise kann ein Muskelknoten den Weg zum Muttermund versperren, sodass das Köpfchen nicht richtig ins Becken rutschen kann, oder das Baby hat ein sehr länglich-oval geformtes Köpfchen und passt darum nicht ins quer-ovale Becken. Entscheidend sind auch die Form der Gebärmutter und der Sitz der Plazenta, denn versperrt diese den Muttermund, ist eine natürliche Geburt ebenfalls nicht möglich. Aber auch die Lage der Nabelschnur oder zu wenig Fruchtwasser beeinflussen die Lage des Babys im Becken. Yoga-Positionen können uns helfen, das Baby dazu zu bewegen, doch noch mit dem Köpfchen ins Becken zu rutschen. Bewährt hat sich bei vielen Schwangeren zum Beispiel die gestützte indische Brücke oder der Vierfüßlerstand. Jedoch geht es den Babys dabei ähnlich wie uns mit unserer Lieblings-Schlafposition haben wir sie einmal gefunden, geben wir sie nur ungern wieder auf. Würden wir von außen bewegt werden, würden wir ebenfalls ganz intuitiv in unsere bequeme Position zurückkehren.

Diese Yoga-Positionen können zusätzlich zu einer ärztlichen und Hebammenbegleitung helfen, das Baby zum Drehen zu überreden:

- Der Fisch gestützt – Supta Matsyasana
- Der liegende Held – Supta Virasana
- Indische Brücke gestützt – Supta Setu Bandhasana
- Die Tigerin – Vyaghrasana, mit dem Unterarmen auf der Matte abgelegt
- Rückenlage mit auf einem Stuhl oder am Sofa abgelegten Beinen

Bei all diesen Positionen ist darauf zu achten:

- Tief weiter atmen.
- Sanfte Musik beruhigt zusätzlich.
- Stress in der Position, auch in Gedanken, vermeiden.
- Der Bauch kann zusätzlich massiert werden. Ein leichter Druck, um das Baby anzustupsen,

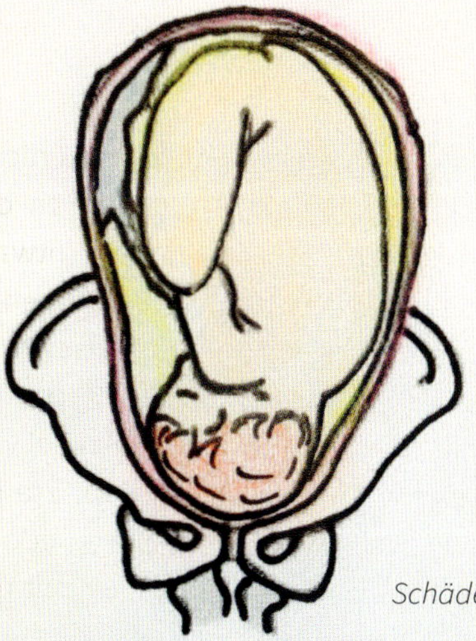

Schädellage

ist erlaubt, wird aber von den meisten Schwangeren als unangenehm empfunden.

- Dreht sich das Baby, kann dies unter anderem auch durch einen stechenden Schmerz im Symphysenbereich wahrgenommen werden.

Bestimmte Positionen sollten im dritten Trimester vermieden werden, wenn das Baby sich noch nicht gedreht hat. Dazu gehören Positionen aus dem ersten und zweiten Trimester, die als herausfordernd betrachtet werden können, wie zum Beispiel der Sonnengruß. Weiterhin Positionen, bei denen tief in die Hocke gegangen wird, etwa die Hockstellung – Kali Asana, der Kamelritt – Ustrasana Sanyana, die leichte Vorwärtsbeuge – Pada Hastasana. Bei der Lunaren Abfolge – Chandranamaskara-Variation wird ebenfalls nicht in die volle Hocke gegangen, sondern die Hände werden sanft auf den Oberschenkeln abgelegt.

In der 30. Schwangerschaftswoche liegen rund 15 Prozent der Babys mit dem Gesäß Richtung Muttermund, in der 32. Woche sind es nur noch 10 Prozent. Ab der 36. Woche ist es für das Baby nicht mehr ganz einfach, sich noch selbstständig zu drehen. Trotzdem drehen sich Babys hin und wieder in letzter Minute; übrigens oft nachts, wenn die Schwangere schläft oder wenn sie sehr entspannt ist. Und immerhin 95 Prozent aller Babys kommen mit dem Kopf voran auf die Welt. Sie liegen bereits zuvor in der Hinterhauptslage, auch Schädel- oder Kopflage genannt. Aus dieser Haltung heraus verläuft die Geburt am leichtesten, denn der Kopf bahnt den Weg für den restlichen Körper durch den Geburtskanal. Hat sich das Baby aber entschlossen, in der Gebärmutter zu sitzen, wird dies als Steißlage oder Beckenendlage bezeichnet. Es kann sogar vorkommen, dass das Baby die Beine nach oben gestreckt hat oder die Knie gebeugt und die Füße gekreuzt sind. Erfahrene Hebammen, Gynäkologen und Gynäkologinnen können Babys aus dieser Lage auf die Welt bringen, wobei immer ein Restrisiko bestehen bleibt. Bei der Querlage liegt das Baby tatsächlich quer in der Gebärmutter, was eine natürliche Geburt unmöglich macht. Ein Kaiserschnitt ist dann eine gute Lösung, um Mutter und Baby sicher durch die Geburt zu führen.

Wie viele meiner Kursteilnehmerinnen wissen, bin ich als Yoga-Lehrerin kein Fan des Kaiserschnitts.

Querlage

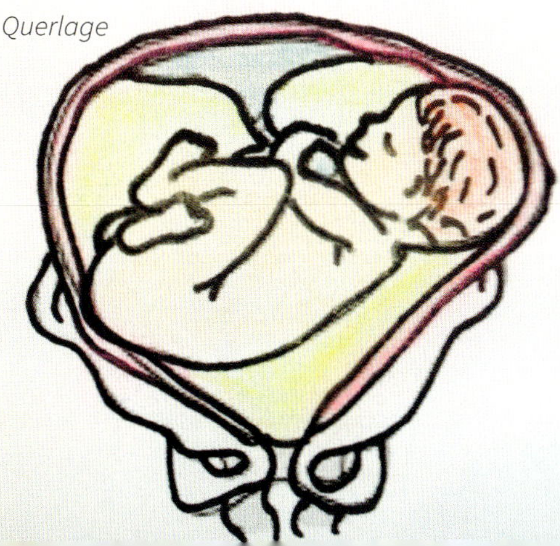

Den »Wunsch-Kaiserschnitt« kann ich nicht ganz verstehen, die gesamte Schwangerschaft und die Entwicklung unseres Babys sind auf eine natürliche Entbindung hin ausgerichtet. Daher wünsche ich allen Schwangeren, dass ihre Entbindungen so ablaufen, wie sie es sich in positiver Hinsicht vorgestellt haben. Doch ist die Angst vor dem Kraftakt Entbindung unüberwindbar oder befindet sich das Baby, die Plazenta oder die Nabelschnur in einer Position, die eine natürliche Entbindung unmöglich macht, dann können wir Frauen in westlichen Ländern uns glücklich schätzen, über die Möglichkeit eines Kaiserschnitts bzw. sogar eines »sanften« Kaiserschnitts zu verfügen.

Es mag komisch klingen, dass ich als Yoga-Lehrerin, die mit Schwangerenyoga bereits so viele Frauen in diesen 40 Wochen begleitet hat, so etwas sagen kann, das ist mir klar. Mein gesamter Berufsalltag ist darauf ausgerichtet, Schwangeren beizustehen und sie darin zu bekräftigen, durch Asanas und Pranayamas sowie bewusste Endentspannungen leicht und schnell entbinden zu können. Viele Studien bestätigen, dass dies durch Yoga möglich ist. Jedoch verläuft jede Schwangerschaft anders und ebenso jede Geburt. Enorm viele Faktoren beeinflussen den Geburtsverlauf – und für mich ist jede Geburt gleichwertig zu betrachten! Entbindet eine Frau natürlich, hat dies denselben Stellenwert wie wenn sich eine Frau aufgrund großer persönlicher Ängste einem geplanten Kaiserschnitt unterzieht. Und auch ein »Notkaiserschnitt« ist eine Entbindung!

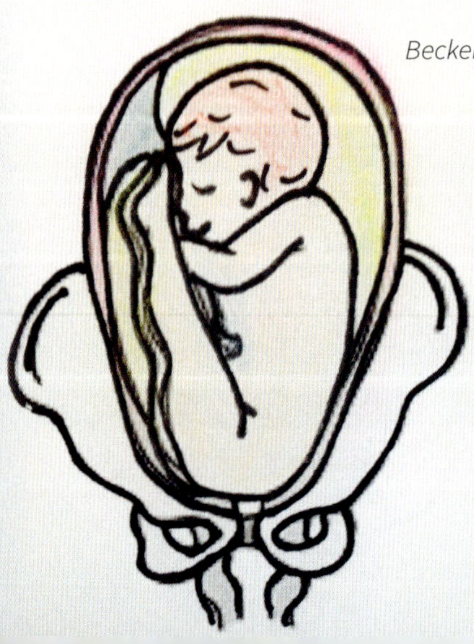

Beckenlage

Planen wir als Schwangere, »natürlich« – oder besser gesagt: »spontan« – zu entbinden, sollten wir uns trotzdem einmal mit dem Thema Kaiserschnitt und was danach zu beachten ist, beschäftigt haben. Selbst wenn wir 40 Wochen lang Yoga-Asanas praktizieren, kann es während der Geburt zu Komplikationen kommen, und dann ist es wichtig, einen Plan B nicht nur zu haben, sondern auch, auf ihn vorbereitet zu sein. Warum die Rate an Kaiserschnitten steigt, wird kontrovers diskutiert; ich möchte an dieser Stelle aber betonen, dass die Rate der Notkaiserschnitte statistisch betrachtet im deutschsprachigen Raum seit 2013 stagniert. Yoga-Übungen können auch vor einem Kaiserschnitt helfen, den Geist zu beruhigen und den Körper nach diesem Verfahren wieder bewusster wahrzunehmen.

Die ersten Anzeichen des Geburtsbeginns

Kennst du diese Szenen in Hollywoodfilmen, wenn der Schwangeren mitten im Supermarkt oder in einem wichtigen Meeting die Fruchtblase platzt und sie dann sofort ein gewaltiges Stöhnen beginnt – bis drei Filmminuten später das zuckersüße, rosige Baby gezeigt wird? Die Realität sieht nun wirklich anders aus, vor allem ist sie meist mit langem Warten verbunden. Dennoch gibt es mehrere Anzeichen, an denen eine Schwangere bemerken kann, dass die Geburt nicht mehr lange auf sich warten lässt:

Übelkeit und Erbrechen: Manche Schwangere leiden kurz vor Geburtsbeginn unter starker Übelkeit bis hin zum Erbrechen. Tiefe Atemübungen und Entspannung können hierbei helfen.

Starke Erschöpfung oder Müdigkeit: Erneut ist es die hormonelle Umstellung, die Schwangeren – wie schon zu Beginn der Schwangerschaft – zu schaffen macht. Aber keine Sorge, die Energie kommt mit dem Einsetzen der Wehen zurück.

Starker Stuhldrang oder Durchfall: Bitte nicht erschrecken, Hebammen sehen dies sogar als einen positiven, natürlichen und wichtigen Reinigungsprozess. Denn die Darmtätigkeit wird durch die erhöhte Aktivität der Gebärmutter angeregt.

Zeichenblutung (Zeichnungsblutung): Wenn der Muttermund sich langsam öffnet, geht sanft und völlig schmerzlos Schleim ab, der bisher den Muttermund und damit die Gebärmutter verschlossen hatte. Dennoch ist eine Zeichenblutung noch kein Grund, sich sofort auf den Weg ins Kranken- oder Geburtshaus zu machen, denn es kann noch bis zu einer Woche dauern, bis sich der Muttermund weiter öffnet.

Fruchtwasser geht ab: Die Fruchtblase reißt, wenn durch den vorangehenden Teil des Babys starker Druck ausgeübt wird. Meist passiert dies durch ein langsames Tropfen, eher selten ist der Abgang des Fruchtwassers in einem großen Schwall. Nun werden von selbst in den nächsten Stunden regelmäßige Wehen einsetzen.

Schmerzen im Rücken oder in der Leistengegend: Sie sind ein gutes Zeichen für den Beginn der Wehen. Wobei Erstgebärende rund 15 Stunden in den Wehen liegen, es bleibt also noch Zeit für Entspannungsübungen und sanfte Massagen.

Wehenbeginn: Zu Beginn der Geburt sind die Wehen meist kurz und schwach, wie ein Gummiband, das sich vom Rücken ausgehend um unsere Mitte herum zusammenschnürt. Zum Glück sind die Pausen dazwischen meist lang und ideal für Entspannungsübungen. Kommen die Wehen nach rund 10 Minuten wieder, könnten es Vorwehen sein. Erst wenn die Wehen in Abständen von 4 bis 5 Minuten auftreten und länger dauern, kannst du davon ausgehen, dass es sich um Geburtswehen handelt. Denke daran: Jede Wehe moduliert die Position deines Babys, nur was gebeugt ist, kann sich auch drehen. Ruhe während der Wehenpausen ist wichtig, damit dein Baby seine Postion erneut ändern kann.

Geburtseinleitende und während der Geburt unterstützende Asanas:

- Die Hockstellung – Kali Asana
- Die Katze – Majariasana
- Die tanzende Katze – Majariasana Nataniya
- Der tanzende Berg – Tadasana Nataniya
- Lunare Abfolge – Chandranamaskara-Variation
- Atemübung Liebe und Hingabe – Bhakti Flow
- Tönungsübung – A O U M
- Die Atemschaukel – Prana Flow

Geburtsverletzungen

Zu den häufigsten Geburtsverletzungen zählen Schürfungen im Bereich der Scheide, Dammrisse und die präventiv vorgenommenen Dammschnitte.

Schürfungen sind mitunter ebenso schmerzhaft und unangenehm wie eine Dammverletzung. Sie entstehen während der Austreibungsphase, also wenn das Baby nach vollständiger Öffnung des Muttermundes nach außen dringt.

Zu einem Dammriss kommt es, wenn der Scheideneingang während des Geburtsvorgangs so übermäßig gedehnt wird, dass er einreißt. Dies passiert meist dort, wo das Gewebe am schwächsten ist, im Bereich zwischen Scheide und Anus, dem sogenannten Damm. Während der Geburt wird das Einreißen nur selten wahrgenommen, doch in der Zeit nach der Geburt machen sich die Schmerzen häufig beim Sitzen, beim Gehen oder auch beim Stuhlgang bemerkbar. Wichtig ist eine entsprechende Pflege des Damms: regelmäßige Sitzbäder mit Eichenrindenextrakt fördern die Wundheilung. Immer wieder werden aber auch Dammschnitte durchgeführt, um so präventiv einem eventuellen Dammriss vorzugreifen. Über die Notwendigkeit von vorsorglich durchgeführten Dammschnitten wird immer wieder diskutiert – nur selten ist ein Nutzen für Mutter und Baby festzustellen. Auf jeden Fall bietet der Dammschnitt bezüglich der Wundheilung keinen Vorteil gegenüber einem natürlichen Dammriss.

Wie können wir Geburtsverletzungen vermeiden?

Schwangere können ab der 34. Schwangerschaftswoche mit der Massage des Damms beginnen, um einen Dammschnitt oder Dammriss zu vermeiden. Dabei kommt es vor allem auf die Regelmäßigkeit an: jeden Abend rund 5 Minuten sind von Vorteil. Hebammen empfehlen, sich vor Beginn der Massage mit dem Abschnitt zwischen Vagina und After vertraut zu machen und eine entspannte Position einzunehmen, in der der Dammbereich gut erreicht werden kann. Der Damm wird von außen und innen massiert, dabei wird der Bereich ebenfalls sanft mit den Fingern geweitet. Weizenkeimöle, Jojobaöle, Mandelöle, aber auch hochwertige Oliven- und Distelöle können hierfür verwendet werden. Wichtig ist der Vitamin-E-Gehalt der Öle, denn Vitamin E hilft dabei, die Haut geschmeidig und elastisch zu halten. Manche Hebammen mischen Dammmassageöle selbst, und mittlerweile bieten auch einige Firmen spezielle Öle für die Geburtsvorbereitung an.

Können Asanas dabei helfen, den Damm zu weiten?

Ja, solche Asanas gibt es, jedoch weiten sie unter Umständen auch den Muttermund, weshalb sie erst kurz vor der Geburt so lange gehalten werden sollten. Vorausgesetzt, die Schwangerschaft verläuft problemlos, das Baby hat sich bereits gedreht und der Geburtstermin steht vor der Tür, kannst du dich vermehrt mit folgenden Asanas beschäftigen und sie mit entspannender Musik und tiefer Atmung noch länger als gewöhnlich halten:

- Die gegrätschte Vorwärtsbeuge – Upavistha Konasana
- Glückliche-Kind-Stellung – Ananda Balasana
- Die Hockstellung – Kali Asana
- Der Rückenlage-Schmetterling – Apanasana
- Der friedvolle Krieger – Shanti Virabadhrasana

Das Wochenbett

Als Wochenbett bezeichnen wir die sechs bis acht Wochen dauernde Zeitspanne vom Ende der Entbindung bis zur Rückbildung der schwangerschafts- und geburtsbedingten Veränderungen. In dieser Zeit sollte sich die frischgebackene Mama von der Schwangerschaft und Geburt erholen. Bei stillenden Müttern beginnt innerhalb von ein bis vier Tagen die Bildung von Muttermilch, doch auf diese Verzögerung nach der Geburt ist der Organismus eines Neugeborenen eingerichtet. Das häufige Anlegen ist in den ersten Tagen sehr wichtig, da es die Milchbildung anregt. Das Neugeborene trinkt in dieser Zeit das Kolostrum, das noch wenig nach Milch aussieht, sondern einem gelblichen Schleim gleicht. Diese Vormilch ist besonders reich an Inhaltsstoffen, die die Immunabwehr fördern und das Neugeborene somit vor Krankheiten schützen. Die gelbe Farbe geht auf den hohen Anteil an Carotinen zurück. Während der Schwangerschaft hatte der Körper rund 40 Wochen Zeit, sich der neuen Situation anzupassen. Nun, im Rahmen der Schwangerschaftsrückbildung, verkleinern sich die Gebärmutter (Uterus) und andere Organe wieder, die Haftstelle der Plazenta, eine Wunde in der Gebärmutter, heilt unter Absonderung des Wochenflusses (auch Kindbettfluss, Wochenreinigung, Wochenbettfluss). Es ist die Zeit, sich auf die neue Situation und das Baby einzustellen. Die meisten Frauen brauchen dabei viel Ruhe, viele fühlen sich seelisch labil, weshalb man in dieser Phase auch vom »Baby-Blues« spricht.

Die seit der Schwangerschaft bestehende Beziehung zwischen Baby und Mutter wächst und entwickelt sich. Zentrale Themen sind in der ersten Zeit meist die Gewöhnung an das Stillen und/oder das Fläschchengeben, der Schlaf- und Trinkrhythmus des Babys und allgemein seine Zufriedenheit. Dafür ist viel Ruhe und Geborgenheit notwendig. Genauso wie wir als Frau und als Mann Zeit gebraucht haben, um uns kennenzulernen, Interesse aneinander zu finden und uns schließlich ineinander zu verlieben, so ist auch diese erste Kennernlernzeit mit dem Baby wichtig, um sich Stück für Stück ineinander zu verlieben. Die gemeinsamen Rückbildungsübungen können euch dabei helfen!

Welche Wirkungen hat Yoga in der Schwangerschaft?

Bei einem Besuch im Westen hat Frederick Leboyer gesehen, wie ich schwangere Frauen unterrichte, und er hat später mit ihnen über ihre Erfahrungen gesprochen. Er sagt der Frau, daß sie nicht fliehen darf vor dem, was ihr als Schmerz erscheint. Sie muß den Mut haben, dem Schmerz zu begegnen und ihn anzunehmen. Für mich gibt es keinen Zweifel, daß Yoga ein ideales Instrument ist, mit dem wir die Knoten dieser Angst lösen können.

B. K. S. Iyengar

Texte über die Schwangerschaft oder auch über die Verbindung zwischen der gesunden Entwicklung des Fötus und der Gesundheit der Schwangeren sind nicht neu. Bereits 1746 verfasste der deutsche Arzt Ernst Anton Nicolai eine Abhandlung mit dem umständlichen Titel *Gedanken von der Erzeugung des Kindes im Mutterleibe und der Harmonie und Gemeinschaft welche die Mutter während der Schwangerschaft mit demselben hat.*

Doch im modernen Europa war der Weg zur natürlichen Geburt noch weit. Ein Pionier war der englische Gynäkologe Grantly Dick-Read, der 1933 das Buch *Die natürliche Geburt* veröffentlichte, das sich bald zum Bestseller entwickelte. Zunächst aber wurde Dick-Read von Kollegen angefeindet, kein Wunder, wurde zu dieser Zeit bei Geburten regelmäßig und unhinterfragt Chloroform zur Schmerzdämpfung eingesetzt, was ein bewusstes Erleben des Geburtsvorgangs natürlich verhinderte.

Dick-Read aber vertrat die Auffassung, dass die Geburt nicht durch den Schmerz, sondern durch die Arbeit der Frauen bestimmt sei und dass die Frauen ihre Arbeit kennen sollten. Bei einer normalen Geburt beeinflusse nicht der Wehenschmerz den Gemütszustand der Frau, sondern umgekehrt der Gemütszustand den Schmerz. Die Frauen sollten die Geburt als ihre ganz persönliche Leistung verstehen. Konsequent ersetzte er den Begriff Wehenschmerz durch den Begriff Muskelgefühl. In seinem System der pränatalen Psychoprophylaxe wird durch seelische und körperliche Beeinflussung der werdenden Mutter der Geburtsschmerz vermindert, unter anderem durch gymnastische Entspannungs- und Lockerungsübungen.

Treffend zu unserem Thema Yoga in der Schwangerschaft erschien auch bereits 1928 das Buch *Ist Gymnastik in der Schwangerschaft angezeigt?*, in dem der Autor Heinrich Sieber auf 26 Abbildungen Übungen für schwangere Frauen als Geburtsvorbereitung vorstellte. Trotzdem dauerte es noch einige Zeit, bis sich das Wissen um die Vorzüge von gymnastischen Übungen während der Schwangerschaft durchsetzen konnte, wobei es in der Schweiz schon in den 1970er-Jahren völlig normal war, vor und nach der Geburt Übungen zu praktizieren, die unseren heutigen Yoga-Übungen sehr ähnlich sind.

Seit den frühen 1980er-Jahren sah der Buchmarkt im deutschsprachigen Raum immer mehr Neuerscheinungen zu den Themen Schwangerschaft, Gymnastik, Yoga und Geburtsvorbereitung. Dennoch müssen wir uns darüber bewusst sein, dass dies keine »Massenbewegung« war: Von zehn schwangeren Frauen nutzte bis Ende der 1990er-Jahre vielleicht eine das Wissen des Yogas als Vorbereitung für die Geburt. Dies hat sich mittlerweile geändert, und so gut wie jeder Ratgeber zum Thema Schwangerschaft empfiehlt Yoga als ideale Begleitung vor und nach der Geburt.

Die amerikanische Gynäkologin Dr. Sara Gottfried beschreibt die positive Wirkung von Yoga für Frauen so: »Yoga hilft uns dabei, unsere Hormonschwankungen besser zu verarbeiten.« Und Dr. Faustina Nevarez, Leiterin der Geburtshilfestation in einem der größten amerikanischen Krankenhäuser, dem Kaiser Permanente Los Angeles Medical Center, bringt es noch genauer auf den Punkt: »Wir haben herausgefunden, dass die Yoga-Praxis sehr sicher ist. Es gibt nur wenige Konditionen, die ungünstig dafür wären. Wenn Frauen Wehen bekommen, ist es, als würden sie einen Marathon laufen. Die Frauen, die schon eine Geburt hinter sich haben, wissen, dass man körperlich in der bestmöglichen Verfassung sein möchte. Yoga ist eine sanfte und gleichzeitig anstrengende Praxis, die meiner Meinung nach perfekt für schwangere Frauen ist!«

Die an der Wiener Privatklinik Döbling tätige Hebamme Cornelia Mayr bestätigt die Aussage von Dr. Gottfried. In ihrer 2013 veröffentlichten Bachelorarbeit befasste sie sich mit »Yoga in der Schwangerschaft – Auswirkungen auf Stress, Angst und Geburt«. Darin vergleicht sie mehrere Studien zu dem Thema und bestätigt viele positive Ergebnisse, die auch ich im Rahmen meiner Unterrichtstätigkeit in Feedbackgesprächen erfahren habe:

> *Die Ergebnisse zeigen, dass Yoga die Aktivität des Sympathikus mindert und die des Parasympathikus verstärkt, was einem Zustand der Tiefenentspannung und Erholung bedeutet. Es konnte bewiesen werden, dass Yoga eine deutliche Reduktion von Stress und Angst zur Folge hat. (…) Frauen, die Yoga in der Schwangerschaft angewandt haben, waren auch während der Geburt im Stande, sich gut zu entspannen, und geben zu mehreren Zeitpunkten ein höheres Wohlbefinden und ein deutlich geringeres Schmerzempfinden an. Weiters konnte eine insgesamt kürzere Geburtsdauer festgestellt werden.*

Die erfahrene Hebamme Marion Stüwe war jahrelang als Dozentin in der Fortbildungsarbeit für Hebammen tätig und arbeitete mit viel Engagement an verschiedenen Themen und Projekten rund um die Begleitung von Frauen nach der Geburt mit Yoga-Übungen. In ihrem Buch *Gymnastik und Yoga in der Geburtsvorbereitung* erklärte sie, dass viele Positionen, die Frauen während der Geburtswehen instinktiv einnehmen, vor allem die, bei denen es um Öffnung und Loslassen im Becken geht, klassischen Yoga-Haltungen stark ähneln. Erlernen Frauen also diese Übungen bereits während der Schwangerschaft, können sie sich während der Geburtsarbeit viel freier und spontaner bewegen, ohne über die einzelnen Positionen bewusst nachdenken zu müssen: »Bei einer sanften Geburt arbeitet die Gebärmutter, während der Körper entspannt bleibt, dies wird von Yoga-Übungen unterstützt.«

Yoga hat eine Vielzahl von positiven Auswirkungen auf die Schwangerschaft:

Das Atmen fällt uns leichter!
Auch während der Yoga-Übungen sollte dein Atem ruhig und leicht weiterfließen. Bei bewegten Abfolgen dürfen deine Wangen etwas rot werden, du darfst die positive Anstrengung spüren und die Herausforderung annehmen. Achte aber auf eine lange und tiefe Ausatmung und gönne deinem Körper danach eine Pause, um wieder zum natürlichen Atemrhythmus zurückzufinden.

Wir fühlen uns wohl in unserem Körper!
Die Yoga-Übungen geben dir Kraft und Stabilität – du kannst darauf vertrauen, dass du den Anforderungen einer Geburt gewachsen bist.

Stress und Verspannungen können abgebaut werden!
Eine gute Yoga-Einheit kombiniert stets Anspannung und Entspannung. Berücksichtige dies auch, wenn du alleine übst.

Unsere Organe werden besser durchblutet!
So können wir uns vor lästigen Schwangerschaftsbeschwerden wappnen, wie Verstopfung, Hämorrhoiden, Krampfadern und allgemeiner Lethargie.

Unsere Körperspannung und Muskelkraft bleibt erhalten!
Wir fühlen uns auch nach der Geburt schneller wieder fit und dem Alltag mit Baby gewachsen.

Unser Beckenboden wird trainiert!
Wir lernen seine drei Muskelschichten bewusster wahrzunehmen, ihn anzuspannen aber auch zu entspannen. Dies beugt schwangerschaftsbedingter Inkontinenz vor – und auch unser Liebesleben wird es uns danken.

Wir stärken unser Immunsystem!
Unser Körper ist in Bestform, Grippe- und Schnupfenwellen können uns nicht so leicht etwas anhaben.

Unser Blutkreislauf wird stabilisiert!
Schwangerschaft ist keine Krankheit – wir müssen nicht im Bett liegen bleiben, sondern können unseren Tag wach und aktiv gestalten.

Wir können uns bis zum Ende der Schwangerschaft schmerzfrei und leicht bewegen!
Dies ist ein großes Geschenk, und die ayurvedische Gesundheitslehre geht davon aus, dass unsere innere Haltung während der Schwangerschaft bereits Grundmuster für Selbstwertgefühl, Vertrauen und Sicherheit unseres Kindes anlegt.

Wir können vielen Begleiterscheinungen der Schwangerschaft vorbeugen!
Unter anderem vermeiden wir Rückenschmerzen, Ischiasbeschwerden sowie Wassereinlagerungen in Füßen, Beinen und Händen. Somit können wir auch nach der Geburt und für weitere Schwangerschaften eine positive Körperwahrnehmung bewahren.

Wir fühlen uns körperlich und mental gut auf die Geburt unseres Babys vorbereitet!
Selbst während des Geburtsvorgangs können Asanas praktiziert werden, um diesen zu erleichtern.

Wir können unsere Schwangerschaft in vollen Zügen genießen!
So bleibt eine der intensivsten und von den größten Veränderungen in unserem Leben geprägte Zeit auch nachträglich eine schöne Erinnerung. Zudem belegen Studien, dass Schwangere, die Yoga praktizieren, nicht so lange Wehen haben, seltener einen Kaiserschnitt brauchen und oft gesündere Babys auf die Welt bringen.

Was sollten Schwangere beim Praktizieren von Yoga beachten?

Wenn wir einige Dinge beim Yoga während der Schwangerschaft beachten, fallen uns die Übungen nicht nur leichter, sondern – noch wichtiger – wir beugen möglichen gesundheitlichen Schädigungen bei uns selbst und unserem Baby vor.

Wähle Rückbeugen immer mit viel Bedacht aus. Sie können Vorwärtsbeugen in einer gesundheitsfördernden Übungsabfolge ergänzen, dennoch sind nicht alle Rückbeugen bis hin zur 40.

Schwangerschaftswoche angebracht. Ustrasana (das Kamel, Rückbeuge aus dem Knien heraus) kann variiert werden, indem die Handflächen nicht zu den Fersen, sondern zum Gesäß greifen; Matsyasana (der Fisch, Absenken des Kopfes mit angehobenem Oberkörper aus der Rückenlage heraus) kann stabilisiert werden, indem ein Kissen den Oberkörper stützt; Purvottanasana (die schiefe Ebene oder Bretthaltung aufwärts, Anheben des Körpers aus der Rückenlage heraus) kann erleichtert werden, indem das Becken auf der Matte bleibt.

Umkehrhaltungen sind während der Schwangerschaft nicht ideal. Solltest du bereits länger Yoga praktizieren, hast du bereits Erfahrung bei der korrekten Ausführung von Kopfstand oder Schulterstand, dann kannst du nach Absprache mit deinem Arzt oder deiner Ärztin meist auch weiter ohne Bedenken diese Positionen praktizieren. Solltest du jedoch neu im Yoga sein, wirst du in diesem Buch so viele weitere schöne und bereichernde Asanas finden, dass ich dir raten würde, mit Kopfstand und Schulterstand (außer vielleicht in einer gestützten Variante an einer Wand oder mit den Beinen gemütlich auf einem Sofa) erst einige Monate nach der Geburt anzufangen. Übrigens zählen auch die Vorwärtsbeugen aus dem Stand wie Padahastasana (das Nach-vorne-Beugen des Oberkörpers) oder Adhomukha Svanasana (der herabschauende Hund, Anheben des Beckens, abgestützt auf Arme und Füße) zu den Umkehrhaltungen, nur sind sie meist mit viel weniger Anstrengung und Kraft verbunden und können daher auch von Anfängerinnen noch viel besser ausgeführt werden.

Woher kommen die Bedenken gegenüber der Umkehrhaltungen im Schwangeren-Yoga? Das Blutvolumen und der Blutdruck sind während der Schwangerschaft erhöht, und bei Schwangeren kann sich daher während der Umkehrhaltungen viel schneller ein Schwindelgefühl einstellen, ebenso können Sodbrennen und Übelkeit aufkommen, alles Dinge, die wir vermeiden möchten. Dass sich das Baby im Bauch aufgrund einer Umkehrhaltung dreht, also mit dem Kopf wieder aus dem mütterlichen Becken wandert, ist so gut wie auszuschließen, denn dann könnten Frauen, die ihr Baby zum Wenden überreden möchten, einfach Tadasana (die Berghaltung, aufrechter Stand) ausführen. So leicht ist es jedoch nicht, die Lage des Babys mitzubestimmen.
Die Rückenlage wird von vielen Schwangeren mit der Zeit als unangenehm empfunden, daher empfehle ich, die Beine in der Rückenlage stets aufzustellen und eventuell eine eingerollte Decke unter den Kreuzbeinbereich zu schieben, um weitere Asanas aus dieser Grundposition heraus zu erleichtern.

Um weiterhin für eine optimale Versorgung des Babys mit Sauerstoff angereichertem Blut zu sorgen, sollten Atemübungen, bei denen die Luft angehalten wird (Kumbhaka), während der Schwangerschaft nicht praktiziert werden. Dazu gehören zum Beispiel Kapalabhati (Feueratmung oder Atmung des glühenden Schädels, hierbei wird die Bauchmuskulatur immer wieder stark eingezogen und losgelassen), Agni Sara (Reinigendes Feuer, hierbei wird ebenfalls die Bauchmuskulatur eingezogen), Bhastrika (Blasebalg-Atmung, tiefes Ein- und Ausatmen und Halten beider Nasenlöcher). Sitkari (die zischende Geräuschatmung mit eingerollter Zungenspitze) und Anuloma Viloma (die Wechselatmung) können in einer leichteren Form praktiziert werden, das heißt, ohne dabei den Atem anzuhalten.

Im klassischen Yoga nehmen wir bis zu zwei Stunden vor der Yoga-Einheit keine Nahrungsmittel mehr zu uns, um die Verdauung während der Asanas nicht zu belasten. Im Yoga während der Schwangerschaft müssen wir jedoch darauf achten, dass unser Blutzuckerspiegel nicht zu sehr sinkt, denn das würde Schwindelgefühl, Übelkeit oder Müdigkeit auslösen. Daher empfehle ich Schwangeren, etwa eine Stunde vor der Yoga-Einheit noch eine Kleinigkeit zu essen, zum Beispiel ein kleines Mango-Lassi, eine Banane oder Apfelmus. So bleibt der Blutzuckerspiegel stabil und wir müssen insgesamt nicht an die dreieinhalb Stunden warten, bis wir wieder etwas essen können. Etwas Wasser, verdünnten Fruchtsaft oder Tee zu trinken, ist übrigens jederzeit erlaubt, am besten aber nicht vor vorwärtsbeugenden Stellungen oder Drehungen. Die Phase nach dem Sonnengruß und auch vor der Endentspannung bietet sich dazu an.

Ob du morgens oder abends deine Lieblings-Asanas übst oder auch mal am frühen Nachmittag einen Yoga-Kurs für Schwangere besuchst, ist eigentlich egal, Hauptsache, du bleibst in Bewegung und hast Spaß an den Übungen. Im Laufe deiner Schwangerschaft wirst du bemerken, dass es Tage und Wochen gibt, da könntest du vor lauter Kraft und Energie Bäume ausreißen, und dann wieder fühlst du dich ganz plötzlich matt und müde. In beiden Gemütszuständen kann dir Yoga während der Schwangerschaft helfen. Hast du morgens Energie, dann roll dir deine Matte aus und mache einige sanfte Runden Sonnengruß. Kannst du abends nicht schlafen, weil dein Baby im Bauch ganz wild strampelt, dann schaukle in Rückenlage auf deiner Yogamatte sanft hin und her und probiere mal die Übungen Makara Asana und Supta Badha Konasana aus, und du wirst sehen, dein Baby und du ihr werdet wunderbar schlafen.

Bitte achte unbedingt auf ein paar grundsätzliche Dinge, wenn du deine Yoga-Übungen praktizierst:

- Vermeide Überanstrengung während der Yoga-Übungen, aber auch generell im Alltag. Dein Herz-Kreislauf-System arbeitet stärker als vor deiner Schwangerschaft, auch deine Körpertemperatur ist bis zu 5 Grad höher. Zu große Anstrengung bedeutet nicht nur für deinen Körper Stress, sondern auch für dein Baby.
- Vermeide ein Überstrecken und Überdehnen. Durch das Hormon Relaxin sind auch deine Sehnen, Bänder und Gelenke gelockert; vermeide ein zu starkes Stretching zum Beispiel im Hüftbereich – und ein Spagat während der Schwangerschaft ist ganz und gar nicht angebracht! Achte aber auch in knienden Vierfüßlerpositionen stets darauf, deine Ellenbogen nicht zu sehr durchzudrücken, oder in stehenden Krieger-Variationen, deine Finger nicht U-förmig zu überstrecken.
- Vermeide es, Druck auf deine Gebärmutter auszuüben. Klassische Übungen wie das Halten von Uddhiyana Bandha (Einziehen der Bauchmuskulatur), Shalabhasana (das Boot in der Bauchlage, Anheben der Beine und Arme),

Navasana (das Boot im Sitzen, ebenfalls Anheben der Beine und Arme) sowie Halasana (der Pflug, Absenken der Beine hinter dem Kopf), aber auch Bhujangasana (die Kobra, Anheben des Oberkörpers aus der Bauchlage) und Dhanuransana (der Bogen, Umgreifen der Fußgelenke in der Bauchlage) sind keine geeigneten Asanas während der Schwangerschaft.

- Übe Drehungen nicht zu stark aus. Praktiziere stets ardhapatha, den »halben Weg«, also sanfte Drehungen. Bereits ab dem ersten Schwangerschaftstrimester wird empfohlen, nur den Brustwirbelbereich zu drehen und nicht die gesamte Wirbelsäule. Du wirst sehen, dass auch der Drehsitz sanft ausgeführt seinen gewünschten Effekt zeigt.
- Ergänze deine Übungspraxis mit »Props«, Hilfsmitteln. Du kannst jederzeit Stühle, Tische oder eine Zimmerwand zum Abstützen verwenden, auch Yoga-Blöcke, Bänder und Sitzkissen stellen eine ideale Ergänzung bei Übungen dar. Trage während dem Yoga ein Bauchband, dies gibt deinem Bauch Stütze und Halt.

Das glückliche Yoga-Baby

Der Verlauf unserer Schwangerschaft wird von ganz vielen Einflüssen bestimmt. Unser bisheriger Lebenswandel ist dabei nicht ganz unbedeutend, doch auch genetische Faktoren spielen eine große Rolle. Ob wir aber einen großen runden oder einen kleinen spitzen Babybauch bekommen, ob unser Baby im Mutterleib sehr aktiv ist oder am liebsten die ganze Schwangerschaft verschläft, kann niemand vorhersagen. Auch die Lage, die das Baby bis zur Geburt einnehmen wird und wie es sich entwickelt, liegt nicht immer voll und ganz in unserer Hand.

Wenngleich viele Schwangere gerne die gesamte Schwangerschaft und auch die Geburt voll durchorganisieren würden wie eine Innenarchitektin das Babyzimmer, so müssen wir uns doch von all diesen Wünschen und Vorstellungen manchmal befreien, um offen zu sein für das, was kommt. Die schrittweise Entwicklung des Embryos und später des Fötus ist Teil einer synchronen, tiefer liegenden Intelligenz der Natur, die den Bauplan der einzelnen Organe und Hüllen steuert. Diese Intelligenz ist unabhängig von vielen Geschehnissen der Außenwelt. Der Körper der Schwangeren schützt das Ungeborene vor negativen Einflüssen, dennoch ist es nicht komplett abgeschottet. Dr. Deepak Chopra, ein bekannter indischer Internist, der als Vorreiter der alternativen Medizin gilt, betrachtet die Arbeit mit Schwangeren als wahren Schatz für die ganze Menschheit:

> *All unser Wissen haben wir von früheren Generationen ererbt, und wir können nun auswählen, was wir an die nächste Generation weitergeben. Vererben wir unseren Kindern unbewusst jene Konflikte und Missverständnisse, die uns selbst schon mit in die Wiege gelegt wurden, dann verpassen wir die Chance, durch sie die Welt zu verändern. Erweitern wir hingegen unser Bewusstsein und fördern wir Mitgefühl, Einheit und Liebe, können wir diese Welt auf wunderbare Weise umgestalten.*

Laut dem Wissen des rund 5000 Jahre alten Ayurveda wird bereits bei unserer Empfängnis der Grundstein für unsere weitere Gesundheit gelegt. Schwangere tragen laut Chopra durch einen positiven Gemütszustand während der Schwangerschaft auch dazu bei, ihrem Kind einen guten Start zu ermöglichen, wobei er Gesundheit nicht als die bloße Abwesenheit von

Krankheit versteht, sondern als einen Zustand des Wohlgefühls, der Körper, Geist und Seele umfasst. Ein völlig gesunder Mensch sei nicht in der Lage, sich oder andere zu verletzen. Um diesen gesunden Zustand zu erreichen, sei es jedoch notwendig, sich von Anfang an geliebt, genährt, sicher, zufrieden und glücklich zu fühlen. Während der Schwangerschaft teilen wir mit unserem Baby unaufhörlich Erfahrungen, wir tauschen auf der Herz- wie auch auf der geistigen Ebene ständig Informationen aus. Yoga hilft uns Schwangeren also nicht nur, uns selbst während der Schwangerschaft von negativen körperlichen Begleiterscheinungen zu verschonen, es hilft uns, achtsam zu werden und unseren Blick dafür zu schärfen, dass wir unsere Kinder bereits zu dieser Zeit auch mit unseren Gedanken, Worten und Handlungen nähren. Wir können eine Beziehung zu unserem Baby aufbauen, die Nähe zulässt und gleichermaßen Platz für Freiraum lässt.

Fragen zum Thema Yoga in der Schwangerschaft

Wann sollte ich mit Schwangeren-Yoga beginnen?

Du kannst jederzeit mit den Übungen aus diesem Buch beginnen. Ungeübten Yoginis bzw. Yoga-Anfängerinnen empfehle ich, mit den sanfteren Übungen zu starten. Viele Frauen beginnen jedoch meist erst nach der 12. SSW (Schwangerschaftswoche) mit Yoga-Übungen, da sie davor mit Übelkeit und Unwohlsein zu kämpfen haben. Jedoch könnte Yoga in dieser Zeit schon eine Stütze bieten und bei Müdigkeit oder Stimmungsschwankungen eine Hilfestellung zur Harmonisierung bieten.

Kann ich Schwangeren-Yoga ausführen, auch wenn ich vorher noch nie Yoga praktiziert habe?

Ja. Die Übungen in diesem Buch sind genau auf die Bedürfnisse und auch Einschränkungen von schwangeren Frauen abgestimmt. Zudem können alle Positionen entsprechend der persönlichen Bedürfnisse modifiziert werden.

Worauf muss ich beim Schwangeren-Yoga besonders achten?

Bauchlagestellungen werden in der Seitenlage oder im Stehen ausgeführt. Bei Atemübungen wird die Luft nicht angehalten. Ganz allgemein sollte zu große Anstrengung vermieden und die Bauchmuskulatur nicht belastet werden!

Kann Schwangeren-Yoga mir oder meinem Baby schaden?

Wenn du diesbezüglich unsicher bist, besprich bitte mit deiner betreuenden Ärztin oder deinem betreuenden Arzt, ob es Gründe gibt, weshalb du besser kein Yoga ausüben solltest. Gründe hierfür könnten zum Beispiel vorangegangene Fehlgeburten oder ein Bandscheibenvorfall sein. Ansonsten können dir vor allem sanfte Übungen dabei helfen, Vertrauen in deinen Körper und deine Verbindung zum Baby zu geben.

Bei welchen Schwangerschaftsbeschwerden kann Schwangeren-Yoga Linderung verschaffen?

In unserem Yoga-Institut haben wir durch unsere langjährige Erfahrung viel Feedback von unseren Kursteilnehmerinnen erhalten. Sie berichten uns vor allem, dass durch die Yoga-Übungen Müdigkeit und Übelkeit, sowie Ischias-Beschwerden erst gar nicht aufgekommen sind, dass sich Schmerzen im Lenden- und Brustwirbelbereich und im Nacken gelöst haben, dass Wasseransammlungen in den Händen und Füßen verschwunden sind und auch dass die Geburt ihrer Babys meist ohne Wehenmittel, PDA oder weiteren Eingriffen völlig natürlich verlaufen ist. Viele Teilnehmerinnen besuchen bereits in ihrer zweiten oder dritten Schwangerschaft unsere Kurse, weil sie so begeistert sind von den positiven Wirkungen, die sie während ihrer ersten Schwangerschaft erlebt haben.

Inwiefern kann Schwangeren-Yoga als Geburtsvorbereitung dienen?

Eine gute Atmung beruhigt, senkt den Blutdruck und bereitet auf die Geburt vor. Des Weiteren praktizieren wir geburtsvorbereitende Positione- wie den Vierfüßlerstand und den Unterarmstand, die dir auch am Geburtstermin helfen können, das Kind in die richtige Gebärposition zu bringen und Schmerzen im unteren Rücken zu lindern. Entspannungsübungen verbessern außerdem den Schlaf und nehmen Ängste vor der Geburt.

Erspare ich mir mit Yoga in der Schwangerschaft den Geburtsvorbereitungskurs?

Nein, nicht unbedingt. Solltest du während der Schwangerschaft keinen geeigneten Geburtsvorbereitungskurs finden, ist Yoga sicher schon eine gute Stütze. In modernen Geburtsvorbereitungskursen lernst du aber viel mehr als »nur« das klassische »Hecheln«, sondern die leitende Hebamme informiert dich über den genauen Geburtsablauf und ist eine wichtige zusätzliche Ansprechpartnerin!

Kann ich mit Yoga auch noch später in meiner Schwangerschaft beginnen?

Ja. Ganz egal, ob du während deiner kompletten Schwangerschaft Yoga praktizierst oder nur in den letzten Monaten, du wirst die positive Wirkung von Yoga auf Körper und Geist sowohl vor, während als auch nach der Geburt spüren.

Wie lange kann ich Yoga während meiner Schwangerschaft praktizieren?

Ich selbst habe noch am Tag vor der Entbindung eifrig meine Asanas (Yoga-Übungen) praktiziert, einfach, weil ich sehr motiviert war und mich total fit gefühlt habe. Meine Tochter Pauline kam innerhalb von drei Stunden und ohne jegliche Eingriffe auf die Welt und meine zweite Tochter Ronja sogar innerhalb von einer Stunde in der Geburtswanne! Beide Geburten waren für mich ein großartiges Geschenk! Sogar das deutsche Eltern-Magazin berichtete davon. Von vielen meiner Teilnehmerinnen erfahre ich ebenfalls, dass ihre Babys noch am selben oder am nächsten Tag nach einer ruhigen Schwangeren-Yoga-Stunde auf die Welt gekommen sind. Aber leider ist Yoga in der Schwangerschaft dafür keine Garantie, und wenn du dich zu matt oder körperlich geschafft fühlst, solltest du gegen Ende der Schwangerschaft lieber eine Pause einlegen und dich in aller Ruhe auf die Geburt und die schöne Zeit danach vorbereiten.

Wann kann ich mit Yoga nach der Geburt weitermachen (Postnatal-Yoga)?

Bei einer natürlichen Geburt solltest du rund sechs bis acht Wochen abwarten, bevor du wieder voll einsteigst, beispielsweise mit sanften Mama-Baby-Yoga-Übungen. Einige Übungen findest du auch in diesem Buch. Wir bieten in unserem Yoga-Institut seit Langem sowohl reguläre als auch sanfte Kurse in diesem Bereich an und haben die Erfahrung gemacht, dass sich vor allem die kleinen Babys erst an den Kursablauf und die Umgebung gewöhnen müssen, manchmal empfehlen wir deshalb einen liebevollen Einstieg sogar erst nach zwölf Wochen.

Die Atmung im Yoga

Unsere Fähigkeit zu atmen, spielt in unserem Leben eine zentrale Rolle, von unserem ersten Luftschrei nach der Geburt bis hin zu unserem letzten Atemzug. Während der Schwangerschaft werden wir uns dessen noch bewusster. Spätestens, wenn wir bei uns erste Anzeichen von Kurzatmigkeit wahrnehmen, fragen wir uns, wie unsere Atmung eigentlich funktioniert? Dieser lebenswichtige Vorgang in unserem Körper passiert einfach, tagtäglich läuft er automatisch ab und dann bleibt uns plötzlich die Luft weg, wenn wir aufstehen oder ein paar Treppenstufen hinaufsteigen. Wir steuern die Atmung nicht bewusst, auch wenn wir sie willentlich beeinflussen können. Etwa sechs Liter Luft atmen wir pro Minute ein und aus. Aber was geht eigentlich vor sich, zwischen dem Ein- und Ausatmen der Luft?

Durch die Nase oder den Mund ziehen wir Luft aus unserer Umgebung ein, vorbei an Kehlkopf und Stimmbändern gelangt sie über die Luftröhre in die Lunge mit ihren Bronchien und Alveolen. Dort findet der sogenannte Gasaustausch statt: Sauerstoff aus der Luft wird vom Blut aufgenommen, Kohlendioxid als Abfallprodukt von Stoffwechselvorgängen an die Atemluft abgegeben.

Beim Einatmen dehnt sich die Lunge aus und füllt sich mit Luft, dafür braucht sie Platz. Damit das möglich ist, ist die komplette Umgebung anatomisch darauf eingerichtet: Die an der Atmung beteiligten Muskelgruppen, unter anderem Zwerchfell und Zwischenrippenmuskulatur, ermöglichen einerseits ein Heben des Brustkorbes, dadurch kann sich die Lunge nach oben und vorne ausdehnen, und auf der anderen Seite sorgt eine Kontraktion des Zwerchfells dafür, dass auch nach »unten« Platz gemacht wird und die Lunge diesen Platz ebenfalls ausfüllen kann. Das Zwerchfell, das Bauchraum und Brustraum voneinander abgrenzt, macht bei richtiger Atmung, also der Bauchatmung, übrigens etwa 80 Prozent des Atemvolumens aus. Doch während der Schwangerschaft fehlt unserer Lunge von Woche zu Woche der Platz für diese tiefe Atmung. Gleich zu Beginn einer Schwangerschaft kommt es außerdem zu einer Anpassung von Atmung und Herzarbeit an die Bedürfnisse des ungeborenen Babys und der Plazenta.

Unsere Atemtiefe und unser Atemvolumen steigern sich von Anfang an; dennoch ist unser Atempuffer, aus dem bei Sauerstoffnot noch Sauerstoff geschöpft werden kann, aufgrund des Zwerchfellhochstandes durch die wachsende Gebärmutter um durchschnittlich 20 Prozent verringert. Bewusste Atemübungen können uns dabei helfen, unsere Atemhilfsmuskulatur verbessert einzusetzen und Kurzatmigkeit zu vermeiden.

Die Praxis der Atemübungen wird im Yoga als Pranayama bezeichnet und gehört zum achtgliedrigen Pfad des Yoga, den Patanjali bereits im Yogasutra skizziert. Pranayama bedeutet übersetzt: die Atem- oder Lebensenergie (Prana) im Körper lenken. Dies beruht wiederum auf der indischen Vorstellung, dass unser ganzer Körper von Energiekanälen (Nadis) durchzogen ist. Diese wiederum münden in den Energierädern (Chakren), die unseren gesamten Körper beleben. Es gibt im Hatha Yoga drei Grundtypen der Atmung: Schlüsselbeinatmung (oberflächlich), Brustatmung (mittel) und Bauchatmung (tief). Eine volle Yoga-Atmung vereint alle drei Atembewegungen. Sie beginnt mit einem tiefen Atemzug im Bauch und setzt die Einatmung über Brust und Schlüsselbein fort. Aufgrund von Stress und falschen Gewohnheiten atmen viele Schwangere zu flach, durch die tiefe Bauchatmung wird jedoch wieder mehr Sauerstoff aufgenommen, es kommt mehr Energie zum Gehirn und die Bauchorgane werden gut »massiert«. Die schrittweise Entwicklung der vollen Yoga-Atmung kann sehr gut in den Entspannungsteil integriert werden oder als Partner-Übung ausgeführt werden. Atemübungen sind eine ideale Geburtsvorbereitung!

Der Beckenboden: ständiger Begleiter im Yoga

In meinen Kursen erzählen mir die Teilnehmerinnen immer wieder, dass sie Probleme mit der Wahrnehmung ihres Beckenbodens haben, oder sie gehen davon aus, dass dies nur mit sehr schwierigen, komplizierten Übungen möglich ist. Dabei sollten wir uns mit unserem Beckenboden anfreunden, ihn kennenlernen, ihn aktiv in unsere Yoga-Übungen einbeziehen und verstehen, dass sein Bewegen so leicht sein kann wie das unserer anderen Körpermuskeln. Gerade während der Schwangerschaft bietet es sich an, sanft in die Anspannung und Entspannung dieses wichtigen Muskels hineinzuspüren, da auf diese Weise Problemen nach der Geburt vorgebeugt werden kann. Während der Schwangerschaft hat der Beckenboden eine tragende Rolle in Bezug auf unsere Bauchorgane und die Gebärmutter, während der Geburt ändert sich dies, der Beckenboden muss sich nun plötzlich öffnen, um den Austritt des Babys zu ermöglichen. Nach der Geburt soll der Beckenboden wieder zurück in seine Haltefunktion kommen, um erneut unseren Bauchorganen und darunter vor allem unserer Harnblase Stabilität zu gewährleisten. Denn neben seiner tragenden Rolle hat der Beckenboden eine weitere wichtige Funktion: Beim Wasserlassen öffnet er die Harnröhre und verschließt sie auch wieder.

Damit dieser Verschluss auch wirklich sicher ist und nicht zum Beispiel beim Lachen, Husten oder Pressen Harn austritt, muss der Beckenboden ebenfalls kräftig sein.

Das Hin und Her vor, während und nach der Geburt erfordert eine unglaubliche Elastizität im Beckenboden und bleibt nicht ohne Folgen. Es gibt also gute Gründe für ein Beckenbodentraining, und im Schwangeren-Yoga weise ich bei vielen Übungen, etwa bei der sanften indischen Brücke oder dem herabschauenden Hund, darauf hin.

Um den Beckenboden bewusst zu trainieren bzw. bewusst anzuspannen und zu entspannen, sollten wir wissen, welche Bereiche er umfasst:

Unser Zwerchfell und unser Beckenboden haben im entspannten Zustand die Form einer Kuppel. Sie sollten bei der bewussten Atmung stets zusammenspielen: Einatmen: Zwerchfell und Beckenboden senken sich, die Bauchorgane drücken sanft nach vorne. Ausatmen: Zwerchfell und Beckenboden heben sich, hierbei wird sanft der Lungen- und Herzbereich massiert.

Kleiner Tipp: Stell dir vor, dein Beckenboden ist eine Gummischale, deren Boden bei der Einatmung nach unten gedrückt wird und bei der Ausatmung nach oben gesaugt wird.

Da der Beckenboden die Basis des Rumpfes ausmacht und Rücken- und Bauchmuskulatur miteinander verbindet, können wir uns diesen Bereich vorstellen wie das stabile Fundament eines Hauses; Bauch- und Rückenmuskulatur bilden die Seitenwände und das Zwerchfell die Dachkuppel. Jede Druckveränderung wird von der Muskulatur aufgenommen. Da wir während der Schwangerschaft die Bauchmuskulatur nicht so gut kräftigen können, um einer Rektusdiastase vorzubeugen, müssen wir uns umso mehr der Rückenmuskulatur und dem Beckenboden zuwenden. Schwache Bauchmuskeln und Rückenschmerzen sowie Beckenbodenschwäche und Kreuzbeinbeschwerden stehen in einem engen Zusammenhang und können durch Yoga-Übungen gelindert werden.

Unser Beckenboden wird in die Muskelbereiche vorderer und hinterer Beckenboden und Schließmuskel unterteilt, die wir meist nicht bewusst spüren. Trotzdem: Zumindest zwei dieser drei Beckenbodenteile können wir willkürlich, also gezielt bewegen. Wir können sie anspannen und wieder locker lassen – genau wie unsere Arm- und Beinmuskeln. Und ähnlich wie unsere Arm- und Beinmuskeln können wir auch unseren Beckenboden gezielt trainieren. Seine Muskeln erstrecken sich wie eine Art Muskelplatte vom Schambein bis nach hinten zum Gesäß. Diese drei Muskelschichten liegen übereinander und sind teilweise miteinander verwachsen, und wie ein tragfähiges Gitter verlaufen sie abwechselnd in verschiedene Richtungen. Durchbrochen wird dieses Gitter von den Körperausgängen für den Enddarm und die Harnröhre sowie bei Frauen für die Scheide. Auch für Männer ist es wichtig, den Beckenboden stabil zu halten, um die Prostata zu stärken. Der Beckenboden schließt den Bauchraum nach unten hin ab und trägt die inneren Organe des Bauch- und Beckenraums, wozu zum Beispiel der Darm, die Harnblase und bei Frauen die Gebärmutter gehören. Es lastet also immer ein gewisser Druck auf dem Beckenboden, und ist er schwach, verlieren die Bauchorgane an Halt. Während der Geburt ist dies notwendig, daher trainieren wir den Beckenboden im Schwangeren-Yoga nicht nur auf Kräftigung, sondern üben auch das bewusste Lockerlassen! Wie ein Trampolin sollte der Beckenboden beides können: anspannen und nachgeben.

Die drei Schichten des Beckenbodens

Die äußere Schicht des Beckenbodens ist »die Acht«: der Schließmuskel für Blase und After. Im Überschneidungspunkt der Acht liegt das Centrum tendineum perinei, eine faserreiche, sehnige Bindegewebsplatte des Damms (Perineum). Es bildet den mechanischen Mittelpunkt des muskulären Beckenbodens. Hier wird der Sitz des Wurzelchakras angenommen (dazu gleich mehr). Dieser Muskel ist von außen fühlbar, weil er direkt unter der Haut liegt. War dieser Dammbereich vor der Schwangerschaft für uns meist noch uninteressant, bekommt er in den Wochen vor der Geburt plötzlich viel mehr Aufmerksamkeit, denn viele Schwangere beginnen nun mit der zu empfehlenden Massage des Damms, um einen Dammriss oder einem Dammschnitt vorzubeugen. Wenn wir diese Schicht während unserer Yoga-Übungen zusätzlich aktivieren möchten, dürfen wir ruhig einmal die Stirn runzeln und die Augen zusammenkneifen, denn dadurch ist eine leichte Spannung spürbar. Ein »krrrrrrk« aus dem Kehlbereich schließt diese Beckenbodenschicht, und ein langes »ooooh« entspannt.

Die mittlere Schicht des Beckenbodens ist »das Dreieck«: Es liegt wie ein elastisches, dreieckiges Tuch zwischen den Sitzbeinhöckern und dem Schambein, sie ist erneut ein willkürlicher, also ein bewusst zu bewegender Muskel. Ein Verbindungspunkt bzw. Reflexpunkt zu diesem Bereich ist zwischen den Schulterblättern spürbar: Probiere aufrecht sitzend einmal aus, deine Schulterblätter hinter deinem Rücken zusammenzuziehen, und beobachte dabei, was gleichzeitig im Becken geschieht. Genau, der Bereich spannt sich automatisch mit an!

Die innere Schicht des Beckenbodens ist »der Fächer«: Dieser Muskel wird auch Diaphragma pelvis (»das

Zwerchfell des Beckens«) genannt. Unseren Säugetiervorfahren diente dieser Muskel, um den Schwanz zu bewegen, uns Menschen ist davon nur das Steißbein übrig geblieben. Der Fächer ist die breiteste und dickste Beckenbodenschicht, da sie die Organe trägt. Des Weiteren dient sie als Verschluss für das hintere Becken und hebt und senkt den Anus. Diese Muskelschicht des Beckenbodens können wir aufgrund seiner überwiegend glatten Muskulatur nicht willkürlich bewegen.

Die vier Säulen des Sitzens: »Das Viereck«

Sitzen wir bequem und gerade auf einem Stuhl oder auf der Yoga-Matte, können wir unsere Sitzbeinhöcker bewusst wahrnehmen. Kippen wir das Becken leicht zurück oder nach vorne. können wir auch Schambein und Steißbein spüren. Unser Steißbein ist bei einem entspannten, neutralen Rücken leicht nach innen gebogen und schließt zusammen mit dem Beckenboden den Rumpf ab. Auch wenn es uns bis vor unserer Schwangerschaft nicht bewusst war: Unser Steißbein ist leicht beweglich. Es ist sogar der beweglichste Teil der fünf Beckengelenke! Bei der Geburt kann das Steißbein bis zu 3,5 Zentimeter nach hinten gebracht werden, um dem Köpfchen des Babys noch mehr Raum zu geben. In diesem Becken-Viereck aus Schambein, Steißbein bzw. Kreuzbein und den beiden äußeren Sitzbeinhöckern ist also Bewegung möglich.

Die Sitzbeinhöcker können mithilfe der Anspannung der Beckenbodenschichten zueinander gezogen werden, ebenso wie Schambein und Steißbein. Auch das Auseinanderstreben dieser Punkte ist machbar, wie wir es bei der Geburt eines Babys sehen. Wenn wir das Becken nach hinten bringen, um uns auf einen Stuhl zu setzen, streben die Sitzbeinhöcker ebenfalls auseinander, das Steißbein zieht nach hinten.

Bringen wir das Becken nach vorne und rundet sich die Lendenwirbelsäule, ziehen sich die Sitzbeinhöcker wieder zusammen, das Steißbein zieht nach vorne. Die Gelenke des Beckens sind eine geschlossene Kette, das heißt, jede Bewegung eines der Gelenke hat Auswirkungen auf die anderen Gelenke. Bei Schmerzen im Bereich der Symphyse (Schambeinfuge) oder im Bereich des Iliosakralgelenks bemerken wir dies während der Schwangerschaft meist sehr schnell, denn auch unser Lendenwirbelbereich beginnt zu schmerzen und unser Becken kann sich beim Gehen sehr wackelig anfühlen. Um einer Beckeninstabilität vorzubeugen, kann es also hilfreich sein, den Beckenboden zu trainieren und die Rückenmuskulatur zu stabilisieren.

Übungen zur Kräftigung des Beckenbodens

Viele Asanas kräftigen den Beckenboden, vor allem wenn wir die ersten beiden Muskelschichten bewusst aktivieren. Dies können wir in allen stehenden Asanas mit einbeziehen, aber auch mit der langen tiefen Ausatmung in bewegten Abfolgen wie etwa der Seitenlage. Folgende Übungen kannst du zusätzlich in deine Asana-Praxis integrieren:

Der Schmetterling in der Rückenlage bewegt

Lege dich auf den Rücken und stelle die Beine auf, ziehe das Kinn etwas in Richtung Brustkorb, um deinen Nacken lang zu strecken. Bringe nun deine Fußsohlen zueinander und lasse deine Beine locker auseinanderfallen, sodass deine Knie sanft Richtung Matte zeigen. Atme tief ein. Mit der Ausatmung drücke deinen unteren Rücken sanft in die Matte. Spanne hierbei deinen Beckenboden an, die Fußsohlen drücke fest aneinander. Beim nächsten Einatmen entspanne den Beckenboden wieder. Wiederhole die Übung einige Male im eigenen Tempo.

Die kräftige Brücke

Du liegst bequem auf dem Rücken, deine Beine sind hüftbreit aufgestellt. Drücke die Fersen in den Boden, die Zehen sind dabei angehoben. Atme tief in den Bauch. Mit der Ausatmung drücke den unteren Rücken in den Boden, spanne den Beckenboden an, schiebe die Sitzbeinhöcker aufeinander zu und drücke gleichzeitig die Fersen noch kräftiger in die Matte. Mit der nächsten Einatmung löse die Spannung wieder. Führe die Übung wieder ganz im eigenen Tempo aus und gönne dir ruhig Pausen zwischen den einzelnen Durchgängen.

Die stabile Standwaage

Auch diese Grundposition kennst du aus den stehenden Asanas. Balance-Übungen trainieren den Beckenboden wunderbar. Ausgangsposition ist Tadasana, der gerade Stand. Aktiviere deinen Beckenboden, verlagere dein Gewicht auf ein Bein und hebe langsam das andere Bein an. Beuge dabei deinen Oberkörper langsam und gerade nach vorne. Es ist nicht wichtig, wie weit du dich nach vorne absenkst und wie weit du dein Bein nach hinten hin anhebst, versuche dabei jedoch stets den Beckenboden aktiv anzuspannen. Halte die Position für einige tiefe Atemzüge. Gönne dir danach eine kurze Pause, bevor du die Seite wechselst.

Die bewusste Atmung

Anfangs mag es sich für dich ungewohnt anfühlen, aber deinen Beckenboden kannst du am besten anspannen, während du ausatmest! Zwei der drei Schichten kannst du sogar weiterhin angespannt halten, während du weiteratmest! In diesem Buch findest du mehrere Atemübungen, und bei allen kannst du die Beckenboden-Anspannung mit der Ausatmung und die Beckenboden-Entspannung mit der Einatmung kombinieren. Probiere es doch einfach mal aus! Du wirst sehen, von Mal zu Mal wird es leichter gehen, und schlussendlich wirst du feststellen, dass es wirklich keine allzu große Kunst ist, deinen Beckenboden bis ins hohe Alter aktiv zu halten!

Muladhara Chakra und der Beckenboden

Betrachten wir anatomische Darstellungen des Beckens mit dem Becken-»Viereck« und dem Beckenboden, finden wir vieles aus der indischen Yoga-Philosophie wieder! Das Centrum tendineum perinei entspricht, wie schon erwähnt, dem Muladhara Chakra, dem Wurzelchakra. In der Yoga-Philosophie kommt ihm eine ganz besondere Bedeutung zu: Das Wurzelchakra erdet uns, es steht für Sicherheit, Lebenskraft, Ur-Vertrauen und Ur-Instinkte, es gibt uns Stabilität und innere Stärke. Das Wurzelchakra gilt als das erste wesentliche Haupt-Chakra, es bildet eine wichtige Basis für die Entwicklung des gesamten Chakren-Systems:

> *Das Wurzelchakra kann stark beeinflusst werden durch das Erlebnis von Geborgenheit und das Verhältnis und die Verbindung mit der eigenen Mutter zu Beginn des Lebens – dem ersten Bezugspunkt der Seele für die generelle Erfahrung des Lebens in dieser Welt. (David Rotter)*

Tipps und Hinweise zur Nutzung dieses Buchs

Für wen ist dieses Buch gedacht, und warum sollte ich es lesen?

Mit diesem Buch wende ich mich an Schwangere vom ersten bis zum dritten Schwangerschaftstrimester, aber auch an Yoga-Lehrerinnen und -Lehrer sowie an Hebammen, Doulas, Ärztinnen und Ärzte. Alle vorgestellten Übungsabläufe wurden von mir während meiner eigenen Schwangerschaften für meine Kurs- und Ausbildungsteilnehmerinnen entwickelt und richten sich daher direkt von mir als Schwangere an Schwangere. Ich halte diesen persönlichen Zugang für besonders wichtig und hoffe, dass für viele Schwangere die zusätzlichen Hinweise und Hintergrundinformationen eine Bereicherung darstellen. An angehende Pränatal-Yoga-Lehrerinnen und -Lehrer (ja, auch Männer interessieren sich für dieses Thema) richtet sich Kapitel 4 zum Thema Kursaufbau und Besonderheiten, das gewiss auch für Schwangere und Hebammen, die Geburtsvorbereitungskurse leiten, von Interesse sein dürfte. Und für alle, die schon eine kleine Vorschau haben möchten, wie es nach der Geburt weitergehen kann, gibt es ein Kapitel zum Thema Rückbildungs-Yoga.

Hebammen und Doulas leisten – man kann es nicht oft genug betonen – eine äußerst wichtige Arbeit, und ich kann jeder Schwangeren nur raten, sich mit diesen wunderbaren Frauen in Verbindung zu setzen, um sie als wertvolle Stütze erleben zu können. Da immer mehr Hebammen, aber auch Ärztinnen und Physiotherapeutinnen zu mir in die Prä- und Postnatal-Ausbildungen kommen, habe ich auch ihr Feedback bei den Asanas und den Übungsabläufen berücksichtigt. Für jedes Trimester habe ich spezielle Atemübungen, Handpositionen-Mudras und Meditationen hinzugefügt, damit auch Frauen, die sich zurzeit körperlich nicht so fit fühlen, Schwangeren-Yoga auf ihre eigene Art und Weise ausführen können. Cornelia Mayr, Hebamme der Wiener Privatklinik Döbling, stellt ganz passend fest, dass »Geburtsvorbereitungskurse zwar immer populärer werden, jedoch trotzdem noch immer viele Frauen mit großen Ängsten zur Geburt kommen. Hebammen stehen dann vor der unlösbaren Aufgabe, diese Angst, oft in nur sehr kurzer Kennenlernzeit in Vertrauen und Hingabe zu verwandeln.« Haben Frauen Angst vor der Geburt, so verspannt sich ihr gesamter Muskeltonus umso mehr, was zum Angst-Spannungs-Schmerz-Syndrom führt und dies wiederum macht eine natürliche spontane Geburt geradezu unmöglich. Erlernen Schwangere jedoch bereits vor der Geburt Übungen, die sie bewusst mit ihrer Atmung kombinieren können, gelingt es ihnen auch viel leichter, dieses Können und Wissen während des Gebärens anzuwenden. Eine bessere und erfolgreichere Zusammenarbeit mit Hebammen, Ärztinnen und Ärzten ist dann auch während der Geburt möglich.

Ab wann kann ich mit den Asanas und Übungen aus diesem Buch anfangen?

Wenn du möchtest, bereits ab der 7. Schwangerschaftswoche bzw. im ersten Schwangerschaftstrimester. Aber auch wenn du bereits im dritten Trimester bist, wirst du noch immer viel Hilfreiches und Spannendes in diesem Buch finden. Bitte teile jedoch immer auch deinem behandelnden Arzt oder deiner behandelnden Ärztin bzw. deiner Hebamme mit, dass du vorhast, Yoga zu praktizieren, denn nur so können sie dich auch darauf hinweisen, falls sie es im Moment für dich als ungeeignet erachten. Aber auch wenn du körperlich für einige Zeit eingeschränkt bist, findest du in diesem Buch hilfreiche Atemübungen, Mudras und Meditationen, die deine Stimmung und dein körperliches Befinden verbessern können.

Du lernst in diesem Buch viele Asanas und auch Übungsabfolgen zu bestimmten Themen kennen. Besonders wichtigen Themen wie zum Beispiel dem Beckenboden habe ich einen ganzen Abschnitt gewidmet, andere Themen tauchen in verschiedenen Zusammenhängen immer wieder auf, zum Beispiel die Hormone, mit denen du während deiner Schwangerschaft zu tun hast, oder auch Bereiche, auf die du während der Übungen besonders aufpassen solltest, wie unter anderem die Symphyse.

Ich empfehle dir folgendes Vorgehen:

Lies dieses Buch zuerst in aller Ruhe, mach dir noch nicht den Stress, gleich Übungen daraus auszuprobieren! Vielleicht magst du ein paar besonders interessante Asanas schon mit einem Lesezeichen oder einem Eselsohr markieren.

Wenn du noch keinen Yoga-Kurs besucht oder noch nicht so viel Erfahrung gesammelt hast, empfehle ich dir, immer zuerst mit Asanas und Übungen für das dritte Trimester anzufangen. Das mag seltsam klingen – warum denn mit dem dritten und nicht mit dem ersten Trimester beginnen? Geübte Yoginis kennen den klassischen Sonnengruß bereits, für sie ist die Kombination aus Einatmung – Ausatmung – Vorwärtsbeuge – Schritt zurück – Kopf runter – Kopf hinauf nichts Neues, doch für dich als Anfängerin kann dies zu viel werden. Falls dir der Sonnengruß, den ich für das erste und zweite Trimester vorschlage, also zu anstrengend ist, mach es dir zu Beginn leichter. Die Asanas und Übungsabfolgen für das dritte Trimester sind viel sanfter. Wenn du dich bei diesen Übungen wohlfühlst, kannst du mit Übungen für das erste Trimester weitermachen und dann zu Übungen für das zweite Trimester wechseln. In den letzten fünf Wochen vor deinem Geburtstermin führe jedoch nur noch Übungen aus dem Kapitel über das dritte Trimester aus.

Wie du anhand der vielen Fotos sehen wirst, habe ich selbst während meiner Schwangerschaften viel Yoga praktiziert und unterrichtet; meine beiden Töchter kamen schnell und leicht zur Welt. Das soll nicht bedeuten, dass die Geburten völlig schmerzfrei verliefen – Wehen tragen ihren Namen nun einmal, weil sie wehtun. Dennoch war ich durch all die Asanas gestärkt und flexibel, und noch viel wichtiger: Ich war auch mental auf die Geburten vorbereitet!

Wann sind Props (Hilfsmittel) sinnvoll?

Die Übungsabläufe, die ich hier für dich gesammelt habe, beruhen auf langer Unterrichtserfahrung, dennoch kannst du sie gerne jederzeit kombinieren!

Schaffe dir zu Hause einen gemütlichen Platz, wo deine Yoga-Matte oder ein rutschfester Teppich am besten gleich liegen bleiben können, dann musst du dich nicht erst motivieren, die Sachen hervorzuholen. Gut geeignete »Props«, also Hilfsmittel, sind Polster, Decken, Hocker oder sogar dein Sofa. Natürlich kannst du auch die vom Yogameister B. K. S. Iyengar bekannt gemachten Yoga-Blöcke und Yoga-Gurte verwenden, wobei oft ein dickes Buch und ein langes Tuch genauso gute Dienste leisten können.

Wenn dir eine Asana gefällt und du sie gerne länger halten möchtest, aber vielleicht unsicher bist, ob du zu sehr wackelst und wankst, oder aber auch bei Vorwärtsbeugen aus dem Sitzen, damit du zwar eine gewisse Zugspannung aufbauen kannst, aber dennoch genug Platz für deinen Babybauch bleibt, sind Props immer die richtige Wahl!

Muss ich alle Asanas ausführen?

Nein, natürlich nicht! Ich habe mich bemüht, ein vollständiges Schwangeren-Yoga-Buch zu schreiben, das heißt, ich möchte dir einen Überblick über die Fülle der Möglichkeiten geben. Das Buch soll dir viel Auswahl bieten, sodass du vielleicht bereits bekannte Asanas wiederentdeckst und mit neuen kombinieren kannst. Da es auch als Grundlagenwerk für zukünftige Schwangeren-Yoga-Lehrerinnen und -Lehrer gedacht ist, findest du auch einige Übungen, die du vielleicht erst nach der Geburt wieder ausführen wirst.

Wie soll ich meinen Übungsablauf gestalten?

Du kannst zu Beginn einfach einzelne Asanas und Übungsabläufe ausprobieren. Ganz ohne Zeitdruck oder zu viel Leistungsstress – wähle dir Asanas aus, die dich ansprechen. Leidest du gerade unter Übelkeit oder Sodbrennen? Dann findest du Hinweise zu Asanas, die dir hierbei helfen können. Hast du Rückenschmerzen oder bist du sehr müde? Dann wirst du Asanas und Übungen finden, die dich wieder in Schwung bringen! Für jedes Trimester stelle ich dir auch meinen persönlichen Übungsablauf während meiner Schwangerschaften vor, du kannst ihn entweder direkt umsetzen oder Teile herausnehmen, die dir besonders gefallen. Überlege aber zunächst, ob du eher ein Morgen- oder ein Abendmensch bist, das ist nämlich grundlegend wichtig, damit du auch weiterhin motiviert bleibst. Ich selbst bin eher eine Nachteule, und um fünf Uhr in der Früh hättest du mich während meiner Schwangerschaften nicht aus dem Bett bekommen, um Yoga zu machen. Das hat bei mir nur in Indien geklappt, weil die Affen ab Sonnenaufgang so laut gebrüllt haben, dass ich ohnehin nicht mehr schlafen konnte. Ich bin also abends noch sehr motiviert, geradezu hibbelig, was manchmal dazu führt, dass ich nicht gut einschlafen kann. Der Abend ist also für mich wunderbar für Yoga-Übungsabläufe, und vielleicht geht es dir auch so! Solltest du aber zu denjenigen Wunderfrauen gehören, die mit einem Lächeln im Gesicht bereits morgens motiviert sind, ja, dann nütze diese Energie und starte mit einigen Asanas in den Tag. Genauso gut kannst du tagsüber immer wieder ein paar Asanas einbauen oder vor dem Mittagessen noch einen bewegten Ablauf ausführen. Du wirst bald erkennen, dass Yoga deine Schwangerschaft wunderbar bereichern kann. Meine Ausbilderin in traditioneller Hebammenkunst, Barbara Kosfeld, hat mir noch ein paar wichtige Überlegungen mit auf den Weg gegeben:

- Geburt ist Anatomie. Wie unser Kind auf die Welt kommt, ist bedingt durch körperliche Voraussetzungen, die wir in die Schwangerschaft mitbringen.
- Geburt ist Physik. Hierbei geht es um körpereigene Druckverhältnisse und günstige oder weniger günstige Voraussetzungen.
- Krankheiten und Probleme in der Schwangerschaft haben einen Verlauf und dieser muss erkannt werden. Daher ist es wichtig, dass du dir bereits während deiner Schwangerschaft eine professionelle Begleitung suchst und auch deine Yoga-Abläuft mit viel Bedacht wählst. Führe schwierige Asanas nur dann aus, wenn du sie bereits vor der Schwangerschaft beherrscht hast, also wenn du während der Ausführung tief weiteratmen kannst. Halte jederzeit Rücksprache mit deiner Hebamme oder deiner Ärztin, welche Übungen aus diesem Buch sie dir empfehlen würde.

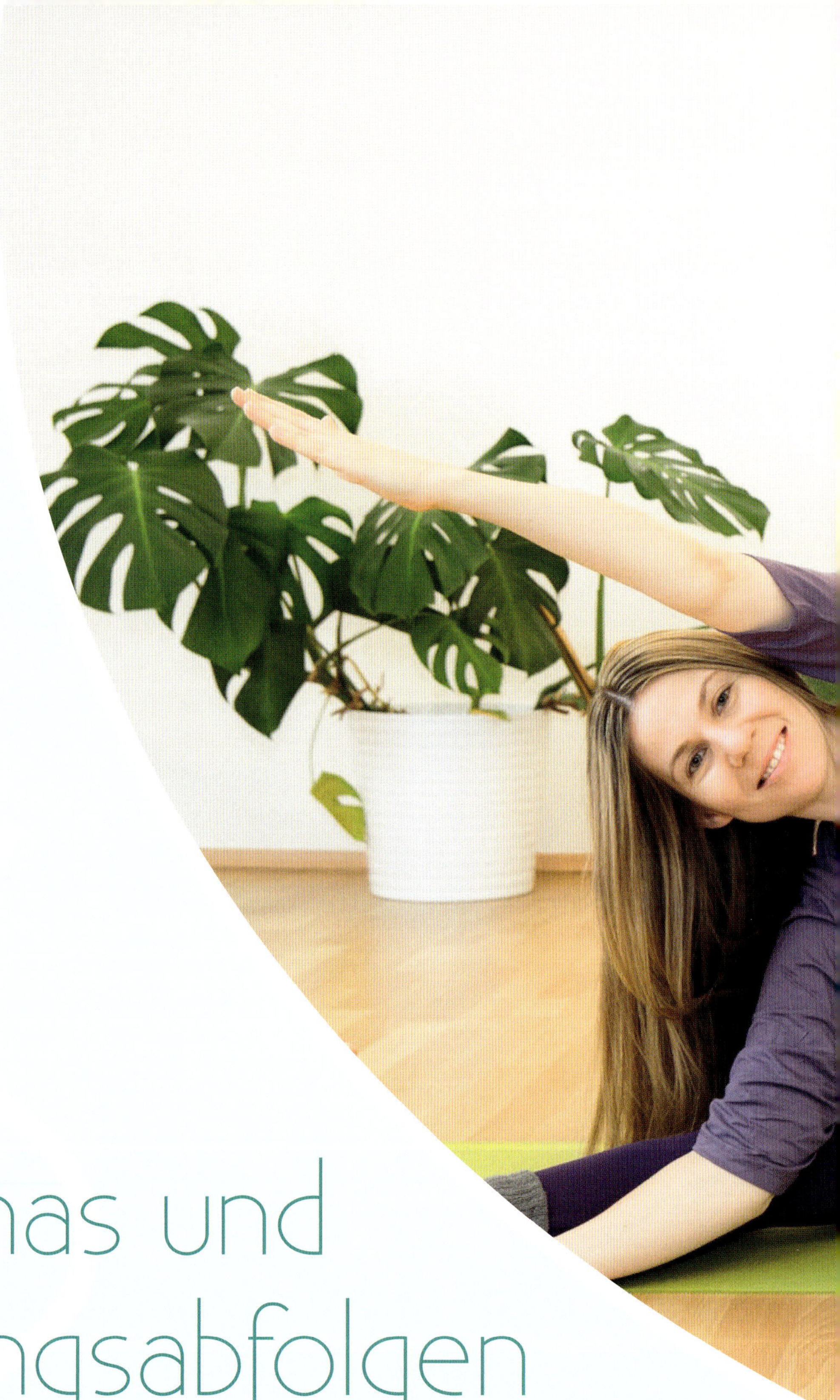

Asanas und übungsabfolgen

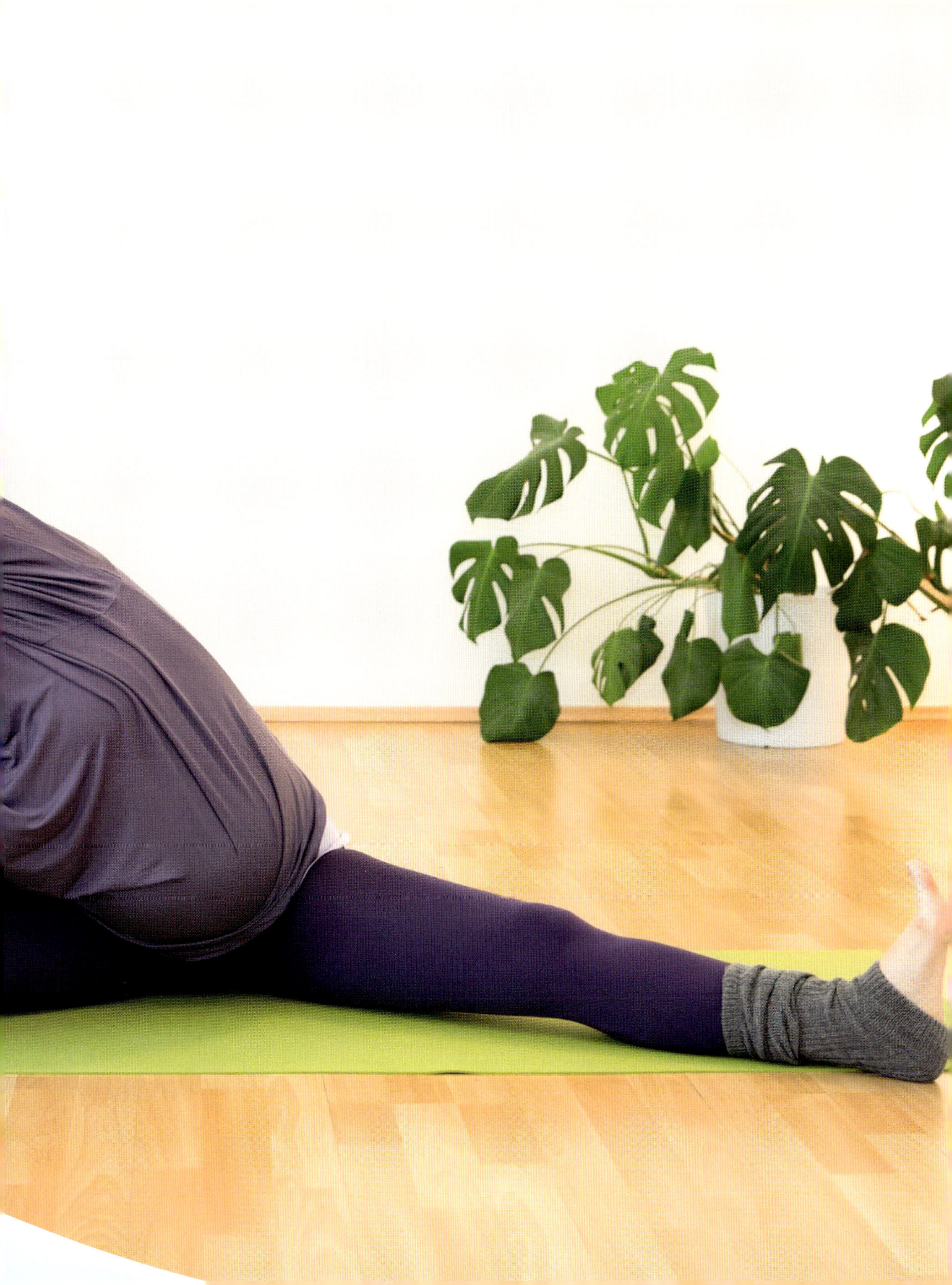

Als Schwangerschaft bezeichnen wir, wie du aus Kapitel 2 weißt, den Zeitraum zwischen Befruchtung der Eizelle und der Entbindung deines Kindes. Ein Trimenon oder Schwangerschaftstrimester umfasst ungefähr drei Monate, doch dauert eine Schwangerschaft nicht genau neun Monate, denn zur Vereinfachung werden sogenannte Mondmonate zu jeweils vier Wochen angenommen, die entsprechend kürzer sind als die Kalendermonate zu meist 30 oder 31 Tagen. Der Zeitrahmen deiner Schwangerschaft beläuft sich demnach auf zehn Mondmonate statt auf neun Kalendermonate. Das Alter deines Embryos bzw. Fötus beträgt effektiv also etwa zwei Wochen weniger als deine Schwangerschaftswoche. Während dieser zehn Mondmonate wird deine Gefühlswelt meist ganz schön durchgerüttelt. Du wirst vor neue Herausforderungen gestellt, musst neue Prioritäten setzen. Deine Schwangerschaft bedeutet also meist nicht nur eine körperliche, sondern gleichermaßen eine emotionale und seelische Neufindung. Yoga kann dir helfen, dabei einen klaren Kopf zu bewahren und dich zu zentrieren.

Anders als viele meiner Yoga-Kolleginnen und -Kollegen unterteile ich die Klassen im Rahmen meiner offenen Schwangerenyoga-Stunden nicht in Trimenon oder Trimester, denn in meiner jahrelangen Berufserfahrung mit schwangeren Frauen fiel mir auf, dass die Bedürfnisse von Frauen im ersten Trimenon und im dritten Trimenon oft sehr ähnlich sind. Sie wünschen sich meist ruhige Asanas, die den Kreislauf stabilisieren und die Atmung vertiefen. Frauen im zweiten Trimenon fühlen sich meist fit, sie lieben bewegte Durchgänge, bemerken aber auch schon durch die Beckenweitung leichte Rückenschmerzen oder schwere Beine. Da auch Frauen mit Yoga-Vorkenntnissen von sanften Asanas profitieren, unterteile ich die Gruppen auch nicht in Teilnehmerinnen mit und ohne Yoga-Erfahrung, sondern in reguläre und sanfte Einheiten. Somit kann jede Teilnehmerin selbst entscheiden, ob ihr an diesem Tag kräftigende oder ruhige Asanas helfen können. Der Unterschied liegt meist nur in der Intensität. Wir können jede Asana noch sanfter mit der Atmung verbinden, uns mehr Ruhepausen gönnen, länger nachspüren oder aktiver und weiter in die Dehnung gehen.

Dennoch gibt es für jedes Trimenon bestimmte Hinweise sowie Asanas und Übungsabläufe, die besonders gut passen. Diese findest du nun in den weiteren Kapiteln.

Asanas für das erste Trimester

In den ersten drei Monaten (SSW 1 bis SSW 12) entwickelt sich dein Bauch-Wunder Embryo sehr schnell. Für dich ist diese Zeit mit großen hormonellen Umstellungen verbunden. Bei mehr als der Hälfte aller Schwangeren stellt sich häufig Übelkeit ein, bei einigen auch Erbrechen. Dies legt sich im weiteren Verlauf der Schwangerschaft meist von selbst, sobald sich die Hormonumstellung eingependelt hat. Da die Gebärmutter größer wird und anfängt, auf die Blase zu drücken, müssen viele Frauen in diesem Stadium der Schwangerschaft häufiger als gewöhnlich auf die Toilette. Yoga-Übende sollten sich im ersten Trimenon Ruhe gönnen und sanfte Asanas ausführen. Sanfte Sonnengruß-Abfolgen können den Kreislauf stabilisieren. Weil der Fötus (Bezeichnung ab der 9. SSW) noch sehr klein ist und die Gebärmutter im Becken ihn gut schützt, dürftest du in diesem Trimenon auch noch auf dem Bauch liegen. Die meisten meiner Kursteilnehmerinnen verzichten aber von sich aus darauf, da zum Beispiel bei Bhujangasana, der Kobra, Druck auf den Unterbauch ausgeübt wird. Bewusste Atemübungen können die anfängliche Übelkeit lindern, jedoch solltest du auf anstrengendere Atemübungen wie zum Beispiel die Feueratmung Kapalabhati und andere Atemtechniken mit pumpenden Bauchbewegungen verzichten.

Nützliche Tipps:

- Übe bewegte Abfolgen, damit dein Kreislauf in Schwung kommt.
- Verzichte jedoch auf schnelle Übergänge, wenn du zu Schwindelgefühlen neigst.
- Sitzende Variationen sind ein guter Einstieg, wenn du noch keine Yoga-Vorerfahrung hast.
- Eine tiefe Ausatmung durch den Mund hilft dir ebenfalls, Übelkeit in den Griff zu bekommen.
- Praktiziere Achtsamkeitsübungen für den Beckenboden.
- Vermeide lange Vorbeugen, die erneut Übelkeit auslösen könnten.
- Die Atemübung »Herz öffnen« hilft dir, deine Gedanken zu beruhigen.
- Im Vierfüßlerstand das Becken kreisen zu lassen, entlastet den Rücken.
- Stärkende Übungen für die Beine können bereits Wasseransammlungen vorbeugen.
- Halte den herabschauenden Hund nicht zu lange, um Sodbrennen zu vermeiden.
- Variation für Geübte: Führe den herabschauenden Hund mit erhobenem Bein aus.

Asanas im Sitzen

Bequemer Sitz – Muktasana

Beide Beine sind locker voreinander abgelegt, eine Ferse zieht Richtung Damm, die andere liegt davor. Die Knie zeigen sanft nach außen. Die Wirbelsäule strebt nach oben, der Bauch und die Schultern sind entspannt. Das Kinn zeigt parallel zum Boden. Die Hände sind gefaltet, liegen im Chin-Mudra auf den Knien oder am Herzen. Das Gesäß kann durch ein Kissen leicht erhöht werden.

WIRKUNGSWEISE: Linderung bei schwangerschaftsbedingten Rückenschmerzen. Grundposition für Atem- und Konzentrationsübungen und ideale Ausgangsposition für die Durchführung von Beckenbodenübungen, Mudras und Mantras.

VORSICHT BEI: Rundrücken, starkem Hohlkreuz und Skoliose sowie akuten Rückenschmerzen und Symphysenschmerzen. In diesem Fall den Fersensitz mit Kissen einnehmen. Bei einer Symphysenlockerung (hormonell bedingte Lockerung der Schambeinfuge) sollten die Beine nicht mehr gegrätscht werden!

HILFESTELLUNG: Ist die Wirbelsäule nicht aufgerichtet, der Kopf überstreckt oder sind die Schultern zu den Ohren gezogen, ist eine volle Yoga-Atmung unmöglich. Zur einfachen Korrektur können die Schulterblätter hinter dem Rücken näher zueinander gebracht werden und das Kinn sanft Richtung Brustkorb gezogen werden.

HINTERGRUNDWISSEN: Bereits Patanjali beschrieb vor mehr als 2000 Jahren im Yogasutra die wichtige Bedeutung der richtigen Sitzhaltung als »sthira sukham asanam«: Die Sitzhaltung sollte ruhig und angenehm sein. Die Beine, Arme, Schultern, Kiefergelenke und Augen sollten vollkommen entspannt sein und der Rücken aufrecht und gerade gehalten werden. Während der Schwangerschaft fallen viele Frauen in ein Hohlkreuz (Hyperlordose), dies wiederum verstärkt schwangerschaftsbedingte Schmerzen im Lendenwirbelbereich. Eine kräftige Rückenmuskulatur kann hier Linderung schaffen, außerdem das tägliche Üben einer korrekten Sitzhaltung.

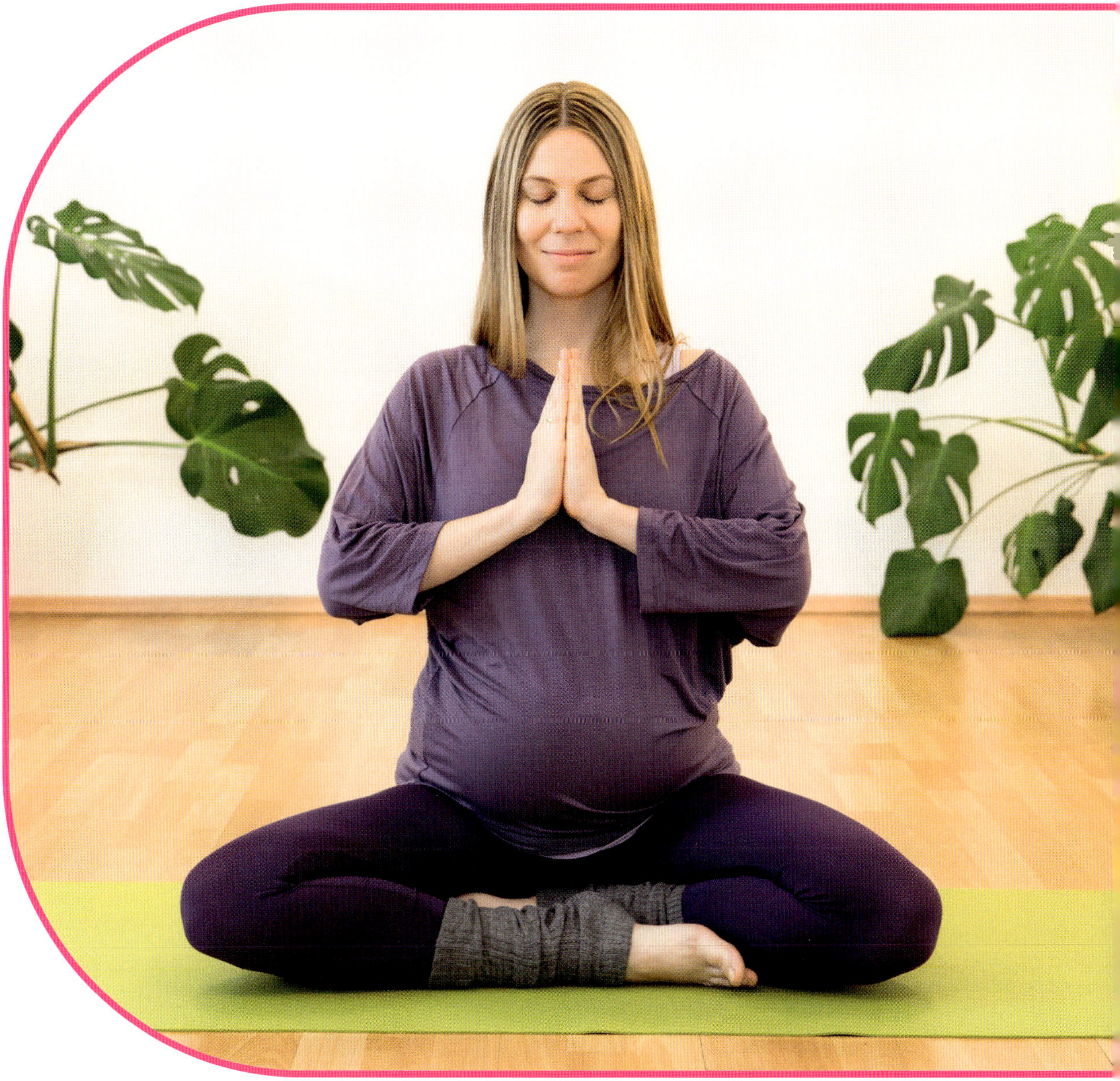

Der Schmetterling – Bhadrasana

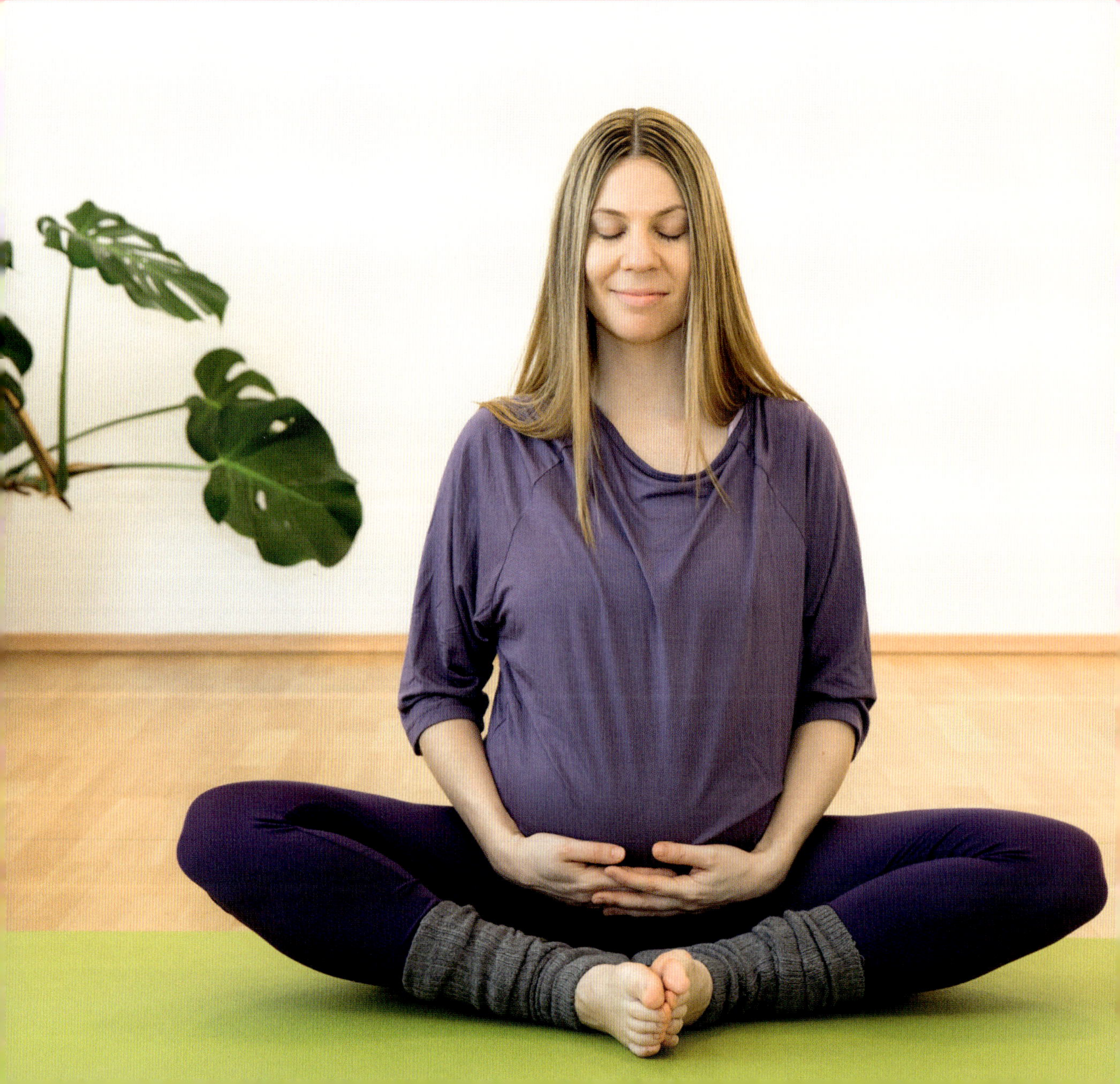

Die Fußsohlen werden vor dem Körper zueinander gebracht. Die Knie fallen locker nach außen (kein zusätzlicher Druck ist notwendig). Die Schulterblätter ziehen mit der Einatmung hinter dem Rücken zueinander, um den Rücken aufzurichten. Zusätzlich können die Fußspitzen oder Fußgelenke umfasst werden. Nun kann sanft mit den Knien »geflattert« werden. Dabei die Augen schließen und für 6–8 tiefe Atemzüge jeweils mit einer Einatmung den Rücken zusätzlich lang strecken und mit einer langen tiefen Ausatmung durch den Mund die Schultern und das Becken entspannen.

WIRKUNGSWEISE: Dehnt die Hüften und löst so eventuelle Verspannungen und Blockaden. Das Becken und die Innenseiten der Oberschenkel werden ebenfalls gedehnt. Diese Asana wird Schwangeren empfohlen, da sie dem Baby den Weg durch den Geburtskanal erleichtern soll.

VORSICHT BEI: Rundrücken, starkem Hohlkreuz und Skoliose sowie akuten Rückenschmerzen und Symphysenschmerzen; der Abstand zum Dammpunkt sollte nicht zu eng sein.

HILFESTELLUNG: Bei Schmerzen im Schambeinbereich den Fersensitz mit Kissen einnehmen.

HINTERGRUNDWISSEN: Die Hormonumstellung sorgt dafür, dass alle Bindegewebsstrukturen weicher und damit beweglicher werden. Das kann am Schambein oder am Iliosakralgelenk (der Verbindung zwischen dem Kreuzbein und dem Darmbein) zu Schmerzen führen. Diese können beim Aufstehen oder beim langen Stehen und Gehen, manchmal sogar im Liegen auftreten. Während der Geburt ist diese Beweglichkeit an den Gelenken, zwischen den Beckenknochen, in der Wirbelsäule, an den Hüftgelenken und am Beckenboden aber unbedingt notwendig. Sollten sich in einzelnen Asanas jedoch Schmerzen einstellen, sollte die Position sofort gewechselt werden!

Die einbeinige Vorwärtsbeuge – Janushirshasana

Beide Beine sind locker voreinander abgelegt, nun zieht die rechte Ferse Richtung Damm. Das linke Bein ist nach vorne ausgestreckt, die linke Ferse drückt weg, die Zehen sind angezogen. Nun öffnen wir das langgestreckte Bein ganz leicht zur Seite, um genug Platz für den Babybauch zu lassen. Mit der Einatmung heben wir beide Arme über dem Kopf an, mit der Ausatmung senken wir langsam vom unteren Rücken beginnend den Oberkörper nach vorne ab. Die Hände können an Ober- oder Unterschenkel abgelegt werden; nur wenn es problemlos möglich ist, greifen wir zu den Zehen oder den Fußballen. Wir halten die Asana für 6–8 tiefe Atemzüge und wechseln danach die Seite, indem wir mit der Einatmung die Arme erneut anheben und mit der nächsten Ausatmung über dem rechten Bein absenken, hierbei wird nun die linke Ferse herangezogen. Erneut 6–8 tiefe Atemzüge.

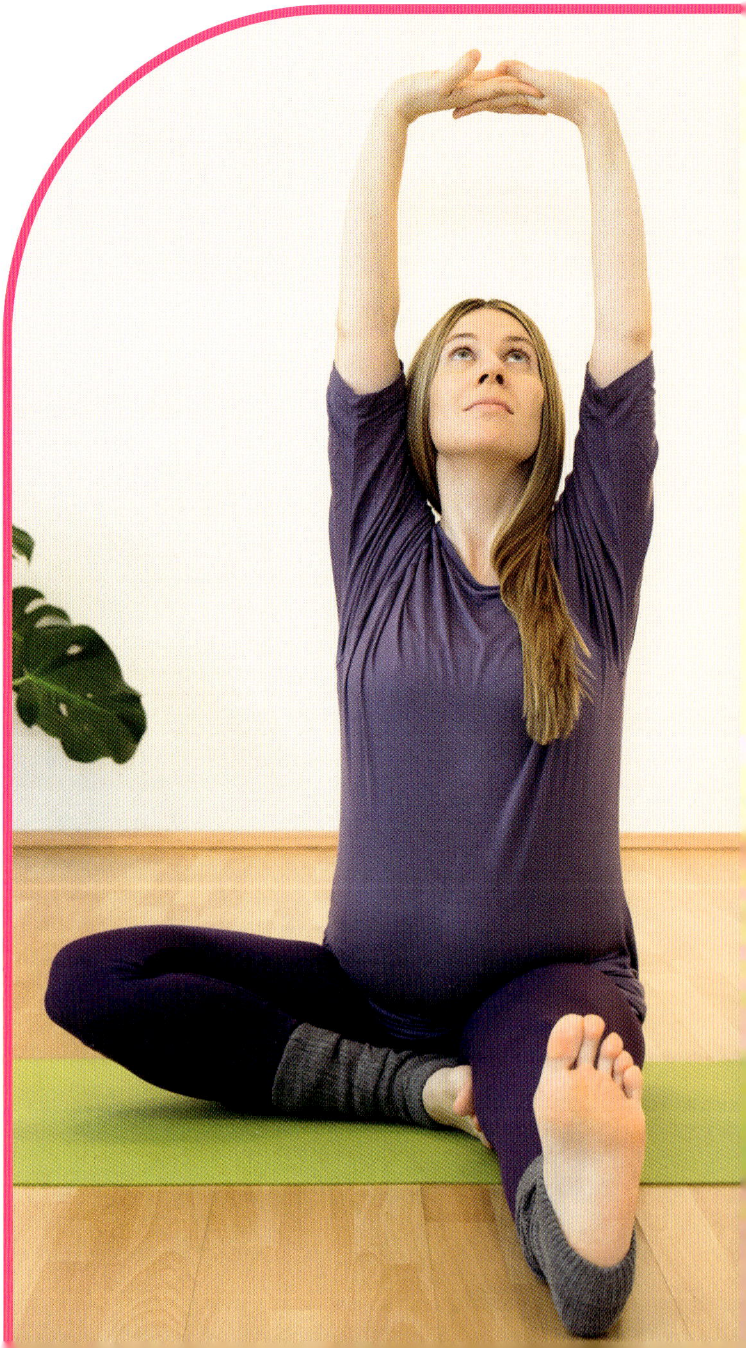

WIRKUNGSWEISE: Diese Asana bewirkt eine intensive Dehnung der hinteren Oberschenkelmuskulatur und eine Öffnung der Hüfte. Sie massiert Bauch- und Verdauungsorgane und unterstützt damit die Verdauung.

VORSICHT BEI: Rundrücken, starkem Hohlkreuz und Skoliose sowie akuten Rückenschmerzen.

HILFESTELLUNG: Zur Erleichterung kann ein Kissen unter das angewinkelte Knie gelegt werden. Wichtig ist auch, dass sich die Schwangere nur so weit nach vorne beugt, wie der Rücken gerade bleibt. Beide Ellbogen auf einer Höhe zu lassen, korrigiert zusätzlich die Schulter- und Rückenstellung.

HINTERGRUNDWISSEN: Sanskrit *janu* = »Knie«, *shirsa* = »Kopf«, *asana* = »Übung, Haltung«. Die Knie-Kopf-Haltung ist eine Bodenübung, die sich gut eignet, um Wasseransammlungen zu vermeiden.

In der Schwangerschaft halten die Nieren vermehrt Natrium und Wasser zurück, um eine Zunahme des Blutvolumens und Körperwassers zu ermöglichen. Die Venen müssen Höchstleistungen vollbringen, um das Blut gegen die Schwerkraft wieder zum Herzen zu pumpen. Die Gebärmutter übt ebenfalls Druck auf die Venen aus; vor allem die Beckenvenen und die untere Hohlvene, eine große Vene auf der rechten Seite des Körpers, sind betroffen. Füße und Beine schwellen an, es kann zu Venenproblemen wie Besenreiser oder Krampfadern kommen. Regelmäßige Bewegung und Dehnungsübungen sind hilfreich.

Die sitzende Vorwärtsbeuge – Paschimottanasana

Beide Beine sind locker voreinander ausgestreckt, die Fersen drücken weg vom Körper, die Zehen sind angezogen. Wir grätschen die Beine und winkeln die Knie ab, entweder greifen wir zu den Zehen, oder eine Übungspartnerin kann unsere Arme greifen. Nun ist es leicht möglich, den unteren Rücken sanft zu dehnen: Mit jeder Einatmung wird der Rücken lang gestreckt und mit jeder Ausatmung wandern wir mit den Füßen weiter leicht gegrätscht nach vorne, bis wir die Beine fast lang gestreckt halten können. Nun können wir für 6–8 tiefe Atemzüge in der Vorwärtsbeuge verweilen.

WIRKUNGSWEISE: Bandscheiben und Wirbelkörper werden durch die Vorwärtsbewegung voneinander gelöst, sodass die Energie in der Wirbelsäule frei fließen kann. Die Organe werden sanft massiert und der Verdauungsprozess angeregt.

VORSICHT BEI: Rundrücken, starkem Hohlkreuz und Skoliose sowie akuten Rückenschmerzen. Der Babybauch sollte genug Platz haben, hierfür können die Beine leicht gebeugt werden.

HILFESTELLUNG: Für Anfängerinnen empfiehlt es sich, auf einer kleinen Erhöhung zu sitzen, eine eingerollte Yogamatte oder ein Kissen sind dafür ideal. Die Höhe der Unterlage ist abhängig von der Beweglichkeit der Hüften und der Dehnung der Oberschenkelrückseite. Wir können auch eine Decke oder ein Tuch zu Hilfe nehmen, indem wir es um die Füße schlingen; die Hände ziehen nun in die Gegenrichtung und wir können eine gute Spannung in den Beinen erzielen. Fortgeschrittene können die Beine auch gerne zueinander bringen, um die Dehnung im unteren Rücken zu verstärken.

HINTERGRUNDWISSEN: *Pascha* bedeutet in Sanskrit »hinter«, »nach«, »später« oder »westlich«, *uttana* bedeutet »intensive Dehnung«. Im Ayurveda, dem Wissen über das lange Leben, ist der Rücken dem Westen zugeordnet, somit ist *Paschimottanasana* die »intensive Dehnung nach Westen«. Die ayurvedische Frauen- und Kinderheilkunde Bala-Cikitsa bietet übrigens eine Fülle wertvollen Wissens, sowohl während der Schwangerschaft als auch in der Wochenbett- und Säuglingspflege, einiges hiervon findest du im »Kleinen ABC der Schwangerschaftsbeschwerden«.

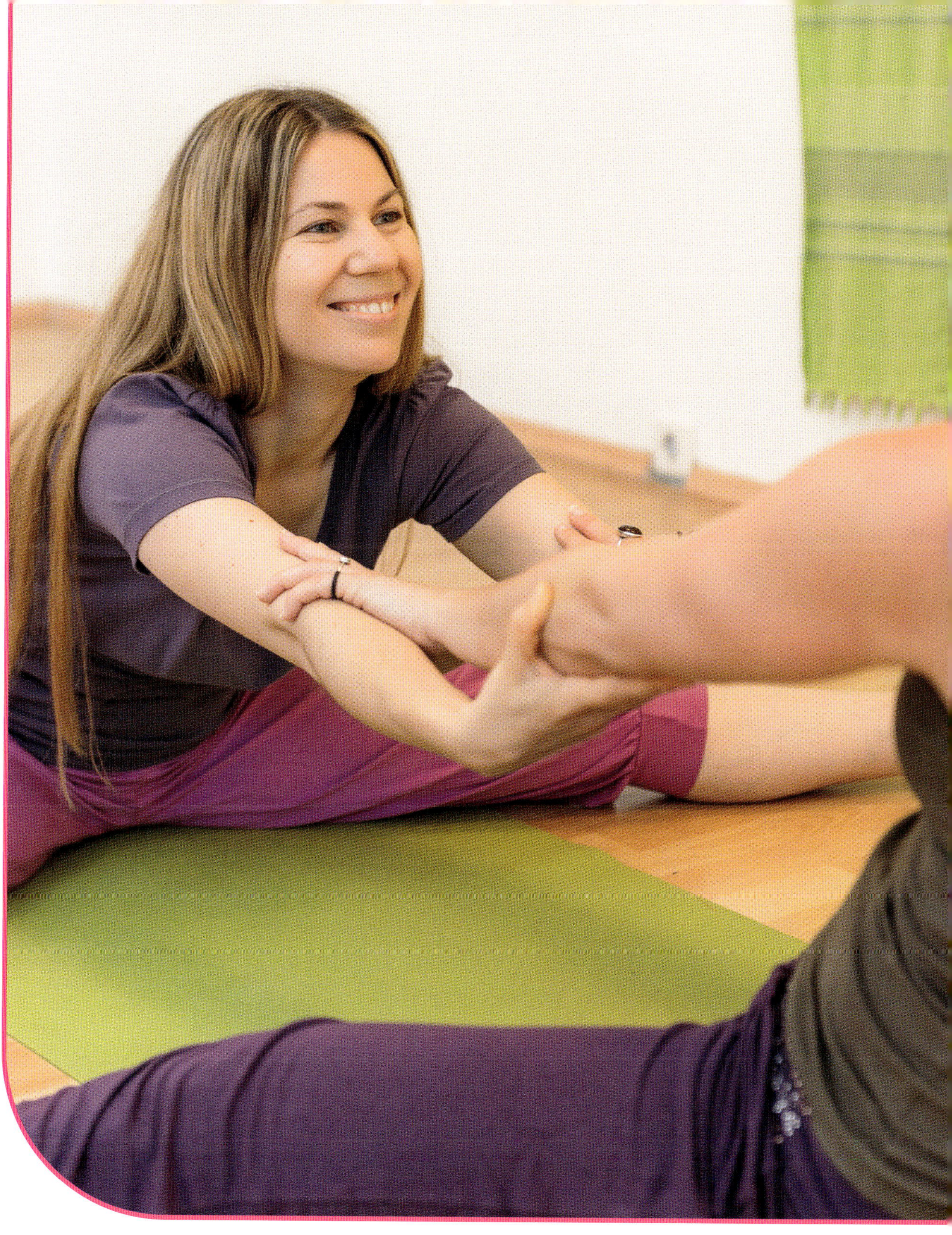

Der Drehsitz geschlossen – Ardha Matsyendrasana

Ausgangsposition ist der Fersensitz. Wir stellen den rechten Fuß über den linken und drehen uns zur rechten Seite, die rechte Hand ist hinter dem Rücken abgelegt, die linke Hand kann das rechte Knie umgreifen. Wir halten die Position für 6–8 tiefe Atemzüge und wechseln danach die Seite, um auch hier für 6–8 tiefe Atemzüge zu verweilen.

WIRKUNGSWEISE: Die Wirbelsäule wird flexibel, das sympathische Nervensystem wird gestärkt.

VORSICHT BEI: Rundrücken, starkem Hohlkreuz und Skoliose sowie akuten Rückenschmerzen.

HILFESTELLUNG: Schwerpunkt der Drehung sollte laut Yoga-Lehrer Mark Stephens die obere Brustwirbelsäule sein, damit so wenig Zug wie möglich auf die Bänder kommt, die die Gebärmutter halten.

HINTERGRUNDWISSEN: Angst, gegen den Bauch zu drücken, müssen wir eigentlich während der Schwangerschaft nicht haben, dennoch empfinden viele Frauen dies als unangenehm. Oft nimmt die Vermittlung von mehr Wissen über die Gebärmutter, gerade zu Beginn der Schwangerschaft, den Schwangeren die Angst vor diesen Asanas. Die Gebärmutter, auch Uterus genannt, verbringt während der Schwangerschaft wahre Wunder. Sie liegt zwischen Blase und Mastdarm und gleicht vor der Schwangerschaft in ihrer Form einer Birne. Den ersten Teil, ausgehend von Scheide und Muttermund, bezeichnen wir als Gebärmutterhals, den größeren Teil als Gebärmutterkörper. Dieser besteht aus einer dicken Schicht glatter Muskulatur, die sich entfalten und wieder zusammenziehen kann und eine enorme Stabilität aufweist, um das Baby im Bauch vor äußeren Einflüssen zu schützen. Meist ab der zwölften Woche ragt die obere Wölbung (Fundus) der Gebärmutter über den Beckenrand hinaus und ist durch die Bauchdecke hindurch tastbar. In der 36. Woche erreicht der Fundus fast das Brustbein und drückt gegen das Zwerchfell, wodurch die Atmung erschwert wird. Zeitgleich sinkt meist das Köpfchen des Babys tiefer ins mütterliche Becken, was die Atmung wieder erleichtert. Versorgt wird das Baby während der Schwangerschaft über die Nabelschnur durch den Mutterkuchen (Plazenta, von lateinisch *placenta* = »Kuchen«).

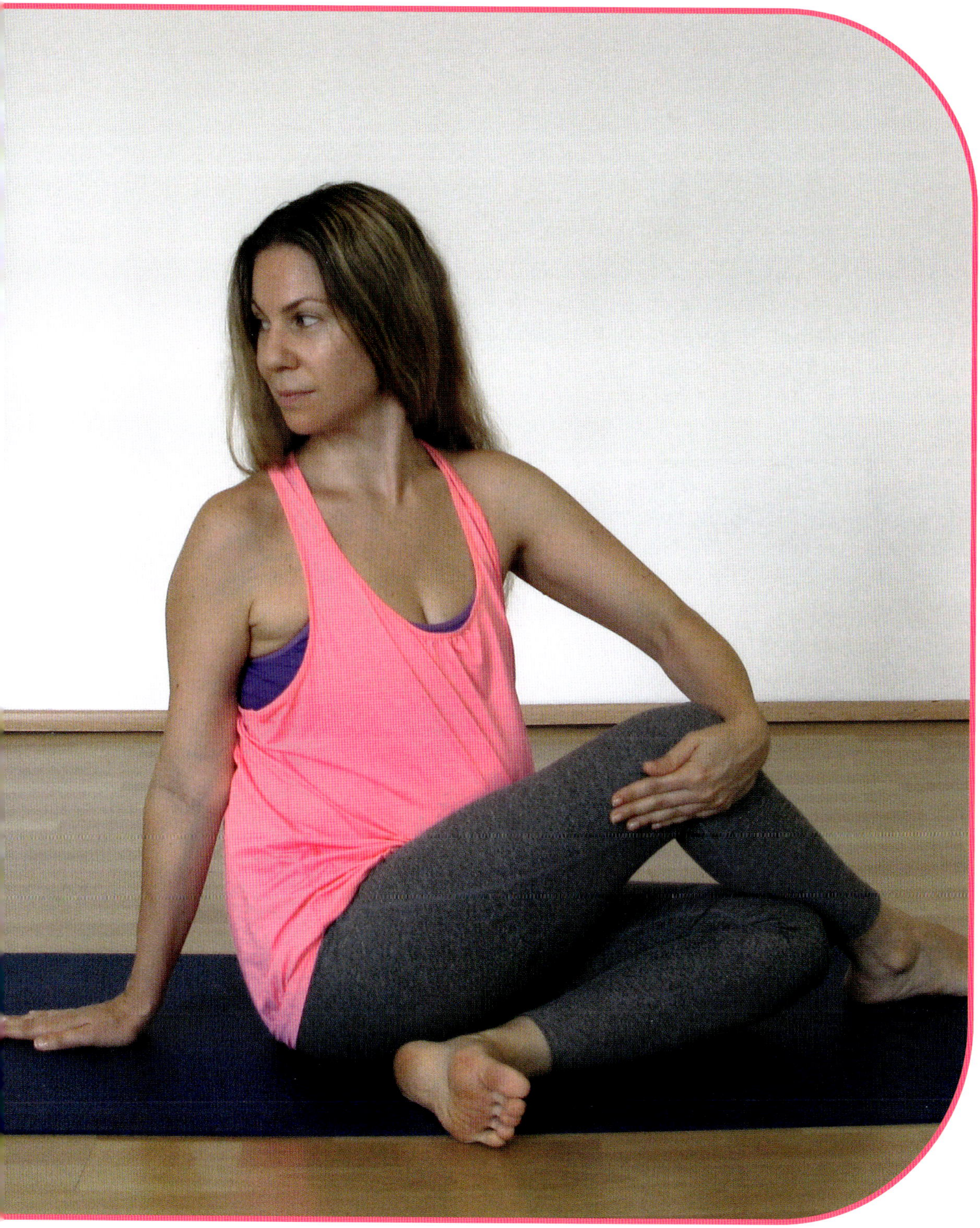

Das Fenster öffnen – Grihaksha udghata

Die Fußsohlen können zueinander gebracht werden. Die Knie zeigen sanft nach außen. Die Wirbelsäule strebt nach oben, der Bauch und die Schultern sind entspannt. Nun verschränken wir die Finger ineinander, mit der nächsten Einatmung heben wir die Arme an, mit der nächsten Ausatmung senken wir den linken Ellenbogen zur linken Seite, der rechte Ellenbogen zieht sanft hoch. Den Blick richten wir hoch zur Zimmerdecke, um den Kopf nicht schwer hängen zu lassen. Mit einer erneuten Einatmung kommen wir zurück zur Mitte und mit der Ausatmung beugen wir uns zur rechten Seite. Wir wiederholen die Übung zweimal zu jeder Seite und versuchen, stets Bewegung und Atmung miteinander zu kombinieren.

WIRKUNGSWEISE: Linderung bei schwangerschaftsbedingten Rückenschmerzen. Entspannt beanspruchte Rückenpartien und fördert die Durchblutung der Beckenbodenmuskulatur, die Leisten werden gedehnt und der Brustkorb sowie die Atemhilfsmuskulatur geweitet.

VORSICHT BEI: Rundrücken, starkem Hohlkreuz und Skoliose sowie akuten Rückenschmerzen und Symphysenschmerzen; der Abstand zum Dammpunkt sollte nicht zu eng sein.

HILFESTELLUNG: Bei Schmerzen im Schambeinbereich den Fersensitz mit Kissen einnehmen.

HINTERGRUNDWISSEN: Dr. James Newham vom Tommy's Maternal and Fetal Health Research Centre in Großbritannien fand in einer großen Studie zum Thema Yoga in der Schwangerschaft heraus, dass sich nach einer einzigen Yoga-Stunde bereits ein Drittel der Teilnehmerinnen ruhiger fühlten und ihr Stresshormonlevel deutlich gesunken war. Professor John Aplin, der die mittlerweile in der Fachzeitschrift Depression and Anxiety Journal veröffentlichte Studie überwachte, schreibt in einer Zusammenfassung: »Die Ergebnisse bestätigen, was viele Praktizierende bereits seit langer Zeit vermutet haben. Es gibt zudem Hinweise darauf, dass Yoga die Notwendigkeit zur Gabe

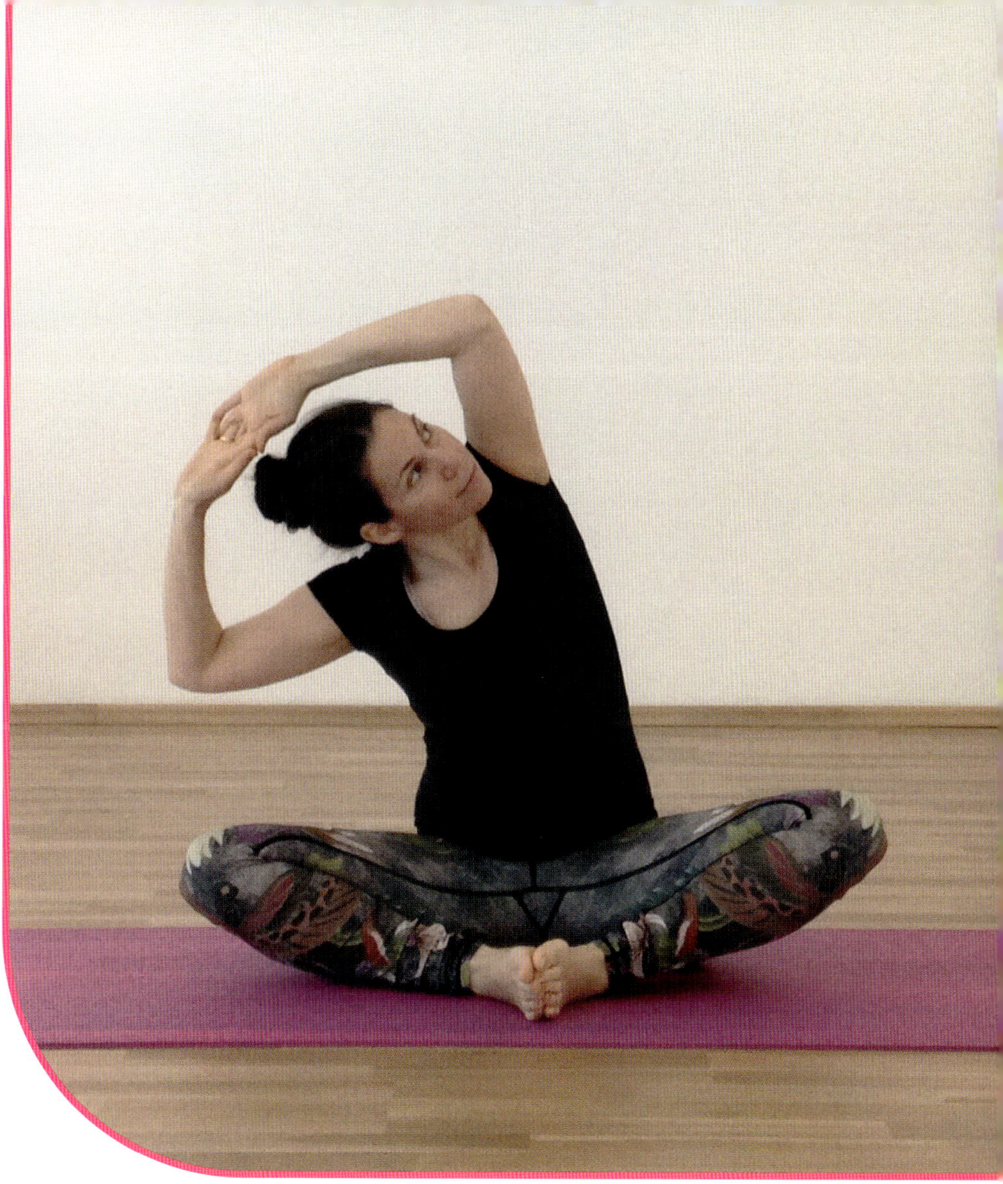

von Schmerzmitteln während der Entbindungen und die Wahrscheinlichkeit für einen Notfall-Kaiserschnitt vermindern kann. Vielleicht sollten wir darüber nachdenken, Yoga-Kurse auf Rezept zu verschreiben. Das wäre recht preiswert umzusetzen und könnte zu gesünderen Müttern und Kindern führen, was wiederum die Kosten für ansonsten eventuell notwendige Langzeitbehandlungen verringert.«

Bequemer Sitz seitliche Dehnung – Muktasana Ardha Tan

Beide Beine sind locker voreinander abgelegt, eine Ferse zieht Richtung Damm, die andere liegt davor. Die Knie zeigen sanft nach außen. Die Wirbelsäule strebt nach oben, der Bauch und die Schultern sind entspannt. Das Kinn zeigt parallel zum Boden. Nun heben wir den rechten Arm an, strecken uns lang und beugen uns zur linken Seite, hier verweilen wir für einige tiefe Atemzüge und atmen tief bis in den Beckenboden hinein. Danach heben wir mit der Einatmung den Arm erneut an und senken ihn mit der Ausatmung ab. Nun wechseln wir die Seite.

WIRKUNGSWEISE: Linderung bei schwangerschaftsbedingten Rückenschmerzen. Entspannt beanspruchte Rückenpartien und fördert die Durchblutung der Beckenbodenmuskulatur, die Leisten werden gedehnt und der Brustkorb sowie die Atemhilfsmuskulatur werden geweitet.

VORSICHT BEI: Schulter- und Nackenbeschwerden; in dem Fall den Arm nicht zu weit anheben.

HILFESTELLUNG: Der Kopf sollte nicht schwer hängen, sondern in der Verlängerung der Wirbelsäule gehalten werden; dies gelingt leichter, wenn das Ohr sanft Richtung Oberarm zieht. Auch der Arm sollte lang gestreckt bleiben, hier kann von außen sanft geholfen werden.

HINTERGRUNDWISSEN: Während der Schwangerschaft sind Schmerzen an den Rippen keine Seltenheit. Meist sind die Bauchmuskeln dafür verantwortlich, die an den Rippen und dem Rippenbogen ansetzen und durch die Weitung des Bauches stärker belastet werden. Diese Schmerzen

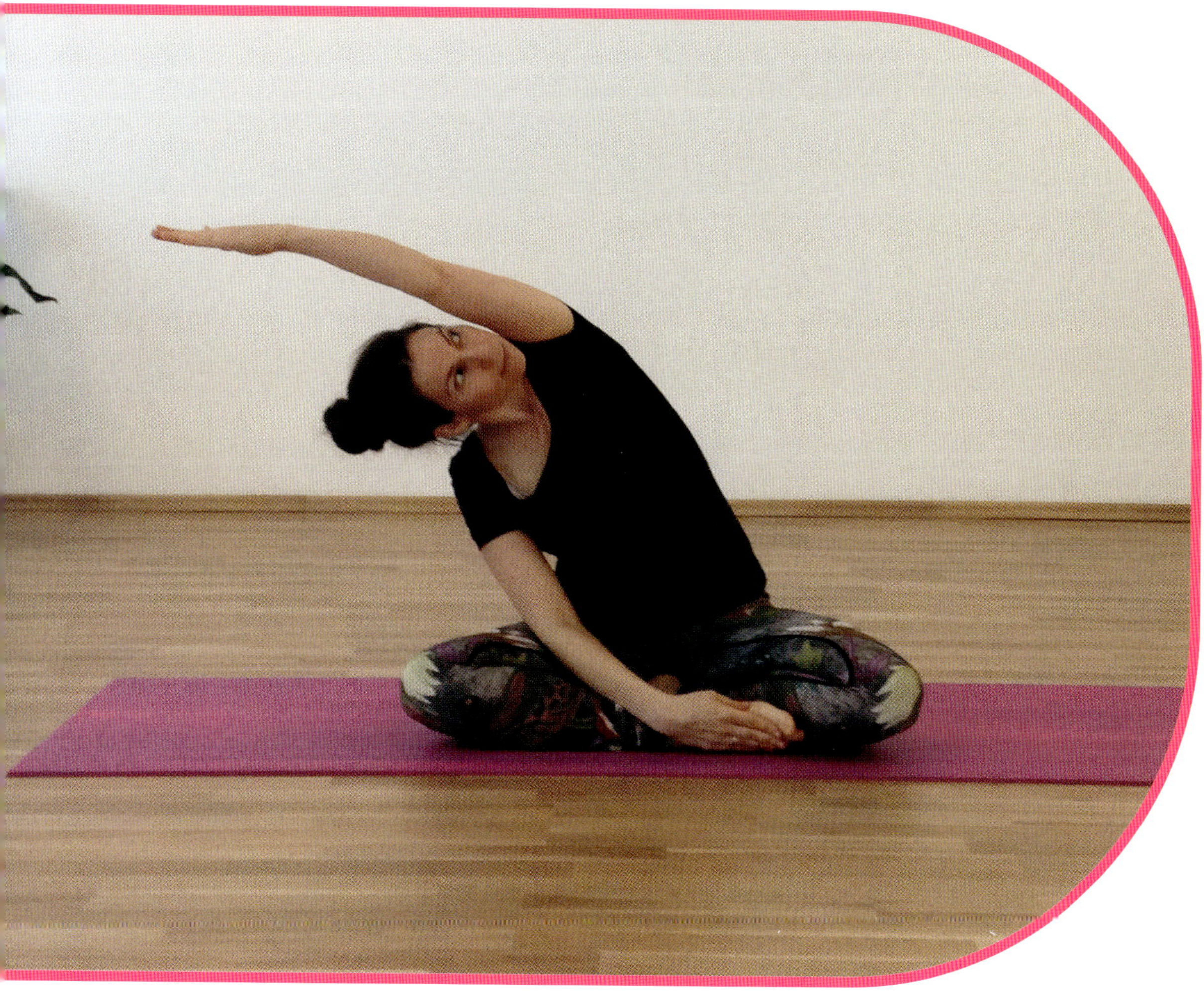

können vom Unterbauch bis in den Rücken ausstrahlen. Treten die Beschwerden hingegen tiefer im Bauchraum auf, kann auch die Gebärmutter die Ursache sein, die durch ihr Wachstum ebenfalls die umliegenden Muskeln anspannt. In seltenen Fällen können Rippenschmerzen in der Schwangerschaft aber auch auf eine schwerwiegende Erkrankung, das HELLP-Syndrom, hinweisen; dabei handelt es sich um eine ernste und komplizierte Form der sogenannten »Schwangerschaftsvergiftung«. Rippenschmerzen während der Schwangerschaft sollten also immer der behandelnden Ärztin, dem Arzt oder der Hebamme mitgeteilt werden.

Asanas im Liegen

Die Brücke – Setu Bandhasana

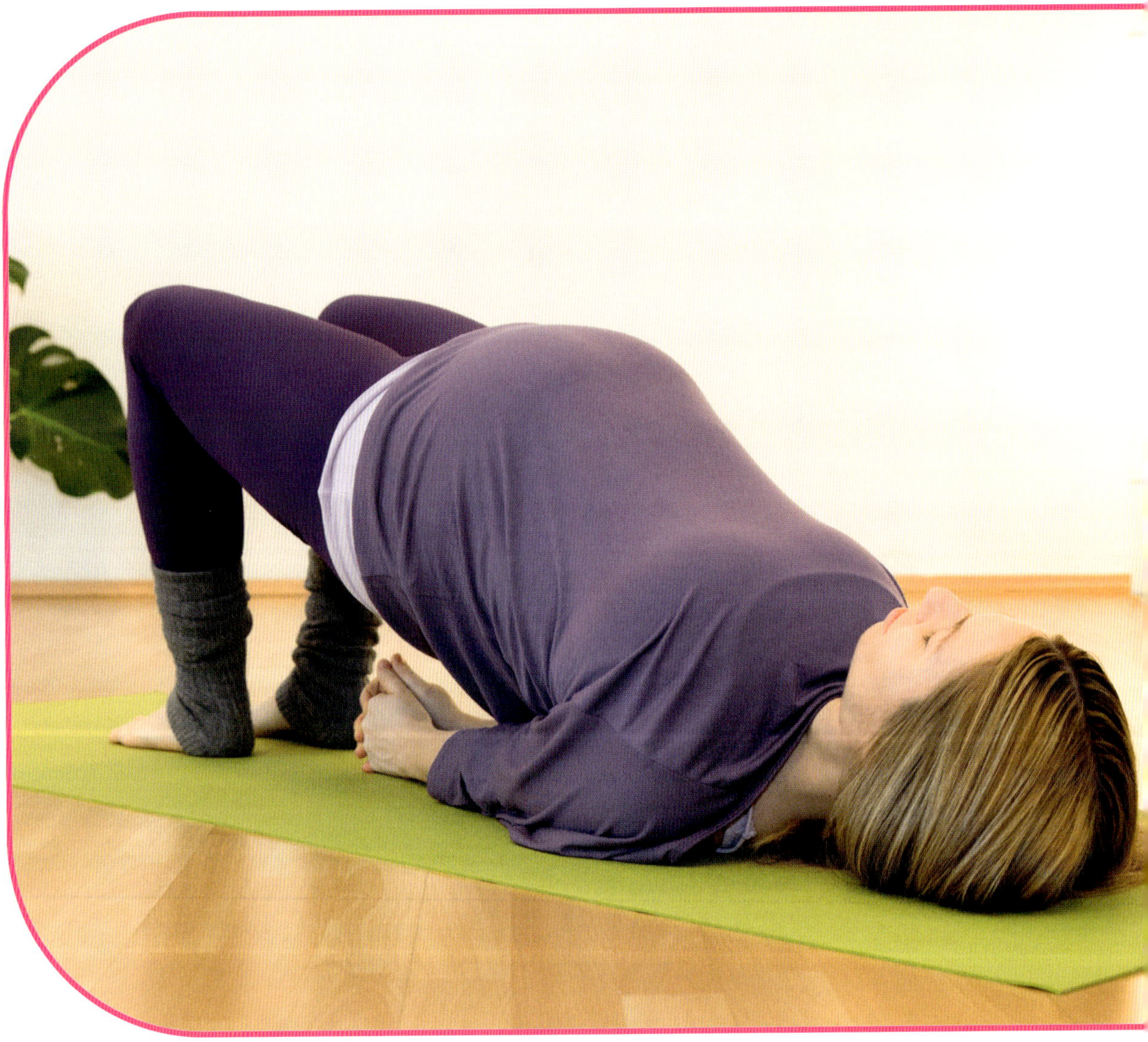

Aus der Rückenlage heraus werden beide Beine hüftbreit aufgestellt. Die Arme liegen nahe am Körper, die Handflächen zeigen zum Boden. Mit der Einatmung wird die Hüfte langsam angehoben und für 3–4 tiefe Atemzüge gehalten. Danach wieder tief einatmen und mit der Ausatmung langsam rückenschonend Wirbel für Wirbel das Becken absenken. Fortgeschrittene können in der Position die Handflächen unter dem Gesäß zueinanderbringen.

WIRKUNGSWEISE: Diese Übung öffnet das Becken, weitet den Brustkorb und stabilisiert die Wirbelsäule.

VORSICHT BEI: Rundrücken, starkem Hohlkreuz und Skoliose sowie akuten Rückenschmerzen und Reflux. In dem Fall sanft aus der Position kommen und in bequemer Sitzposition ausruhen.

HILFESTELLUNG: Füße und Knie sollten hüftbreit aufgestellt sein, die Fersen nicht zu weit weg vom Gesäß. Ein Yoga-Block oder ein Polster kann zwischen die Knie gebracht werden, um den Beckenboden während der Übung sanft zu trainieren.

HINTERGRUNDWISSEN: *Setu* bedeutet in Sanskrit »Brücke«. Den Begriff *bandha* finden wir immer wieder im Yoga; er heißt übersetzt so viel wie »Band, Strick, Fessel, Verschluss und Kontraktion« aber auch »binden, verbinden, anbinden und Bindung«. Während im klassischen Yoga damit auch muskuläre Körperverschlüsse bezeichnet werden, erhält der Begriff im Yoga für Schwangere eine weitere wundervolle Bedeutung, denn während der Schwangerschaft erfahren wir ebenfalls eine starke Bindung zu unserem ungeborenen Baby. Unter *Bonding*, aus dem Englischen für »Bindung«, versteht man die Entwicklung von Gefühlen zum Ungeborenen, das durch die Ausschüttung von mütterlichen Hormonen (wie Adrenalin, Oxytocin oder Endorphinen) bereits Gefühle kennenlernt. Hier kann ein erster Grundstein für eine gute Bindungsqualität nach der Geburt gelegt werden, wobei auch viele weitere Schritte nach der Geburt die Bonding-Qualität stützen können.

Der Tisch – Chatus Pada Pitham

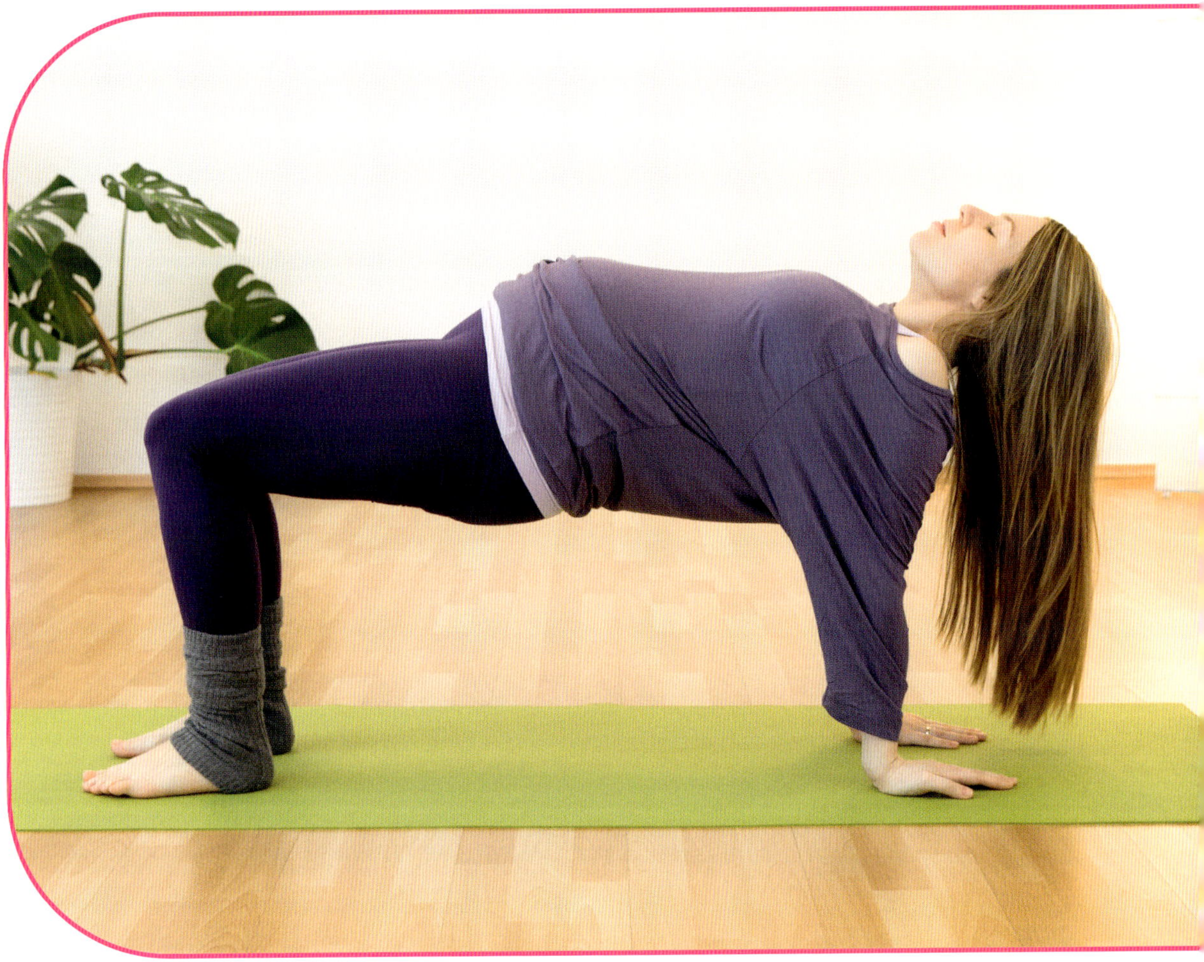

Ausgangsposition ist die Rückenlage, beide Beine werden hüftbreit aufgestellt, die Füße sind parallel, die Knie bleiben stabil. Nun heben wir das Becken sanft an, die Arme und Handflächen bieten zusätzliche Stützen, und drücken uns hoch. Die Finger sollten dabei weg vom Gesäß zeigen, um eine Weitung des Brustraumes zu ermöglichen. Wir halten die Position für 3–4 tiefe Atemzüge und senken danach sanft ab. Die Übung kann mehrmals in Kombination mit einer bewussten Atmung wiederholt werden.

WIRKUNGSWEISE: Arme, Beine und die Muskulatur des unteren Rückens werden in dieser Position gestärkt, des Weiteren öffnet sie Schultern und Leisten. Verspannungen im unteren Rücken werden durch diese Asana sehr wirkungsvoll aufgelöst.

VORSICHT: Die Bauchmuskulatur sollte nicht angespannt werden! Die Schulterblätter hinter dem Rücken zueinander und die Schultern bewusst weg von den Ohren ziehen, um die Position zu halten.

HILFESTELLUNG: Der Kopf sollte nicht in den Nacken fallen, da dies eine Überstreckung der Hals- und Nackenmuskulatur bedingt. Der Tisch sollte gerade sein, die Schwangere sollte nicht in der Position »hängen«.

HINTERGRUNDWISSEN: Der Tisch ist eine Variation der klassischen schiefen Ebene und gilt als Ausgleichsstellung zur Vorwärtsbeuge, da der Rücken gegengleich gedehnt wird. Beide Asanas sind in der Kombination sehr effektiv bei Rückenbeschwerden. Der Tisch steht für die Entwicklung von Willenskraft und soll helfen, sich von alten Gewohnheiten zu lösen.

Die Dehnung der geraden Bauchmuskeln nach außen bezeichnet man als Rektusdiastase. In der Schwangerschaft weicht die Bauchmuskulatur aufgrund des starken Wachstums der Gebärmutter nach vorne aus. Der gerade Bauchmuskel wird stark auseinandergezogen, im letzten Drittel der Schwangerschaft besonders im Bereich des Nabels. Dieser Bereich sollte während der Schwangerschaft und im Wochenbett nicht gezielt trainiert werden. Daher wird im Schwangerenyoga bei vielen Asanas ein zu starkes Aktivieren der Bauchmuskulatur vermieden.

Der Schulterstand – Sarvangasana

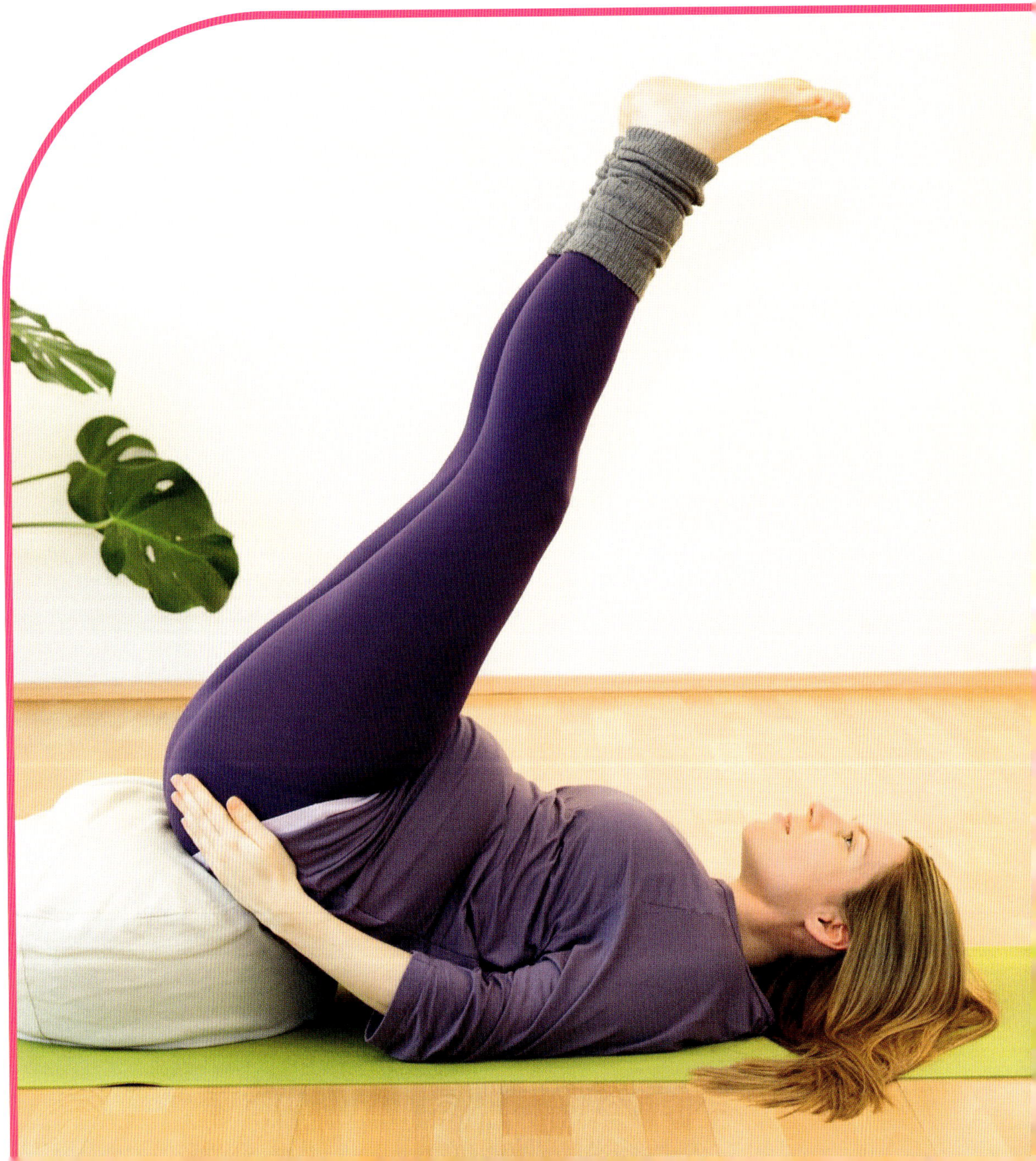

Ausgangsposition ist die Rückenlage. Wir heben beide Beine an und lösen das Gesäß von der Matte. Die Kraft kommt aus dem unteren Rücken und zieht uns hoch. Als Erleichterung während der Schwangerschaft können wir uns ein Kissen unter das Gesäß schieben. Die Hände liegen mit den Handflächen auf den Boden oder zur Stützung am Gesäß. Diese Asana kann auch an der Wand oder mit Hocker ausgeführt werden. Hierbei kann der Körper ganz aufgerichtet werden, und Beine und Rücken werden noch besser entlastet. Wir halten die Position für 6–8 tiefe Atemzüge und kommen danach wieder ganz langsam und rückenschonend, sanft abgerollt oder über die Seitenlage aus der Position.

WIRKUNGSWEISE: Entlastung der Beine und des Beckens. Vertiefung der Atmung.

VORSICHT: Bei Schmerzen oder Unwohlsein im Bauchbereich während der Asana sollte die Position sofort verlassen werden! Progesteron hat, wie bereits erwähnt, eine entspannende Wirkung, was sich unter anderem beim Ringmuskel im oberen Magenbereich bemerkbar macht. Dieser erschlafft, wodurch es in der Schwangerschaft häufig zu Sodbrennen kommen kann. In diesem Fall sind Umkehrstellungen zu vermeiden!

HILFESTELLUNG: Umkehrhaltungen wie der Schulterstand sind für Anfängerinnen während der Schwangerschaft schwer umsetzbar. Unterstützung können verschieden hohe Kissen bieten, aber auch ein einfaches Ablegen der Beine an der Wand ist möglich.

HINTERGRUNDWISSEN: Der klassische Schulterstand gilt als die Königin der Asanas (als König der Asanas wird oft der Kopfstand – Sirshasana bezeichnet). Er sollte stets etwas länger geübt werden. Viele Yoginis und Yogis bezeichnen ihn als die wichtigste Übung in der traditionellen indischen Rishikesh-Reihe nach Swami Sivanandas, der den Schulterstand wie folgt beschreibt:

»Sarvanga bedeutet: alle Teile. Also sagt schon der Name, daß diese Stellung auf alle Körperteile wirkt. Es ist eine der einzigartigen Stellungen, welche den gesamten Organismus verjüngt. (…) Wie Sirshasana (der Kopfstand) das ganze Nervensystem kräftigen soll, hat diese leichte und wundervolle Asana die Aufgabe, die Schilddrüse und durch sie den ganzen Körper und seine Funktionen zu stärken. Die Schilddrüse ist die wichtigste Drüse des gesamten endokrinen Systems. Durch dieses Asana bekommt die Schilddrüse reichliche Blutzufuhr. Gesunde Schilddrüse bedeutet gesunde Funktionen des Blutkreislaufes, der Atmung und anderer Organe des Körpers.«

Die schiefe Ebene – Purvottanasana

Ausgangsposition ist die Rückenlage bzw. der Langsitz, die Hände sind neben dem Rücken abgelegt. Nun heben wir mit der Einatmung das Becken an, strecken die Zehen nach vorne und ziehen sanft den Brustkorb nach oben, die Schulterblätter ziehen hinter dem Rücken zueinander. Wenn möglich, für 3–4 tiefe Atemzüge halten. Mit einer Ausatmung senken wir das Becken wieder ab und drücken die Fersen weg; der Rücken darf rund werden. Die Übung kann mehrmals wiederholt werden.

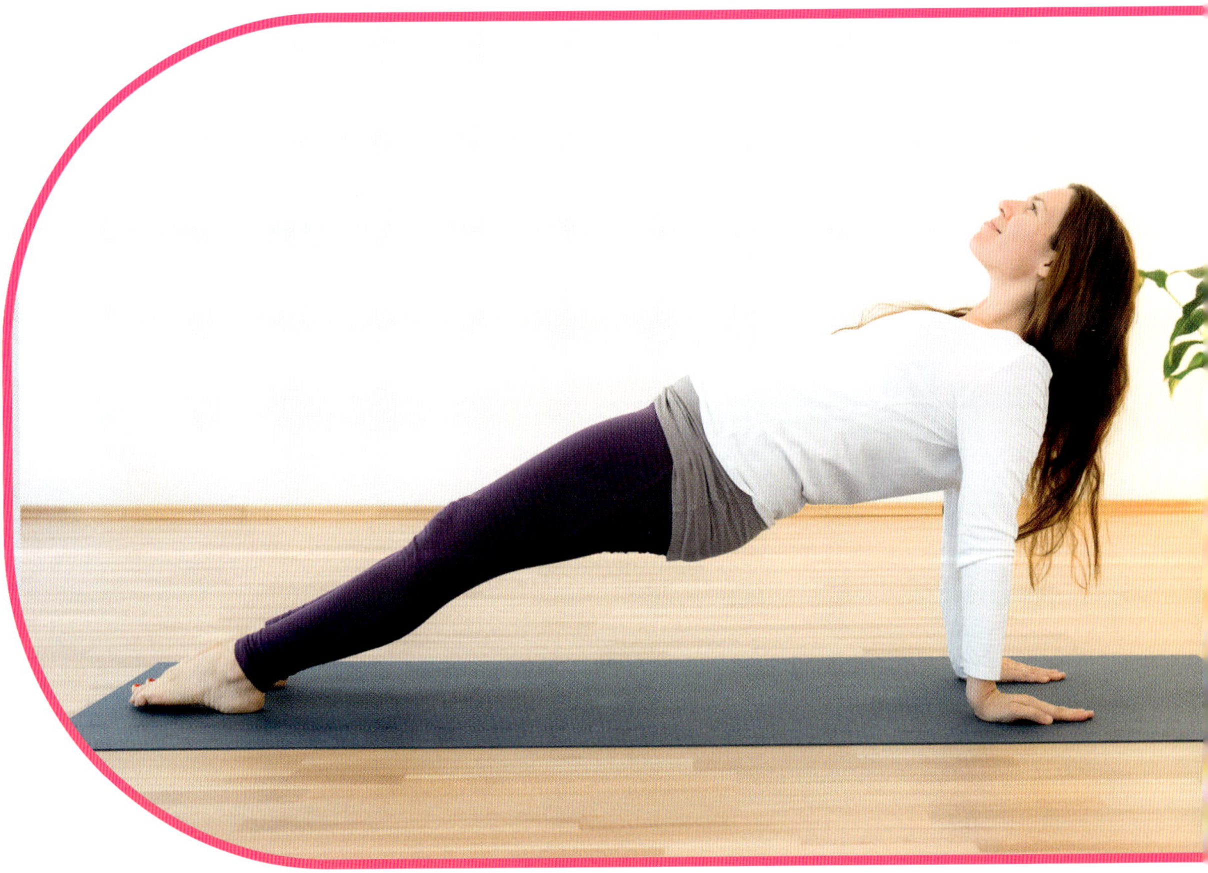

WIRKUNGSWEISE: Arme, Beine und die Muskulatur des unteren Rückens werden gestärkt. Verspannungen im unteren Rücken werden gelöst. In einer sanften Variante bei der das Becken nicht angehoben wird, werden die Handgelenke nicht zu stark beansprucht und durch den sanften Druck auf die Handflächen und die sanfte Bewegung der Fußgelenke können Wasseransammlungen in diesen Bereichen gelindert werden.

VORSICHT: Die Bauchmuskulatur sollte nicht angespannt werden, um eine Rektusdiastase zu vermeiden.

HILFESTELLUNG: Der Kopf sollte nicht in den Nacken fallen, da dies eine Überstreckung der Hals- und Nackenmuskulatur bedingt.

HINTERGRUNDWISSEN: Schwangere leiden durch Wasseransammlungen (Ödeme) im Körper unter schweren Beinen oder angeschwollenen Knöcheln und dicken Handgelenken und Fingern. Tritt dies bereits im ersten Trimester auf, sollte es unbedingt ärztlich untersucht werden! Sammelt sich Wasser im Gewebe, fühlen sich die Beine schwer und müde an, Knöchel, Handgelenke und Finger werden dick. Ein schwaches Bindegewebe und schwache Venen verstärken diese Symptome. Bei fortschreitender Schwangerschaft drückt der Bauch zusätzlich auf die untere Hohlvene, sodass Blut aus der unteren Körperhälfte schlechter zum Herzen zurückfließt. Sanfter Druck im Ausgleich mit sanfter Lockerung kann hier Erleichterung schaffen. Daher sollte bereits im ersten Trimester mit ausgleichenden Übungen begonnen werden.

Die Einbeinstreckung – Hasta Padangushthasana

Hier variieren wir die klassische stehende Asana und machen sie in der Seitenlage. Wir kommen in eine bequeme Seitenlage, die Beine sind 90 Grad abgewinkelt, die Unterschenkel liegen parallel zum vorderen Mattenrand. Nun strecken wir das obere Bein lang, die Ferse ist aktiv weggedrückt, die Zehen sind angezogen. Mit der Einatmung heben wir das Bein an, mit der Ausatmung senken wir es ab. Wir können hier wunderbar Bewegung und Atmung miteinander verbinden und als Geburtsvorbereitung durch die Nase einatmen und lang und tief durch den Mund ausatmen.
6–8 Wiederholungen, danach die Seite wechseln.

WIRKUNGSWEISE: Regt die Verdauung und den Kreislauf an, stärkt sanft den Unterbauch sowie das Gesäß, den unteren Rücken und den Beckenboden.

VORSICHT BEI: Symphysenschmerzen und Rektusdiastase.

HILFESTELLUNG: Um Wadenkrämpfen vorzubeugen, zeigt die Fußspitze beim Anheben tendenziell Richtung Oberkörper. Das Bein sollte jeweils langsam und sanft angehoben und abgesetzt werden.

HINTERGRUNDWISSEN: Diese Übung ist keine klassische Asana, wird aber wegen ihrer umfassenden Wirkung gerne in die Schwangerenyoga-Einheit mit aufgenommen. Die Verbindung Atmung und Bewegung begegnet uns im Yoga für Schwangere immer wieder, meist geht sie einher mit einer tiefen Einatmung durch die Nase und einer langen tiefen Ausatmung durch den Mund, hierbei können auch die ersten beiden Schichten des Beckenbodens bewusst aktiviert werden. In vielen weiteren Übungen drücken wir ebenfalls die Ferse weg und ziehen die Zehen heran, dies sorgt für eine angenehme Dehnung des Beins, die bis in die Fusssohle hinein spürbar ist.

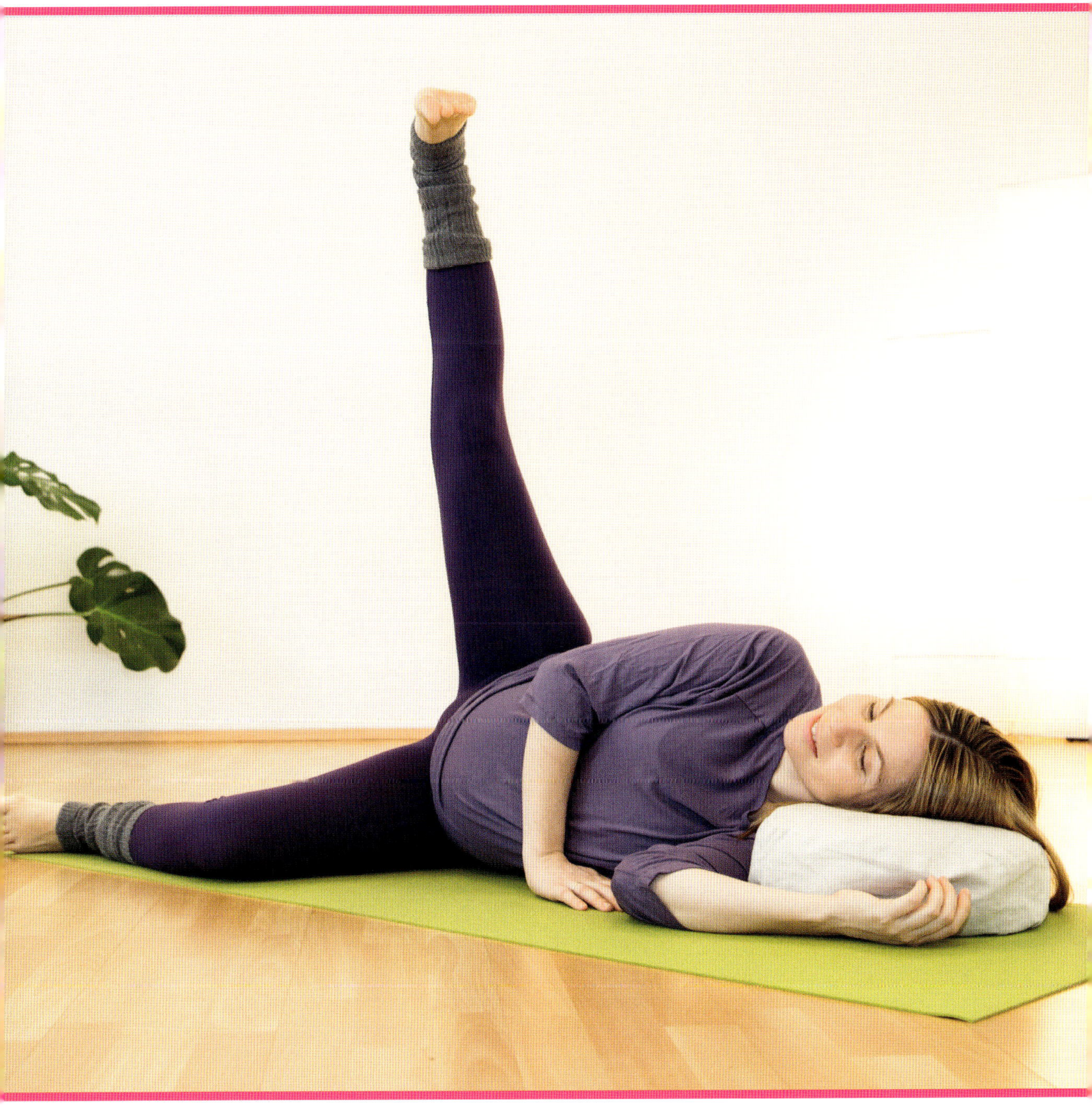

Ruhender Vishnu – Anantasana in Variation

Aus der Seitenlage heraus heben wir das rechte Bein an und drehen den Oberkörper in die Richtung des lang gestreckten Beins. Der Blick geht Richtung Fuß. Das untere linke Bein bleibt sanft abgewinkelt auf dem Boden liegen. Nun greifen wir mit der rechten Hand von außen zum lang gestreckten Bein und dehnen es für 3–4 tiefe Atemzüge. Danach wieder tief einatmen und mit der Ausatmung das Bein absenken, wir wechseln die Seite, um erneut für 3–4 tiefe Atemzüge zu halten.

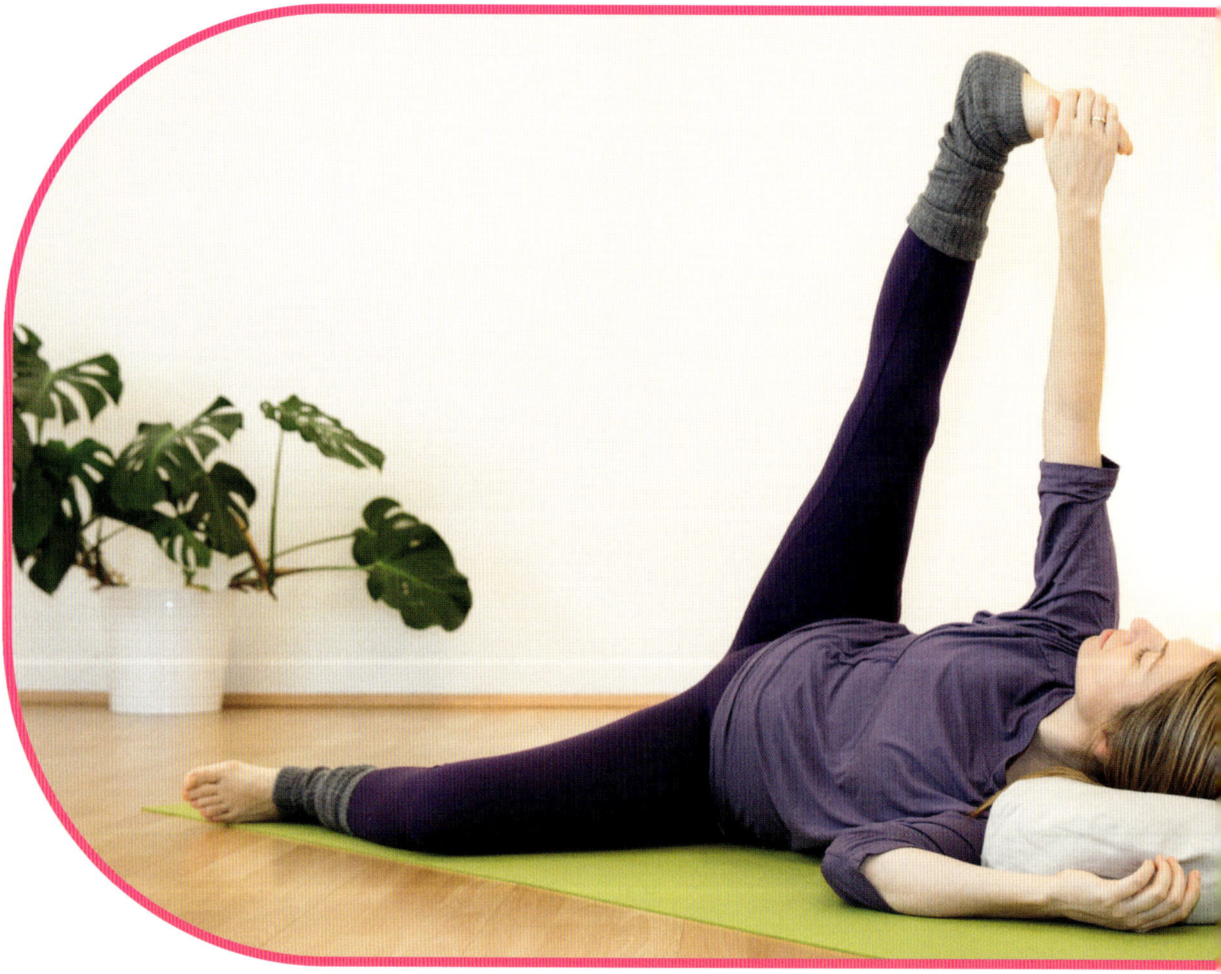

WIRKUNGSWEISE: Dehnt das gesamte Bein aus der großen Gesäßmuskulatur heraus. Ischiasbeschwerden kann vorgebeugt werden.

VORSICHT BEI: Schmerzen im Beckenbereich. Das untere Bein kann auch aufgestellt werden, dies entlastet den unteren Rücken und die Mutterbänder, die die Gebärmutter stabilisieren.

HILFESTELLUNG: Die Position ist effektiver, wenn die Fußsohle aktiviert ist, also die Ferse weggedrückt und die Zehen angezogen werden. Erreicht die Schwangere die Zehenspitzen nicht (dies ist oft bei Anfängerinnen der Fall), kann das Bein am Oberschenkel gehalten werden.

HINTERGRUNDWISSEN: Der Name *Anantasana* setzt sich aus zwei Sanskritwörtern zusammen: *anant* und *asana*. Während *asana* »Stellung« oder »Übung« bedeutet, heißt *anant* »unendlich, endlos, grenzenlos, Unendlichkeit, Ewigkeit, Himmel, Atmosphäre«; es bedeutet auch »zukünftiges Ereignis«. In der hinduistischen Mythologie trägt Gott Vishnu den Namen Anant, er galt bereits in den Veden (entstanden ab 1200 v. Chr.) als Gott der Sonne, des Lichtes und der Wärme, der die Zeit in Bewegung setzte, das Universum durchdrang und den Raum ausmaß. Berühmte Darstellungen zeigen Vishnu seitlich abgestützt auf der Weltenschlange liegend: Im traumlosen Schlaf ruht er auf den Wellen des Urmeeres Nara, und aus seinem Nabel wächst eine goldene Lotosblüte, der der Gott Brahma entsteigt, der sich sogleich daran macht, die Welt zu erschaffen.

Der halbe Bogen – Ardha Dhanurasana

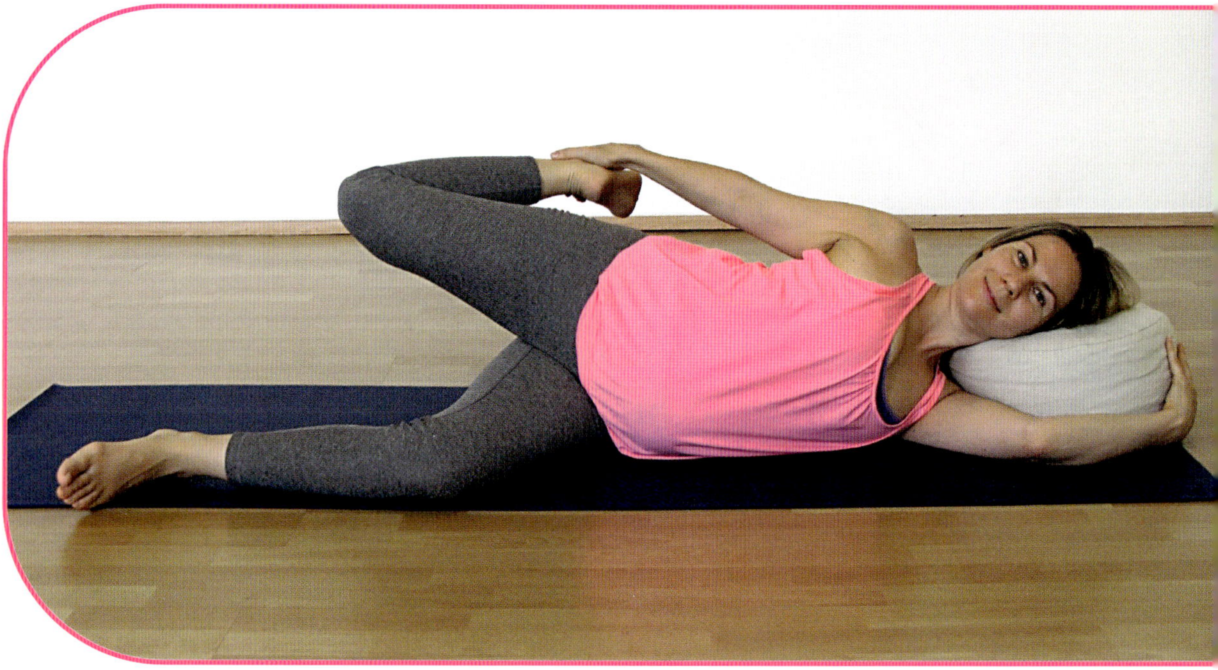

Ausgangsposition ist die Seitenlage, beide Beine sind circa 90 Grad abgewinkelt, die Schienbeine liegen parallel zum vorderen Mattenrand. Das jeweils obere Bein wird abgewinkelt sanft am Fußgelenk oder Fußrücken gehalten und nach hinten gezogen. Jeweils mit der Einatmung können wir den Bogen spannen, das Becken kann leicht nach vorne gezogen werden, um ein zu starkes Hohlkreuz zu vermeiden. Mit der nächsten Ausatmung lassen wir wieder locker. Wir machen 3–4 sanfte Wiederholungen in Kombination mit der Atmung, danach wechseln wir die Seite.

WIRKUNGSWEISE: Linderung bei schwangerschaftsbedingten Rücken- und Nackenschmerzen.

VORSICHT BEI: Rundrücken, starkem Hohlkreuz und Skoliose sowie akuten Rückenschmerzen und Symphysenschmerzen.

HILFESTELLUNG: Die Position sollte nur kurz gehalten werden. Auch wenn sie eine einfachere Variation darstellt, ist die Belastung für Knie und Schultergelenk dennoch hoch. Die sanfte Dehnung im Unterbauch wird allgemein als angenehm empfunden, doch sollte es trotzdem zu Beschwerden kommen, muss die Position sofort gelöst werden! Ein weiches Kissen unter dem Bauch kann die Position erleichtern.

HINTERGRUNDWISSEN: Bei dieser sanften Variation des klassischen Bogens wird zwar nur eine Körperseite gedehnt, während die andere stabil gehalten wird, dennoch ähnelt sie sehr dem Bild eines Bogens, auf Sanskrit *dhanur*. Dhanurasana wird bereits in der Gheranda Samhita erklärt, einer der vier Grundlagentexte des Hatha Yoga. Aufgezeichnet vermutlich im 17. Jahrhundert n. Chr., beschreibt sie die wichtigsten Hatha-Yoga-Praktiken. Wie bei der Saite eines Instruments muss auch die Sehne eines Bogens genau im richtigen Maße gedehnt werden: Ist die Spannung zu stark, kann die Sehne bzw. Saite reißen, ist sie zu gering, kann der Bogen nicht schießen und das Instrument nicht spielen. Hier die richtige Balance zu finden, darum geht es auch bei Ardha Dhanurasana.

Asanas auf den Knien

Die Stellung des Kindes – Garbhasana

Ausgangsposition ist der Vierfüßlerstand, die Beine stehen etwas weiter als hüftbreit auseinander, die Hände sind unter den Schultern abgelegt. Nun können wir mit der Einatmung einen runden Rücken machen, mit der Ausatmung spannen wir den Beckenboden an und setzen uns zurück auf die Fersen. Die Knie liegen so weit auseinander, dass wir genug Platz haben für den Babybauch. Unsere Arme können wir nach vorne strecken, um Handgelenke, Schultern und Nacken zu entlasten, die Achselhöhlen ziehen Richtung Boden. Für die klassische Stellung des Kindes werden die Arme nun neben den Beinen abgelegt. Wir können die Position für 6–8 tiefe Atemzüge halten und danach wieder mit einer Einatmung in die Ausgangsposition kommen.

WIRKUNGSWEISE: Linderung bei schwangerschaftsbedingten Rückenschmerzen. Die Stellung entspannt den gesamten Oberkörper und beruhigt den Kreislauf, der Beckenboden wird gedehnt, Dammrissen kann entgegengewirkt werden.

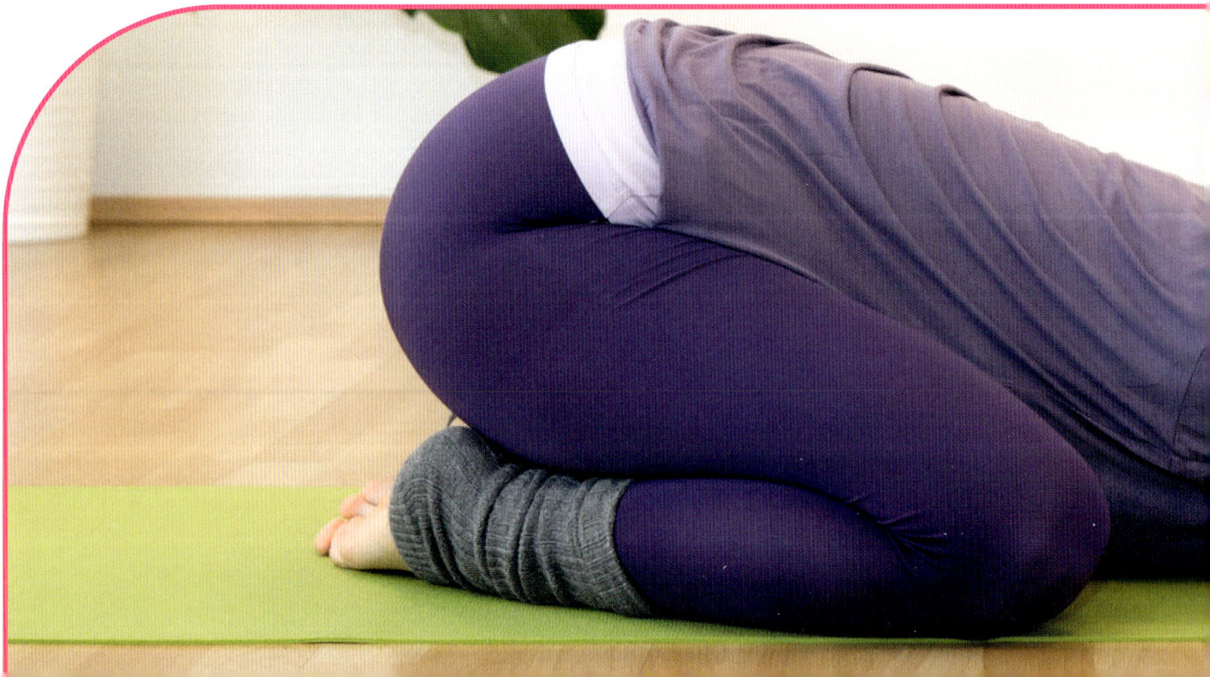

VORSICHT BEI: Rundrücken, starkem Hohlkreuz sowie erhöhtem Blutdruck.

HILFESTELLUNG: Sollte die Schwangere in der Position nicht mit dem Gesäß bis zu den Fersen gelangen, kann ein Kissen oder eine eingerollte Decke als Stütze dienen.

HINTERGRUNDWISSEN: *Garbha* bedeutet auf Sanskrit »Embryo«, und tatsächlich nimmt der Embryo, ab der 9. SSW als Fötus bezeichnet, im Mutterleib diese Position ein. Auch Kleinkinder kommen während der Tiefschlafphase oft noch automatisch in diese Position zurück. Garbhasana soll in uns das Urvertrauen stärken. Die moderne Bindungsforschung stellte fest, dass Mutter und Baby die ganze Schwangerschaft über emotional miteinander verbunden sind. Geht es der Mutter gut, fühlt sich auch das Baby in ihrem Leib wohl. Leidet die Mutter hingegen unter Stress, wirkt sich dies negativ auf die Entwicklung des Fötus aus. Das Stresshormon Cortisol, welches vom Körper bei starker Aufregung, Angst oder Anspannung ausgeschüttet wird, ist auch im Fruchtwasser nachweisbar. Kinder, deren Mütter während der Schwangerschaft besonders gestresst waren, zeigen in ihrer Entwicklung häufiger Konzentrations-, teilweise auch Sprachstörungen. Der beste Tipp, den man Schwangeren also geben kann, ist, möglichst gelassen zu bleiben. Auch Experten raten Schwangeren, körperliche oder seelische Warnsignale ernst zu nehmen und Stressfaktoren so rasch wie möglich auszuschalten. Denn die Entwicklung des ungeborenen Kindes wird auch dadurch positiv begünstigt, dass sich die werdende Mutter wohl und gesund fühlt.

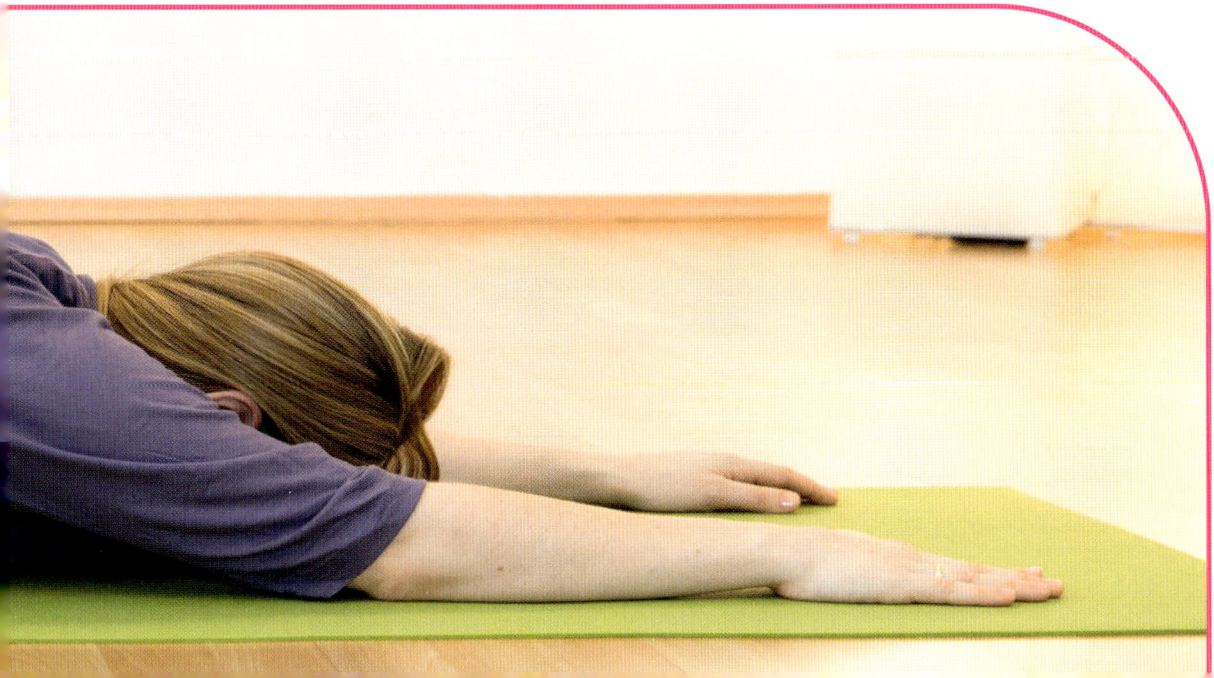

Der herabschauende Hund – Adho Mukha Svanasana

Ausgangsposition kann der Vierfüßlerstand sein. Wir atmen tief ein, mit einer langen Ausatmung heben wir das Gesäß an. Die Fersen ziehen Richtung Matte, die Schultern ziehen weg von den Ohren, die Ellenbogen sind leicht nach außen gedreht. Wir halten die Position für 6–8 tiefe Atemzüge. Die Knie können hierbei, für den sogenannten »walking dog«, auch abwechselnd gebeugt werden. Bevor wir die Position verlassen, können wir wieder tief einatmen und mit der Ausatmung in den Vierfüßlerstand zurückkommen.

WIRKUNGSWEISE: Entlastet die Lendenwirbelsäule, das Becken und die Bauchorgane, streckt die Brustwirbelsäule, kräftigt Arme und Schultern, gibt Energie.

VORSICHT BEI: Rundrücken, starkem Hohlkreuz und Skoliose sowie akuten Rückenschmerzen und Symphysenschmerzen. Außerdem bei erhöhtem Blutdruck und Netzhautproblemen. Auch bei Sodbrennen sollte die Asana nicht ausgeführt werden.

HILFESTELLUNG: Um die Position zu erleichtern, können die Knie gebeugt oder die Fersen mit einer eingerollten Matte oder einer Decke unterstützt werden. Die Schultern sollten stets von den Ohren wegziehen, die Schulterblätter rotieren nach außen.

HINTERGRUNDWISSEN: Die Stellung beseitigt, laut Geeta Iyengar, Müdigkeit und bringt verloren geglaubte Energie zurück, sie macht fröhlich und regt an. In der Position ist ein sanftes Anspannen des Beckenbodens mög-

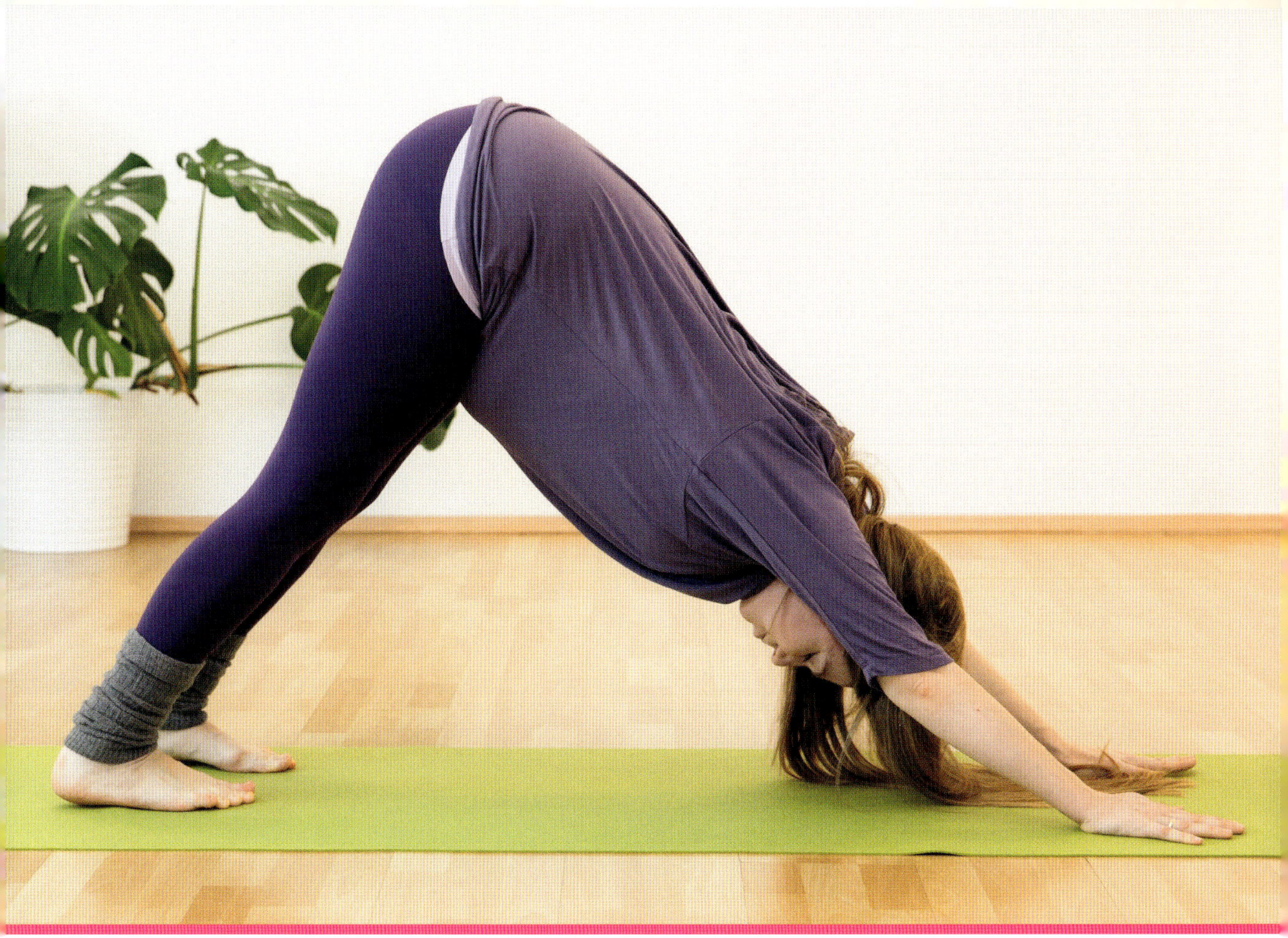

lich, auch *Mula Bandha* kann gekräftigt werden. *Bandha* bedeutet auf Sanskrit »binden«, *Mula* »Wurzel«. Als Bandhas gelten im System des Hatha Yoga Muskelkontraktionen an Schlüsselstellen des Körpers zur Fixierung der Lebensenergie (Prana) im Körper. *Mula Bandha* hat enorme körperliche, mentale und spirituelle Wirkungen. Die Beckennerven, das Urogenital- und das Ausscheidungssystem werden angeregt. Die innere Peristaltik wird stimuliert und löst Verstopfung und Hämorrhoiden. Die freigesetzte Energie strahlt bis in das Gehirn und in das endokrine System aus.

Schwangere sollten das Halten von Mula Bandha nicht übertreiben: Sind die Muskeln des Beckenbodens zu fest und damit unnachgiebig geworden, wird der Vorgang der Geburt enorm erschwert, da das Kind nicht losgelassen werden kann. Lernt die Schwangere hingegen bewusst, Mula Bandha anzuspannen und auch locker zu lassen, kann ihr dies für die Geburt des Kindes hilfreich sein.

Die Taube – Eka Pada Rajakopatasana

Ausgangsposition ist der Vierfüßlerstand. Wir kippen das Becken sanft nach links und stützen uns mit den Händen ab. Der linke Fuß kann sanft nach rechts zeigen, das rechte Bein sollte genug Bewegungsfreiheit haben, damit wir es nach hinten ausstrecken können. Fortgeschrittenere Yoginis können nun das rechte Bein abwinkeln und das Fußgelenk umgreifen. Wir halten die Position für einige tiefe Atemzüge und wechseln danach langsam und sanft die Seite, indem wir zuerst zurück in den Vierfüßlerstand kommen.

WIRKUNGSWEISE: Wirbelsäule, Hüfte und Becken werden gedehnt, die Bauchorgane massiert.

VORSICHT BEI: Rundrücken, Skoliose, starkem Hohlkreuz sowie Beckenbodeninstabilität.

HILFESTELLUNG: Sollte das Absenken des Beckens schmerzhaft sein, kann ein Kissen oder eine eingerollte Decke als Stütze dienen. Zur Erleichterung kann auch die Position des unteren Beines variiert werden.

HINTERGRUNDWISSEN: *Eka* bedeutet auf Sanskrit »eins«, *pad* bedeutet »Fuß«, *raja* »königlich«, *kapota* »Taube«. In der königlichen Taube erinnert unsere Oberkörper und in der Schwangerschaft auch der wunderschöne Babybauch an die gewölbte Brust, und das ausgestreckte hintere Bein an den gefiederten Schwanz einer Taube. Die Taube steht weltweit als Symbol für Frieden und Liebe. Daran soll uns diese Asana bei der Ausführung erinnern, sie spiegelt das Schöne, Anmutige und Sanfte in uns wider.

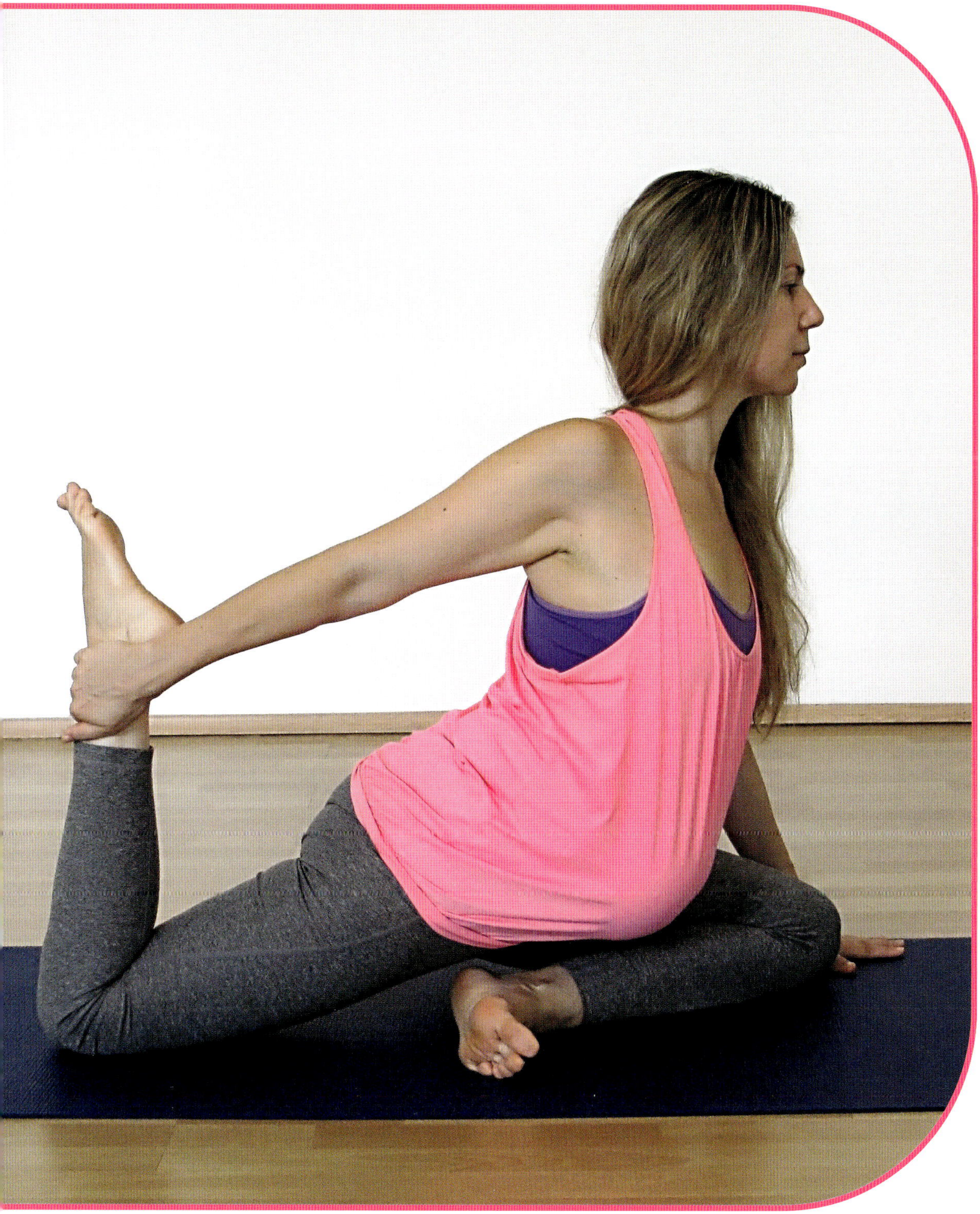

Das Kamel – Ustrasana

Ausgangsposition ist der Vierfüßlerstand. Wir heben den Oberkörper an und senken langsam zuerst die linke Hand und dann erst die rechte Hand nach hinten zu unseren Fersen ab. Die Schulterblätter ziehen hinter dem Rücken zueinander, der Kopf muss nicht ganz in den Nacken fallen, um Zerrungen zu vermeiden. Auch hier kann *Mula Bandha*, der Beckenboden und die Gesäßmuskulatur angespannt werden. Die Position wird nur kurz gehalten. Um wieder aus der Position zu kommen, heben wir mit der nächsten Einatmung zuerst den linken Arm gestreckt an und ziehen uns wie an einem imaginären Seil hoch in den Kniestand. Nun kann die Übung ein zweites Mal wiederholt werden, indem wir zuerst die rechte Hand und dann die linke Hand zu den Fersen absenken. Die Stellung des Kindes bietet einen idealen Ausgleich zur Entspannung.

WIRKUNGSWEISE: Hilft bei Sodbrennen, verbessert die Atmung, dehnt und stärkt Oberschenkel und Rücken und öffnet sanft den Leistenbereich.

VORSICHT: Bitte immer sanft und kontrolliert aus der Position kommen. Der Druck auf den Uterus sollte nicht zu stark sein.

HILFESTELLUNG: Zur Erleichterung können die Hände oder Unterarme auf einem festen Hocker oder einer Bank abgelegt werden, auch Yoga-Blöcke bieten eine ideale Ergänzung.

HINTERGRUNDWISSEN: Das Kamel zählt zu den Rückwärtsbeugen, deren Nutzen vielfältig ist: Der Brustkorb wird gedehnt, der Atem kann tiefer fließen, im Bauchraum wird mehr Platz geschaffen und die inneren Organe werden angeregt. Die Beugung der Wirbelsäule nach hinten wirkt der natürlichen Tendenz entgegen, sich mit fortschreitender Schwangerschaft nach vorne zu krümmen, um die Schmerzen im unteren Rücken zu entlasten. In der Asana kommt eventuell ein psychischer Widerstand hoch, sich nach hinten zu beugen. Besonders in Angstsituationen, etwa während der Geburt, halten wir die Luft an, das Zwerchfell und die sekundären Atemmuskeln verkrampfen sich. Genau die entgegengesetzte Bewegung geschieht jedoch im Kamel: Brustkorb, Bauch und Kehle werden gedehnt und geöffnet. Diese Asana gilt nicht von ungefähr bei gekonnter Ausführung als gute Geburtsvorbereitung.

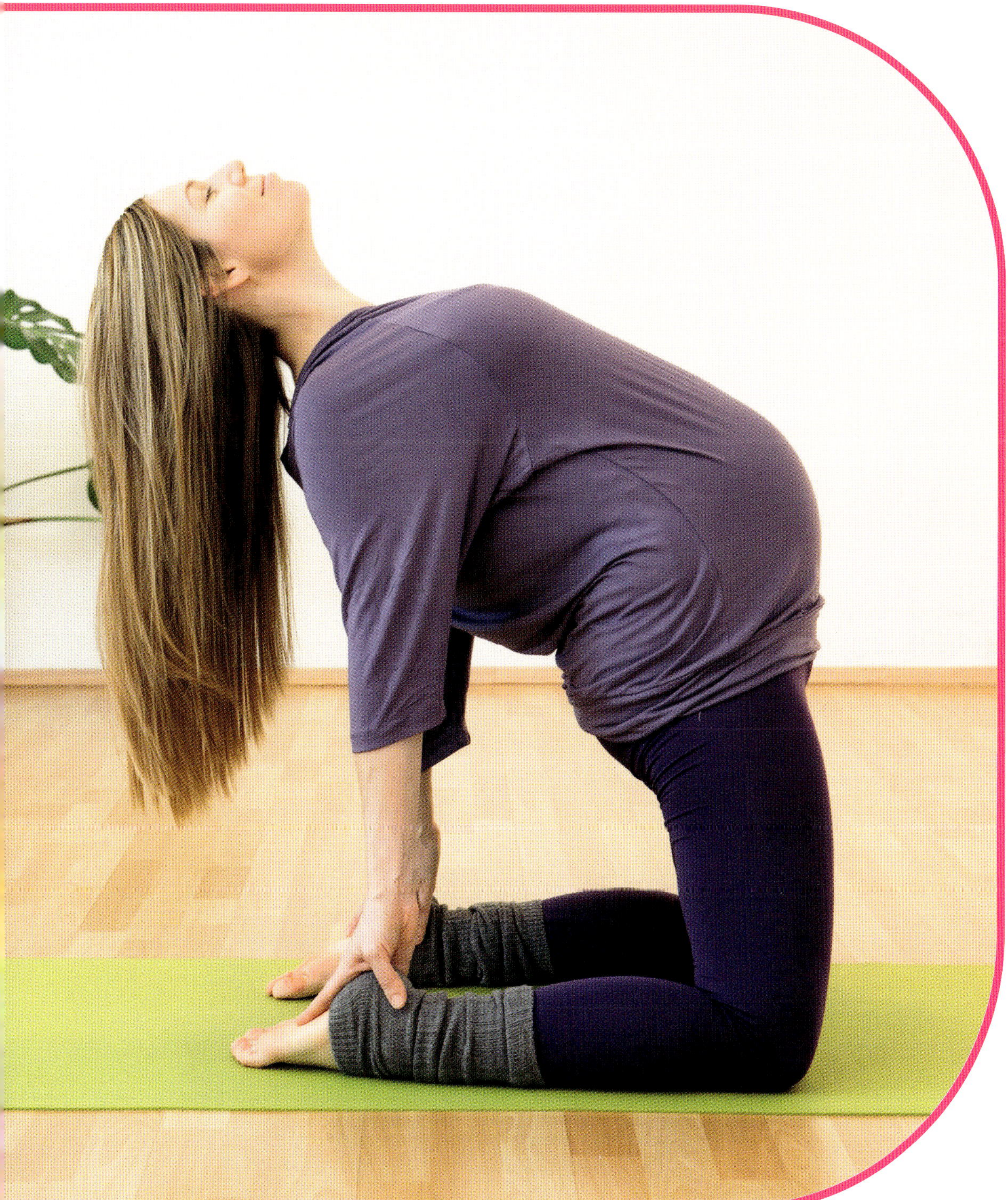

Asanas im Stehen

Der betende Berg – Tadasana mit Namaste-Mudra

Wir stehen auf unserer Matte. Die Fersen ziehen zusammen, das Gewicht ist gleichmäßig über die Fußsohlen verteilt, der Brustkorb ist nach vorne gewölbt, die Schultern ziehen nach hinten. Wir falten die Hände vor dem Brustkorb, die Ellenbogen sind leicht angehoben, die Schultern entspannt. Unser Atmen kann locker-leicht weiterfließen, wir versuchen, unseren Geist zu beruhigen.

WIRKUNGSWEISE: Haltung und Aufrichtung der Wirbelsäule können bewusst wahrgenommen werden. Körperliches und mentales Gleichgewicht werden gefördert. Deine Verbindung zur Erde und ihren Energien wird intensiv spürbar.

VORSICHT: Bitte unterschätze nie, wie anstrengend selbst eine sanfte Asana wie diese während der Schwangerschaft sein kann! Halte die Position bei Kopfschmerzen und niedrigem Blutdruck nicht zu lange.

HILFESTELLUNG: Übe zuerst ohne das Falten der Hände. Erst wenn du dich in der Standhaltung fit fühlst, nimm die Hände dazu, vielleicht schaffst du es auch, die Augen dabei zu schließen.

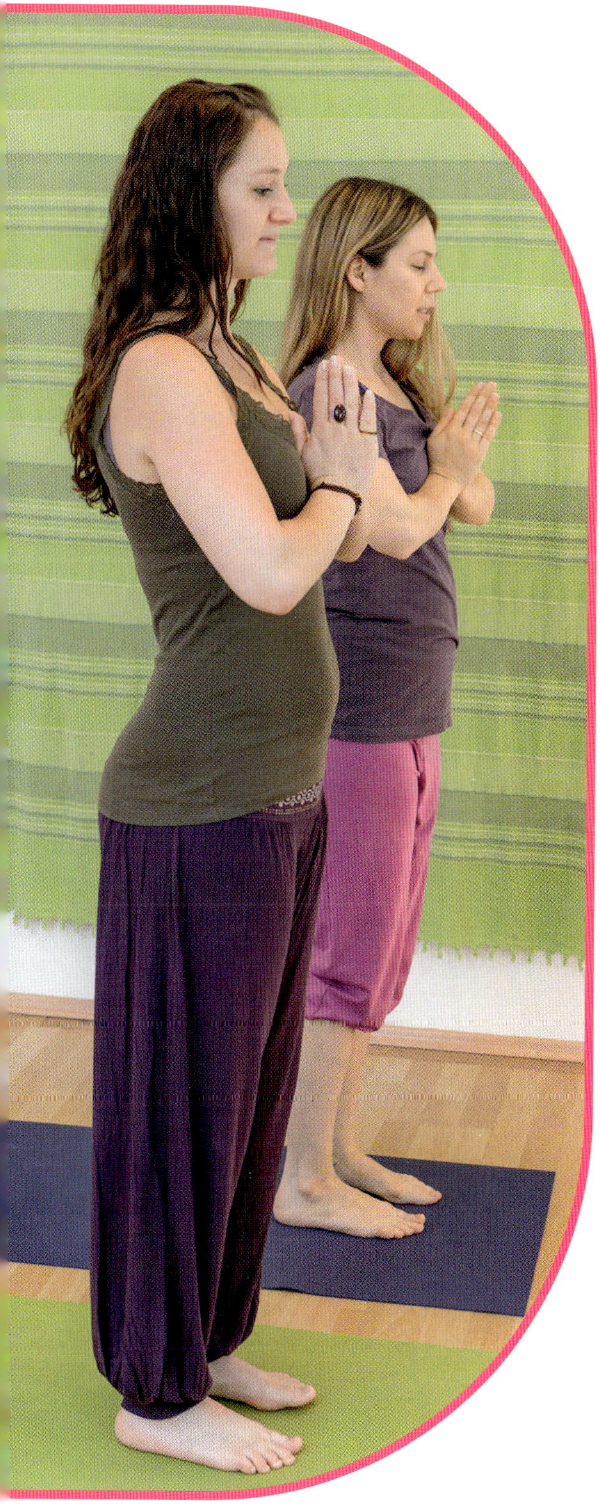

HINTERGRUNDWISSEN: Tadasana, auch Berghaltung genannt, ist die Ausgangsposition für viele weitere Asanas und somit eine der wichtigsten Yoga-Positionen; daher ist es von Bedeutung, sie bewusst und korrekt auszuführen: Fest auf den eigenen Füßen zu stehen, kann auch bedeuten, gut für sich selbst zu sorgen und für das eigene Leben die Verantwortung zu übernehmen. Gerade während der Schwangerschaft ist dies besonders wichtig. Fest verankert und standfest sind wir im Leben, wenn wir auch in schwierigen Zeiten unsere Aufgaben erfüllen können und unseren Grundsätzen treu bleiben. Aufrecht sein, für etwas geradestehen, standhaft bleiben, fest verwurzelt sein – diese Ausdrücke stehen für etwas: Uns wirft nichts so leicht aus der Bahn. Parvati (»dem Gebirge zugehörend«), die Tochter des Berges Himalaya, soll der Legende nach das gesamte Wissen über Hatha Yoga von Gott Shiva erfahren haben. Sie gilt auch als Shakti, die weibliche Urkraft des Universums.

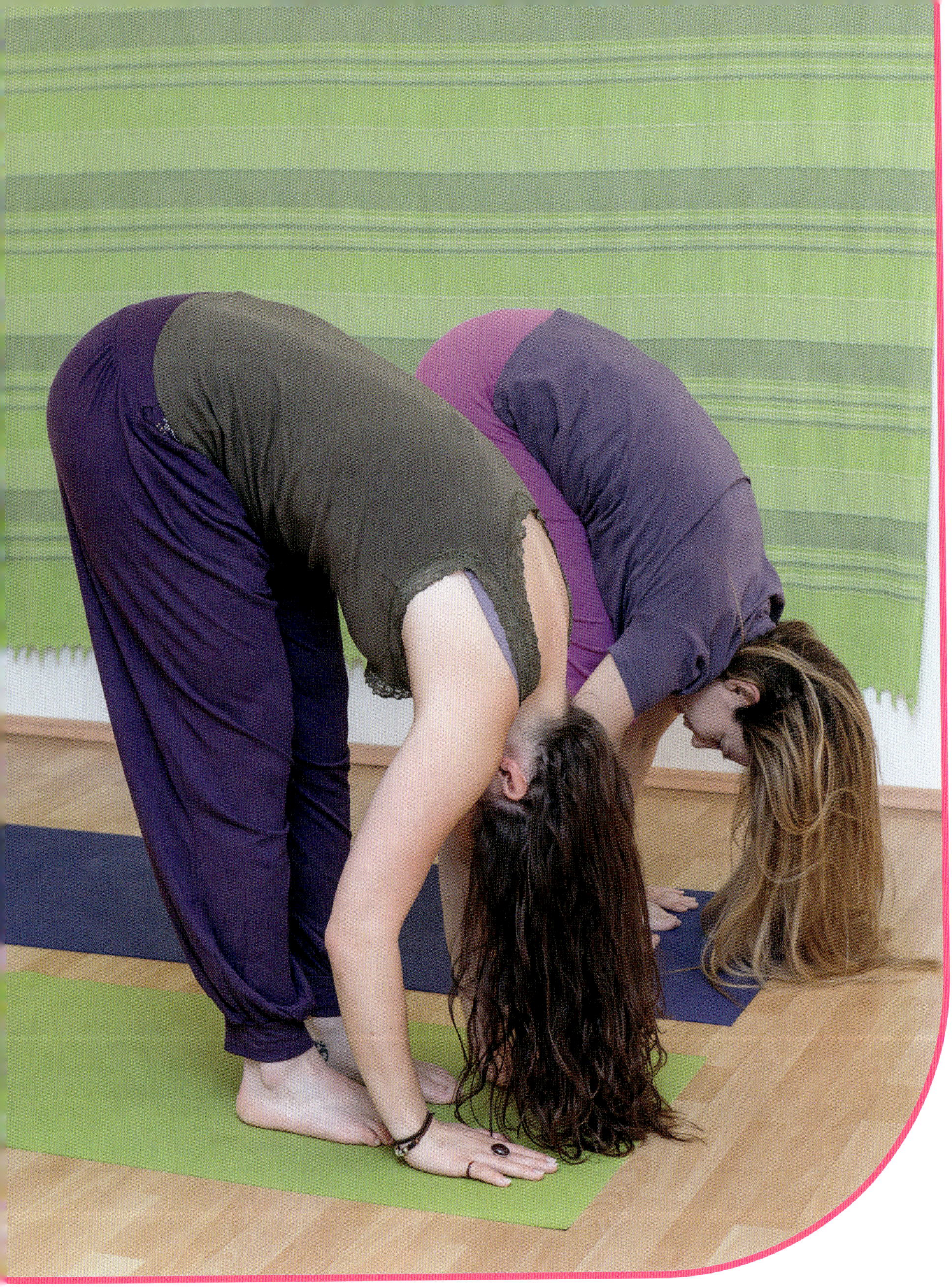

Die volle Vorwärtsbeuge – Padahastasana

Ausgangsposition ist Tadasana. Wir atmen ein und heben beide Arme an, wir atmen aus und kommen mit geradem Rücken nach vorne. Die Knie können gebeugt werden, den Kopf können wir locker hängen lassen. Die Hände können wir unter die Füße bringen oder seitlich ablegen. Position für 3–4 tiefe Atemzüge halten und danach sanft ins Stehen kommen.

WIRKUNGSWEISE: Stellt die Elastizität der Wirbelsäule wieder her und dehnt die Sehnen in den Beinen, vor allem in den Kniekehlen. Unterstützt außerdem die Blutzufuhr zum Gehirn und hat einen Teil der Wirkungen der Umkehrhaltungen.

VORSICHT: Allgemein gilt bei Umkehrhaltungen, dass die Positionen bei erhöhtem Blutdruck oder Netzhautproblemen nicht ausgeführt werden sollten.

HILFESTELLUNG: Die Schwangere sollte nie versuchen, mit dem Kopf die Knie zu berühren, indem der Brustkorb eingezogen wird. Dies führt nur zu Krämpfen in Brust und Bauch sowie zu einem steifen Nacken und Kopfschmerzen.

HINTERGRUNDWISSEN: Diese Position wird oft auch als Uttanasana bezeichnet. *Uttana* bedeutet »intensiv«, *pad* »Fuß«, *hasta* »Hand« und *asana*, wie wir bereits wissen, »Stellung«. Die volle Bezeichnung dieser Asana würde also »intensive Fuß-Hand-Stellung« lauten.

In mehr als 90 Prozent aller Geburten wird das Baby mit dem Kopf voran auf die Welt gebracht, es lag also bereits zuvor in der Schädellage, bei der das Köpfchen ab etwa der 36. Schwangerschaftswoche gut im mütterlichen Becken verankert ist. Ein Nach-vorne-Beugen des Oberkörpers würde das Baby nicht irritieren, doch bei Bedenken sind Vorwärtsbeugen auszulassen.

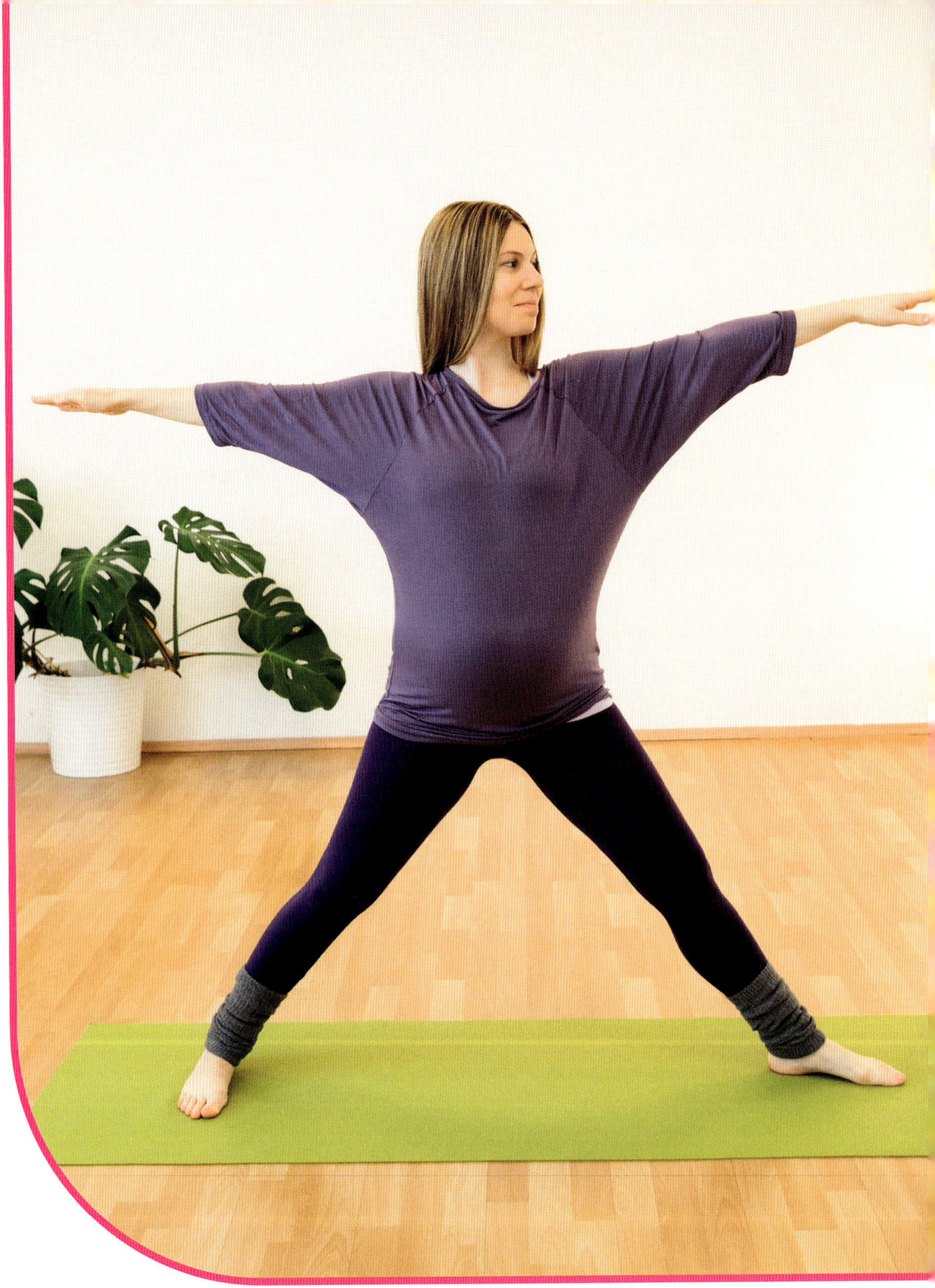

Gestreckte Dreieckshaltung – Utthita Trikonasana

Die Ausgangsposition ist die Ausgangsstellung für die klassische Position Trikonasana, die wir während der Schwangerschaft durchaus noch etwas bewusster als sonst einnehmen sollten: Wir atmen tief ein und heben die Arme auf Schulterhöhe an, mit der Ausatmung stellen wir beide Beine weiter als hüftbreit auf. Wir atmen erneut tief ein und strecken die Wirbelsäule lang, mit der Ausatmung lassen wir unser Becken und Steißbein leicht nach vorne kippen. Wir halten die Position erneut für 3–4 tiefe Atemzüge. Mit der nächsten Ausatmung wechseln wir die Seite.

WIRKUNGSWEISE: Stärkt den Beckenbereich sowie die Beinmuskulatur und die Fußknöchel. Verbessert die Beweglichkeit der Wirbelsäule und öffnet die Hüften, löst Verspannungen in der Brust und führt zu einem größeren Atemvolumen durch die Öffnung des Brustraums.

VORSICHT BEI: Starkem Hohlkreuz und Skoliose sowie akuten Rückenschmerzen, Symphysenschmerzen und Problemen im Bereich des Iliosakralgelenks.

HILFESTELLUNG: Die Hand sollte nur bis zum Schienbein oder bis zur Fessel abgesenkt werden, da nur so beide Seiten des Oberkörpers gestreckt bleiben. Die Füße sollten fest in die Matte gedrückt werden, um ein Abrutschen zu vermeiden.

HINTERGRUNDWISSEN: Auf Sanskrit heißt *utthita* »ausgestreckt«, *tri* bedeutet »drei« und *kona* »Winkel«. Trikona ist somit das Dreieck und Utthita Trikonasana die Stellung des ausgestreckten Dreiecks. In der Position ist jeweils der Lenden-Darmbeinmuskel aktiviert und ebenso der große Gesäßmuskel.

Die Dreieckshaltung – Trikonasana

Beide Beine sind weiter als hüftbreit aufgestellt, Becken und unterer Rücken bleiben stabil, das Steißbein kippt leicht nach vorne. Nun wird der linke Fuß nach außen gedreht. Mit der Einatmung heben wir beide Arme gestreckt auf Schulterhöhe an, mit der Ausatmung strecken wir uns zur linken Seite und senken die linke Hand am linken Bein ab. Der rechte Arm wird über dem Kopf lang gestreckt. Der Blick geht nach oben zur Hand. Wir können die Position für 3–4 tiefe Atemzüge halten. Mit einer Einatmung heben wir beide Arme wieder an und mit einer Ausatmung senken wir sie ab. Danach die Seite wechseln.

WIRKUNGSWEISE: Stärkt das Becken, die Bein- und Armmuskulatur sowie den Trapezius (Trapezmuskel, wegen seiner Lage im Bereich der Schulterblätter auch als Kapuzenmuskel bezeichnet) und den unteren Rücken.

VORSICHT BEI: Starkem Hohlkreuz und Skoliose sowie akuten Rückenschmerzen, Symphysenschmerzen und Problemen im Bereich des Iliosakralgelenks.

HILFESTELLUNG: Die Füße sollten fest gegen die Matte gedrückt werden, um ein Abrutschen zu vermeiden. Eine sanfte Ausführung in Kombination mit der Atmung und ein Anspannen von Mula Bandha gerade beim Anheben der Arme und des Oberkörpers zurück in die Ausgangsposition sind zu bevorzugen.

HINTERGRUNDWISSEN: Trikonasana bringt die *Gunas*, die drei Qualitäten der Materie, ins Gleichgewicht: *Sattva*, das Reine und Klare, *Rajas*, die Bewegung und Leidenschaft, und *Tamas*, die Trägheit. Die Position führt bei korrekter Ausführung zu drei Dreiecken im Körper. Das erste wird vom rechten Oberschenkel, dem rechten Arm und der rechten Taille gebildet; die drei Eckpunkte des zweiten Dreiecks erkennst du in der rechten Hand, dem linken Fuß und der linken Hand; das dritte Dreieck wird zwischen den beiden Beinen und der Erde gebildet. Übrigens können wir auch die drei Schwangerschafts-Trimester mit diesen Qualitäten vergleichen, ebenso die hinduistische Trimurti, die drei Hauptgottheiten: *Brahma* bzw. *Shakti*, der/die erschafft; *Vishnu*, der erhält; und *Shiva*, der zerstört, um Neues zu ermöglichen – um ähnlich wie die Geburtswehen zwar Schmerzen, aber mit jeder Wehe neues Leben weiter ins Licht der Welt zu bringen.

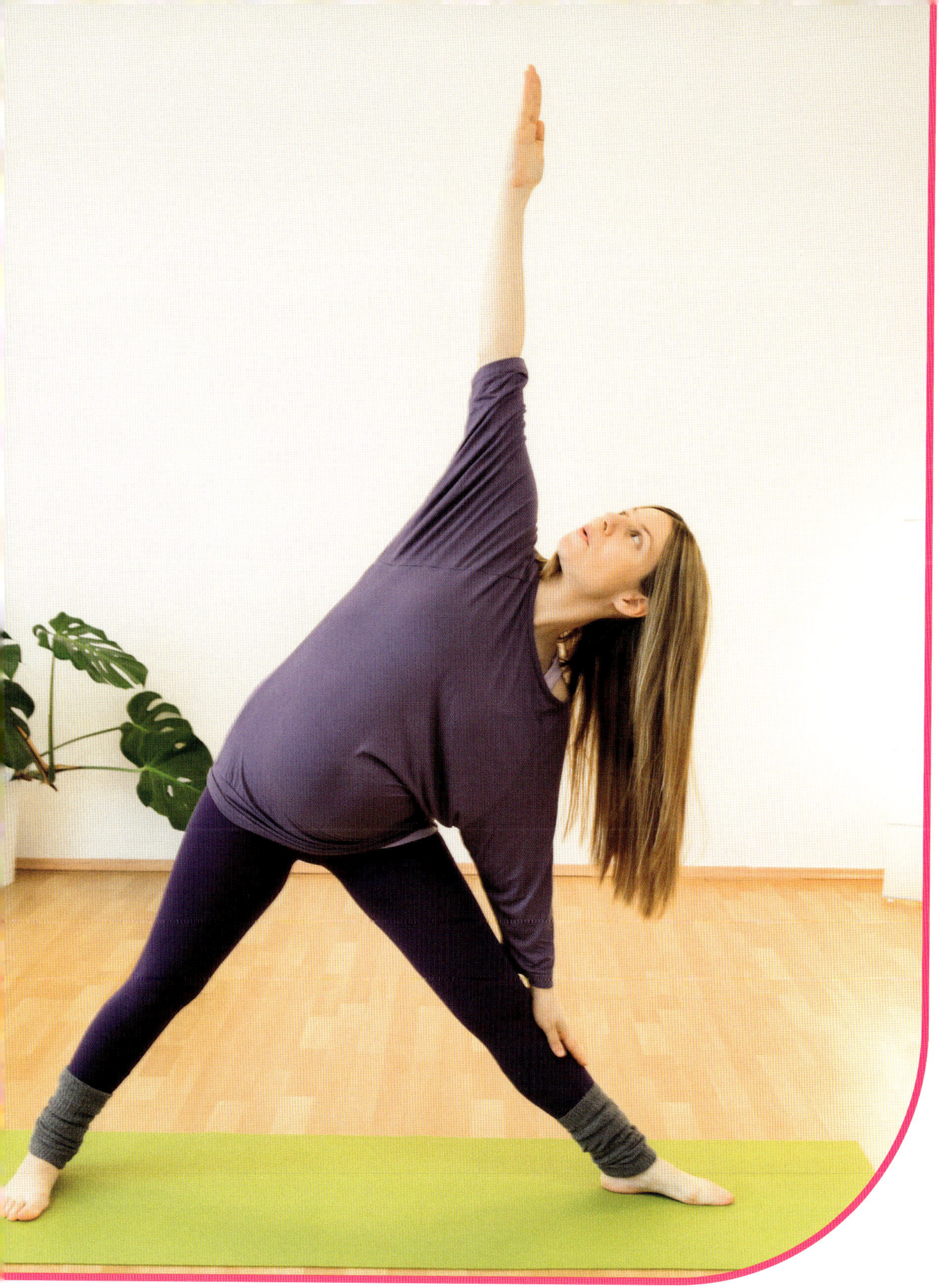

Die Kriegerinnenstellung – Virabhadrasana I

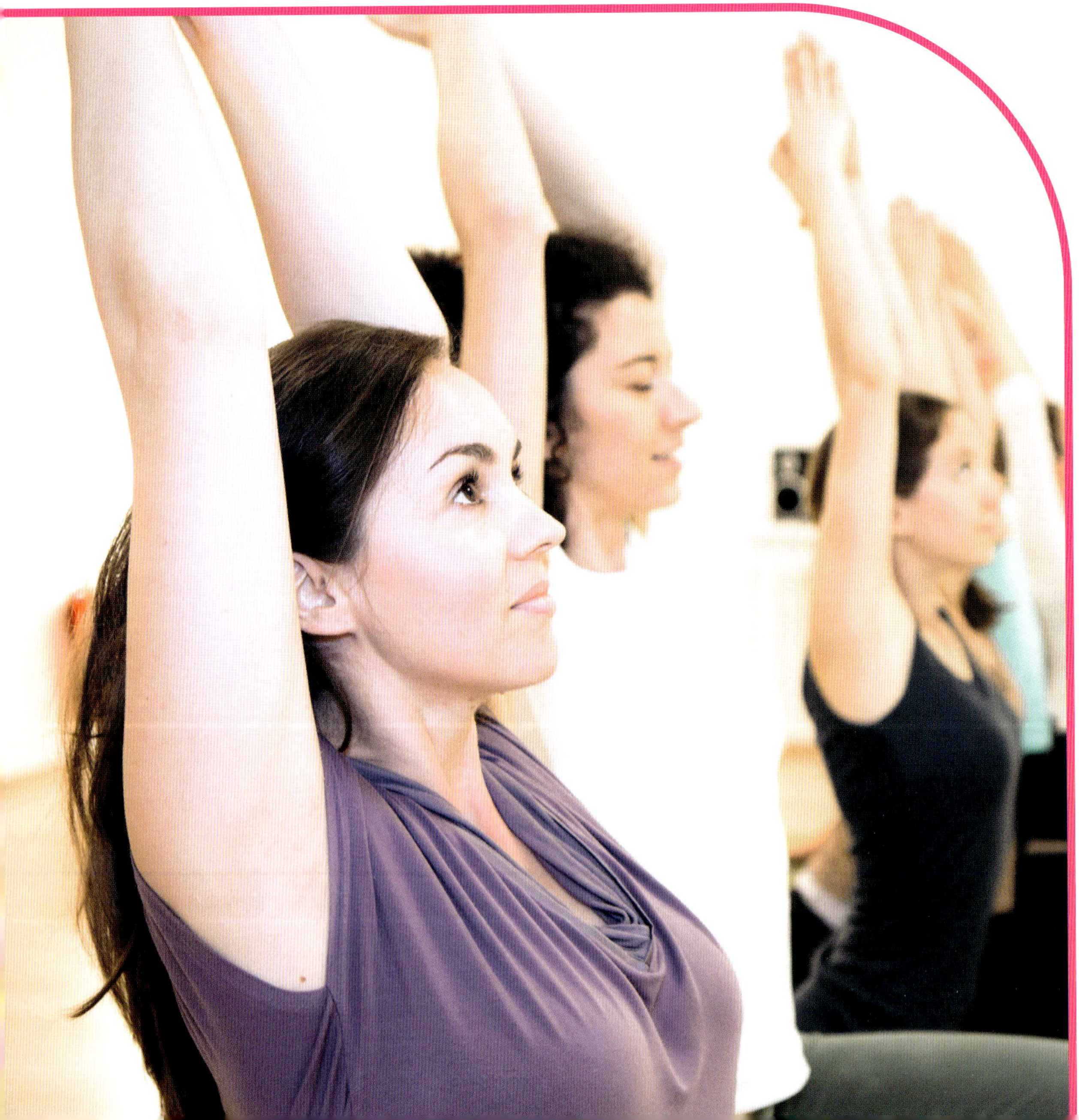

Ausgangsposition ist der hüftbreite Stand. Wir heben mit der Einatmung beide Arme an und mit der Ausatmung drehen wir uns zur linken Seite, das linke Knie wird gebeugt und die Hände über dem Kopf gefaltet. Wir halten die Position für 6–8 tiefe Atemzüge und strecken danach wieder mit einer Einatmung das linke Bein, mit der Ausatmung senken wir die Arme ab und wechseln die Seite.

WIRKUNGSWEISE: Die Rückenstrecker richten den Rumpf auf, die rautenförmigen Muskeln ziehen die Schulterblätter zur Wirbelsäule. Ziehen wir zusätzlich die Fersen zueinander, ohne dass sich die Füße von der Matte lösen, spannen wir den Beckenboden an.

VORSICHT BEI: Starkem Hohlkreuz und Skoliose sowie akuten Rückenschmerzen, Symphysenschmerzen und Problemen im Bereich des Iliosakralgelenks.

HILFESTELLUNG: Der Untergrund sollte trocken und rutschfest sein. Der Unterkörper muss sowohl beweglich als auch stark genug sein, um den Oberkörper derart zu unterstützen, damit der Atem frei fließen kann.

HINTERGRUNDWISSEN: Wer die Kriegerinnenstellung übt, entwickelt geistige Kraft, Festigkeit, Mut und inneres Heldentum. Der glückliche Held (Vira Bhadrasana oder Virabhadrasana), auch Krieger genannt, ist eine der Asanas, die lang gehalten werden sollte, um die volle Wirkung zu erreichen, Schwangere sollten jedoch nie über ihr Limit hinausgehen! Alle Trikonasana-Variationen (Ausgangsposition Dreiecksstand) erhalten laut Geeta Iyengar die Bewegungsfreiheit und verbessern die Atmung. Sie nehmen die Steifheit des Körpers, Rückenschmerzen sowie das Schweregefühl im Bauch und können morgendliche Übelkeit beseitigen.

seitliche winkelstreckung – utthita parshvakonasana

Ausgangsposition ist ein breiter gegrätschter Stand. Das linke Bein ist 90 Grad abgewinkelt. Knie und Knöchel befinden sich in einer Linie. Mit der Einatmung heben wir beide Arme auf Schulterhöhe an, mit der Ausatmung beugen wir uns zur linken Seite, der rechte Arm wird über dem Kopf lang gestreckt. Wir können den linken Unterarm auf dem Oberschenkel ablegen. Fortgeschrittenere legen die Handfläche neben dem Fuß auf dem Boden ab. Die Kraft kommt aus der Grundstellung, das Körpergewicht sollte nicht auf Unterarm oder Handfläche gestützt sein. Der Konzentrationspunkt (Drishti) liegt in der Handfläche. Der Kopf bleibt in Verlängerung zur Wirbelsäule. Wir halten für 3–4 tiefe Atemzüge und kommen danach wieder mit einer Einatmung in die Ausgangsposition zurück, um die Seite zu wechseln.

WIRKUNGSWEISE: Bei dieser Asana wird die Fuß-, Bein-, Rumpf- und Armmuskulatur gekräftigt. Der seitliche Brustkorb weitet sich, wodurch sich die Atmung verbessert.

VORSICHT BEI: Skoliose sowie Bänder- und Symphysenschmerzen.

HILFESTELLUNG: Die Asana sollte immer mit einer bewussten Atmung kombiniert werden: einatmen – in die Grundposition kommen, ausatmen – zur Seite dehnen. Ein Block oder ein Kissen unter dem abgelegten Arm kann die Position erleichtern.

HINTERGRUNDWISSEN: Bei der seitlichen Winkelstreckung wird jeweils eine Seite des gesamten Körpers vom Außenknöchel des Fußes bis zur gleichseitigen Hand gestreckt und gedehnt. Diese Dehnung kann dabei helfen, Müdigkeit zu beseitigen, die neben Übelkeit in den ersten Monaten der Schwangerschaft zu den häufigsten Begleiterscheinungen gehört. Aber auch die letzten Monate, in denen sich Schwangere den ganzen Tag mit erhöhtem Körpergewicht bewegen müssen, können sehr anstrengend sein. Du solltest dann sicherstellen, dass du nicht an Blutarmut (Anämie) leidest, einer häufigen, aber für gewöhnlich harmlosen Beschwerde in der Schwangerschaft. Der Bedarf an Baustoffen für die Blutbildung erhöht sich, da nicht nur das Blutvolumen der Mutter zunimmt, sondern auch der Fötus selbst Blut bildet. Die nötigen Bestandteile dafür (Eisen und Folsäure) holt er sich von der Mutter, besonders während der Wachstumsschübe in der 28. bis 32. Schwangerschaftswoche.

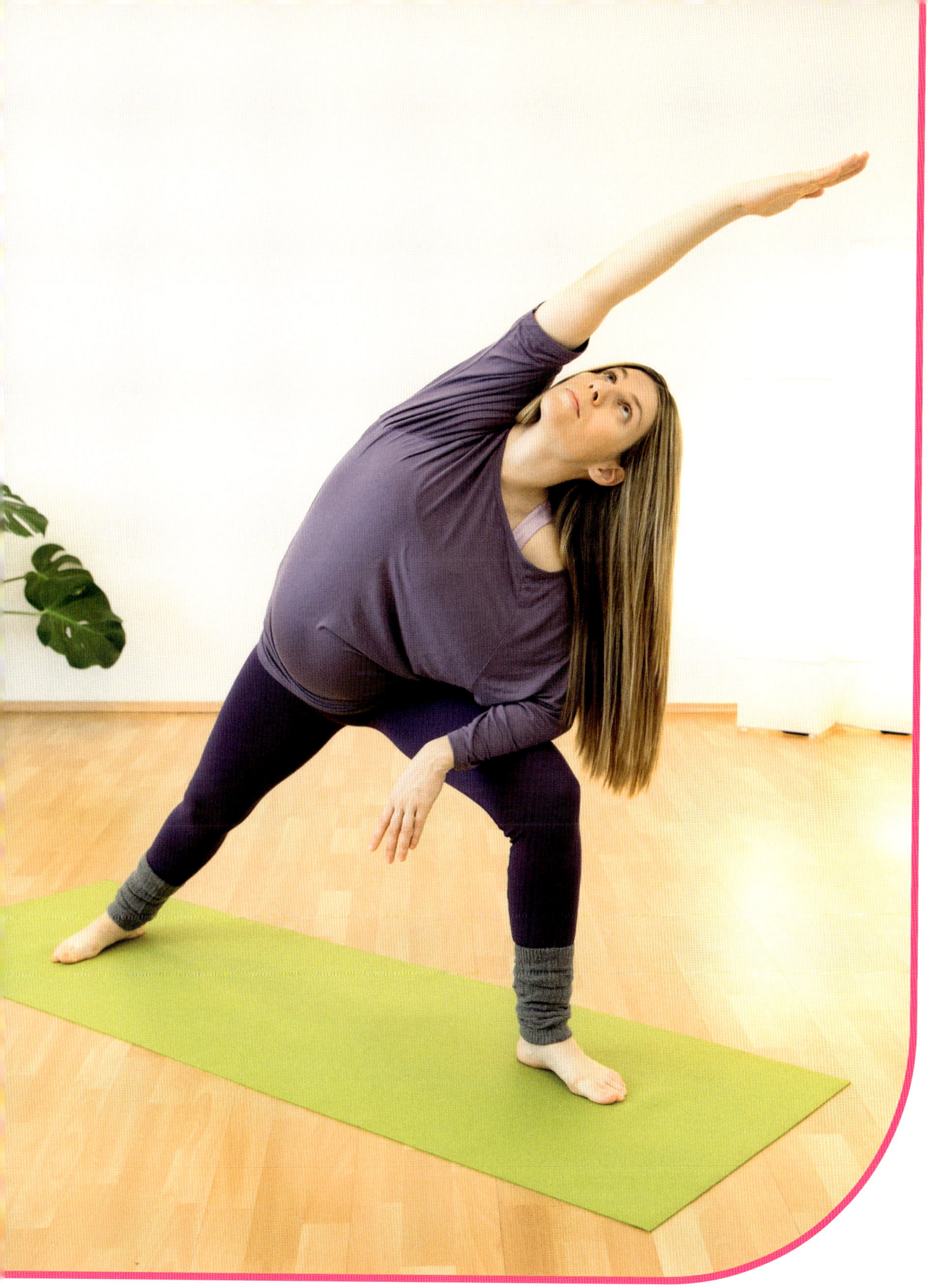

Der abgesenkte Halbmond – Ardha Chandrasana

Wir stehen in Tadasana, der Berghaltung, wir atmen tief ein, mit der Ausatmung öffnen wir unseren Stand etwas weiter als hüftbreit. Mit der Einatmung heben wir beide Arme auf Schulterhöhe an, mit der Ausatmung kippen wir sanft zur linken Seite und senken den linken Arm zur linken Seite hin ab, das rechte Bein wird dabei angehoben. Wir halten für 3–4 tiefe Atemzüge. Mit einer erneuten Einatmung kommen wir in die Ausgangsposition zurück und variieren zur anderen Seite.

WIRKUNGSWEISE: Diese Position kräftigt die seitliche Bauch- und Rückenmuskulatur sowie die Muskulatur des jeweiligen Standbeins.

VORSICHT BEI: Schwindelgefühl und Symphysenschmerzen sowie Rückenschmerzen und Hüftproblemen.

HILFESTELLUNG: Die Position kann auch an der Wand angelehnt, oder mit einem Stuhl bzw. Yoga-Block ausgeführt werden.

HINTERGRUNDWISSEN: Beide Sanskrit-Begriffe hören wir im Yoga öfter: *ardha* können wir mit »halb« übersetzen, *chandra* mit »Mond«. Viele Asanas haben den Namen »Halbmond« erhalten, auf die hier gezeigte weist er mit viel Fantasie ebenfalls hin.

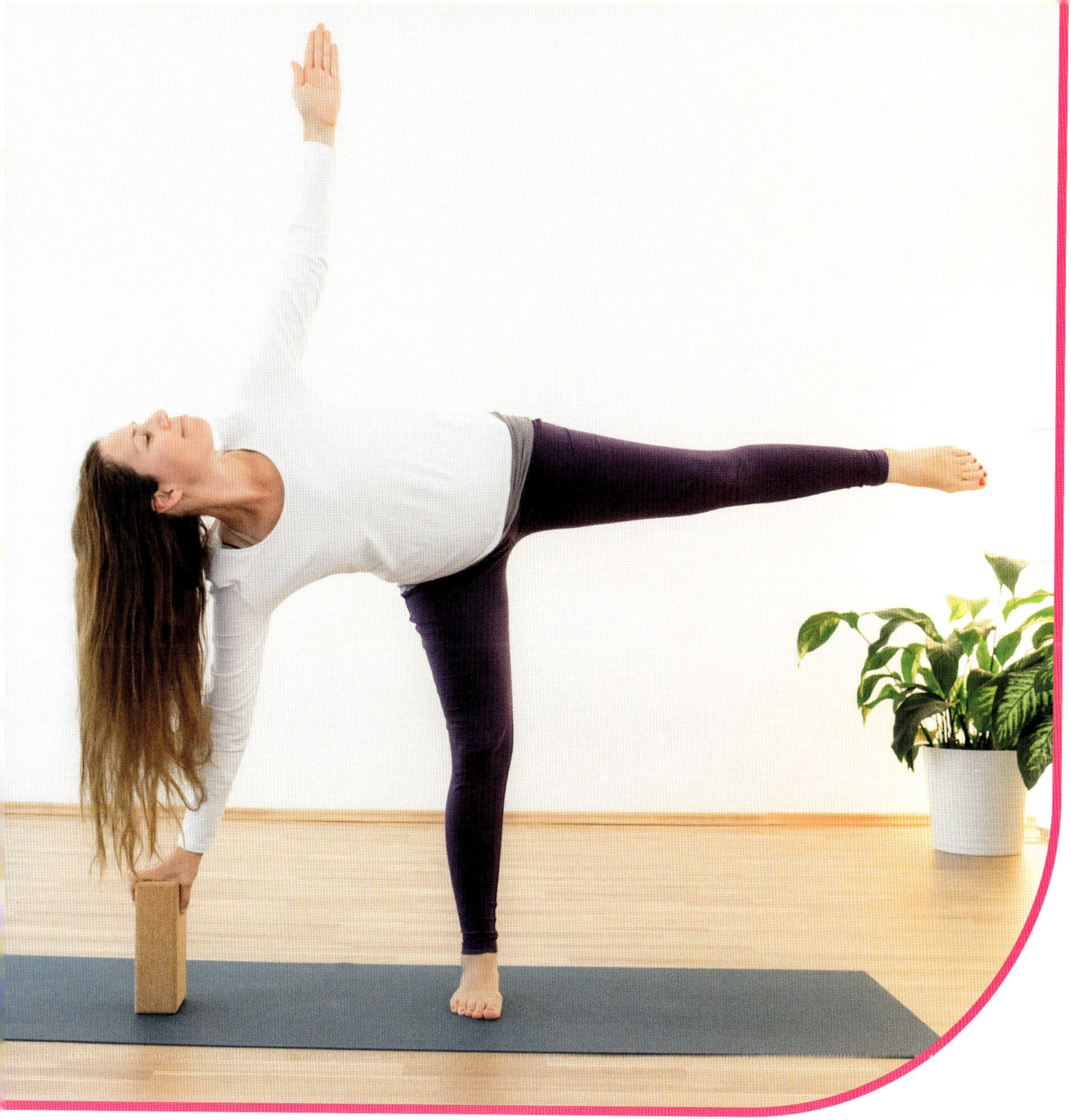

Chandra gilt im Hinduismus als der Mondgott und zählt in der traditionellen indischen Astronomie zu den Navagraha, den neun Planeten. Chandra ist der Sohn des Weisen Atri und der Anasuya. Er war mit den 27 Töchtern des Sehers Daksha verheiratet. Da er aber eine von ihnen, Rohini, bevorzugte, beklagten sich die 26 anderen Frauen bei ihrem Vater. Der verfluchte daraufhin Chandra, dass er abmagern solle. Da bekamen die Töchter Mitleid und baten den Vater, den Fluch unwirksam zu machen. Daksha konnte den Fluch aber nur abschwächen, sodass der Mond seither 14 Tage lang ab- und 14 Tage lang wieder zunimmt.

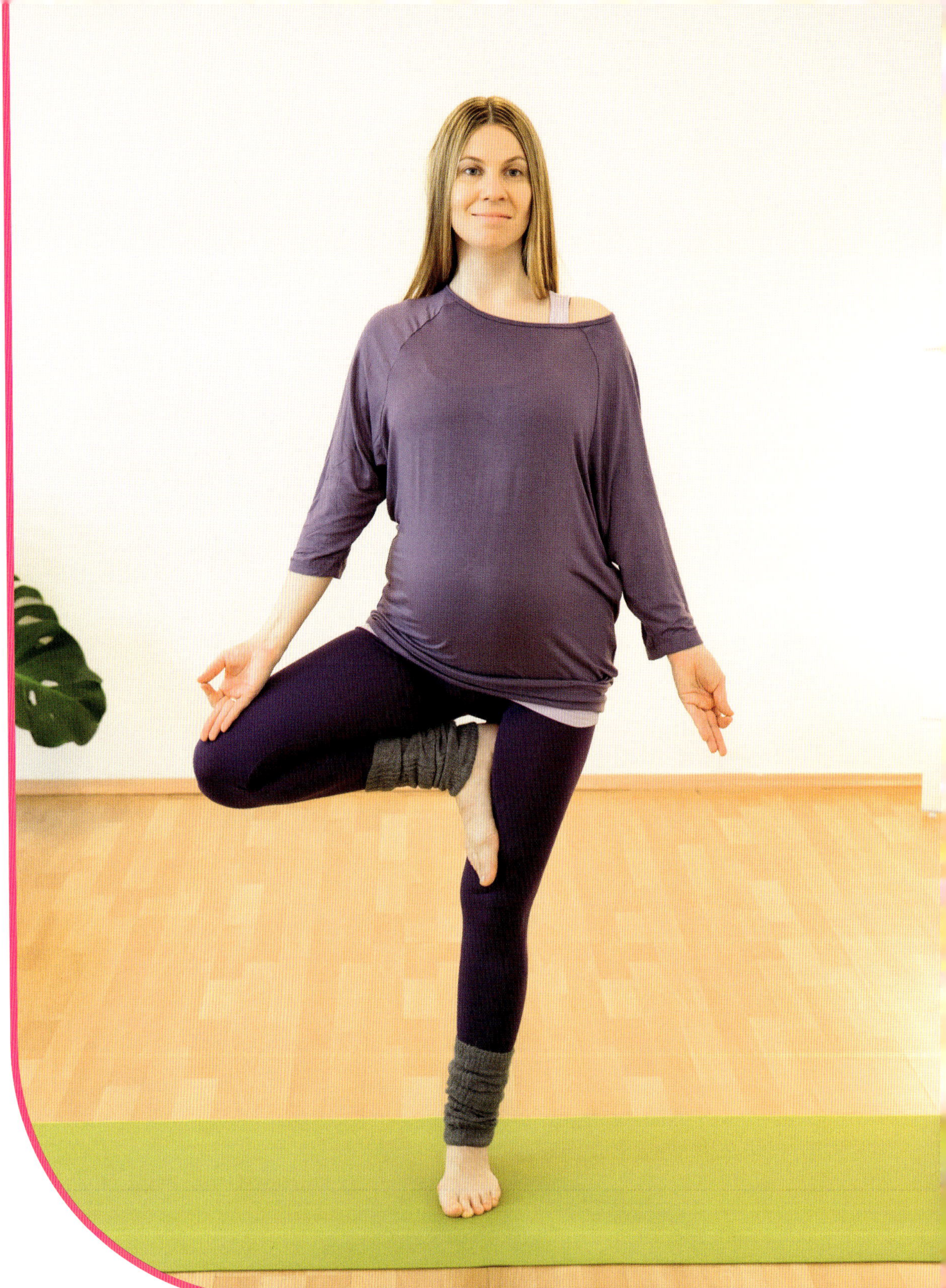

Der Baum – Vrikshasana

Ausgangsposition ist der aufrechte Stand. Nun verlagern wir viel Gewicht auf das linke Bein und suchen uns einen guten Konzentrationspunkt (Drishti) auf Augenhöhe. Langsam heben wir das rechte Bein an und legen die Fußsohle an der Innenseite des linken Beines ab. Das rechte Knie zieht hierbei sanft nach außen und zurück. Die Hände können vor dem Brustkorb gefaltet und danach langsam angehoben, oder auf den Oberschenkeln abgelegt werden.

WIRKUNGSWEISE: Hilft bei der Entwicklung von Gleichgewicht, Bestimmtheit und Zielorientiertheit. Wer den Baum übt, erhält die Fähigkeit der Stabilität inmitten der Stürme des Lebens.

VORSICHT: Während der Schwangerschaft weitet sich das Becken, gerade der untere Rücken fühlt sich oft instabil an. In dieser Position brauchen wir ein gutes Gleichgewichtsgefühl und versuchen, den unteren Rücken und das Becken stabil zu halten. Sollte dies Schwangeren nicht möglich sein, können sie sich in der Nähe einer Wand aufstellen, um ein Umkippen zu vermeiden.

HILFESTELLUNG: Damit die Rückenmuskulatur in der Position aktiv mitarbeiten kann, sollte sich die Schwangere, wenn möglich, nicht an einer Wand anlehnen.

HINTERGRUNDWISSEN: *Vriksha* bedeutet auf Sanskrit »Baum«. Die Position gilt als eine Asana für inneres Gleichgewicht und wird Schwangeren empfohlen, wenn sie sich emotional unausgewogen fühlen. Wie stark eine Frau aufgrund ihrer Schwangerschaft unter emotionalen Stimmungsschwankungen leidet, hängt übrigens davon ab, wie gut es ihr gelingt, mit dem veränderten Hormonspiegel ihres Körpers umzugehen. Die Ausschüttung von Progesteron und Östrogenen wird gesteigert, vorerst sind nach wie vor die Eierstöcke für die Produktion zuständig. Bald wird jedoch die Plazenta gebildet, die ab dem fünften Schwangerschaftsmonat die komplette Hormonproduktion übernehmen wird. Bis es soweit ist, wechseln sich Eierstöcke und Plazenta ab. Dieses Hin und Her sowie der erhöhte Anteil an Hormonen kann besonders in den ersten Schwangerschaftsmonaten erhebliche Stimmungsschwankungen hervorrufen. Körperliche Veränderungen, die auch durch Hormone verursacht werden, wie Müdigkeit, Übelkeit, Sodbrennen, Abgeschlagenheit und Kopfschmerzen tun ihr Übriges. Die Fokussierung in Vrikshasana hilft uns, hierbei einen klaren Kopf zu bewahren.

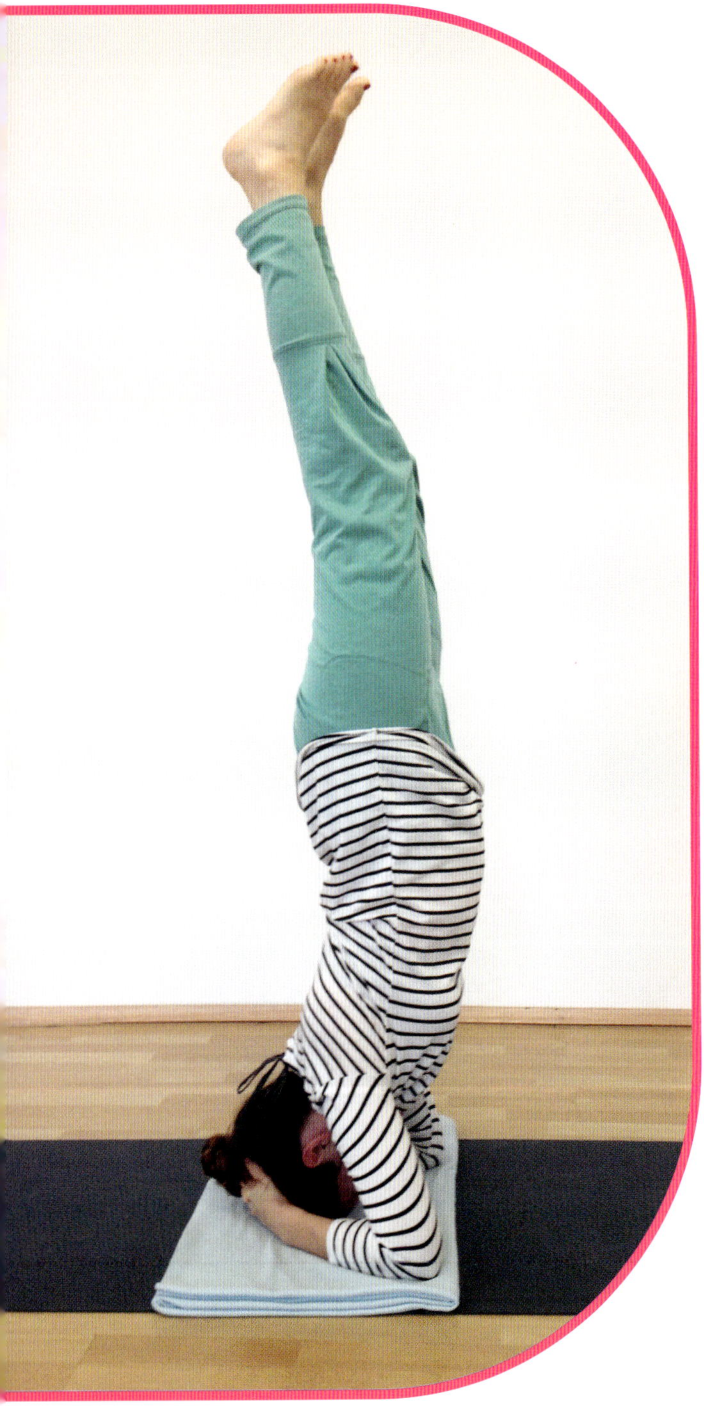

Der Kopfstand – Sirshasana

Wir beginnen mit 5–8 Atemzügen in der Stellung des Kindes. Dann gehen wir langsam wie folgt vor:

- Aufsetzen, Ellbogen abmessen: Hände um die Ellbogen legen, damit diese schulterbreit auseinander auf dem Boden liegen.
- Hände falten, dabei Finger leicht auseinanderziehen.
- Kopf etwas auf der Scheitelmitte auf den Boden legen, sodass der Nacken fast senkrecht zum Boden ausgerichtet ist.
- Beine ausstrecken, mit den Füßen nahe zu den Ellbogen wandern.

Wer nicht weitergehen will, kann im »halben Kopfstand« bleiben, um dann wieder die Stellung des Kindes einzunehmen. Ansonsten geht es folgendermaßen weiter:

- Knie beugen, Füße heben, Knie strecken und hochziehen.
- Füße und Waden sind ganz entspannt. Die Schultern von den Ohren wegdrücken, Schulterblätter zusammenziehen.
- Lendenwirbelsäule aufrichten. Ellbogen fest in den Boden stemmen: Drei Viertel des Gewichts sollte auf den Unterarmen ruhen.
- Um aus der Stellung zu kommen, langsam und bewusst absetzen.

WIRKUNGSWEISE: Sirshasana gilt als König der Asanas. Die drei Gunas haben ihren Ursprung im Gehirn, hier entspringt Sattva, die Klarheit. Die Position fördert die Durchblutung des Gehirns und damit seine Gesundheit und Frische. Weiterhin werden Becken und Beine entlastet.

VORSICHT BEI: Nackenproblemen und Bluthochdruck. In der Schwangerschaft sollte der Kopfstand nur nach Absprache mit Yoga-LehrerIn und ÄrztIn gemacht werden. Im Zweifelsfall besser durch den herabschauenden Hund ersetzen!

HILFESTELLUNG: Nie von außen »pushen«, die Position muss aus eigener Muskelkraft heraus eingenommen werden können.

Wer würde es für möglich halten, dass eine schwangere Frau mit ihrem dicken, schweren Bauch solch eine akrobatische Leistung vollbringen kann. »Diese Vanita muss ja stark wie ein Pferd sein«, mögen manche Leute sagen. Stark? Nein. Gerade das lernst du im Yoga, daß Stärke dich nicht weiterbringt. Yoga ist ein sanfter Weg. Und der Weg des Verstehens. (Frederik Leboyer)

Übungsabfolgen für das erste Trimeste

Bewegte Abfolge für das erste Trimester

1
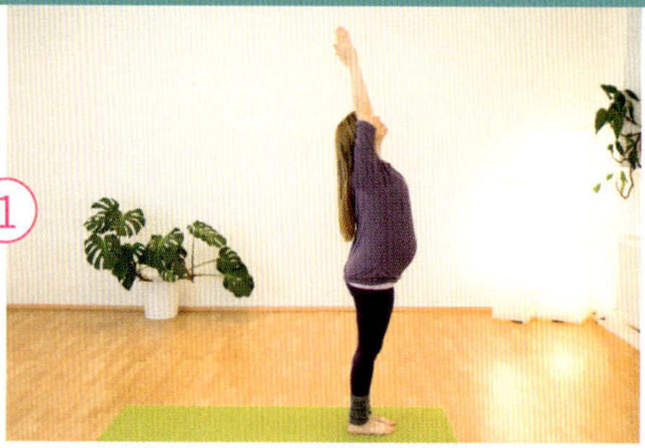

2
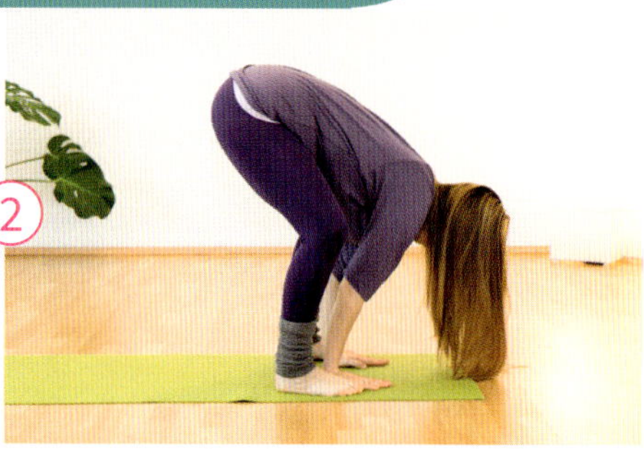

3
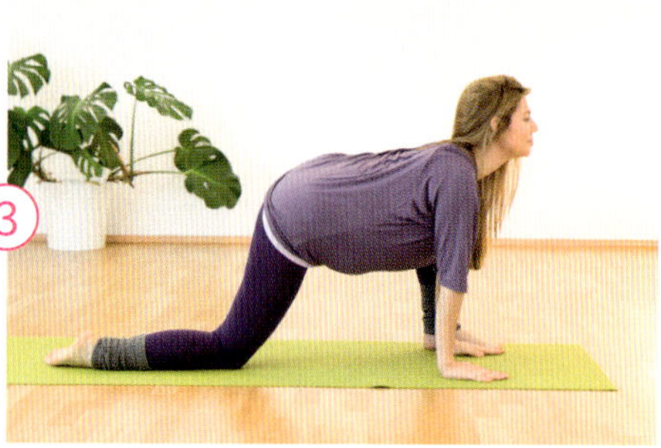

4
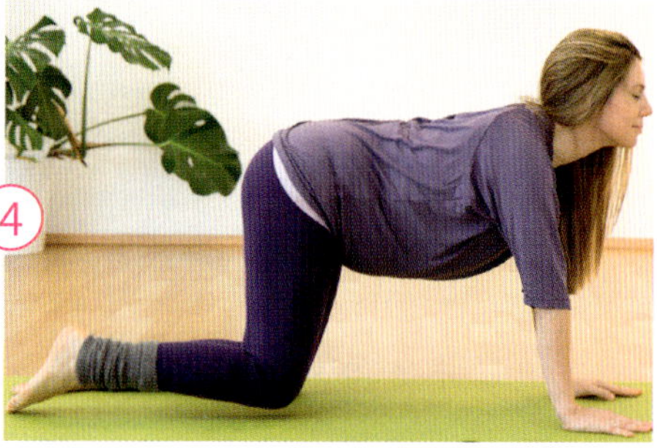

5
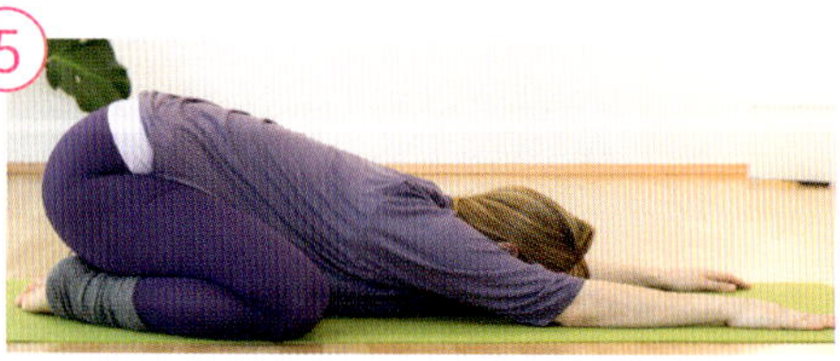

6
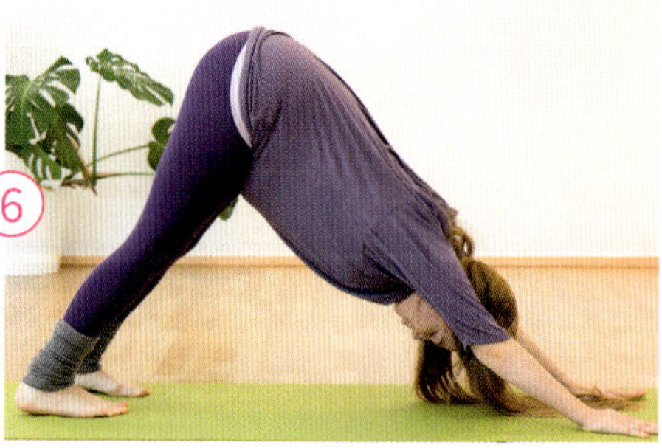

7
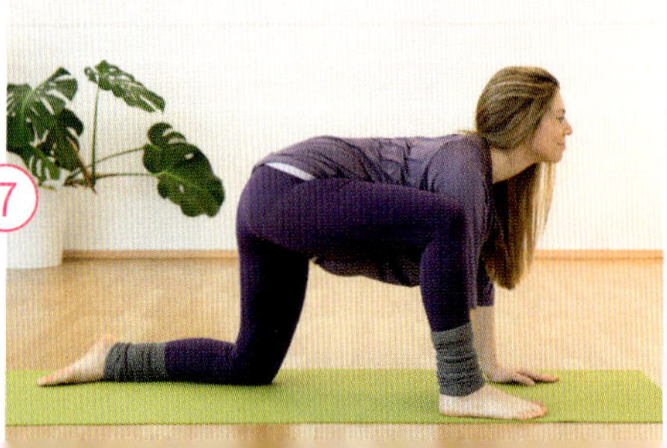

8
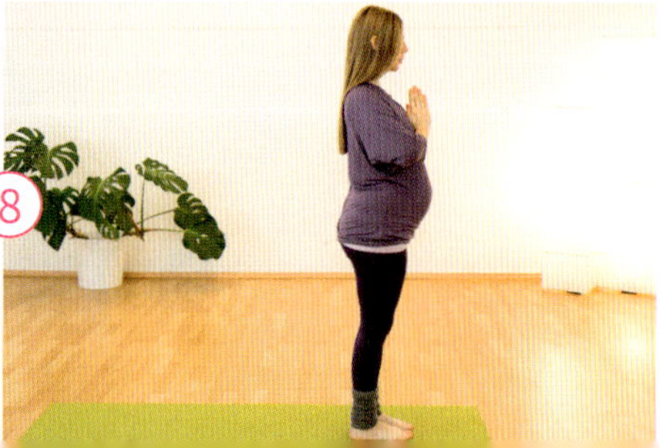

Der Sonnengruß – Surya Namaskar

1. Einatmen – Arme nach oben lang strecken, Schulterblätter leicht zusammen
2. Ausatmen – Oberkörper nach vorne beugen,
   Hände neben die Füße, Knie leicht gebeugt
3. Einatmen – rechtes Bein nach hinten stellen
4. Ausatmen – sanft linkes Bein dazu stellen
   Einatmen – Katzenbuckel
5. Ausatmen – zurücksetzen auf die Ferse (Stellung des Kindes)
   Einatmen – Vierfüßlerstand
6. Ausatmen – Becken heben, Fersen in den Boden drücken
   (herabschauender Hund)
   Einatmen – in der Position
   Ausatmen – Vierfüßlerstand
7. Einatmen – rechten Fuß nach vorne stellen, zwischen die Hände
   Ausatmen – linken Fuß nach vorne stellen
   Einatmen – Arme und Brustkorb anheben, Schulterblätter leicht zusammen
8. Ausatmen – Arme sanft absenken

Zum Lernen üben wir zunächst eine Stellung (Asana) nach der anderen. Mit der Zeit können wir immer gezielter den Atem mit den Bewegungen verbinden. Wir beginnen mit 4 Runden. Jweils rechtes Bein zuerst zurück und nach vorne und danach die nächste Runde linkes Bein zurück und nach vorne.

WIRKUNGSWEISE: Der Sonnengruß, der am Anfang der Stunde geübt wird, ist unerlässlich als Vorbereitung auf alle weiteren Asanas; er dehnt und wärmt den Körper auf. Hunderte von Muskeln werden während des Sonnengrußes eingesetzt. Er regt somit schwungvoll praktiziert das Herz-Kreislauf-System an.

Der Sonnengruß gilt nicht als Asana, sondern als eine Yoga-Übungsabfolge für sich, die in keiner Stunde fehlen sollte. Der Gruß an die Sonne ist eine Übung, die Körper, Geist und Seele aktiviert – hervorragend, um neue Lebensenergien zu tanken. Am Morgen ausgeführt macht er aktiv, am Abend können blockierte Energien wieder freigesetzt werden. Für Schwangere ist er hier sanft variiert.

Atemübungen für das erste Trimester

Die tiefe Bauchatmung – Udara-Pranayama

Wir kommen in eine aufrechte, bequeme Sitzposition. Eine Hand ist auf dem unteren Bauch abgelegt, eine auf dem Brustkorb. Wir atmen tief durch die Nase ein, der Bauch geht dabei nach vorne, der Brustkorb hebt sich. Wir atmen lange durch die Nase aus, Bauch und Brustkorb senken sich. Wir stellen uns vor, dass wir beim Einatmen neue Kraft und Energie einatmen und beim Ausatmen alles an alter, verbrauchter Energie abgeben können. Wir wiederholen dies etwa 10 Atemzüge lang. Unsere Aufmerksamkeit liegt stets auf einer langen und tiefen Ausatmung.

WIRKUNGSWEISE: Durch die bewusste und vertiefte Bauchatmung wird mehr Sauerstoff aufgenommen, die verstärke Bewegung des Zwerchfells massiert die Bauchorgane, aber auch Herz und Lunge.

VORSICHT: Sollte dir während der Übung schwindelig werden, liegt dies meist daran, dass du zwar viel Luft eingeatmet, aber der langen und tiefen Ausatmung zu wenig Beachtung geschenkt hast. Einige erneute Wiederholungen, bei denen bewusst ganz lange ausgeatmet wird, können hier Linderung schaffen.

HINTERGRUNDWISSEN: Die Bauchatmung wird auch Zwerchfellatmung genannt, denn das Zwerchfell bewegt sich hierbei ähnlich wie ein halber Gummiball mit der Einatmung nach unten und mit der Ausatmung nach oben. Dieser Ablauf gilt als die natürliche Atmung des Menschen. Leider bewirken Stress und falsche Gewohnheiten oft, dass wir dies verlernen und gegengleich atmen, das heißt gegen die eigene Muskelkraft; dies führt zu Verdauungsproblemen und Kurzatmigkeit. Gerade während der Schwangerschaft ist es sinnvoll, die tiefe Bauchatmung erneut zu erlernen, um das gesamte Volumen des Brustkorbs in die Atmung mit einzubeziehen.

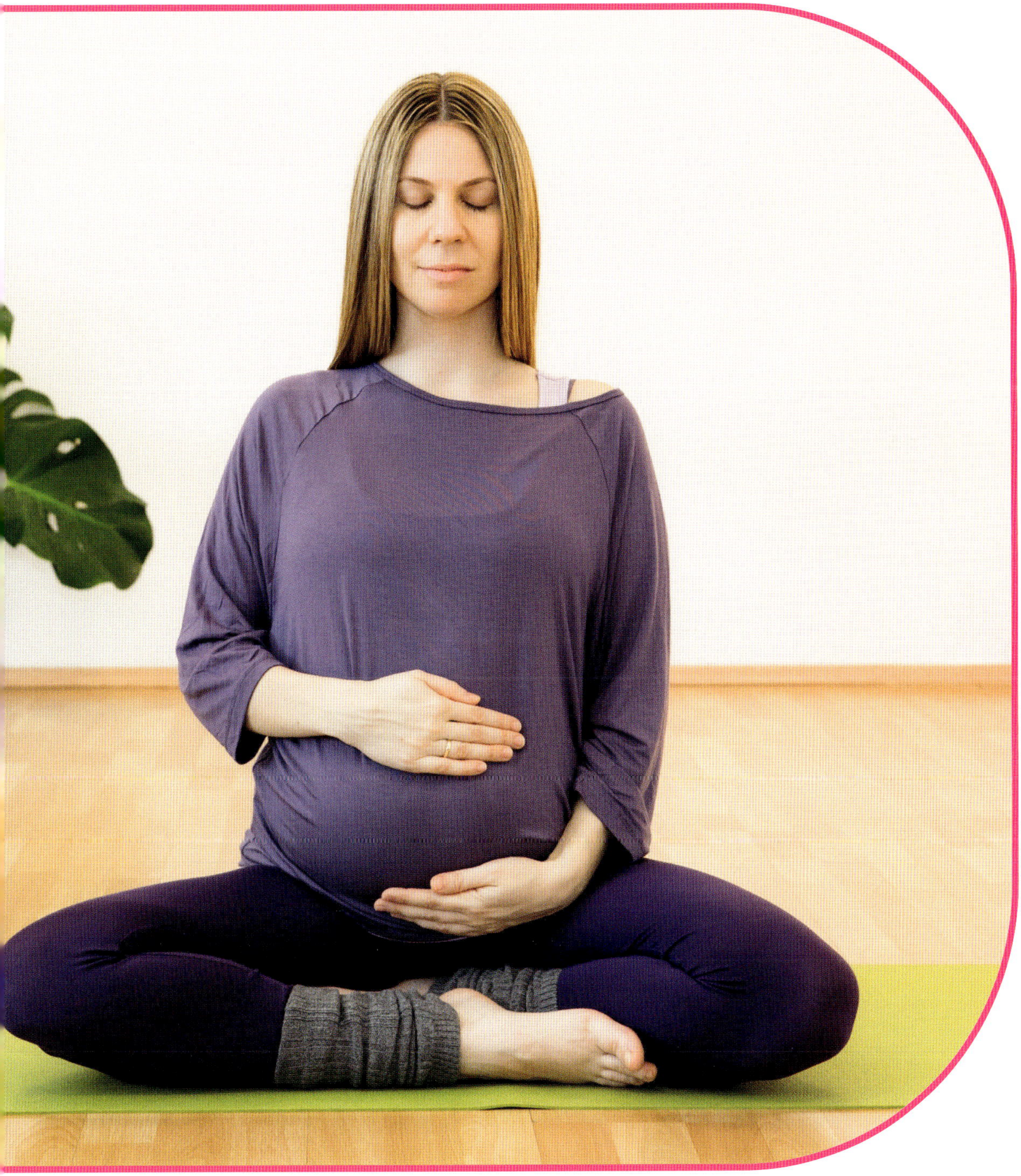

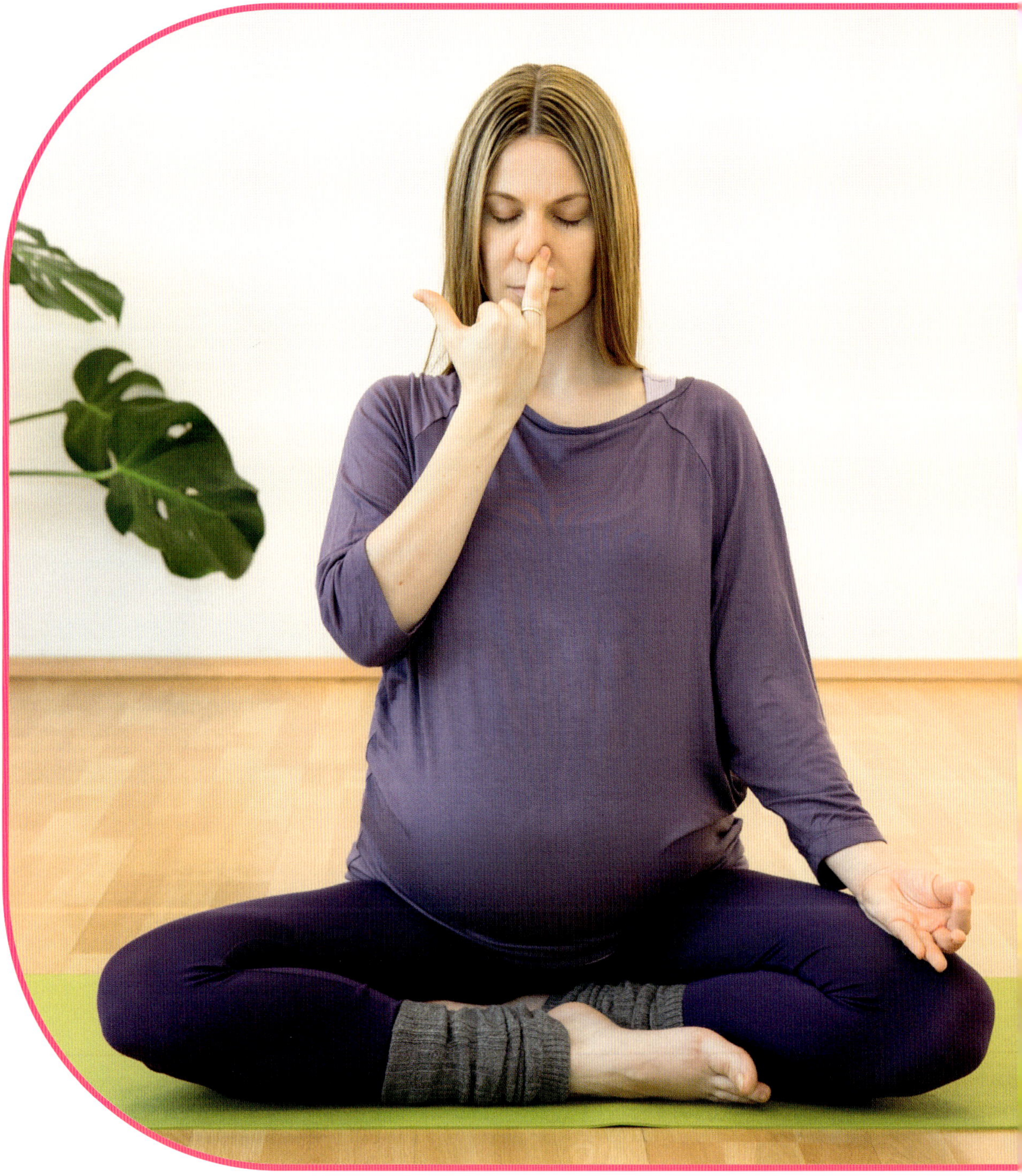

Die Wechselatmung – Anuloma viloma

Wir sitzen aufrecht und bequem. Die linke Hand bringen wir in das Chin-Mudra (Zeigefinder und Daumen berühren einander), die rechte Hand in das Vishnu-Mudra (Zeigefinger und Mittelfinger liegen am Handballen). Wir atmen tief ein und schließen das rechte Nasenloch mit dem rechten Daumen, um durch das linke Nasenloch lange und tief auszuatmen. Nun können wir durch das linke Nasenloch einatmen. Wir verschließen es mit dem rechten Ringfinger, lösen unseren rechten Daumen vom rechten Nasenloch und atmen durch dieses lange und tief aus. Wir zählen sanft mit: 5 Sekunden lang einatmen und anschließend 10 Sekunden lang ausatmen. So machen wir es einige bewusste Runden. Wenn wir dieses Tempo problemlos durchführen können, steigern wir uns langsam: Weiterhin ohne den Atem anzuhalten, atmen wir erneut durch das linke Nasenloch ein, zählen dabei bis 6, verschließen das linke Nasenloch mit dem rechten Zeigefinger und lösen unseren Daumen vom rechten Nasenloch, um rechts auszuatmen und dabei bis 12 zu zählen. Dann rechts auf 6 einatmen, links auf 12 ausatmen. Danach links auf 6 einatmen und rechts auf 12 ausatmen. Zehn Runden, danach in Sarvasana entspannen.

WIRKUNGSWEISE: Die wechselseitige Nasenatmung harmonisiert das Nervensystem im ganzen Körper und bringt die Aktivität der beiden Gehirnhälften in ein natürliches Gleichgewicht.

VORSICHT: Handhaltung ist jeweils Vishnu-Mudra mit der rechten Hand. Die Atmung sollte leicht und locker fließen und nicht krampfhaft gehalten werden!

HINTERGRUNDWISSEN: Alle zwei Stunden wechselt die Hauptaktivität des Gehirns von einer Hemisphäre in die andere. Durch Eigenbeobachtung haben die Yogis entdeckt, dass sich dieser natürliche Wechsel im Atemfluss der Nasenlöcher spiegelt: Ist das rechte Nasenloch weiter geöffnet, ist die linke Gehirnhälfte aktiver; ist das linke Nasenloch weiter geöffnet, ist die rechte Gehirnhälfte aktiver. Die Wechselatmung unterstützt diesen regelmäßigen zweistündigen Wechsel des Atems und damit der Gehirnaktivität. Das ist eine Voraussetzung für gute körperliche und geistige Gesundheit.

Mudras für das erste Trimester

Mudra bedeutet auf Sanskrit »Siegel«. Dies können auch Körperstellungen sein, wie zum Beispiel Paschimothanasana als »Maha Mudra«, als großer Verschluss, bezeichnet wird. Wir verbinden dabei jeweils den Energiekreislauf, die Nadis, einzelne Energiekanäle, die sich in den Chakren, den körperlichen Energiezentren vereinen. In den meisten Fällen aber werden die Hände und Finger in eine bestimmte Stellung gebracht, um so unsere Körperspannung und unsere Stimmung positiv zu beeinflussen. Meist sitzen wir in einer bequemen Position – im Lotossitz, im Schneidersitz oder im Diamantsitz – auf der Yoga-Matte. Du kannst Mudras auch in deinen Alltag integrieren und sie jederzeit ausführen, wenn du gerade ihre Unterstützung brauchst.

Mudras sind in Indien seit Tausenden von Jahren bekannt, auch die Grußgeste Namaste gehört dazu. Das Falten der Hände vor dem Herzen wird im christlichen Glauben für das Gebet verwendet. Diese Position soll sowohl Demut als auch innere Ruhe symbolisieren.

Wenn du ein Mudra ausprobierst, schließe dabei, wenn möglich, deine Augen und atme ruhig und tief ein und aus. Versuche das Mudra immer mit beiden Händen auszuführen und halte es für einige Minuten, drücke dabei sanft die aktiven Finger aneinander und lasse die jeweils passiven Finger locker, damit das Mudra seine Wirkung entfalten kann. Du kannst die Mudras natürlich auch mit Asanas kombinieren; dies kann dir dabei helfen, die einzelnen Stellungen länger zu halten und sie bewusster wahrzunehmen. Diese Mudras können dir dabei helfen, schwangerschaftsbedingte Beschwerden zu erleichtern:

1

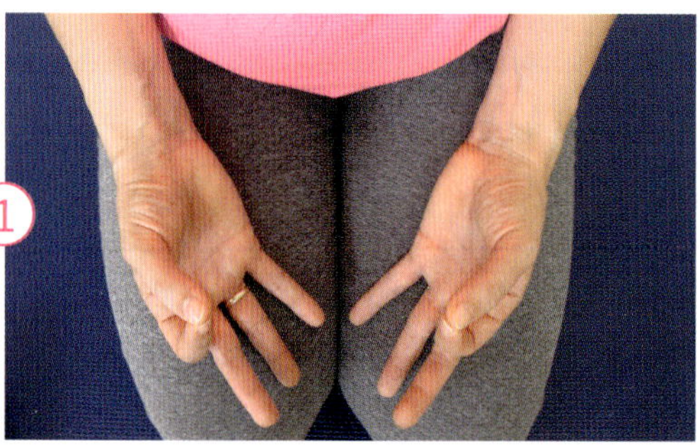

GYAN MUDRA, auch Chin-Mudra genannt, wird oft in der Meditation oder bei Atemübungen eingesetzt. Es klärt den Geist und soll auch bei Stimmungsschwankungen und Appetitlosigkeit helfen.

2

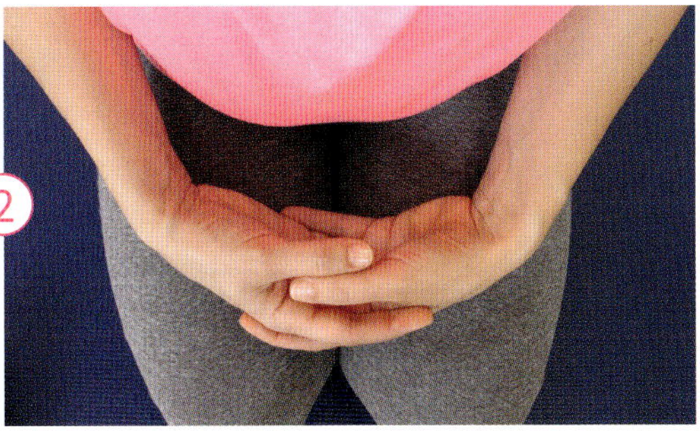

USHAS-MUDRA gilt als Geste des Ursprungs, Neuanfangs und Aufbruchs, es soll morgens ausgeführt werden und bei Antriebsschwäche helfen.

3

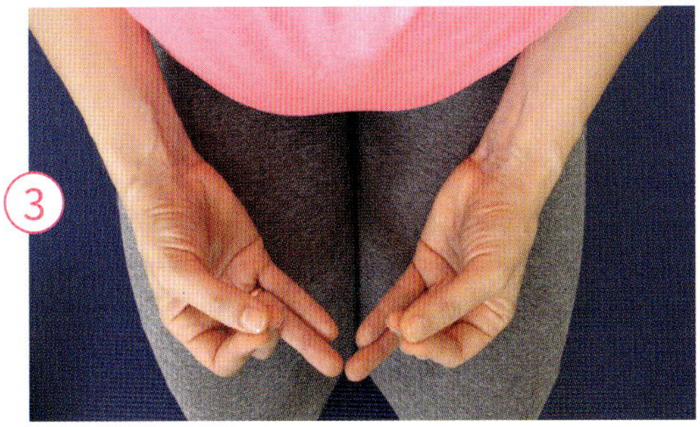

PRAN-MUDRA, das Lebens-Mudra, aktiviert das Wurzelchakra, beseitigt Müdigkeit und Nervosität.

4

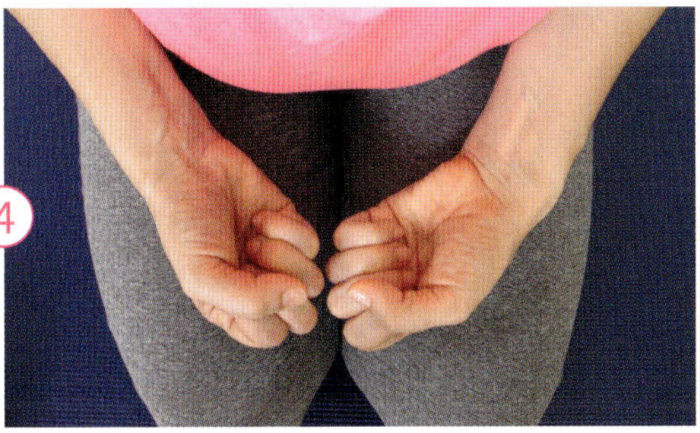

MUSHTI-MUDRA aktiviert die Verdauungsorgane und soll helfen, Beschwerden zu erleichtern und aufgestaute Aggressionen zu lösen.

5

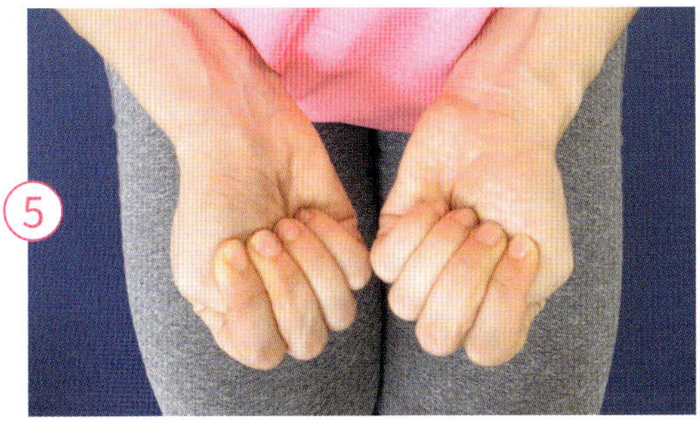

TSE-MUDRA, ein chinesisches Mudra, soll depressive Verstimmungen lösen.

6

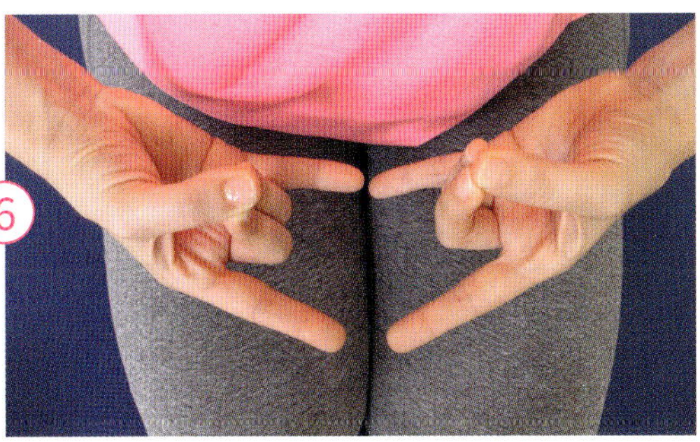

APAN-MUDRA, das Energie-Mudra, soll entgiften und Leber und Gallenblase anregen.

7

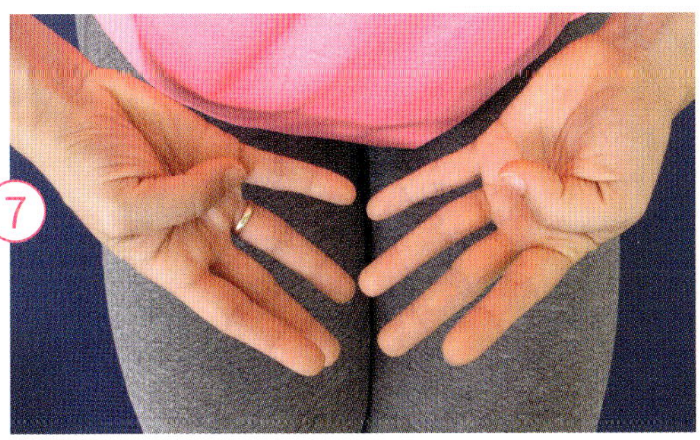

JALA-MUDRA, ein Wasser-Mudra, soll den Körper bei der Entgiftung unterstützen.

Meditationen und Entspannungspositionen für das erste Trimester

Meditation für Schwangere – Dhyana Garbhadharana

In vielen Yoga-Traditionen wird davon ausgegangen, dass durch die Meditation während der Schwangerschaft die Seele des Babys positiv beeinflusst werden kann. Der Fötus erlebt alles mit, was um die Mutter herum passiert, jede Emotion, jedes Gefühl, ob Ärger oder Freude. Jedoch ist es nicht immer leicht, nur mit positiven Gefühlen durch die Schwangerschaft zu gehen. Auch wenn uns bewusst ist, dass gerade Wunderbares in unserem Körper vor sich geht und dass wir diese ganz besondere Zeit in vollen Zügen genießen sollten, so ist es doch auch eine Zeit der großen Veränderungen. Die Schwangerschaft stellt hohe Anforderungen an uns, körperlich wie mental. Die Hormonumstellung verstärkt unsere Gefühle und lässt uns sensibler auf äußere Veränderungen oder Anforderungen reagieren. Durch regelmäßiges Meditieren können wir unsere Gefühle besser zuordnen, wir können uns mit unserem ungeborenen Baby gedanklich verbinden und so wieder mehr Energie und Gelassenheit erreichen.

Gerade vor dem Geburtstermin und während der Wehenschmerzen kann es uns zugutekommen, wenn wir uns zuvor in der Meditation mit den Dingen, die nun passieren, auseinandergesetzt haben. So können wir der Geburt und den damit verbundenen Schmerzen ihren Schrecken nehmen. Mentale und körperliche Entspannung hängen zusammen – lassen wir mental los, kann auch unser Körper Verspannungen lösen. Angst verkrampft unsere Muskulatur, Beckenboden und Muttermund können sich bei der Geburt nicht öffnen. Entspannung und Gelassenheit lösen diese Blockaden. Meditation ist also nicht einfach esoterischer Firlefanz!

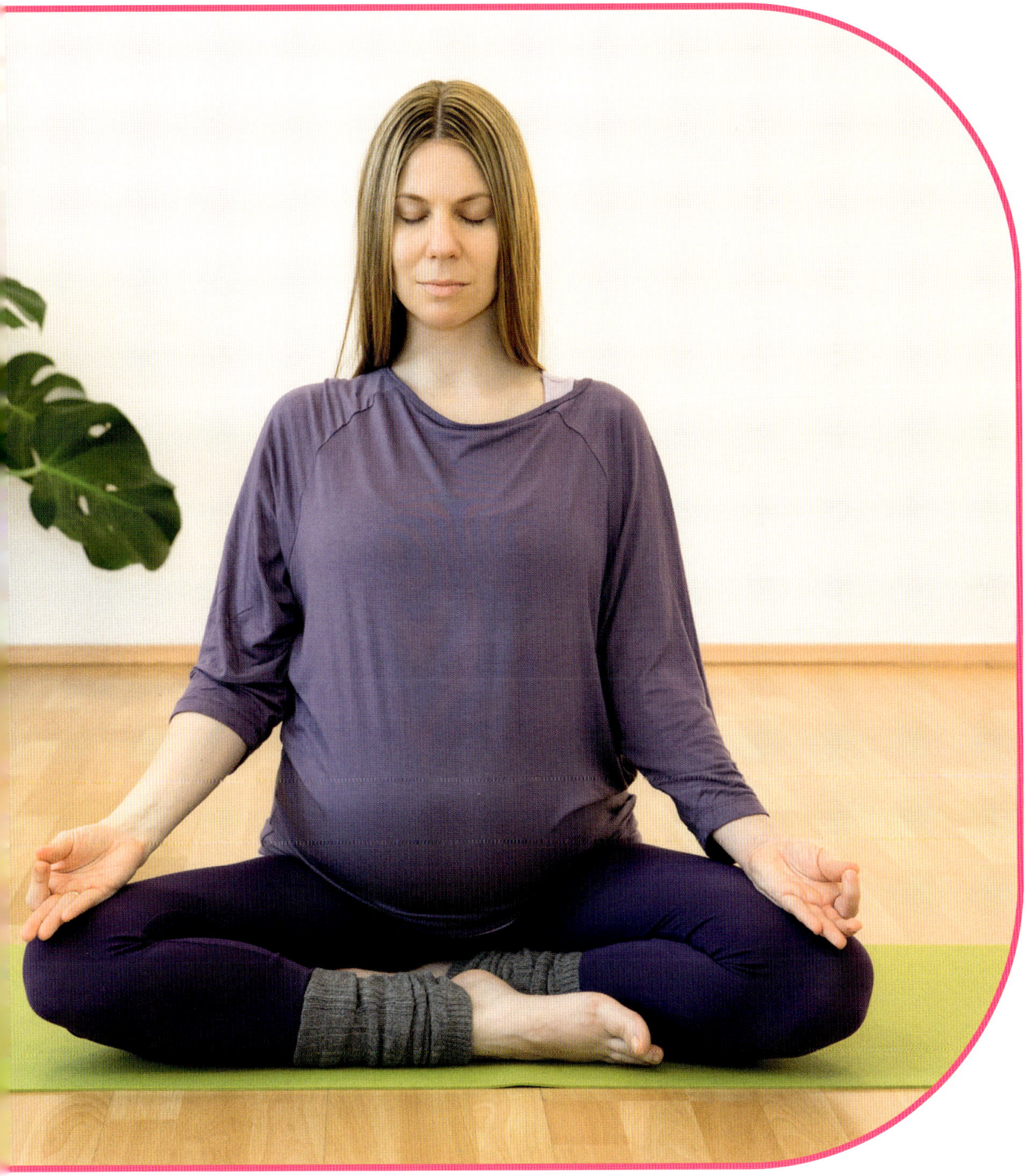

Atem-Meditation – Prana Dhyana

Wenn du dich während deiner Schwangerschaft gestresst fühlst, setze dich für einen Moment hin, lege deine Hände an dein Herz und spüre nach, welche Körperteile sich verspannt anfühlen. Bist du gerade kurzatmig oder verspürst Schmerzen im Magen? Runzelst du die Stirn, oder presst du die Zähne aufeinander? Ziehst du die Schultern hoch und verspannst den Nacken? Ziehst du die Zehen hoch und nimmst dir somit selbst den Boden unter den Füßen? Sobald deine Muskeln unter dieser Spannung schmerzen, ermüden sie auch. Probiere in solchen Momenten folgende Übung aus:

Atme tief ein und mit der nächsten Ausatmung entspanne die jeweilige Muskelpartie. Beginne mit deiner Gesichtsmuskulatur und deinem Kiefer. Atme tief ein und mit der Ausatmung löse die Zunge vom Gaumen. Atme erneut tief ein und wandere weiter zu Schultern und Nacken, löse auch hier die Spannung mit der nächsten Ausatmung. Atme tief ein und mit der Ausatmung kippe dein Becken sanft nach vorne, um Verspannungen im Unterbauch zu lösen. Atme tief ein und mit der Ausatmung entspanne deine Fußgelenke, deine Fußsohlen und deine Zehen. Mache diese Übung regelmäßig, nicht erst, wenn du schon verspannt bist, sondern schon vor Situationen, bei denen du sonst leicht in Stress gerätst. Derart vorbereitet kannst du auch während der Geburt die verkrampften Regionen deines Körpers schnell erkennen und entspannen.

Meditation vedischer Lieder – Mantra Dhyana

Mantras werden gechantet, gesungen oder einfach leise, oder sogar nur in Gedanken, wiederholt. Der altindischen Sprache Sanskrit wird nachgesagt, dass sie eine heilende Wirkung hat. Du musst dir also nicht zu viele Gedanken über die korrekte Aussprache der einzelnen Wörter machen – lasse sie in einer Melodie erklingen, wie sie sich für dich stimmig anfühlt, und du wirst bemerken, dass die Mantras dich genauso gut entspannen können und deine Meditation unterstützen. Natürlich kannst du dir auch im Internet die von Generation zu Generation übermittelten Melodien und auch Neuinterpretationen anhören. Beginne deine Mantra-Übungen zunächst mit einfachen heiligen Initiationssilben, die dir auch helfen können, dich auf einen Gedanken zu fokussieren:

So ham – »Ich bin, die ich bin«.
Bei »So« atmest du ein,
bei »ham« atmest du aus.

Sat nam – »Wahrheit ist mein Name«.
Bei »Sat« atmest du ein,
bei »nam« atmest du aus.

Gayatri Mantra

om bhur bhuvaḥ svaḥ
tat savitur vareniyaṃ
bhargo devasya dhimahi
dhiyo yo nah pracodayat

»Om, dem Schöpfer und den Geschöpfen, möge die Sonne leuchten. Auf den Glanz Gottes konzentrieren wir uns. Möge uns diese Meditation in Bewegung setzen.«

Adi Shakti Mantra

Adi Shakti, Adi Shakti,
Adi Shakti, Namo Namo,
Sarab Shakti, Sarab Shakti,
Sarab Shakti, Namo Namo,
Pritham Bhagvati, Pritham Bhagvati,
Pritham Bhagvati, Namo Namo,
Kundalini Mata Shakti, Mata Shakti, Namo Namo.

»Ich verbeuge mich vor der ursprünglichen Kraft. Ich verbeuge mich vor der all-umfassenden Kraft und Energie. Ich verbeuge mich vor ihr, durch die hindurch Gott erschafft. Ich verbeuge mich vor der kreativen Kraft der Kundalini, der göttlichen, mütterlichen Kraft.«

Entspannungsposition – sarvasana

Für Schwangere ist es ratsam, Sarvasana in der Seitenlage durchzuführen. Die Augen sind geschlossen. Der ganze Körper ist entspannt, die Konzentration liegt auf der Atmung. Einatmen: Der Bauch hebt sich. Ausatmen: Der Bauch senkt sich, die Atmung fließt geräuschlos durch die Nase.

Als Endentspannung: Den linken Fuß anheben, anspannen und locker lassen. Nun den rechten Fuß anheben, anspannen und locker lassen. Als nächstes die Gesäßmuskulatur anspannen, den Beckenboden leicht ansaugen und locker lassen. Nun die Schulterblätter hinter dem Rücken zueinanderziehen, der Brustkorb weitet sich und locker lassen.

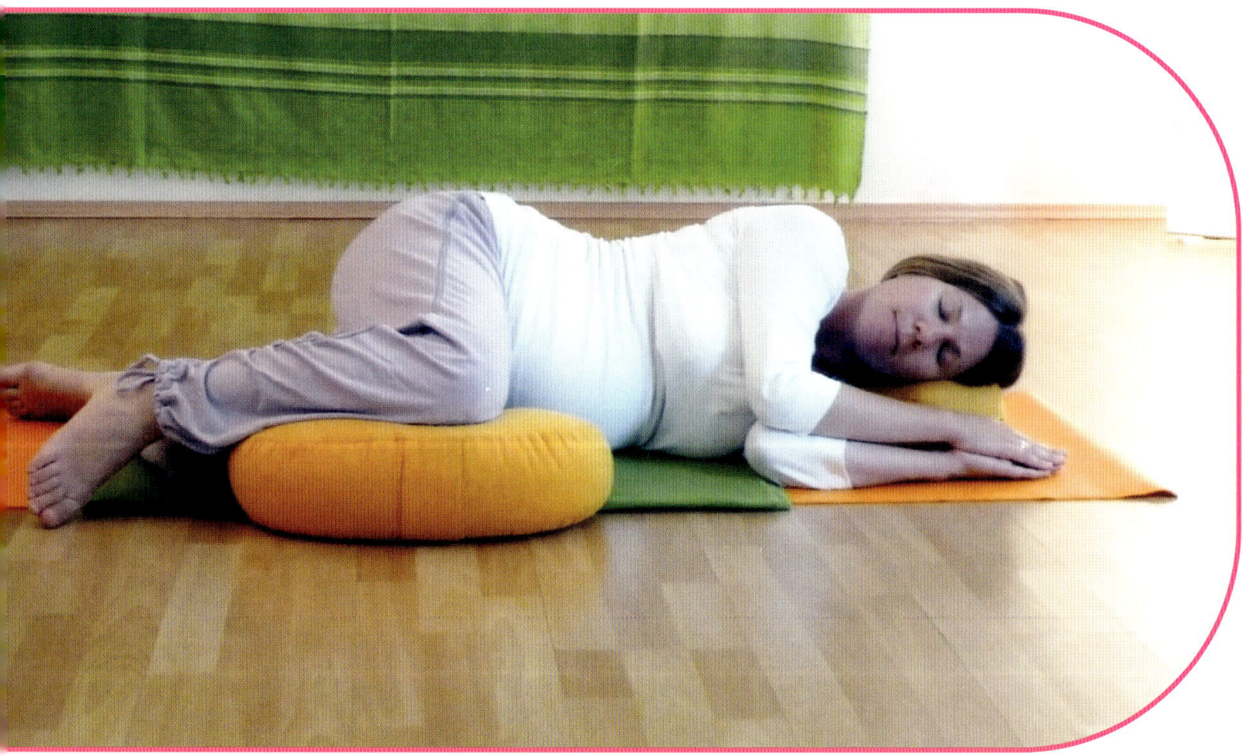

Kinn Richtung Brustkorb bringen, Nacken lang strecken und entspannen. Kleines saures Gesicht machen: Muskulatur um die Nase herum zusammenziehen, entspannen. Langes Löwengesicht machen: Zunge herausstrecken, Blick geht zurück, entspannen.

Langsam weiter ansagen: Ich entspanne meine Füße, meine Füße sind entspannt. Ich entspanne meine Beine, meine Beine sind entspannt. Ich entspanne Becken und Gesäß, Becken und Gesäß sind entspannt. Ich entspanne Bauch und unteren Rücken, Bauch und unterer Rücken sind entspannt. Ich entspanne Brustkorb und Schulterblätter, Brustkorb und Schulterblätter sind entspannt. Ich entspanne Finger und Handflächen, Finger und Handflächen sind entspannt. Ich entspanne meine Arme, meine Arme sind entspannt. Ich entspanne Schultern und Nacken, Schultern und Nacken sind entspannt. Ich entspanne Hinterkopf und Scheitel, Hinterkopf und Scheitel sind entspannt. Ich entspanne Stirn und Gesichtsmuskulatur, Stirn und Gesichtsmuskulatur sind entspannt. Ich entspanne meine Bauchorgane, meine Bauchorgane sind entspannt. Ich entspanne Herz und Lunge, Herz und Lunge sind entspannt. Ich entspanne meine Gedanken, meine Gedanken sind entspannt.

Übungsabfolge zur Linderung von Übelkeit und Müdigkeit

Dehnungsübung – Bhadrasana-Variation 1

Die Fußsohlen werden vor dem Körper zueinandergebracht. Die Knie fallen locker nach außen. Wir verschränken die Finger ineinander, die Handflächen zeigen nach vorne. Mit der Einatmung heben wir die Arme über den Kopf und strecken sie lang (Abb. 1). Damit erzielen wir eine angenehme Weite im Brustkorb. Mit der nächsten Ausatmung strecken wir die Arme sanft über das linke Knie (Abb. 2). Mit der Einatmung wieder anheben. Wir wechseln die Seite.

1

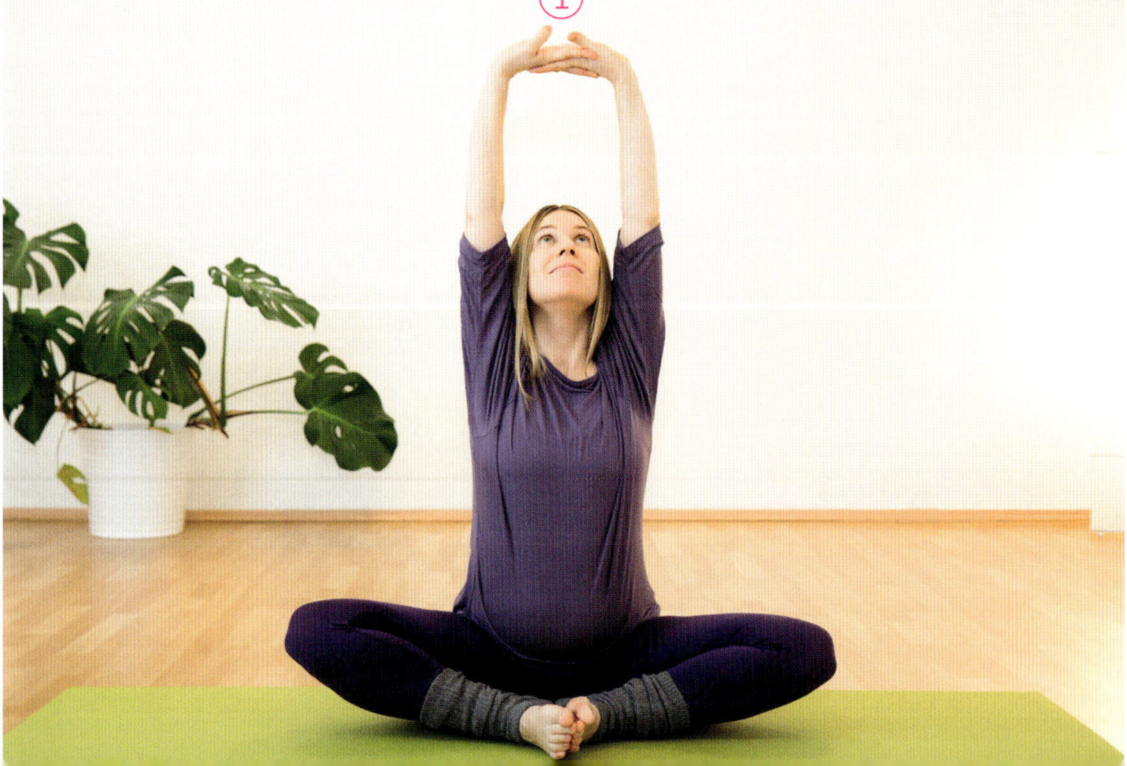

WIRKUNGSWEISE: Linderung bei schwangerschaftsbedingten Rückenschmerzen, Nackenschmerzen und Verdauungsproblemen sowie Übelkeit und Müdigkeit.

VORSICHT BEI: Rundrücken, starkem Hohlkreuz und Skoliose sowie akuten Rückenschmerzen und Symphysenschmerzen. Bei einer Symphysenlockerung sollten die Beine nicht mehr gegrätscht werden!

HILFESTELLUNG: Zur Erleichterung kann ein Kissen unter die angewinkelten Knie gelegt werden. Wichtig ist außerdem, dass sich die Schwangeren nur so weit nach vorne und zur Seite beugen, dass es ihnen leicht möglich ist, wieder hochzukommen.

HINTERGRUNDWISSEN: Bhadrasana bedeutet wörtlich so viel wie »glücksverheißende Haltung«, sie soll sogar Krankheiten und Vergiftungen im Körper heilen können. In der Ashtanga-Tradition wird diese Asana auch Baddha Konasana – Geschlossener Winkelsitz genannt. Als Sputa Baddha Konasana wird die Position bezeichnet, wenn die Schwangere sie mit einem Kissen als Stütze unter dem Rücken zurückgelehnt ausführt. Laut dem Yoga-Lehrer Leslie Kaminoff bringt diese Variation die Wirbelsäule in eine neutrale, oder leicht gestreckte Haltung, damit sich der Brustkorb sanft mit der Atmung weiten kann. Sowohl werdende Mutter als auch Fötus können wunderbar entspannen. Nach Geeta Iyengar lindert die Position morgendliche Übelkeit sowie schwangerschaftsbedingte Verstopfung und Blähungen und macht uns munter.

2

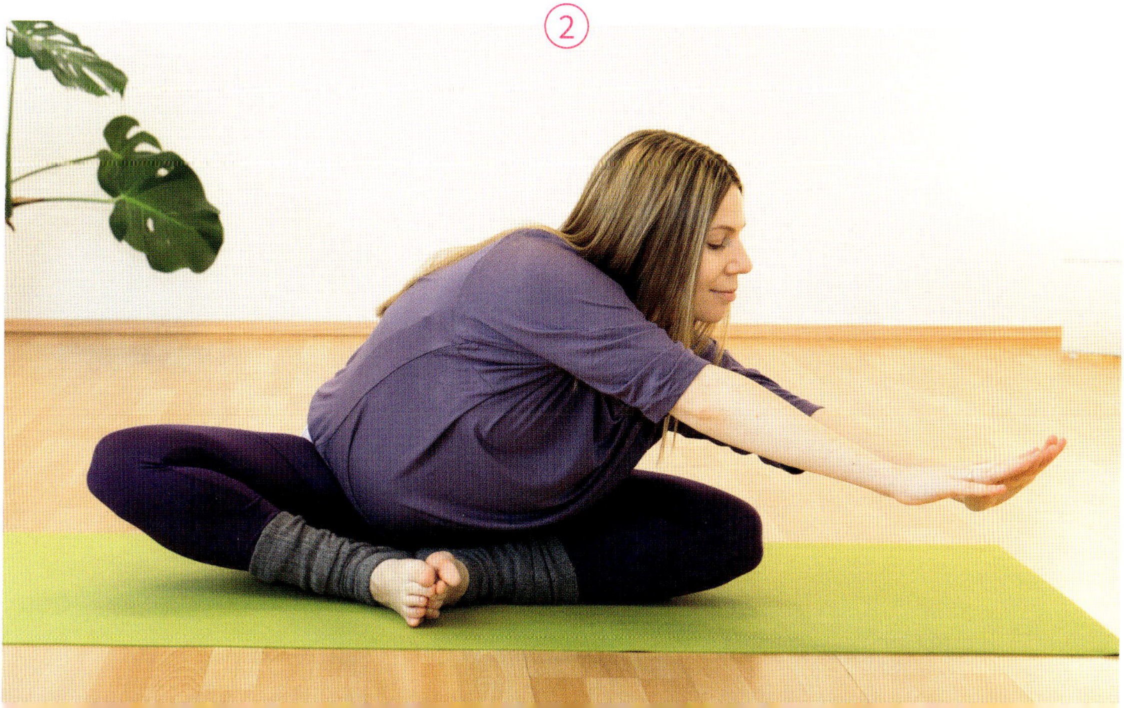

Übungsabfolge bei Stimmungsschwankungen

Nackenübungen – Avasusira vizrama

Viele Schwangere leiden aufgrund der veränderten Statik oder einer falschen Körperhaltung unter Verspannungen im Nacken und in der oberen Rückenpartie. Aber auch die Hormonumstellung und die oft damit verbundene Müdigkeit können Kopfschmerzen und Unwohlsein auslösen; dies wiederum führt mit all den neuen Anforderungen und Herausforderungen oft zu Stimmungsschwankungen. Die hier gezeigten sanften und bewährten Übungen können helfen, Verspannungen zu lösen und in Kombination mit einer bewussten Atmung die Stimmung anzuheben. Hierbei ist es wichtig, dass du deinen Kopf langsam bewegst, den Rücken gerade hältst und die Übungen nicht ruckartig ausführst; werfe auch den Kopf nicht zu sehr in den Nacken! Am besten kombinierst du den Übungsablauf immer mit einer bewussten Atmung. Probier es doch einfach mal aus, du wirst sehen, es ist eine richtige Wunderübung und wird in einigen Yoga-Traditionen auch als Maha-Mudra bezeichnet, als »großartige Energie erweckende Stellung«.

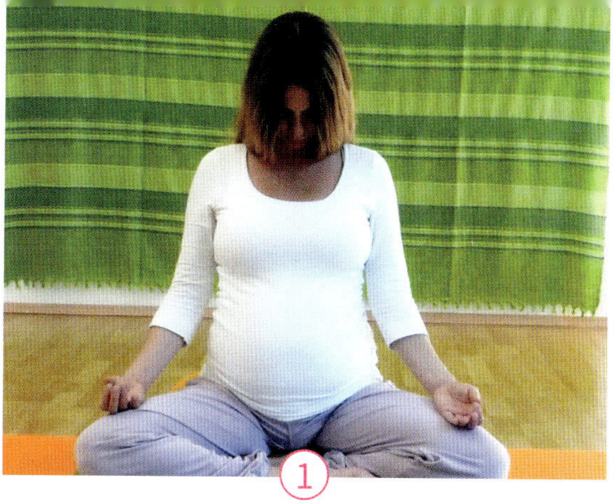

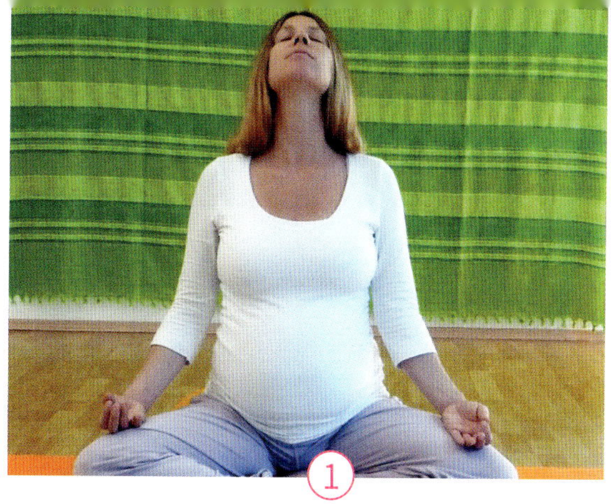

TEIL 1

- Atme tief ein und strecke den Rücken lang.
- Mit der Ausatmung bring das Kinn Richtung Brustkorb und strecke den Nacken lang.
- Mit der nächsten Einatmung ziehe die Nasenspitze hoch zur Decke.
- Mit der nächsten Ausatmung bringe erneut das Kinn Richtung Brustkorb. Wiederhole diese Übung sechsmal.

TEIL 2

- Atme erneut tief ein und strecke deinen Rücken lang.
- Mit der Ausatmung drehe den Kopf zur rechten Seite.
- Mit der Einatmung wieder zur Mitte.
- Mit der nächsten Ausatmung drehe den Kopf zu linken Seite.
- Mit der Einatmung wieder zur Mitte. Wiederhole diese Übung sechsmal.

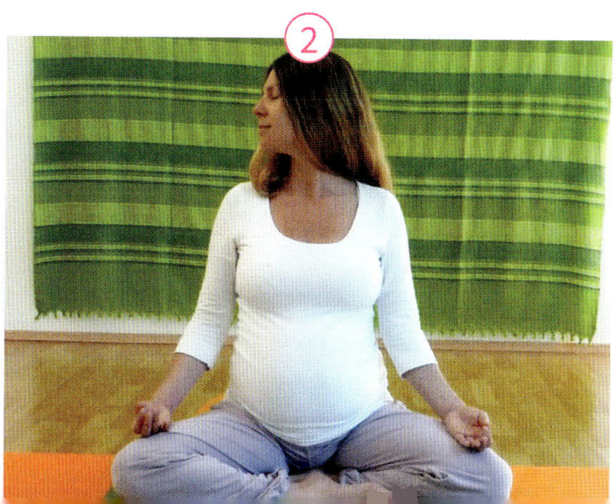

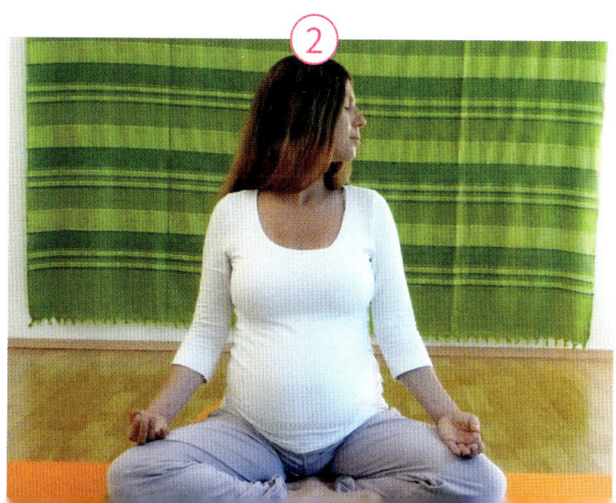

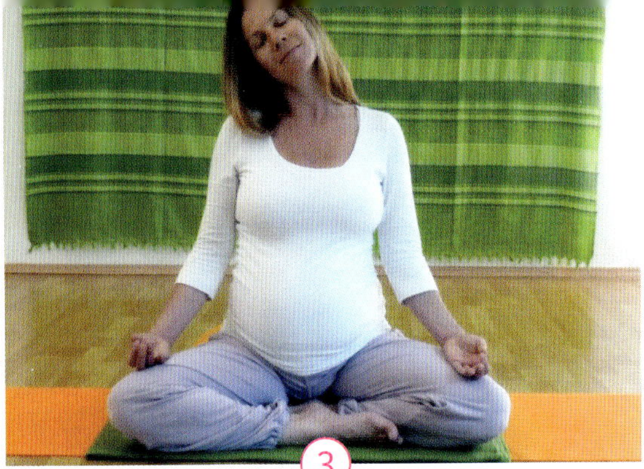

3

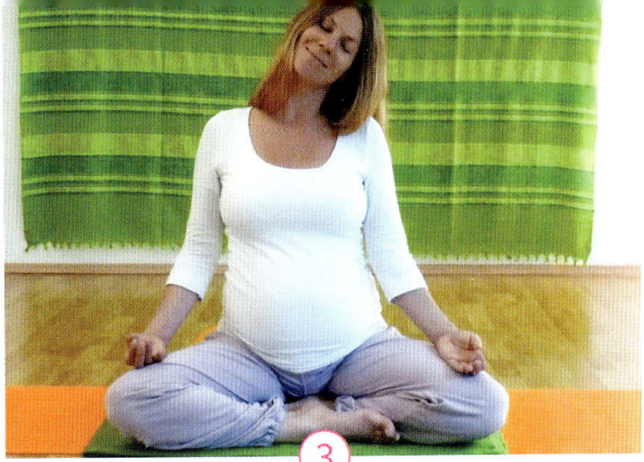

3

TEIL 3

- Atme erneut tief ein und strecke den Rücken lang.
- Mit der Ausatmung bringe das rechte Ohr zur rechten Schulter.
- Atme tief weiter und lege die rechte Hand ans linke Ohr, hierbei zieht der Druck der Hand deinen Kopf sanft zur rechten Seite.
- Dein linker Arm kann ebenfalls lang gestreckt sein, die Handfläche zieht sanft Richtung Matte.
- Nun führe die rechte Hand an die rechte Schläfe und hebe deinen Kopf mit der nächsten Einatmung wieder zur Mitte hin an.
- Atme erneut tief ein und strecke deinen Rücken lang.
- Mit der Ausatmung bringe nun das linke Ohr zur linken Schulter.
- Atme tief weiter und lege die linke Hand ans rechte Ohr. Hierbei zieht der Druck der Hand deinen Kopf sanft zur linken Seite.
- Der rechte Arm kann lang gestreckt sein, die Handfläche zieht sanft Richtung Matte.
- Nun führe die linke Hand an die linke Schläfe und hebe deinen Kopf mit der nächsten Einatmung wieder zur Mitte hin an.
- Atme erneut tief ein und strecke deinen Rücken lang.
- Mit der Ausatmung ziehe dein Kinn Richtung Brustkorb und lege beide Hände am Hinterkopf ab.
- Halte diese Position für einige tiefe Atemzüge.
- Nun lege die linke Hand an die Stirn und hebe mit der nächsten Einatmung den Kopf sanft wieder nach oben hin an.
- Mit der nächsten Ausatmung lasse deine Schultern und deinen Nacken bewusst locker und spüre noch für einige tiefe Atemzüge mit geschlossenen Augen in deinen Körper hinein.

TEIL 4

- Greife deine Hände hinter dem Rücken und atme tief ein, hierbei strecke deinen Rücken lang.
- Die Schulterblätter ziehen hinter dem Rücken zueinander.
- Den Blick richte sanft nach oben.
- Zusätzlich kannst du die Arme hinter dem Rücken anheben.
- Die Schulterblätter kommen noch näher zueinander.
- Die Dehnung im Brustkorb wird verstärkt.
- Mit der Ausatmung senke deinen Kopf sanft nach vorne hin ab, die Hände ziehen dabei hoch.
- Mit der nächsten Einatmung hebe deinen Oberkörper sanft an.
- Mit der nächsten Ausatmung lasse deine Schultern und deinen Nacken bewusst locker und spüre erneut für einige tiefe Atemzüge mit geschlossenen Augen in deinen Körper hinein.

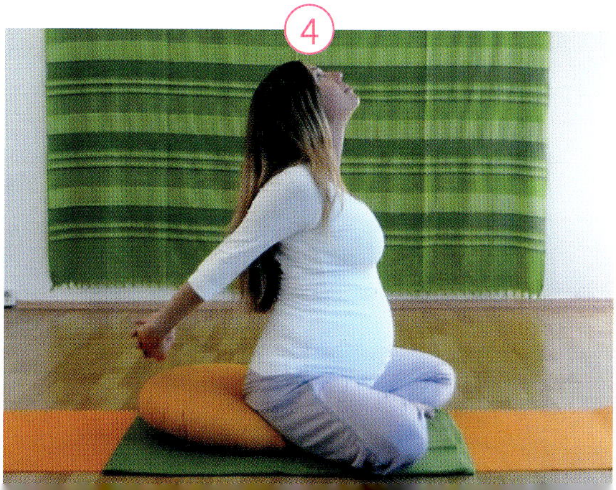

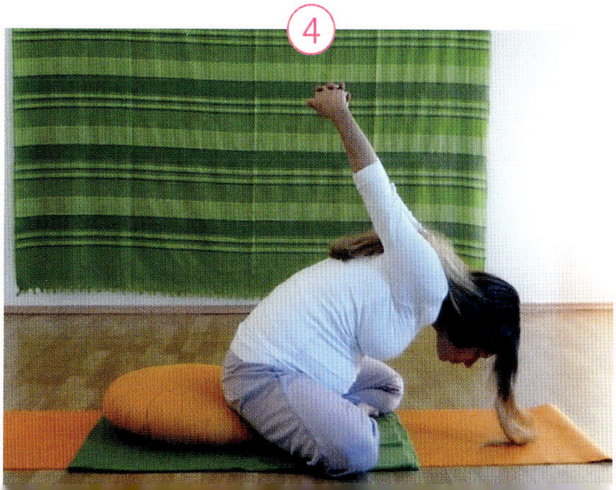

Augenübung

Die Augenentspannungsübung – Aksi sesha Asana

Augenyoga kann uns effektiv dabei helfen, unsere Augenmuskeln zu stärken und unsere Sehkraft zu verbessern. Gerade während der Schwangerschaft ermüden wir leichter, und mit diesen sanften Übungen gönnen wir auch unseren Augen eine zusätzliche Verschnaufpause. Das folgend vorgestellte Palmieren ist eine einfache, aber effektive Entspannungsübung.

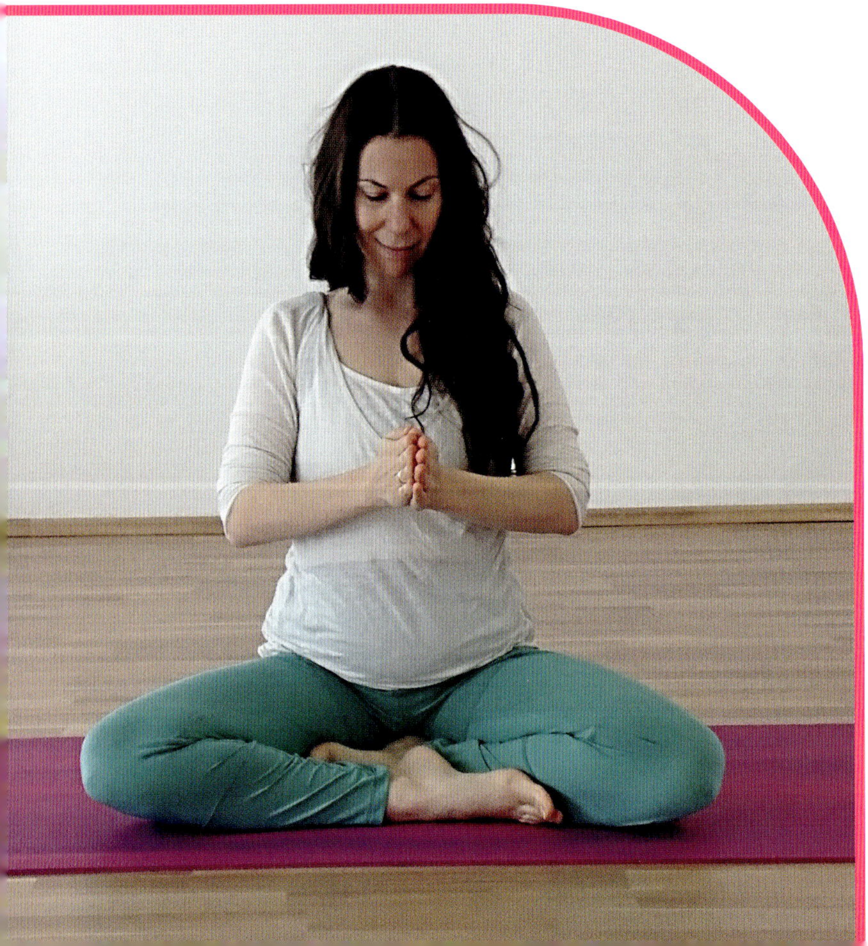

- Setze dich ruhig und bequem hin.
- Halte die Wirbelsäule aufrecht und schließe die Augen.
- Nun reibe deine Handflächen aneinander.

- Lege deine warmen Handballen sanft auf die geschlossenen Augenlider.
- Die Finger ruhen auf Stirn und Schläfen.
- Atme tief und bewusst ein und lang und tief aus.
- Entspanne dabei deine Augen für einige Momente in der Dunkelheit.

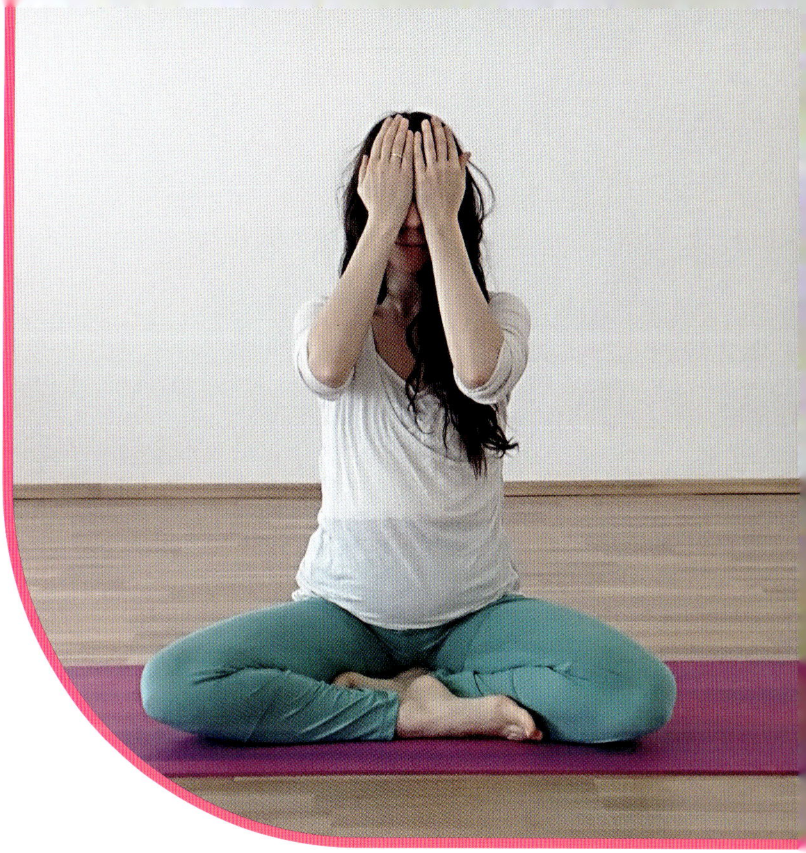

- Atme wieder bewusst ein, richte dich auf, strecke die Wirbelsäule lang.
- Mit der nächsten Ausatmung streiche sanft über deinen Hinterkopf.
- Massiere über deinen Nacken.

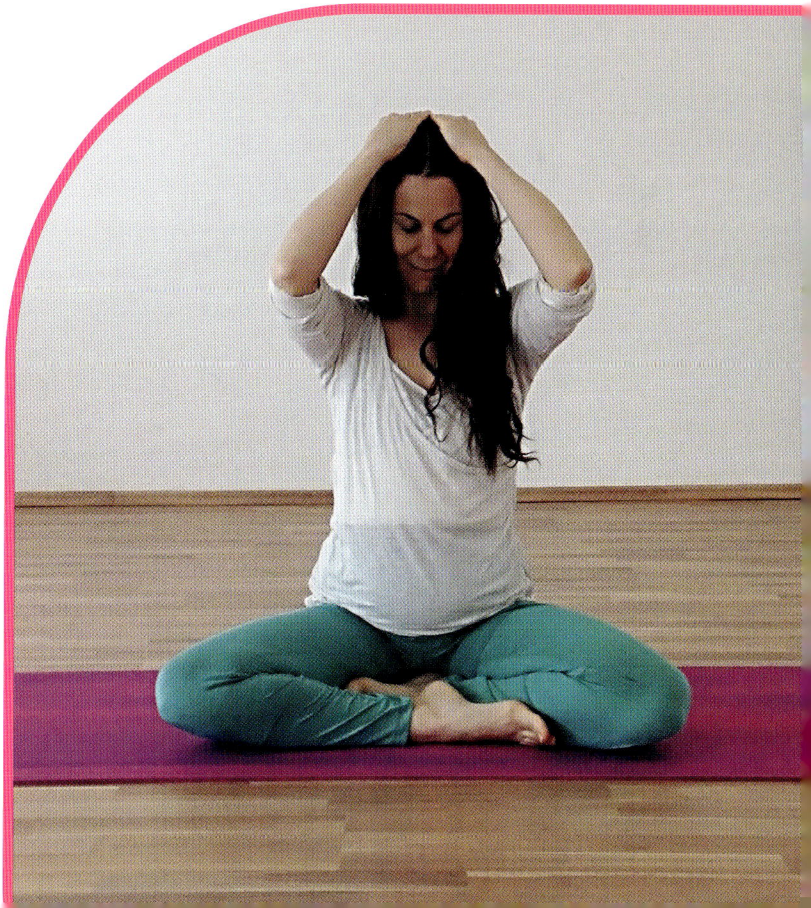

Diese Übung kann dir abends helfen, besser in den Schlaf zu finden, aber auch tagsüber für bewusste Entspannungsmomente eingesetzt werden und wunderbar Kopfschmerzen lindern.

Meine dynamische Abfolge für das erste Trimester

Versuche deine Asana-Übungsabfolgen immer sinnvoll, den körperlichen Gegebenheiten und den einzelnen Ebenen entsprechend zu kombinieren. Wenn du weniger Zeit hast, dann wähle eine der hier vorgestellten Übungsabfolgen für das erste Trimester. Du kannst jede von ihnen auch mal morgens oder abends in rund fünf Minuten ausführen. Die hier vorgestellten Mudras kannst du auch unterwegs einbauen, wenn du auf den Bus wartest, oder wenn du vor einer Untersuchung nervös bist. Natürlich kannst du sie auch mit den hier vorgestellten Asanas kombinieren. Möchtest du alle Asanas miteinander kombinieren, bietet sich eine Variation der sogenannten Rishikesh-Reihe an. Diese geht zurück auf den indischen Arzt Swami Sivananda, der eine gesundheitsfördernde Reihenfolge präferierte, und wir können sie auch während der Schwangerschaft berücksichtigen:

1. Sitzende Übungen, wenn eine Aufwärmdehnungsrunde erwünscht ist. Vorwärtsbeugen, Rückbeugen, Drehungen.

2. Bewegte Abfolge, um den Kreislauf in Schwung zu bringen.

3. Seitenlageübungen: Der Atem kann sich beruhigen, der untere Rücken wird gekräftigt.

4. Rückenlageübungen: Der Beckenboden wird gekräftigt, Beinlockerung und die seitliche Bauchmuskulatur kann hinzukommen.

6. Knieende Übungen: entlasten den Rücken, stabilisieren das Becken.

7. Stehende Übungen: Gleichgewicht, Stabilität, Kräftigung.

8. Zum Abschluss: Atemübungen, Meditation oder Entspannung.

HIER MEIN PERSÖNLICHER ÜBUNGSABLAUF FÜR DAS ERSTE TRIMESTER:

- Beginne mit drei Wiederholungen des Mantras OM, das zentriert dich und stimmt dich und dein Baby auf den Übungsablauf ein.

- Suche dir nun einige Asanas aus der Sitzposition heraus aus, zum Beispiel den Schmetterling (Bhadrasana) und die einbeinige Vorwärtsbeuge (Janushirshasana), danach kannst du in die sitzende Vorwärtsbeuge (Paschimottanasana) kommen und zum Ausgleich den Drehsitz geschlossen (Ardha Matsyendrasana) ausführen. Halte die Positionen jeweils für einige tiefe Atemzüge; wenn du dich wohl darin fühlst sogar an die zwei Minuten. Versuche vor jeder Position tief einzuatmen und mit der Ausatmung sanft in die Öffnung, Beugung, Dehnung oder Drehung zu kommen. Hierbei entstehen auch fließende Übergänge von einer zur nächsten Position.

- Wenn du dich wohl dabei fühlst, komme nun über die volle Vorwärtsbeuge (Padahastasana) langsam hoch ins Stehen und wähle dir eine bewegte Abfolge, wie zum Beispiel den hier vorgestellten Sonnengruß (Surya Namaskar).

- Zum Ausgleich für deinen Rücken komme nun in die Rückenlage. Gönne dir hier mit aufgestellten Beinen eine Pause. In der Rückenlage führe die Brücke (Setu Bandhasana) und /oder den Tisch (Chatus Pada Pitham) aus. Fühlst du dich wohl dabei, kannst du auch den Schulterstand (Sarvangasana) und die schiefe Ebene (Purvottanasana) ausprobieren. Auch bei diesen Positionen ist es sehr wichtig, dass du immer fließend von einer zur nächsten wechselst.

- Während der Schwangerschaft ist nun die Seitenlage eine ideale Entspannungsposition. Lege dich dabei ruhig auf die linke Seite, dein Baby wird bereits jetzt optimal versorgt. Gönne dir hier einige ruhige Atemzüge.

- Nun übe in der Seitenlage weiter, führe die Einbeinstreckung (Hasta Padangusthasana) sowie den ruhenden Vishnu (Anantasana in Variation) und den halben Bogen (Ardha Dhanurasana) zu beiden Seiten aus. Danach schaukle sanft nach links und rechts und komme so hoch ins Sitzen.

- Übe nun knieende Stellungen, beginne in der Stellung des Kindes (Garbhasana). Von da kannst du nochmals bewusst in den herabschauenden Hund (Adho Mukha Svanasana) kommen und dabei abwechselnd deine Knie beugen. Das fühlt sich an wie Treppensteigen in der Luft und wird auch »walking dog« genannt.

- Nur wenn du bereits über Yoga-Erfahrung verfügst, führe die Taube (Eka Pada Rajakopatasana) und das Kamel (Ustrasana) aus.

- Vom Sitzen komme langsam hoch in den Stand, vielleicht wieder über die volle Vorwärtsbeuge (Padahastasana). Hier gönne dir einige tiefe Atemzüge in der betenden Berg-Position (Tadasana mit Namaste-Mudra), dann öffne deinen Stand etwas weiter als hüftbreit für die Dreieckshaltung (Trikonasana), die gestreckte Dreieckshaltung (UtthitaTrikonasana), die Kriegerinnenstellung (Virabhadrasana), die seitliche Winkelstreckung (Utthita Parshvakonasana) und den abgesenkten Halbmond (Ardha Chandrasana). Ich kombiniere diese stehenden Krieger-Variationen immer gerne mit der Atmung, und gemeinsam mit meiner Lieblingsmusik fühlt sich der Ablauf auch gar nicht mehr anstrengend an, sondern wie ein wunderschöner Tanz. Die bekannte Yoga-Lehrerin Shiva Rea praktiziert einen ganz ähnlichen Ablauf in ihren Flow-Yoga-Einheiten und du wirst auch bei meiner Variante spüren, wie flexibel und entspannt sich deine gesamte Wirbelsäule danach anfühlt.

- Der Baum (Vrikshasana) hilft dir dabei, dich vor der Entspannungssequenz noch einmal bewusst zu konzentrieren; gerne kannst du dich dabei auch neben eine Wand stellen, damit du dich jederzeit abstützen kannst.

- Den Kopfstand (Sirshasana) führe bitte nur aus, wenn du ihn bereits vor deiner Schwangerschaft regelmäßig praktiziert hast, denn die Schwangerschaft ist nicht der geeignete Moment, um diese sehr schwierige Asana zu erlernen. Und selbst wenn du ihn schon beherrschst, sprich dich bitte immer mit deinem Arzt oder deiner Ärztin ab, ob sie diese Asana für dich als geeignet erachten.

- Am Ende deines Yoga-Übungsablaufes suche dir noch eine Atemübung und eine Meditation aus, die du durchführen möchtest, und dann wünsche ich dir gute Nacht oder eben einen super flockigen Start in den Tag!

Kleines ABC der Schwangerschaftsbeschwerden im ersten Trimester

GEWICHTSZUNAHME

Wie viel eine Frau während der Schwangerschaft zunimmt, ist immer auch abhängig von ihrem ursprünglichen Gewicht. Oft gelten 10 bis 20 Kilo an Gewichtszunahme als völlig normal. Doch woher kommt dieses zusätzliche Gewicht? 2,5 bis 3,5 Kilo bringt das Baby bis zum Ende der Schwangerschaft mit, das Fruchtwasser kann ebenfalls 1,5 Kilo schwer werden, die Plazenta bringt etwas mehr als ein halbes Kilo auf die Waage und die Gebärmutter hält mit 1,5 Kilo mit. 4 bis 5 Kilo kommen durch Wassereinlagerungen zustande und noch mal 3,5 bis zu 6 Kilo machen meist zusätzliches Fettgewebe als Energiespeicher aus. Na, mitgezählt? Im Endeffekt aber ist nur wichtig, dass du dich auch während der Schwangerschaft in deinem Körper wohlfühlst, beweglich bleibst und dich ein paar Treppenstufen nicht sofort aus der Puste bringen.

Tipp: Gemäß der Lehre des Ayurveda sollten wir während der Schwangerschaft besonders sensibel auf unsere Bedürfnisse achten und nur bei Hunger essen. Die Nahrung sollte immer aus frischen Zutaten bestehen und frisch zubereitet werden. Verzichten sollten wir auf Tiefkühlkost oder andere Fertignahrung, denn diese enthalten keine Lebensenergie (Prana). Gewürze können nach Geschmack, Jahreszeit und Konstitution eingesetzt werden. Im Winter oder bei schlechtem Stoffwechsel darf es sogar etwas schärfer sein, das erzeugt Wärme und fördert die Verdauung. Sogar die Geschmäcke unserer Nahrungsmittel können laut Ayurveda einen Einfluss auf den Aufbau unseres Kindes haben. Eine größtenteils vegetarische Ernährung soll die Entwicklung eines guten Charakters des Kindes fördern.

HARNDRANG

Damit können Schwangere am Anfang und gegen Ende der Schwangerschaft Probleme bekommen. Am Anfang der Schwangerschaft können die Hormone Harndrang verursachen, gegen Ende der Schwangerschaft drückt die vergrößerte Gebärmutter auf die Blase.

Tipp: Sei vorsichtig, wenn die Schmerzen im Unterbauch spürbar sind und du ein brennendes Gefühl beim Wasserlassen verspürst. Dies können Hinweise auf eine

Blasenentzündung sein. Regelmäßige Yoga-Übungen stärken die Blase und den Beckenboden. Große Ausnahme für den Yoga-Unterricht mit Schwangeren: in den Pausen Wasser trinken!

MÜDIGKEIT

Neben Übelkeit gehört Müdigkeit in den ersten Monaten zu den häufigsten Begleiterscheinungen einer Schwangerschaft. Aber auch die letzten Monate, in denen Schwangere sich den ganzen Tag mit einem dicken Bauch und erhöhtem Körpergewicht bewegen müssen, können sehr anstrengend sein. Schwangere sollten dann sicherstellen, dass sie nicht an Blutarmut leiden und sich so viel Ruhe wie möglich gönnen.

Tipp: Vorgeschnittenes Gemüse kaufen, das schnell zuzubereiten ist. Einen Vorrat an lange haltbaren Produkten wie Kartoffeln und Nudeln anlegen. Aktivierende Yoga-Atemübungen und bewegte Übungsabfolgen können ebenfalls helfen. Gönne dir Ruhephasen: Schlaf gilt als die wichtigste Erholung für schwangere Frauen. Zu spät schlafen zu gehen, sollte vermieden werden. Ausruhen, wann immer Müdigkeit auftritt. Ayurveda empfiehlt Schwangeren, sich nach der Hauptmahlzeit auszuruhen oder etwas zu schlafen. Aber nicht zu viel, denn das würde sonst zu Kopfschmerzen, Verstopfung und Faulheit führen.

ÜBELKEIT

Während der ersten Schwangerschaftswochen leiden viele Frauen unter mehr oder weniger starker morgendlicher Übelkeit. Diese Beschwerden werden durch das Hormon hCG ausgelöst. Es kann auch sein, dass du bestimmte Gerüche plötzlich als unangenehm empfindest, zum Beispiel den Geruch von gebratenem Fleisch oder von Kaffee. Häufig verschwinden solche Beschwerden nach den ersten drei Monaten, wenn sich der Hormonspiegel eingependelt hat.

Tipp: Nahrung gut kochen und lange kauen! Das halbstündige Trinken von heißem Wasser oder Ingwerwasser hilft laut Ayurveda gegen Schwangerschaftsübelkeit: hierfür eine frische Ingwerwurzel aufschneiden und 10 Minuten mit Wasser kochen. Hilfreich kann auch die Einnahme von frischem Kardamom sein: zwei bis drei Kardamomsamen im Mörser zerstoßen und das Pulver in etwas Wasser einrühren. Yoga-Atemübungen können zur Harmonisierung des Magens beitragen.

Asanas für das zweite Trimester

Das zweite Schwangerschaftstrimester (SSW 13 bis SSW 26) gilt auch als Wohlfühlphase: Die anfänglichen Komplikationen wie Übelkeit und Müdigkeit sind meist verschwunden, ebenso die Wechselbäder der Gefühle, mit denen viele Schwangere zu Beginn zu kämpfen hatten; allgemein ist ein Zustand von Ausgeglichenheit und Zufriedenheit vorherrschend. Auch das Risiko einer Fehlgeburt nimmt deutlich ab. Der Fötus wächst von 8 Zentimetern im Alter von drei Monaten bis zu 33 Zentimetern nach sechs Monaten. Hin und wieder stellen sich Verdauungsprobleme ein, da die Bauchorgane stark zur Seite gedrückt werden. Der Bauch ist zu Beginn noch nicht so groß, dass er bei Asanas als unangenehm empfunden werden könnte. Asanas in der Bauchlage werden nun weggelassen und durch Variationen in der Seitenlage ersetzt, sanfte Vorwärtsbeugen sind weiterhin möglich, sollten aber nur kurz gehalten werden. Die Übungsabfolgen dürfen durchaus etwas herausfordernder sein. Dies stärkt das Selbstbewusstsein und das Vertrauen in den eigenen Körper, vorausgesetzt, die Schwangerschaft verlief bisher ohne Komplikationen.

Bei der Ausführung der Asanas ist die subjektive Wahrnehmung sehr wichtig: Zum Beispiel fühlt sich nicht jede Schwangere im herabschauenden Hund wohl, andere hingegen lieben es, in dieser Position den Rücken lang zu strecken und das Becken zu entlasten. Jede Asana kann an die jeweilige Bewegungsmöglichkeit und Kraftkapazität angepasst werden und soll dazu dienen, die eigenen individuellen Möglichkeiten wie auch Grenzen zu erkennen.

Nützliche Tipps:

- Kali Asana: geburtsvorbereitende Übung – eine sehr stark öffnende Übung
- Halbes Krokodil: hilft bei Verdauungsproblemen
- Stellung des Kindes: entlastet den Rücken
- Keine Bauchübungen, sondern Asanas in der Seitenlage praktizieren
- Bereits jetzt Übungen praktizieren, um Beschwerden im unteren Rücken vorzubeugen
- Entwicklung von Achtsamkeit: Führe die Asanas immer in Kombination mit der Atmung aus
- Sanfte schiefe Ebene: Lerne die Langsamkeit lieben
- Tönungsübung A-O-U-M mit dem inneren Fokus: »Ich werde gebären«
- Atemübungen: Herz öffnen, sich selbst umarmen, liebe dich in der Veränderung
- Übungen bei Wasseransammlung: sanftes Kreisen der Gelenke nicht vergessen
- Füße nach dem Schmetterling an den Reflexpunkten massieren, unterstützt zusätzlich
- Partner-Übung: Binde Partner, Partnerin oder Freunde in die Übungen mit ein
- Übungen mit Hocker oder Kissen geben dir die Sicherheit, die Übungen länger zu halten

Asanas im Sitzen

Die gegrätschte Vorwärtsbeuge – Upavistha Konasana

Die Beine sind sanft gegrätscht. Die Zehen sind Richtung Körper gezogen, die Fersen drücken weg vom Körper. Eine erste Grundspannung ist in den Beinen spürbar. Mit der Einatmung werden die Arme über den Kopf lang gestreckt. Mit der Ausatmung senken wir die Hände an den Füßen ab. Klassische Handhaltung: Wir umgreifen die Zehen mit Daumen und Zeigefinger. Variation: Die Hände sind vor dem Körper abgelegt, der Brustkorb zieht sanft nach vorne. Mit der Einatmung beide Arme wieder anheben. Ausatmen und Stellung lösen.

WIRKUNGSWEISE: Diese Asana hilft, ein Hohlkreuz zu vermeiden, und wirkt bei Verspannungen im gesamten Wirbelsäulenbereich, da die Rückenmuskulatur gedehnt wird. Sie belebt zusätzlich die inneren Organe und das Nervensystem.

VORSICHT BEI: Bandscheibenschmerzen oder Symphysenschmerzen! Hierbei die Beine näher zueinanderbringen, um die Position zu erleichtern.

HILFESTELLUNG: Diese Asana sollte bei Schwangeren nur im Bereich der Schultern (entspannt), Arme (lang gestreckt) und Füße (Fersen drücken weg und bleiben auf der Matte) korrigiert werden. Ein zu starkes Drücken im Wirbelsäulenbereich von außen ist nicht angebracht! Anfängerinnen können die Hände auch an Ober- oder Unterschenkel ablegen! Bei der gesamten Vorwärtsbeuge im Sitzen ist genug Platz für den Babybauch zu lassen! Der Rücken bleibt gerade, wenn die Schulterblätter hinter dem Rücken zueinanderziehen und die Vorwärtsbeugung vom Brustbein aus stattfindet!

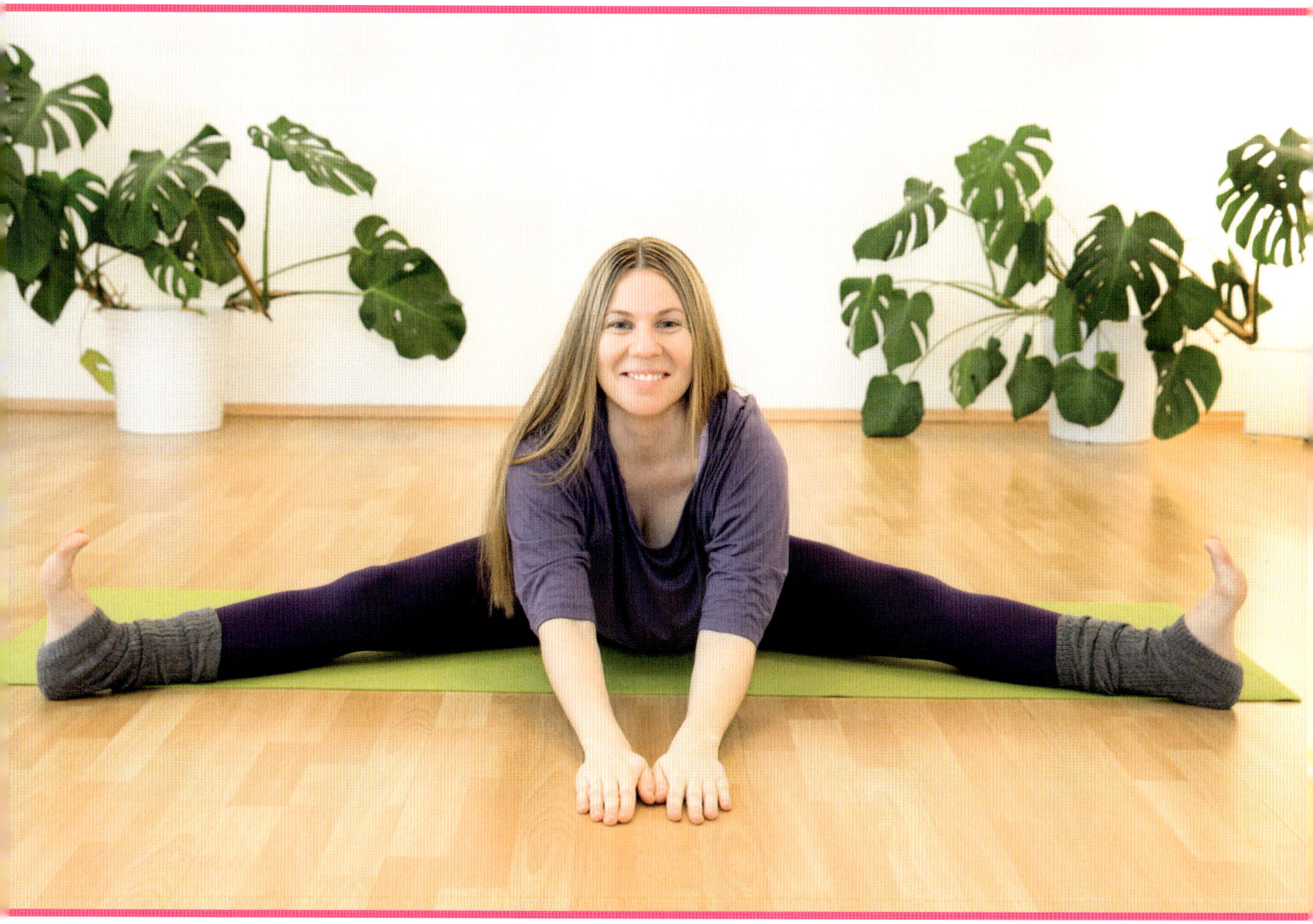

HINTERGRUNDWISSEN: *Upavistha* bedeutet auf Sanskrit »im Sitzen«. Während der Schwangerschaft sorgt der veränderte Hormonstatus dafür, dass alle Bindegewebsstrukturen (dazu gehören auch die Bänder) weicher und damit beweglicher werden. Deshalb ist eine übertriebene Grätsche während der Schwangerschaft zu vermeiden! Um das Bindegewebe in der Schwangerschaft zu festigen, können Yoga-Übungen helfen, Haut und Gewebe zu straffen. Darüber hinaus kann eine gesunde Ernährung mit vitamin- und mineralienreicher Kost und ausreichender Wasserzufuhr die Vermeidung schwangerschaftsbedingter Dehnungsstreifen unterstützen.

Die gedrehte Seitbeuge – Parivrtta Upavistha Konasana

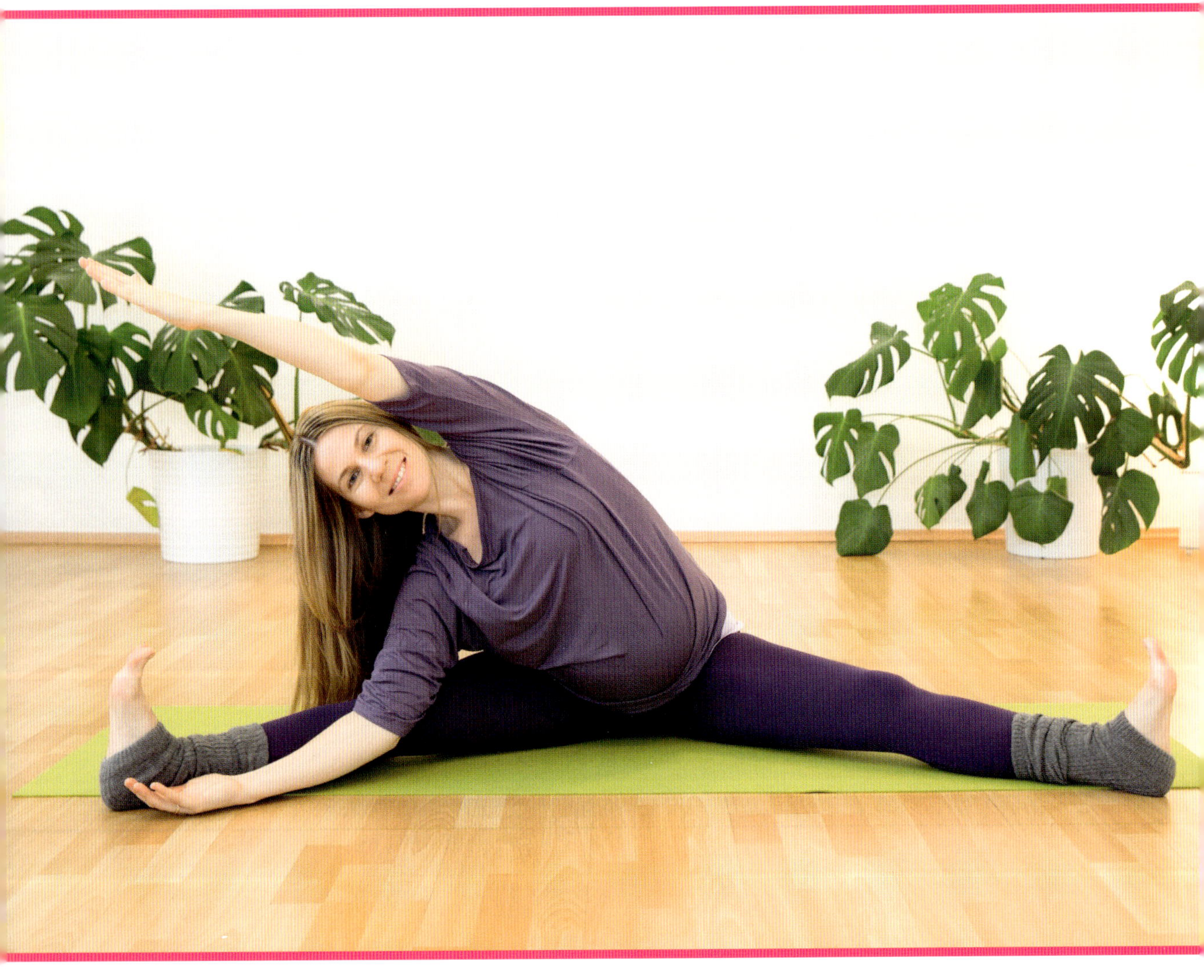

Beide Beine sind sanft gegrätscht, die Fersen werden aktiv weggedrückt, die Zehen herangezogen. Mit der Einatmung heben wir beide Arme an, mit der Ausatmung senken wir den rechten Arm sanft vor dem rechten Bein, der linke Arm streckt lang über den Kopf. Wir halten die Position für einige tiefe Atemzüge. Mit einer Einatmung heben wir wieder beide Arme an und wechseln mit der Ausatmung die Seite.

WIRKUNGSWEISE: Die Seitenbeuge ist ausgezeichnet für die Flexibilität der Zwischenwirbelgelenke und der Zwischenrippenmuskeln. Regt die Bauchorgane an, z.B. die Nieren, die Leber und die Bauchspeicheldrüse. Sie wirkt harmonisierend auf die Verdauung und regt die Abwehrkräfte an.

VORSICHT BEI: Rundrücken, starkem Hohlkreuz und Skoliose sowie akuten Rückenschmerzen oder Beckenbänderschmerzen und Symphysenlockerung.

HILFESTELLUNG: Ein sanftes Korrigieren der Handstellung ist leicht von außen möglich, das Abwinkeln jeweils eines Beines erleichtert die Stellung und wird auch bei Beschwerden im Bereich der Mutterbänder empfohlen.

HINTERGRUNDWISSEN: *Parivrtta* bedeutet auf Sanskrit so viel wie »umdrehen« oder auch »rotieren«. *Konasana* kann als »Winkelhaltung« übersetzt und in Verbindung mit *Upavistha* als sitzende Winkelhaltung oder auch als gehobene Winkelhaltung bezeichnet werden.

Das Ziehen in den Mutterbändern zählt zu den häufigsten Beschwerden in der Schwangerschaft. Die Bänder verlaufen von der Gebärmutter beiderseits zur Beckenwand und weiter bis in den Bereich der Vulva. Sie halten den Uterus in einer aufrechten, stabilen Lage. Durch die Vergrößerung und damit Gewichtszunahme des Uterus in der Schwangerschaft wird der Zug verstärkt, der auf die beiden Bänder wirkt. Gleichzeitig spannt die gedehnte Uterusmuskulatur. Dies wird mitunter als Schmerz empfunden.

Fußgelenklockerung – Padashithili

Die Beine sind leicht gegrätscht, die Zehen strecken wir nach vorne. Dann drücken wir als Gegenbewegung die Fersen weg und ziehen die Zehen an. Einige Male wiederholen. Danach lassen wir beide Füße zueinanderzeigen und drehen sie auch wieder nach außen; ebenfalls einige Male wiederholen. Zusätzlich können wir versuchen, die Zehen jeweils klein einzurollen und weit auseinander zu spreizen. Als letzte Lockerungsübung kreisen wir die Fußgelenke sanft nach innen und nach außen. Auch diese Übung wiederholen wir einige Male sanft.

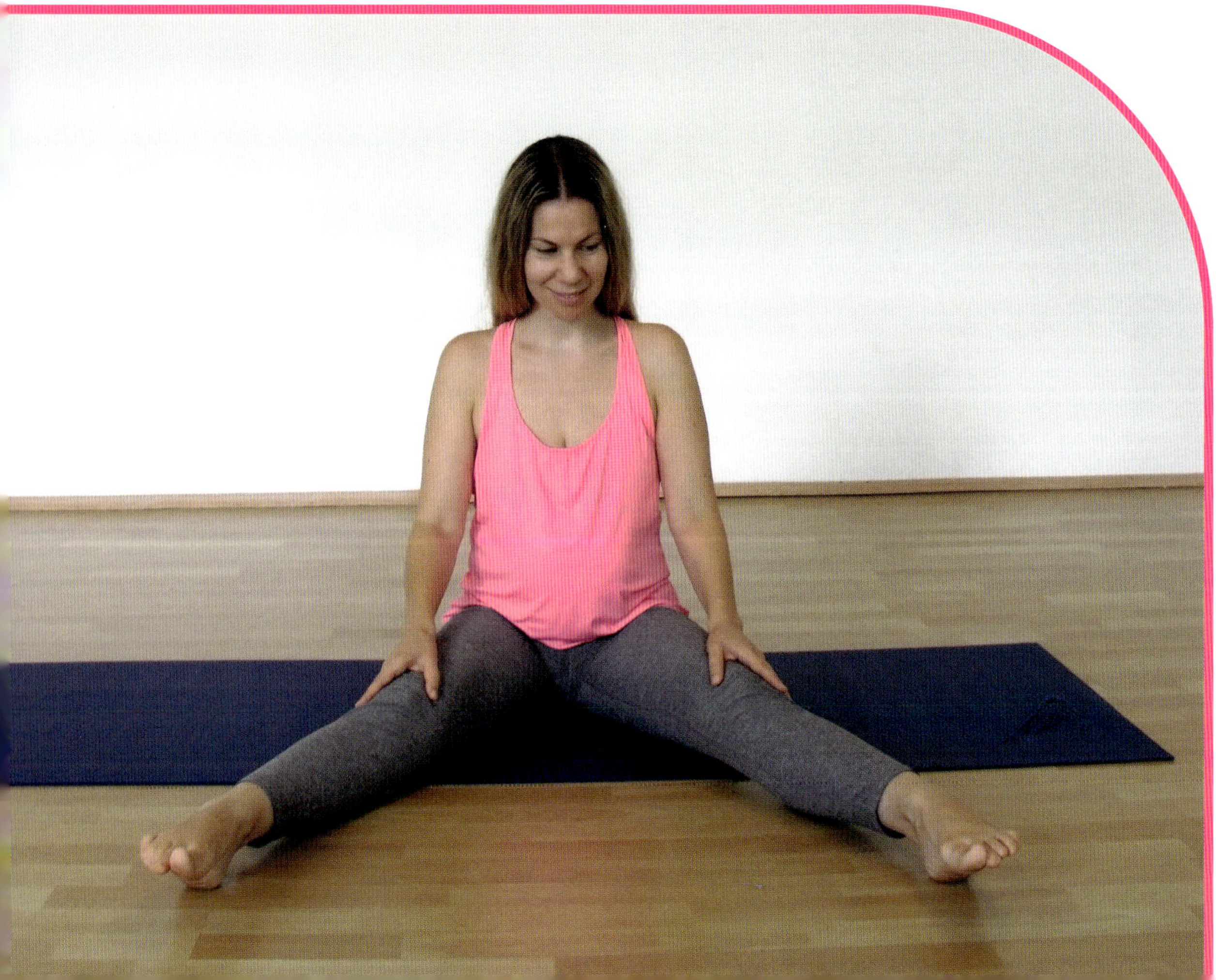

WIRKUNGSWEISE: Lockert die Fußgelenke, beugt Wasseransammlungen vor, kräftigt den Innenfuß. Der Rückfluss des Blutes aus den Füßen wird zusätzlich aktiviert und sogar der Beckenboden wird stimuliert. Wir verhindern durch regelmäßiges Üben Krämpfe in den Beinen und können einer Thrombose vorbeugen.

VORSICHT BEI: Akuten Schmerzen im Fußgelenksbereich. Bei Beschwerden im Becken und Symphysenbereich können wir die Beine näher zueinanderbringen.

HILFESTELLUNG: Fällt es der Schwangeren schwer, während der Übung im Wirbelsäulenbereich aufrecht zu bleiben, kann die Übungsabfolge auch sitzend auf einem Hocker ausgeführt werden. Hierbei wird jeweils ein Bein mit beiden Händen am Oberschenkel umfasst, die Übungsserie wird zuerst mit einem Bein durchgeführt und danach wird zum zweiten Bein gewechselt.

HINTERGRUNDWISSEN: Durch diese leichte Aufwärmübung lockern wir unsere Muskeln und Fußgelenke, Ablagerungen und Verspannungen können sich lösen. Sinken wir jedoch zu sehr in einen Rundrucken, verspannen wir zusätzlich. Für unsere Sitzposition gilt also auch während dieser leichten Aufwärmübung: »Sthira Sukham Asanam«. Die Sitzhaltung sollte ruhig und angenehm sein, aber nicht krumm und verspannt. Ich gab ihr den Namen »Padashitili«, da mich das Sanskritwort *shitili* – »lockern« – auch an das deutsche Wort »schütteln« erinnert.

Der Drehsitz geöffnet – Ardha Matsyendrasana

Ausgangslage ist der Fersensitz. Wir drehen uns zur rechten Seite, die rechte Hand ist hinter dem Rücken abgelegt, wir heben das linke Bein über das rechte, die linke Hand kann locker zum Fußgelenk greifen. Für eine leichte Variante ist das linke Bein zusätzlich ausgestreckt. Mit der Einatmung strecken wir den Rücken lang, mit der Ausatmung drehen wir unseren Oberkörper zur rechten Seite, um über die rechte Schulter zu blicken. Sanft für 3–4 Atemzüge halten und anschließend die Seite wechseln.

WIRKUNGSWEISE: Durch die Drehung des Körpers wird die Wirbelsäule seitlich flexibel, das sympathische Nervensystem (Stressreaktion) wird gestärkt und die Rückenmuskeln werden massiert. Diese Asana heilt allgemein nervöse Leiden. Die Massage der Bauchorgane führt Gifte ab, die beim Verdauen entstehen.

VORSICHT BEI: Rundrücken, starkem Hohlkreuz und Skoliose sowie akuten Rückenschmerzen.

HILFESTELLUNG: Schwerpunkt der Drehung sollte laut Mark Stephens die obere Brustwirbelsäule sein, damit so wenig Zug wie möglich auf die Mutterbänder kommt, die die Gebärmutter halten.

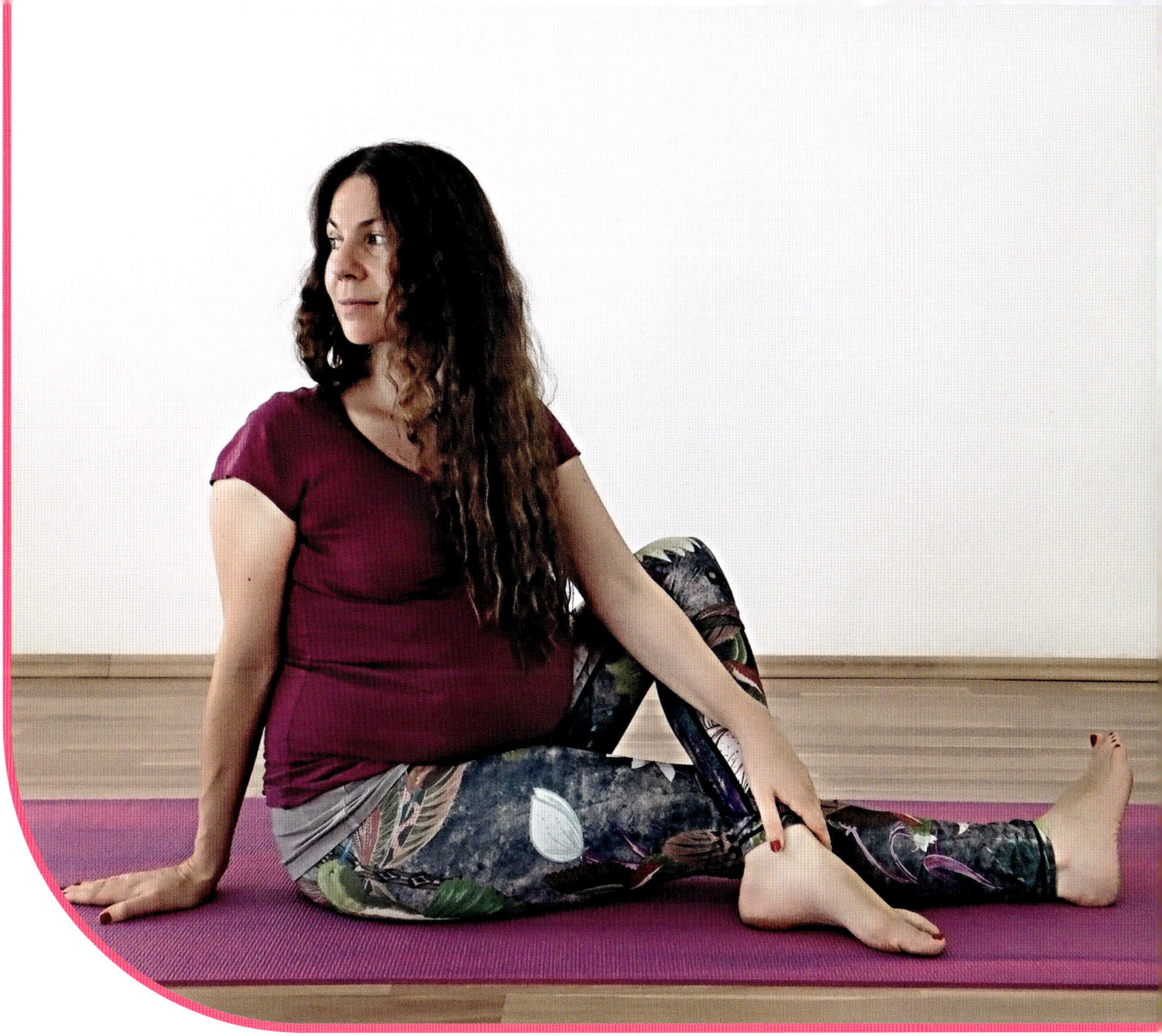

HINTERGRUNDWISSEN: *Ardha* bedeutet auf Sanskrit »halb«, *matsya* bedeutet »Fisch«. Ein Fisch soll einst ein Gespräch zwischen Shiva und Parvati über das Wissen des Yoga belauscht und somit selbst die Erleuchtung erlangt haben. Als Matsyendranath, »Herr der Fische«, begegnet er uns hier wieder. Eine Asana, die als Matsyendrasana bezeichnet wird, wird bereits in einer der ältesten Yoga-Schriften, der Hatha Yoga Pradipika (14. Jahrhundert) erwähnt: »Matsyendrasana hebt den Appetit, indem sie das Magen-Feuer entfacht und zerstört schreckliche Beschwerden im Körper. Wenn sie durchgeführt wird, lässt sie Kundalini steigen und macht den Mond fest.« (Hatha Yoga Pradipika 1,28)

Die Kuhgesichtstellung – Gomukhasana

Wir sitzen auf beiden Fersen im Diamantsitz. Nun setzen wir uns links von den Fersen auf die Matte und bringen das rechte Bein über das linke. Die Knie kommen nun übereinander, die Fußsohlen zeigen nach außen. Klassisch wird nun auch der linke Arm angehoben, weitere Variationen sind möglich. Der angehobene Arm wird hinter den Rücken gebracht, der zweite Arm von unten Richtung Schulterblatt aufgerichtet. Idealerweise können wir nun die Finger ineinandergreifen lassen. Wir atmen seitlich in den Brustkorb hinein, der Zwischenrippenmuskelbereich weitet sich. Der Hinterkopf drückt sanft an den angehobenen Arm, das Becken rollt nach vorne, um ein Hohlkreuz zu vermeiden. 3–4 tiefe Atemzüge und danach sowohl Arm als auch Beinposition wechseln.

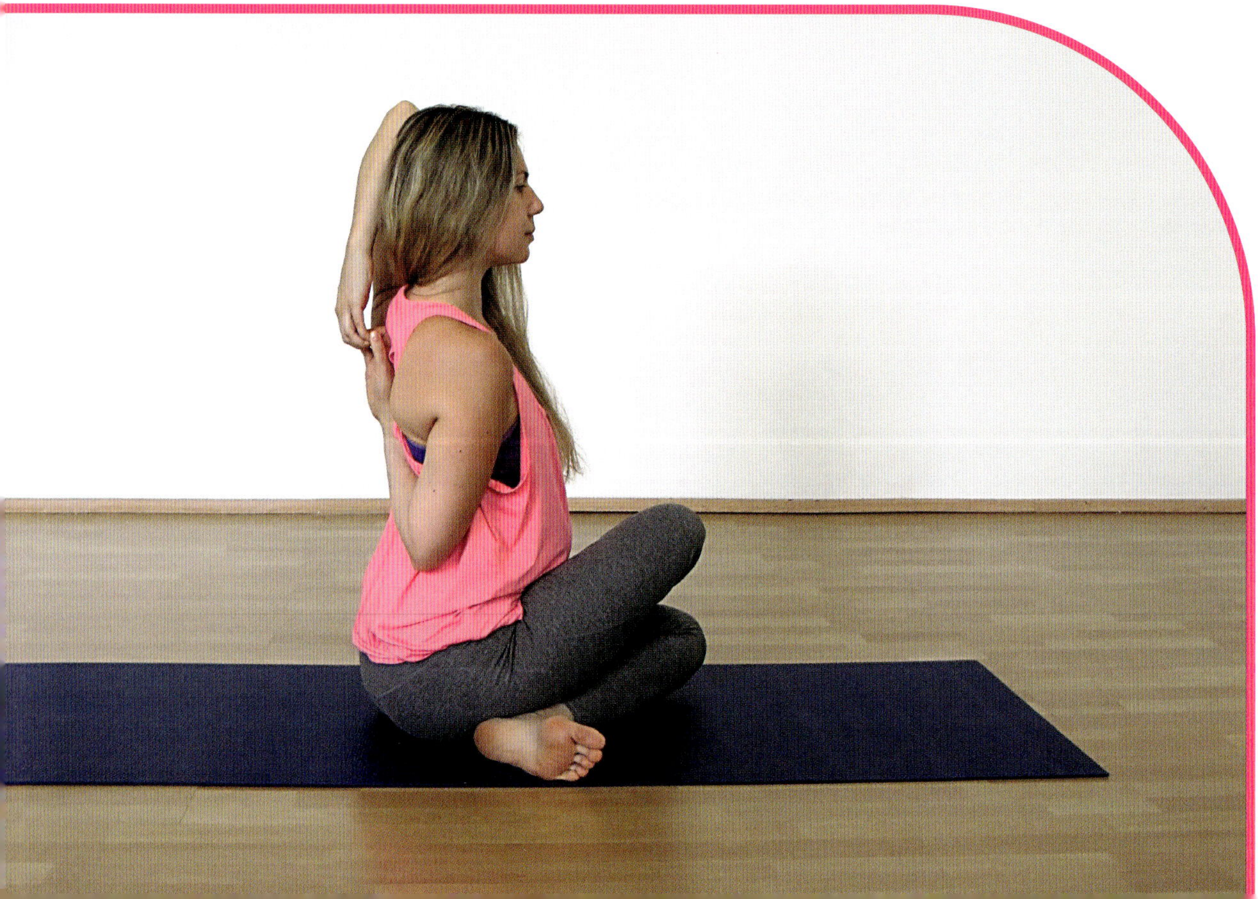

WIRKUNGSWEISE: Öffnet die Hüfte, kräftigt den Beckenboden, dehnt die Arme, Schulter- und den Nackenbereich sowie den Brustkorb, der hochgezogen wird und mit der tiefen Atmung Raum lässt für die Zwerchfellweitung – eine tiefe volle Yoga-Atmung ist möglich.

VORSICHT BEI: Beschwerden im Schulter- und Handgelenkbereich.

HILFESTELLUNG: Zur Erleichterung kann auch ein Tuch hinter dem Rücken mit beiden Händen gehalten werden.

HINTERGRUNDWISSEN: *Go* bedeutet auf Sanskrit »Kuh« und *mukha* »Gesicht«, übersetzt heißt die Position also Kuhgesichtsitz, da die abgewinkelten Beine den Lippen einer Kuh ähneln. B. K. S. Iyengar schreibt in *Licht auf Yoga*, dass Gomukha einen Menschen bezeichnet, dessen Gesicht dem einer Kuh ähnelt – oben breit und unten schmal. Mula Bandha kann hierbei gut gehalten werden, es richtet die Wirbelsäule auf und kräftigt den Beckenboden.

Asanas im Liegen

Sanfte indische Brücke – Syona Setu Bandhasana

Aus der Rückenlage heraus werden beide Beine hüftbreit aufgestellt. Die Arme liegen nahe am Körper, die Handflächen zeigen zum Boden. Mit der Einatmung wird die Hüfte langsam angehoben, mit der Ausatmung wieder langsam und rückenschonend, Wirbel für Wirbel abgesenkt. Weitere Variationen: die Position kurz halten, Handflächen unter dem Gesäß zueinanderbringen. Um den Brustkorb wunderbar zu weiten, können wir auch mit jeder Einatmung das Gesäß anheben und zusätzlich die Arme neben dem Kopf ablegen. Mit der Ausatmung senken wir Arme und Gesäß auch wieder ab. 6–8 Wiederholungen.

WIRKUNGSWEISE: Die Übung öffnet das Becken, weitet den Brustkorb und stabilisiert die Wirbelsäule. Sie nimmt Spannungen aus der Lendenwirbelsäule, normalisiert die Funktion der Schilddrüse, dehnt die Bauchorgane und beeinflusst die Verdauung positiv. Die Brücke gilt als halbe Umkehrstellung, da der Bauch höher ist als das Herz. Daher verbessert die Stellung den Rückfluss des venösen Blutes zum Herzen und die Regeneration der Bauchorgane.

VORSICHT BEI: Rundrücken, starkem Hohlkreuz und Skoliose sowie akuten Rückenschmerzen und Reflux. In diesem Fall sanft aus der Position kommen und in bequemer Sitzposition ausruhen.

HILFESTELLUNG: Füße und Knie sollten hüftbreit aufgestellt sein, die Fersen nicht zu weit weg vom Gesäß. Das Kinn kann leicht Richtung Brustkorb ziehen.

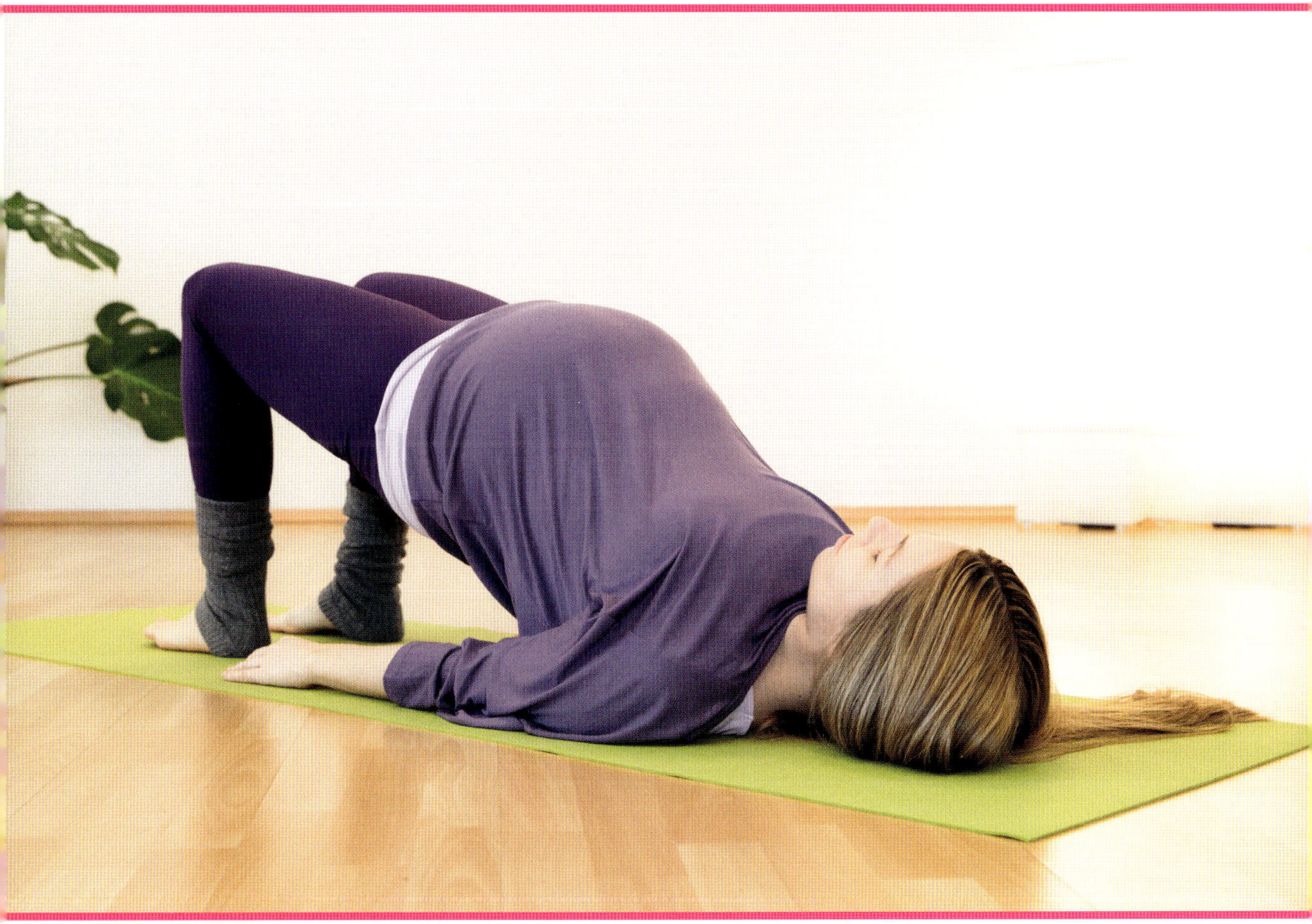

HINTERGRUNDWISSEN: *Syona* bedeutet auf Sanskrit »sanft, zart, angenehm«, aber auch »nächtliches weiches Lager«. Diese Position ermöglicht eine sanfte Kräftigung des Beckenbodens und bewirkt zusätzlich eine Stabilisierung der Rückenmuskulatur. Sie kann Rückenschmerzen – die häufig in der Schwangerschaft auftreten – vorbeugen oder lindern und den Bereich des Iliosakralgelenks (die Verbindung zwischen dem Kreuzbein und dem Darmbein) stabilisieren.

Bei der gestützten Position, die von Hebammen empfohlen wird, erhöht ein Kissen den Oberkörper, die Position kann länger gehalten werden und animiert Babys dazu, sich im Bauch in die richtige Gebärposition zu bewegen.

Glückliche-Kind-Stellung – Ananda Balasana

Ausgangsposition ist die Rückenlage. Wir atmen tief ein, mit der Ausatmung bringen wir die gestreckten Beine nach oben. Wir halten die Beine gestreckt und atmen nochmals tief ein. Mit der nächsten Ausatmung bringen wir die Knie abgewinkelt neben den Bauch und greifen unsere großen Zehen. Die Fußsohlen zeigen zur Decke. Wir öffnen die Knie weiter auseinander und bringen sie in die Achselhöhlen. Wir halten die Füße für einige tiefe Atemzüge über den Knien und spüren die Dehnung in den Leisten, den Hüften und der Wirbelsäule. Position für 6–8 tiefe Atemzüge halten und dabei sanft schaukeln.

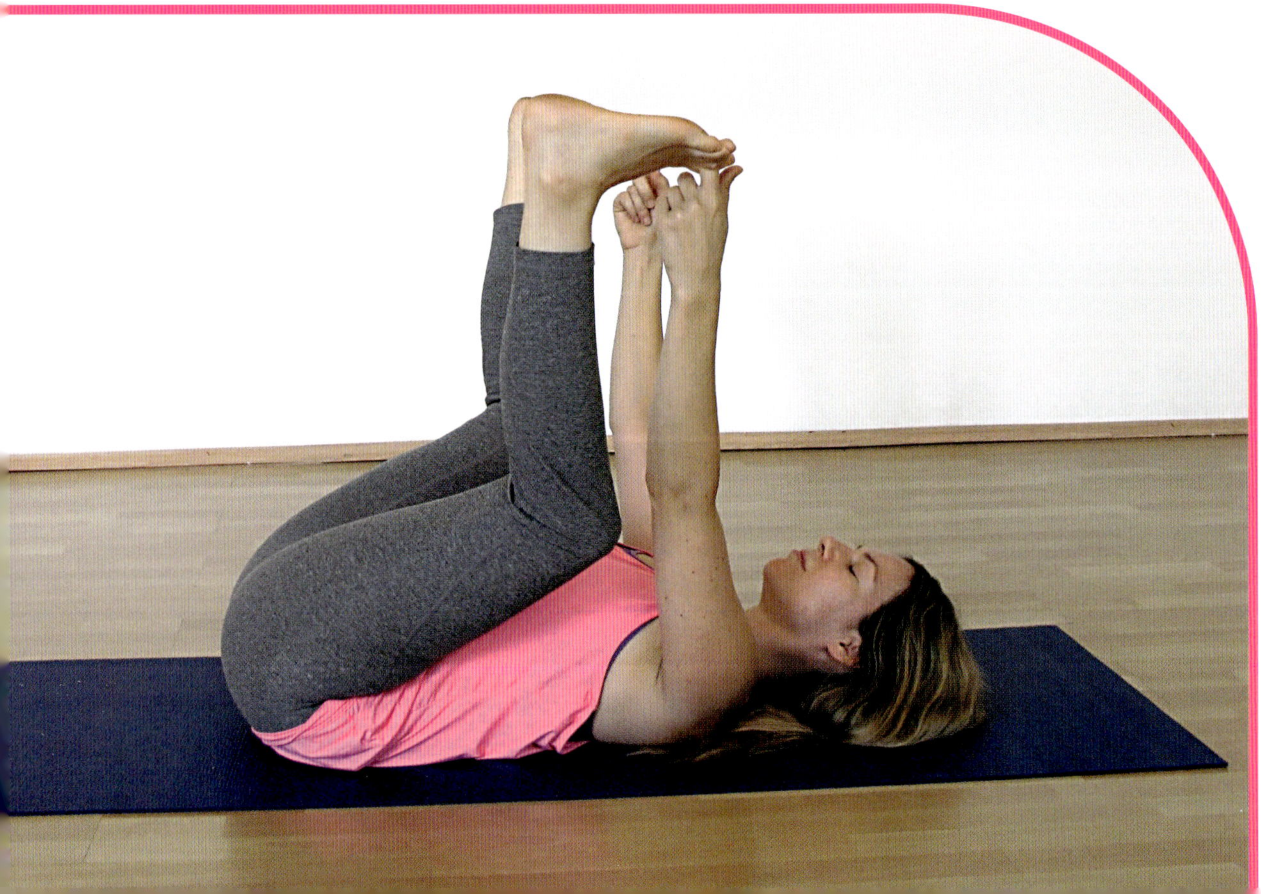

WIRKUNGSWEISE: Schaffen wir es, uns in Ananda Balasana wie ein glückliches Baby zu fühlen, ist die Position eine sehr gute Stellung gegen Stress und Müdigkeit. Sie dehnt die Leisten und macht die Hüften beweglicher.

VORSICHT: Schwangere sollten diese Position nur sehr vorsichtig ausführen und nicht mit den Oberschenkeln an den Bauch drücken. Bei Schwindelgefühl sofort aus der Position in die Seitenlage wechseln. Bei einer Symphysen- oder Beckenringlockerung sollte diese Übung nicht ausgeführt werden!

HILFESTELLUNG: Die Asana kann mithilfe von Gurten erleichtert werden.

HINTERGRUNDWISSEN: Eine Beckenringlockerung ist eine Dehnung der gesamten Bänder, die die Beckenknochen zusammenhalten. Durch die hormonelle Umstellung, aber auch durch die körperliche Belastung des zusätzlichen Gewichts auf das Becken kann sie im Verlauf einer Schwangerschaft auftreten, die Schmerzen können tief im Bereich des unteren Rückens oder des Schambeines sitzen. Von dort können sie sich bis in die Leistengegend oder zu den Innenseiten der Oberschenkel erstrecken. Um dies zu vermeiden, sind rückenkräftigende und beckenbodenstärkende Übungen während der Schwangerschaft sehr hilfreich.

Ayurveda-Abfolge – Pavanmuktasana

Wir liegen mit aufgestellten Beinen auf dem Rücken. Die Arme liegen neben dem Körper. Beim Einatmen beugen wir das rechte Bein, mit der Ausatmung umfassen wir es fest mit den Händen und drücken es sanft seitlich neben dem Babybauch Richtung Oberkörper. Im ausgeatmeten Zustand verharren. Mit der nächsten Einatmung stellen wir das Bein wieder zurück. Wir atmen aus. Mit der nächsten Einatmung beugen wir das linke Bein, mit der Ausatmung ziehen wir es seitlich neben dem Babybauch hoch. Erneut verharren wir kurz und stellen mit der nächsten Einatmung das Bein wieder zurück. Im dritten Durchgang heben wir beide Beine mit der Einatmung an und umgreifen die Knie, mit der nächsten Ausatmung ziehen wir beide Knie sanft seitlich Richtung Oberkörper. Wir gönnen uns hier leicht schaukelnd einige tiefe Atemzüge.

WIRKUNGSWEISE: Die Bauchorgane werden sanft seitlich massiert, das verschafft Erleichterung bei Blähungen und hilft bei Verstopfungen. Die Tätigkeit von Leber, Milz und Magen wird sanft angeregt.

VORSICHT BEI: Schmerzen im Bereich des Beckens und unteren Rückens sowie bei Symphysenlockerung.

HILFESTELLUNG: Die Übung kann auch in der Seitenlage ausgeführt werden, um den unteren Rücken zu entlasten.

HINTERGRUNDWISSEN: *Pavan* heißt auf Sanskrit »Luft« und *mukta* »Befreiung«; diese Asana befreit also von Blähungen. Durch die Einengung der Bauchorgane infolge des Wachstums der Gebärmutter kann es im Laufe der Schwangerschaft immer wieder zur Darmträgheit kommen. Wenn die Nahrung nicht ungehindert durch den Verdauungstrakt gelangen kann, sammeln sich Gase an. Dieser sanfte Bewegungsablauf ist hierbei eine gute Hilfe: Ziehen wir das rechte Bein sanft Richtung Oberkörper und lösen wir es wieder, entspricht dies dem Verlauf des Dickdarms, der rechts aufsteigt und links absteigt. Daher wiederholen wir die Übung auch zur linken Seite. Durch den sanften Druck auf die Bauchdecke und das folgende Aufheben des Drucks aktivieren wir das Zwerchfell und regen die Bewegung des Darms an, Gase können sich nun leichter lösen. Ganz allgemein helfen eine reichliche Flüssigkeitszufuhr und regelmäßige Bewegung.

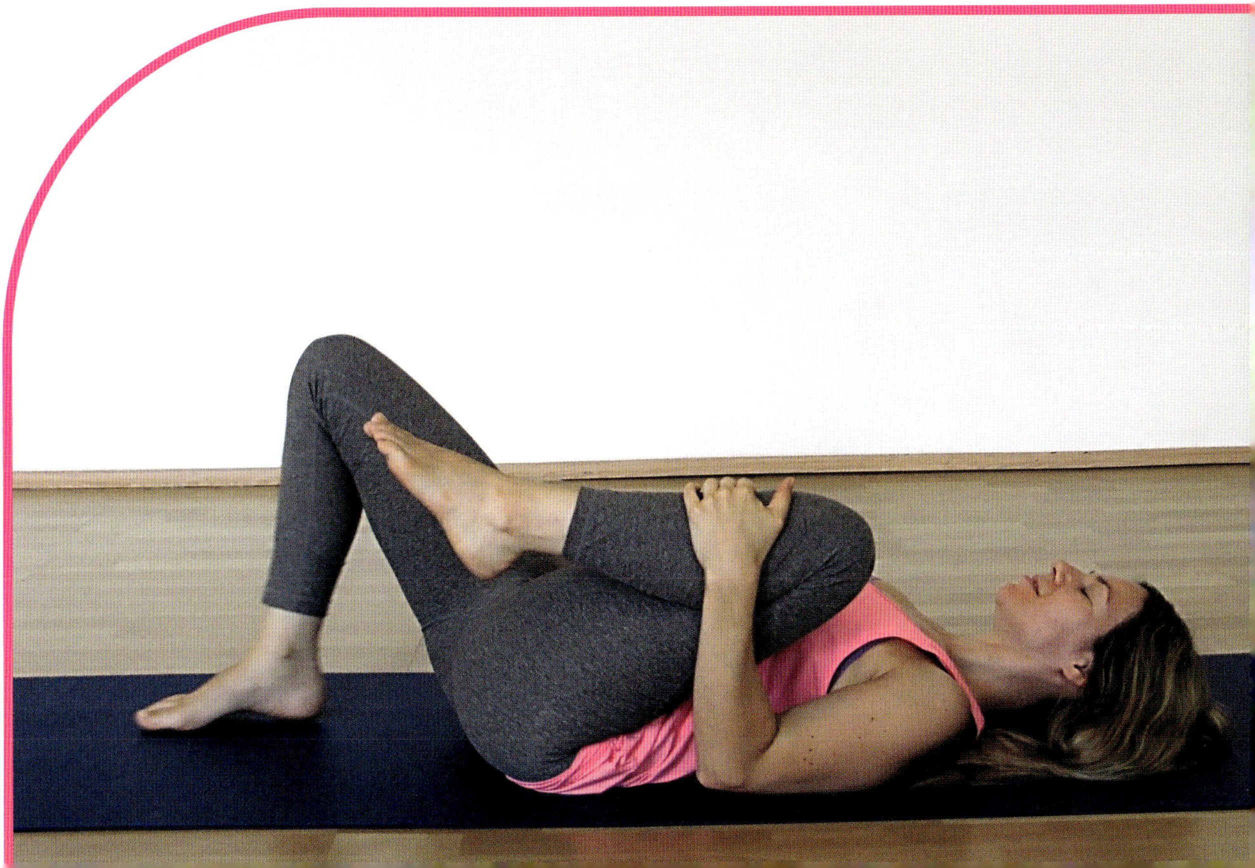

Das Fenster – Grihaksha Asana

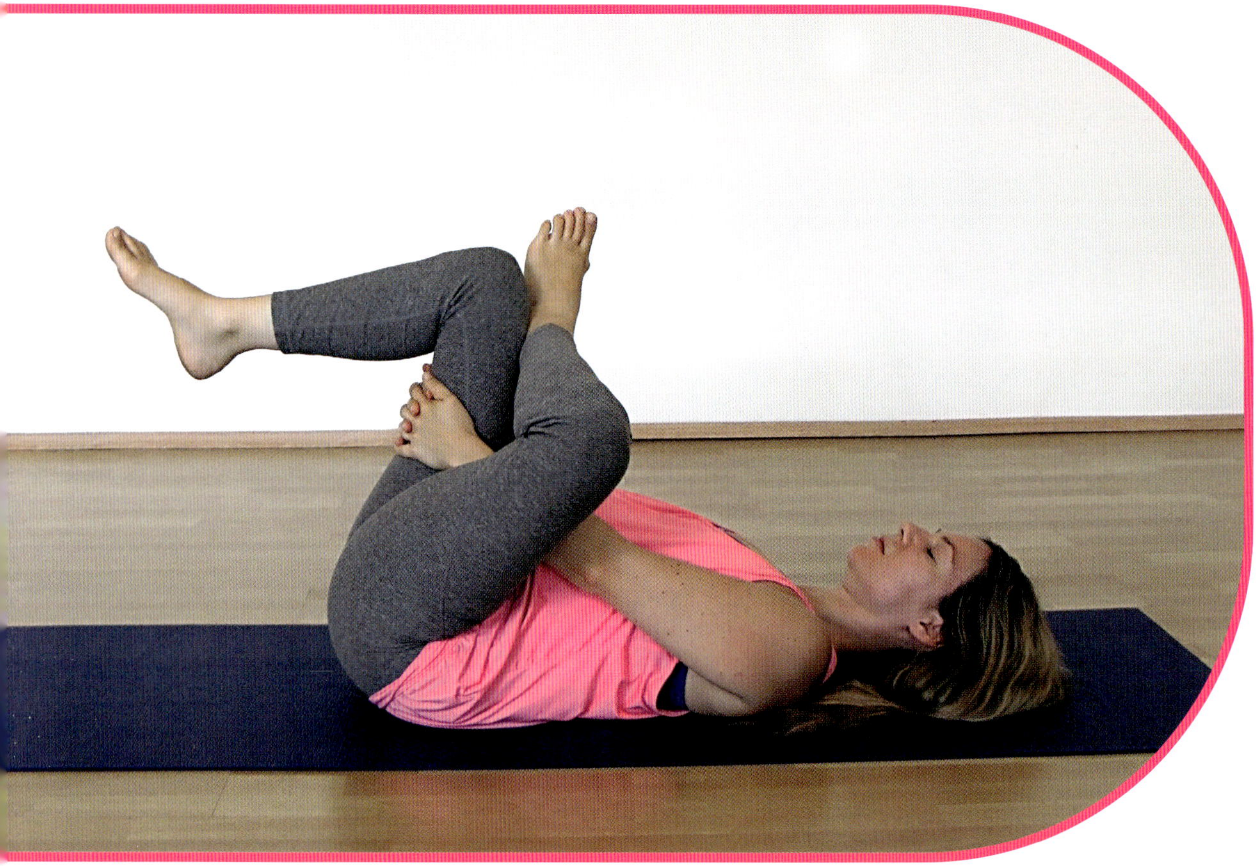

Ausgangslage ist die Rückenlage mit aufgestellten Beinen. Wir heben zunächst das linke Bein an, beugen es und legen das Fußgelenk am rechten Oberschenkel ab. Nun können wir mit der linken Hand das linke Knie aktiv wegdrücken, um eine erste Dehnung zu erzeugen. Wenn es der Babybauch zulässt, kann das rechte Bein ebenfalls angehoben werden, wir umgreifen den rechten Oberschenkel. Die Position für 3–4 tiefe Atemzüge halten, danach lösen wir die Beine sanft und wechseln die Seite.

WIRKUNGSWEISE: Dehnt die große Gesäßmuskulatur und den Ischiasnerv.

VORSICHT: Es sollte kein Drück auf den Babybauch ausgeübt werden!

HILFESTELLUNG: Ist das Anheben des zweiten Beines nicht möglich bzw. mit großer Anstrengung verbunden, sollte die Übung in der sanfteren Einstiegsversion ausgeführt werden, bei der das Bein nicht zusätzlich angehoben wird.

HINTERGRUNDWISSEN: Während der Schwangerschaft kommt es vermehrt zu Ischiasbeschwerden. Diese Schmerzen entstehen durch die schwangerschaftsbedingte Belastung des Beckenrings, der zu einer Einengung des Ischiasnerves führen kann. Die Schmerzen gehen vom unteren Rücken aus und strahlen meist über das Gesäß bis in die Beine aus. Die Ursache liegt oft direkt im Gesäßmuskel, der während der Schwangerschaft besonders viel arbeiten muss, um dem immer größer werdenden Bauch entgegenzuwirken. Zu viel Ruhe ist kontraproduktiv, da sich die Muskulatur dann nur noch mehr verspannt.

Ein weiterer Auslöser für die Ischiasbeschwerden ist natürlich das zusätzliche Körpergewicht, das immer mehr auf den Nerv drückt und ihn einklemmt. Besonders etwa ab Ende des zweiten Schwangerschaftstrimesters kann der Kopf des Babys auf den Ischiasnerv drücken und so heftige Schmerzen verursachen. Sanfte Dehnungsübungen können Erleichterung bringen, allerdings können die Schmerzen sich auch wieder einstellen. Zum Glück verschwinden die Beschwerden unmittelbar nach der Geburt in der Regel so plötzlich, wie sie gekommen sind!

Beinübung – Utthita Padasana

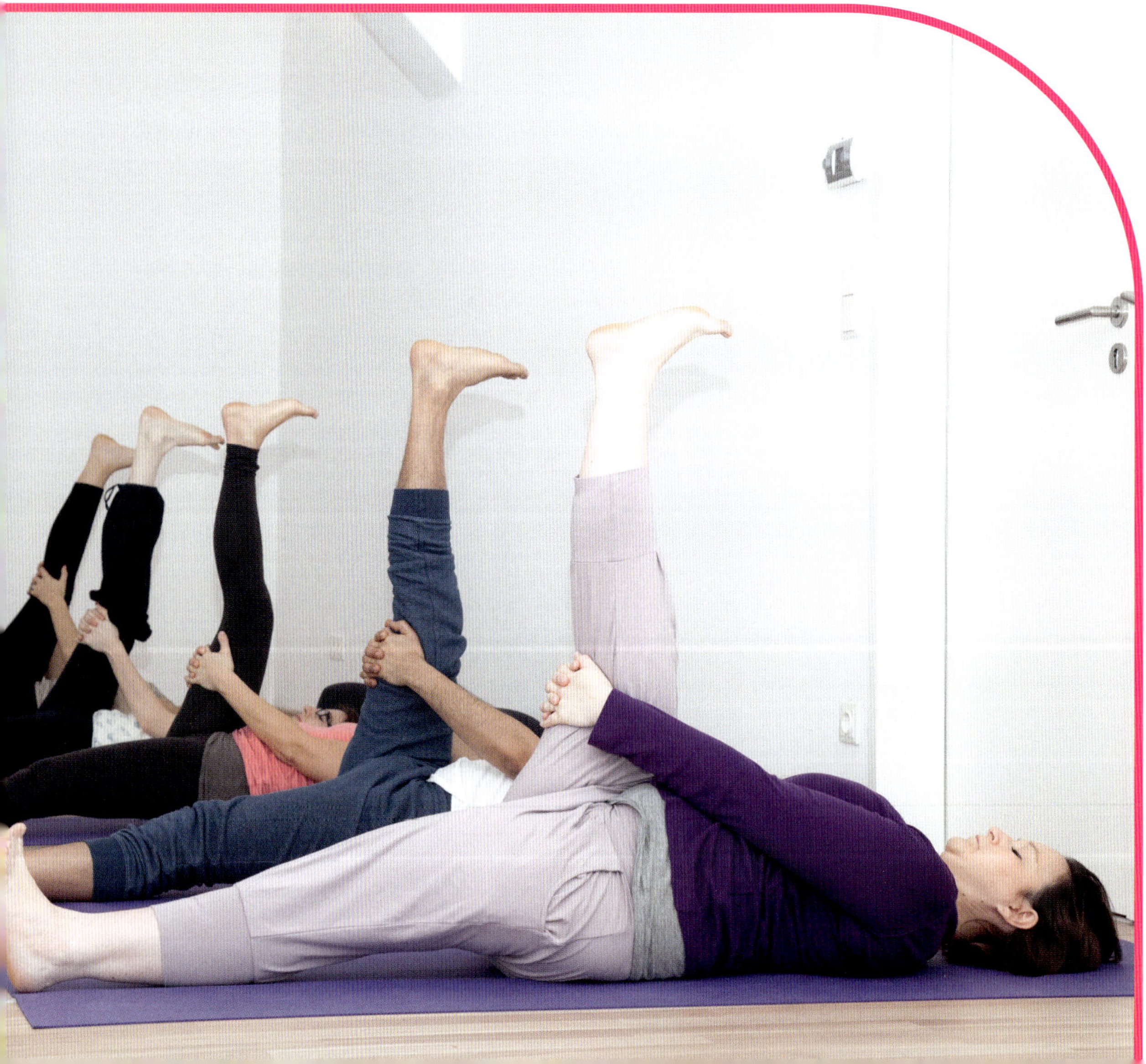

Wir liegen am Rücken, die Beine sind ausgestreckt oder aufgestellt (dies entlastet den unteren Rücken und die Bauchmuskulatur). Mit der Einatmung heben wir ein Bein an und senken es mit der Ausatmung ab; dies können wir mehrmals wiederholen, bevor wir die Seite wechseln. Atmung und Bewegung können wieder ideal kombiniert werden. Ein locker-leichtes Einatmen durch die Nase und eine lange tiefe Ausatmung durch den Mund sind möglich. Wir heben erneut ein Bein an, das zweite Bein kann abgelegt bleiben oder aufgestellt werden. Nun umgreifen wir das angehobene Bein mit beiden Händen. Schultern und Nacken bleiben locker. Wir atmen tief ein und aus. Die Fußsohle bleibt erneut aktiv, die Ferse drückt weg. Wir halten die Position für einige tiefe Atemzüge. Mit einer tiefen Ausatmung senken wir das Bein wieder und wechseln die Seite.

WIRKUNGSWEISE: Die Position beugt Krampfadern vor, lindert Ischiasbeschwerden, stärkt sanft Bein-, Bauch- und Rückenmuskulatur.

VORSICHT BEI: Akuten Rückenschmerzen und Schmerzen im Iliosakralgelenk sowie bei Rektusdiastase. Bei einer Symphysen- oder Beckenringlockerung sollte diese Übung nicht ausgeführt werden!

HILFESTELLUNG: Zur Entlastung können die Beine aufgestellt werden und das Knie bleibt leicht gebeugt.

HINTERGRUNDWISSEN: Bei der Geburt eines Babys ist es sehr wichtig, dass zwischen den knöchernen Anteilen des Beckens die Bandscheiben die Verbindungen flexibel halten und Hormone, in diesem Fall die Östrogene, sie sogar noch weiten können. Ist diese Lockerung hormonell bedingt im Bereich des Schambeins schon während der Schwangerschaft zu stark, kommt es zu einer Symphysenlockerung, die im Bereich des Schambeins zu Schmerzen führt. Ein Anheben des Beines aus der Rückenlage wäre dann nicht zu empfehlen.

Fußgelenklockerung – supta padashithili

Ausgangsposition ist die Rückenlage mit aufgestellten Beinen. Wir heben zuerst das rechte Bein an und umgreifen es sanft. Die Ferse drückt aktiv weg, die Zehen sind angezogen. Nun lösen wir die Spannung in der Fußsohle und kreisen sanft das Fußgelenk nach links und nach rechts. Nach einigen sanften Wiederholungen senken wir das Bein und wechseln die Seite.

WIRKUNGSWEISE: Dehnt das gesamte Bein aus der großen Gesäßmuskulatur heraus. Ischiasbeschwerden kann vorgebeugt werden. Die sanfte Kreisbewegung hilft bei der Vorbeugung von Wasseransammlungen und Krämpfen.

VORSICHT BEI: Schmerzen im Lendenwirbelbereich sowie im Schulter- und Nackenbereich. Das Bein sollte nicht gegen den Babybauch drücken! Bei einer Symphysen- oder Beckenringlockerung sollte diese Übung nicht ausgeführt werden!

HILFESTELLUNG: Kann das angehobene Bein nicht lang gestreckt werden, sollte es abgewinkelt, aber dennoch angehoben bleiben. Bei Beschwerden im Lendenwirbelbereich kann eine eingerollte Decke unter das Steißbein gelegt werden. Sollte eine Rückenlage nicht möglich sein, kann diese Übung auch im Sitzen ausgeführt werden.

HINTERGRUNDWISSEN: Gerade gegen Ende des zweiten Trimenon leiden viele Schwangere an Krämpfen in den Waden und Füßen, insbesondere nachts, da dann die Bewegung fehlt. Hervorgerufen werden sie meist durch das zusätzliche Gewicht, das auf das Becken drückt und die Durchblutung der Beine stören kann, aber auch Magnesiummangel kann eine Ursache dafür sein. Zum Glück sind diese Krämpfe meist harmlos und verschwinden von selbst nach der Geburt. Zur Vorbeugung kann eine magnesium- und kalziumreiche Ernährung hilfreich sein, z.B. Nüsse, Bananen oder Spinat. Ebenfalls sind ausreichende Bewegung, Massagen, sowie das Dehnen der Bein- und Fußmuskulatur zu empfehlen.

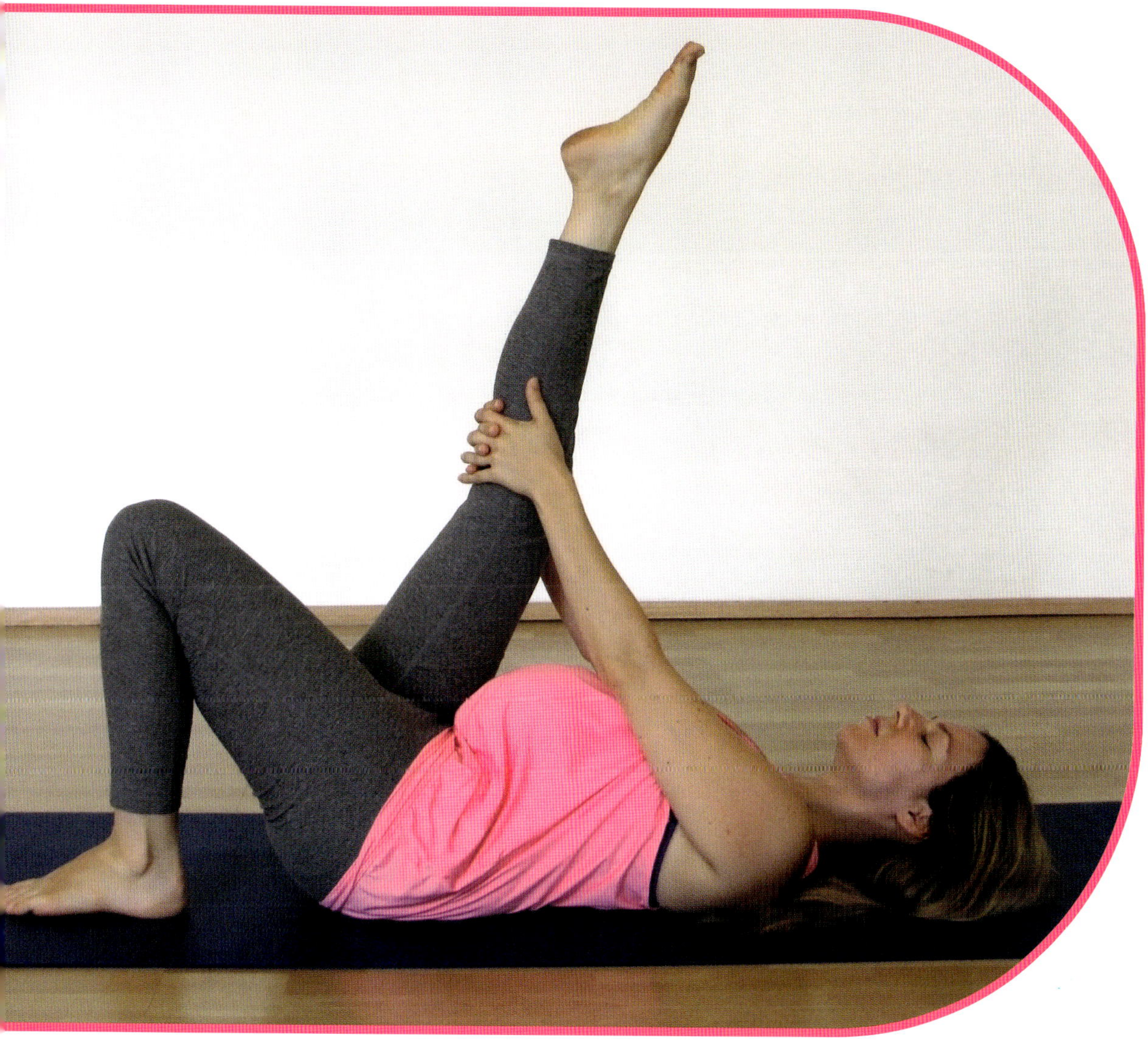

Das Becken öffnen – Sphuta Ardha Dhanurasana

Ausgangsposition ist die Seitenlage, beide Beine sind circa 90 Grad abgewinkelt, die Schienbeine liegen parallel zum langen Mattenrand. Aus der Ausgangslage heraus heben wir das obere Bein mit der Einatmung an und senken es mit der Ausatmung ab. Einige sanfte Wiederholungen, danach wechseln wir die Seite.

WIRKUNGSWEISE: Kräftigung der Beinmuskulatur und des Lendenwirbelbereichs. Sanfte Hüftöffnung.

VORSICHT BEI: Akuten Rückenschmerzen und Symphysenschmerzen. Übungen in der Seitenlage sollten zur Seite des kindlichen Rückens ausgeführt werden. Da im Yoga Übungen jedoch immer zu beiden Seiten ausgeführt werden, kann der Babybauch auch durch eine eingerollte Decke oder ein kleines Kissen gestützt werden.

HILFESTELLUNG: Das Bein sollte nur so weit angehoben werden, wie es leicht möglich ist; während der Übung sollten keine Schmerzen im Hüftbereich auftreten.

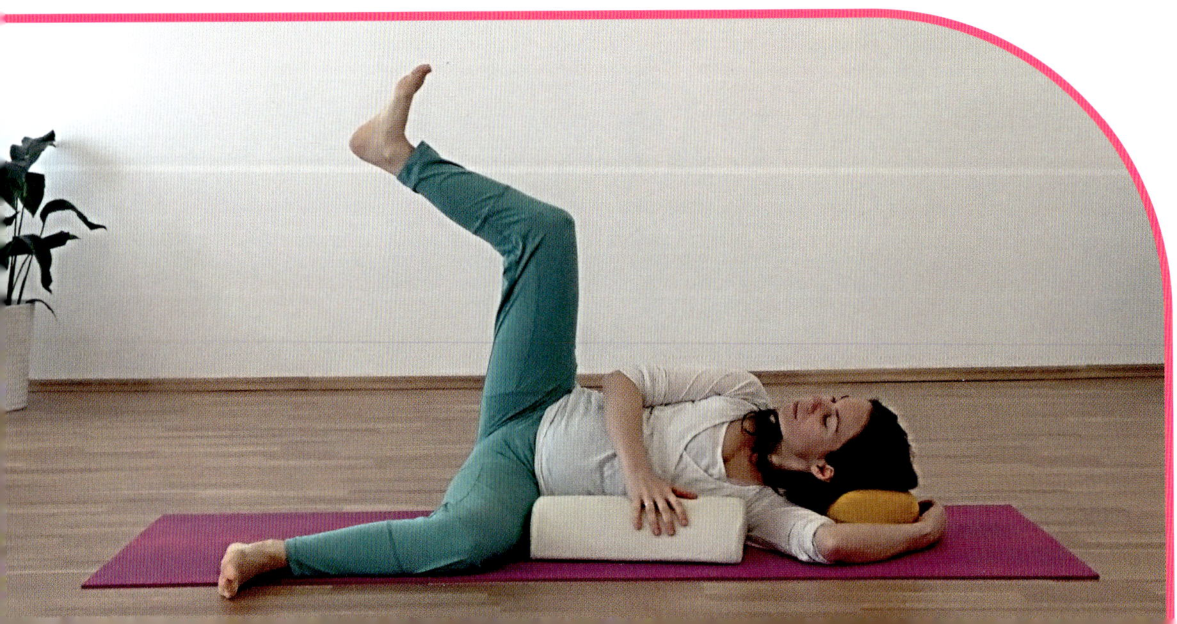

HINTERGRUNDWISSEN: *Sphuta* bedeutet auf Sanskrit »offen«. Ob wir unser Baby im Liegen, im Stehen, in der Hocke oder im Vierfüßlerstand zur Welt bringen, können wir im Vorhinein nicht planen. Jedoch ist es sinnvoll, im Hüftbereich bis zur Geburt möglichst beweglich bzw. offen zu bleiben und vor allem die Bein- und Gesäßmuskulatur und den unteren Rücken zu stärken, damit wir genug Kraft haben, ganz verschiedene Gebärpositionen einzunehmen:

- Stehend: Die Schwerkraft hilft, dass das Baby leichter auf die Welt kommen kann. Die Belastung auf das Becken fällt geringer aus, es wird vermehrt das Glückshormon Oxytocyn ausgeschüttet, das eine schmerzstillende Wirkung hat.

- Hockend: Hierbei hilft ebenfalls die Schwerkraft und eine tiefe bewusste Atmung ist möglich.

- Rückenlage: Sollte vielmehr als »gestütztes Liegen« praktiziert werden. Großer Vorteil dieser Position ist, dass die Gebärende so medizinisch optimal versorgt werden kann.

- Vierfüßlerstand: Hilft bei Rückenbeschwerden – siehe Katze-Kuh-Abfolge und Stellung des Kindes – und ist ideal für die Eröffnungsphase. Danach kann der Vierfüßlerstand aber auch problematisch werden, da das Baby früher in die Streckung geht. Bei einer Beckenendlagen-Entbindung ist der Vierfüßlerstand ebenfalls nicht zu empfehlen, da er die Gebärmutter aus ihrer Achse bringen kann.

- Die Seitenlage: Sie ist ideal für die Entbindung, vor allem wenn die Gebärende den Rücken rund macht und sich nicht auf die Seite des kindlichen Rückens legt. Das obere Bein wird leicht abgewinkelt. Das Baby beugt sich und dreht sich am Beckenkamm, somit rutscht es nun leichter ins Becken. Danach kann in eine leicht aufgerichtete Rückenlage oder Hocke gewechselt werden.

Die ideale Gebärposition für die Entbindung wird jedoch stark von der Lage des Babys im Becken bestimmt. Sie unterliegt also nicht ganz unseren Wünschen und Vorstellungen.

Der halbe Bogen bewegt – Vritti Ardha Dhanurasana

Ausgangsposition ist die Seitenlage, beide Beine sind circa 90 Grad abgewinkelt, die Schienbeine liegen parallel zum langen Mattenrand. Das obere Bein wird, ähnlich wie beim Fahradfahren, sanft im Kreis bewegt. Die Bewegung sollte so langsam und achtsam wie möglich ausgeführt werden, der Atem kann sanft weiterfließen. Die Bewegung kann nach vorne und zurück ausgeführt werden, danach wird die Seite gewechselt.

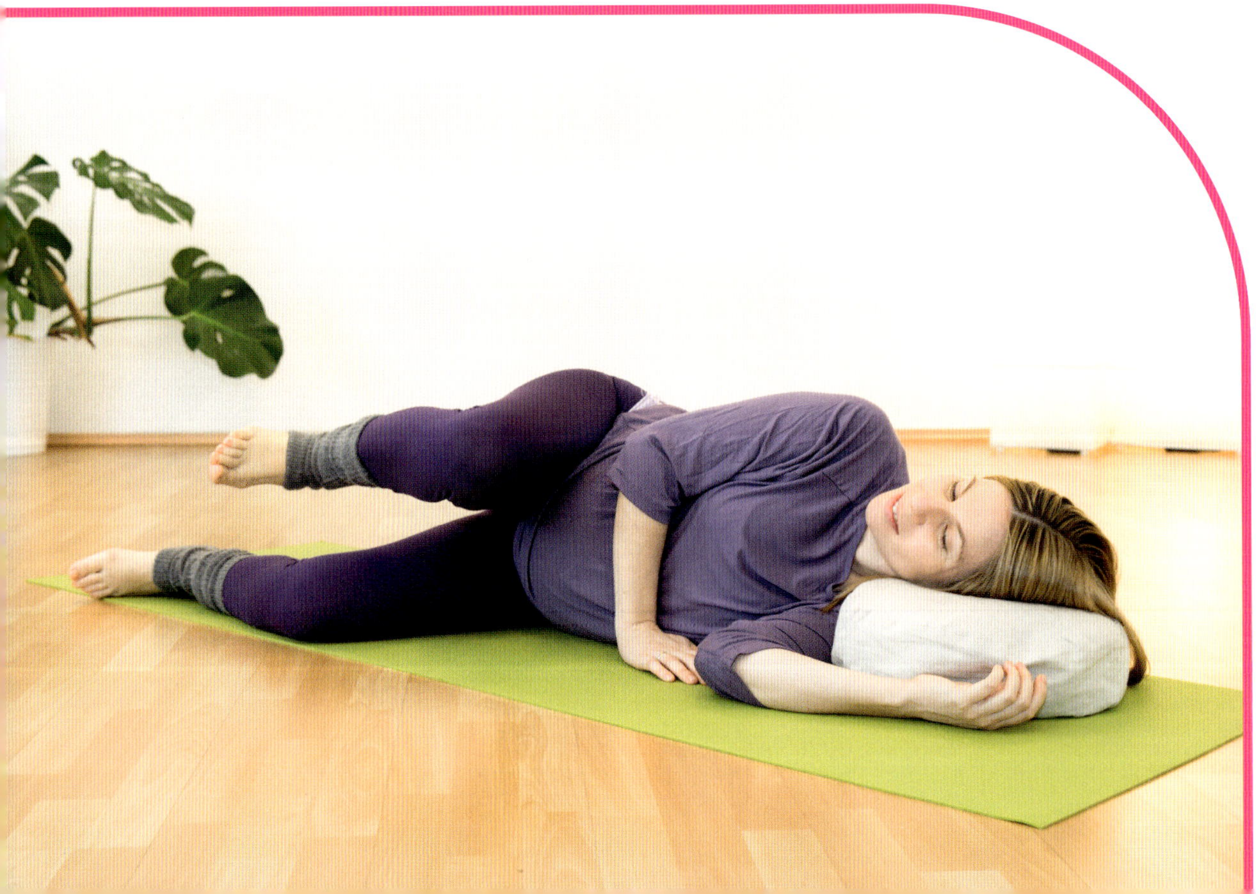

WIRKUNGSWEISE: Aktivierung und Kräftigung der Bein- und Gesäßmuskulatur.

VORSICHT BEI: Akuten Rückenschmerzen und Symphysenschmerzen. Bei Krämpfen in den Beinen oder Füßen die Übung abbrechen, das Bein ausstrecken, Ferse wegdrücken und Zehen anziehen, bis sich der Krampf gelöst hat. Auch bei Übungswehen ist die Durchführung abzubrechen!

HILFESTELLUNG: Damit der Babybauch in der Seitenlage nicht spannt, kann zur Unterstützung ein kleines Kissen oder eine eingerollte Matte unter den Bauch gelegt werden.

HINTERGRUNDWISSEN: Übungswehen oder ein »harter Bauch« (die sogenannte Braxton-Hicks-Kontraktion) können etwa ab der 25. Schwangerschaftswoche auftreten. Sie sind die Folge eines Zusammenziehens der Gebärmutter; dies kann nach einem anstrengenden Tag oder wenn die Anstrengung während einer Übung zu groß war, passieren. Sanftes Schaukeln in der Rückenlage mit kombinierter sanfter Bauchmassage hilft dann auch akut! Übungswehen, die länger als eine Minute dauern oder starke Schmerzen verursachen, bedürfen der Kontrolle durch eine Hebamme oder Ärzte.

Gegen Ende der Schwangerschaft, circa ab der 36. Woche, gehen die Übungswehen in die Vorwehen über, die unregelmäßig auftreten und unterschiedlich schmerzhaft sind. Sie werden auch als Senkwehen bezeichnet, da sich das Baby in das Becken der Mutter senkt; der Schmerz ist im Becken spürbar. Eröffnungswehen sind im Gegensatz dazu regelmäßig wiederkehrende Wehen, die an Stärke und Häufigkeit zunehmen; meist spüren die Schwangeren sie im Rücken. Mit ihnen beginnt die Geburt. Wie der Name sagt, dienen Eröffnungswehen zur Öffnung des Muttermundes auf die erforderlichen 10 Zentimeter Weite.

Asanas auf den Knien

Der weite Sprung – Anjaneyasana

Ausgangsposition kann der Vierfüßlerstand sein. Wir stellen das rechte Bein zurück, das linke Bein bleibt abgewinkelt, Knie und Fußgelenk befinden sich in einer Linie. Nun falten wir die Hände vor dem Brustkorb und heben sie langsam an. Der Blick kann nach oben gerichtet werden. Wir halten für 3–4 tiefe Atemzüge und wechseln danach die Seite.

WIRKUNGSWEISE: Diese Position entlastet den unteren Rücken und entwickelt Flexibilität in den Hüftgelenken. Sie stärkt Bein- und Rückenmuskulatur und fördert die Durchblutung der Unterleibsorgane. Sie dehnt außerdem den Beckenboden und den Geburtskanal.

VORSICHT BEI: Rundrücken, starkem Hohlkreuz und Skoliose sowie akuten Rückenschmerzen und Symphysenschmerzen.

HILFESTELLUNG: Zur Entlastung des Kniegelenks kann eine Decke untergelegt werden. Um Schmerzen im Bereich der Beckenbänder zu vermeiden, sollte der Stand nicht zu weit geöffnet werden.

HINTERGRUNDWISSEN: Diese Asana ist benannt nach Hanuman bzw. Anjaneya, einem indischen Affengott. Er gilt als der ideale Bhakta (Gottesverehrer), der durch seine Hingabe an Rama (Inkarnation Gott Vishnus) übermenschliche Kräfte erlangte. Im Epos Ramayana wird geschildert, wie er in eben dieser Asana von Indien nach Sri Lanka springt.

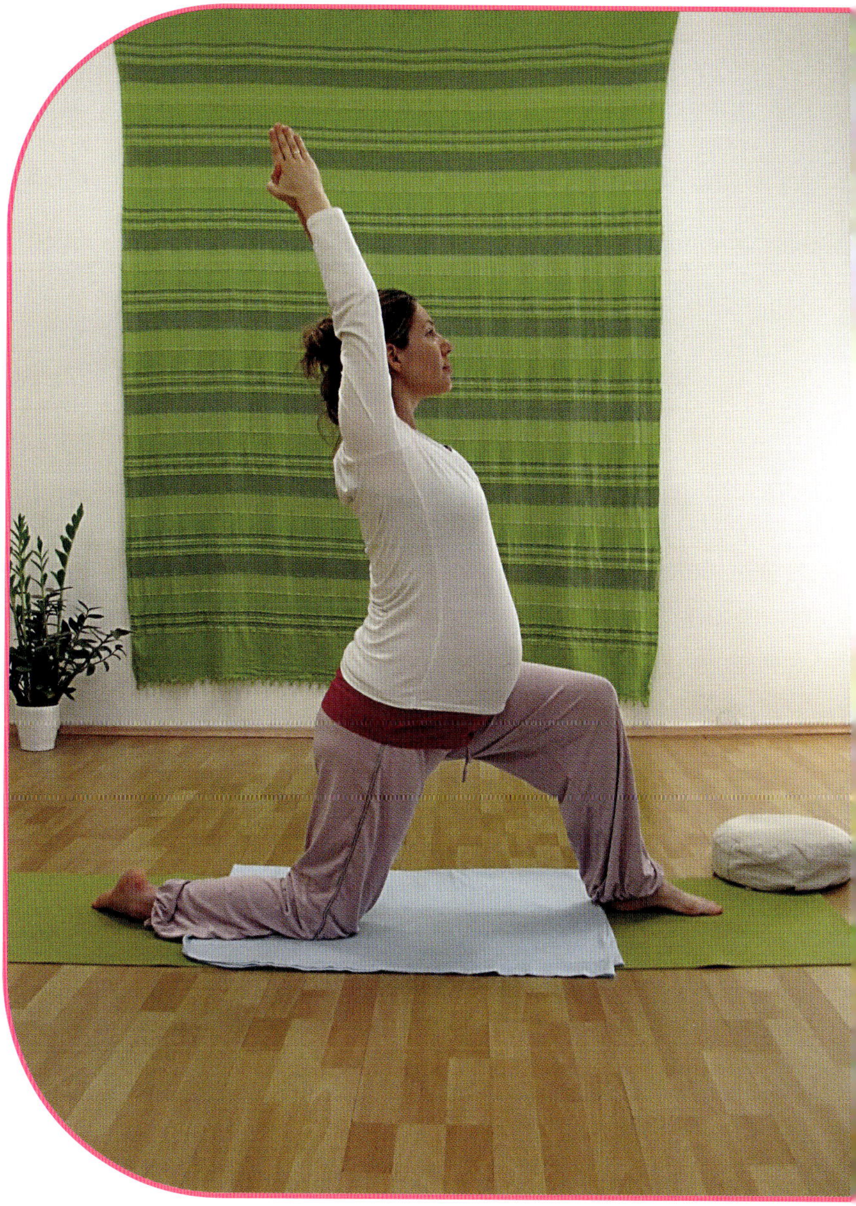

Der aufgehende Mond – Chandrasana

Ausgangsposition kann der Vierfüßlerstand sein. Wir stellen das rechte Bein zurück, das linke Bein bleibt abgewinkelt, Knie und Fußgelenk befinden sich in einer Linie. Nun falten wir die Hände vor dem Brustkorb und heben sie langsam an, die Hüfte ziehen wir ebenfalls hoch, um das rechte Knie von der Matte anzuheben. Der Blick kann nach oben gerichtet werden. Wir halten für 3–4 tiefe Atemzüge und wechseln danach die Seite.

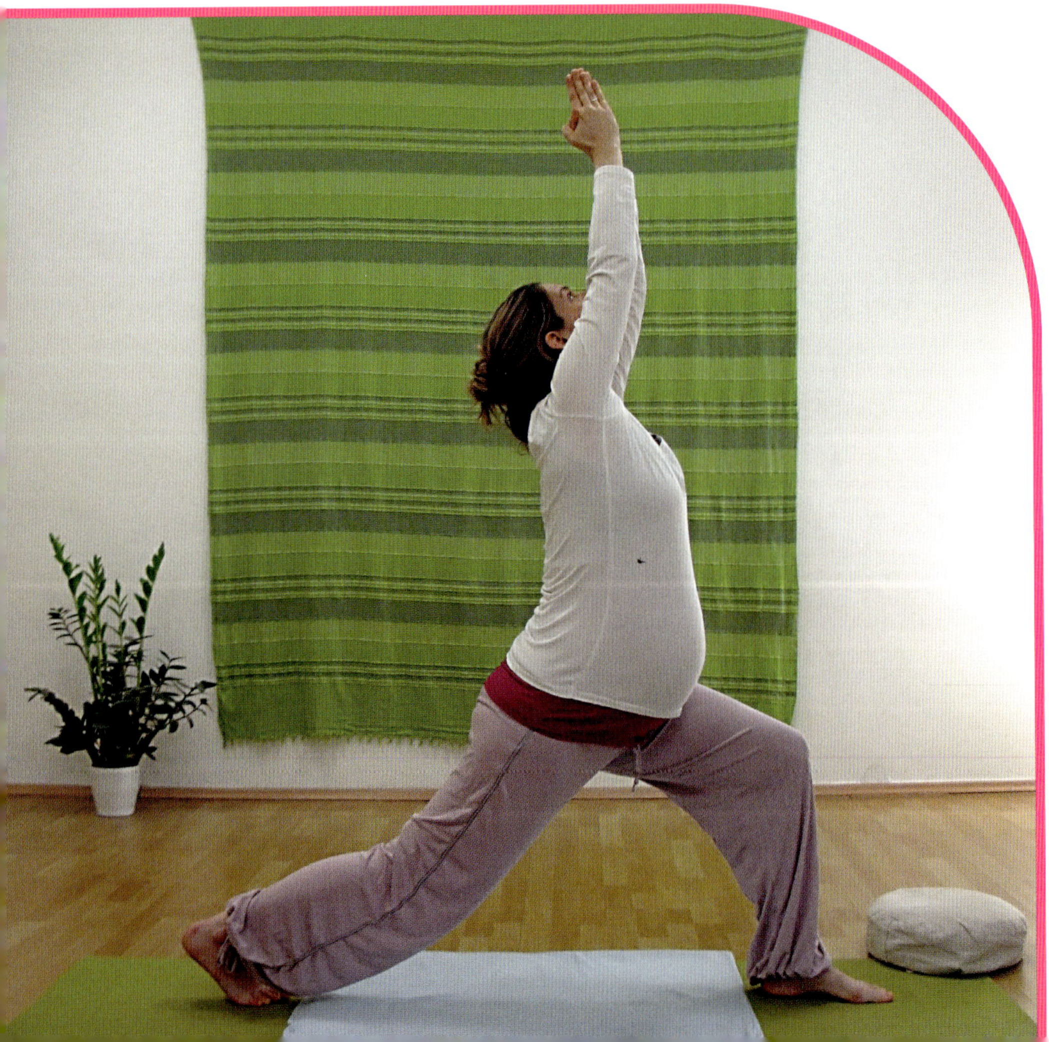

WIRKUNGSWEISE: Diese Position entlastet den unteren Rücken und entwickelt Flexibilität in den Hüftgelenken. Sie stärkt Bein- und Rückenmuskulatur und fördert die Durchblutung der Unterleibsorgane. Sie dehnt außerdem den Beckenboden und den Geburtskanal.

VORSICHT BEI: Rundrücken, starkem Hohlkreuz und Skoliose sowie akuten Rückenschmerzen und Symphysenschmerzen.

HILFESTELLUNG: Die Position kann auch unter Zuhilfenahme eines Stuhls ausgeführt werden.

HINTERGRUNDWISSEN: Die Unterschiede zwischen Chandrasana und Anjaneyasana, im Ashtanga-Yoga auch als Virabhadrasana I bezeichnet, mögen nur gering sein, dennoch können sie für Schwangere von großer Bedeutung sein. Bis hin zum letzten Schwangerschaftstrimester wird es im mütterlichen Bauch ganz schön eng. Der Fötus benötigt Platz und dafür müssen die inneren Organe vor der Gebärmutter zurückweichen. Die Blase wird sehr weit nach unten gedrückt, es kann zu einer Blasenschwäche kommen. Der Magen wiederum wandert sehr weit hoch und drückt etwas gegen das Zwerchfell, dies führt zu Sodbrennen und Kurzatmigkeit, manchmal auch zu Herzbeschwerden. Die sanfte Rückbeuge in Chandrasana kann hier Linderung schaffen und zusätzlich die Rumpfmuskulatur kräftigen.

Die Tigerin – Vyaghrasana

Ausgangsposition ist der Vierfüßlerstand, die Beine stehen hüftbreit auseinander, die Hände sind unter den Schultern abgelegt. Nun können wir abwechselnd jeweils einen Arm mit der Einatmung anheben und mit der Ausatmung absetzen. Danach heben wir abwechselnd das linke und das rechte Bein an und verbinden diese Bewegung erneut mit unserer Atmung. Fühlen wir uns stabil in der Bewegung, können wir kombinieren: abwechselnd linken Arm und rechtes Bein anheben und danach wechseln. Fühlen wir uns hierbei sicher, können wir jeweils eine Seite auch für 3–4 tiefe Atemzüge halten.

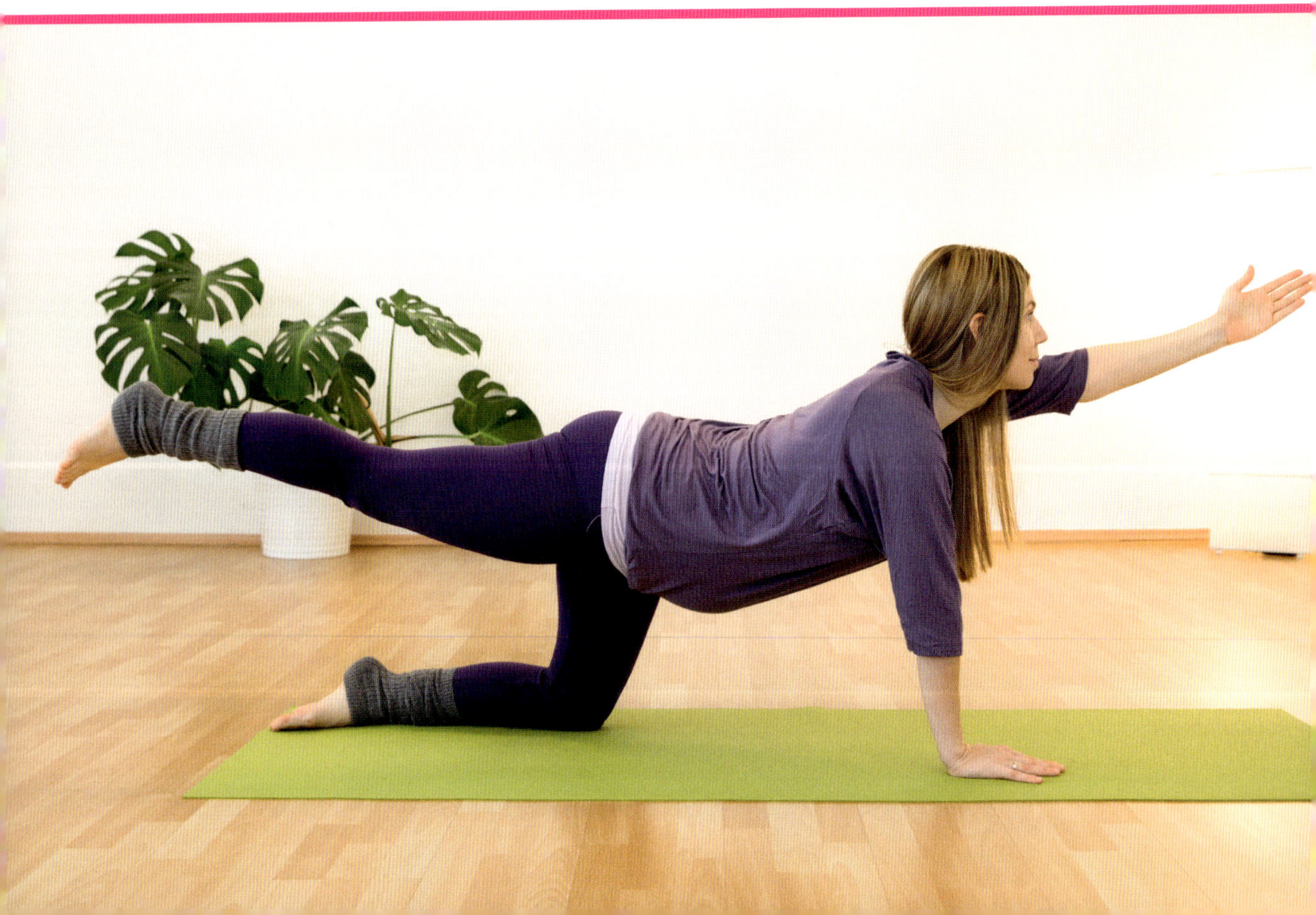

WIRKUNGSWEISE: Linderung bei schwangerschaftsbedingten Rückenschmerzen. Kräftigung der Rückenmuskulatur.

VORSICHT BEI: Rundrücken, starkem Hohlkreuz und Skoliose sowie akuten Rückenschmerzen und Symphysenschmerzen.

HILFESTELLUNG: Knie und Handgelenke können durch weitere Matten gestützt werden. Um zu vermeiden, dass die Ellbogen überdehnt werden, sollten diese nach außen zeigen und leicht gebeugt bleiben.

HINTERGRUNDWISSEN: *Vyaghra* bedeutet auf Sanskrit »Tiger«. Und die Kraft einer Tigerin können wir am Geburtstermin gut gebrauchen. Bereits gegen Ende des zweiten Schwangerschaftsdrittels kann der Druck auf Bauch und Hüften als sehr belastend empfunden werden, der Vierfüßlerstand ist dann eine ideale Ausgangspose, die Erleichterung bietet. Ideal kombiniert wird sie mit vorangehendem sanftem Beckenkreisen. Zur Entlastung kann jederzeit die Stellung des Kindes eingenommen werden. Da die Position hinsichtlich ihrer Wirkungsweise (sanfte Rückenkräftigung) der Asana Heuschrecke ähnelt, wird sie auch als Shalabhasana bezeichnet.

Das aufgerichtete Kamel – Ustrasana Uchchhrayana

Ausgangsposition ist der Diamantsitz. Mit einer tiefen Einatmung heben wir Oberkörper und Arme an, mit der Ausatmung senken wir unsere Hände hinter dem Rücken ab. Die Schulterblätter ziehen hinter dem Rücken zueinander, der Kopf muss nicht ganz in den Nacken fallen, so vermeiden wir Zerrungen. Um wieder aus der Position zu kommen, heben wir mit einer Einatmung erneut beide Arme an und setzen uns mit der Ausatmung wieder zurück in den Diamantsitz. Die Stellung des Kindes bietet einen idealen Ausgleich zur Entspannung.

WIRKUNGSWEISE: Hilft bei Sodbrennen, verbessert die Atmung, dehnt und stärkt Oberschenkel und Rücken und öffnet sanft den Leistenbereich.

VORSICHT BEI: Rundrücken, starkem Hohlkreuz und Skoliose sowie akuten Rückenschmerzen und Symphysenschmerzen.

HILFESTELLUNG: Ist das Anheben des gesamten Oberkörpers zu anstrengend, können anfangs nur die Arme angehoben und hinter dem Rücken abgesenkt werden.

HINTERGRUNDWISSEN: Diese Asana kann als Alternative zur Kobra angewendet werden, sei es im Rahmen des Sonnengrußes oder als Einzelposition. Im Yoga ist die Kobra ein Symbol für die ruhende Lebensenergie, genannt Kundalini (Zusammengerollte), die an der Basis der Wirbelsäule in einem tiefen Schlaf liegt. Wenn diese Energie aufwärtsströmt, ist die Kundalini erwacht. Diese Phase zeigt die Kobra als Asana. Aber die Kobra steht noch für einen weiteren Aspekt: die Wandlung. Denn Schlangen wachsen ein Leben lang, nicht aber ihre Haut, und daher müssen sie sich von Zeit zu Zeit ein neues Schuppenkleid zulegen. Auch wir Menschen möchten oft in einer anderen Haut stecken. Immer wieder merken wir, dass uns allmählich etwas zu eng wird. Wir möchten wachsen!

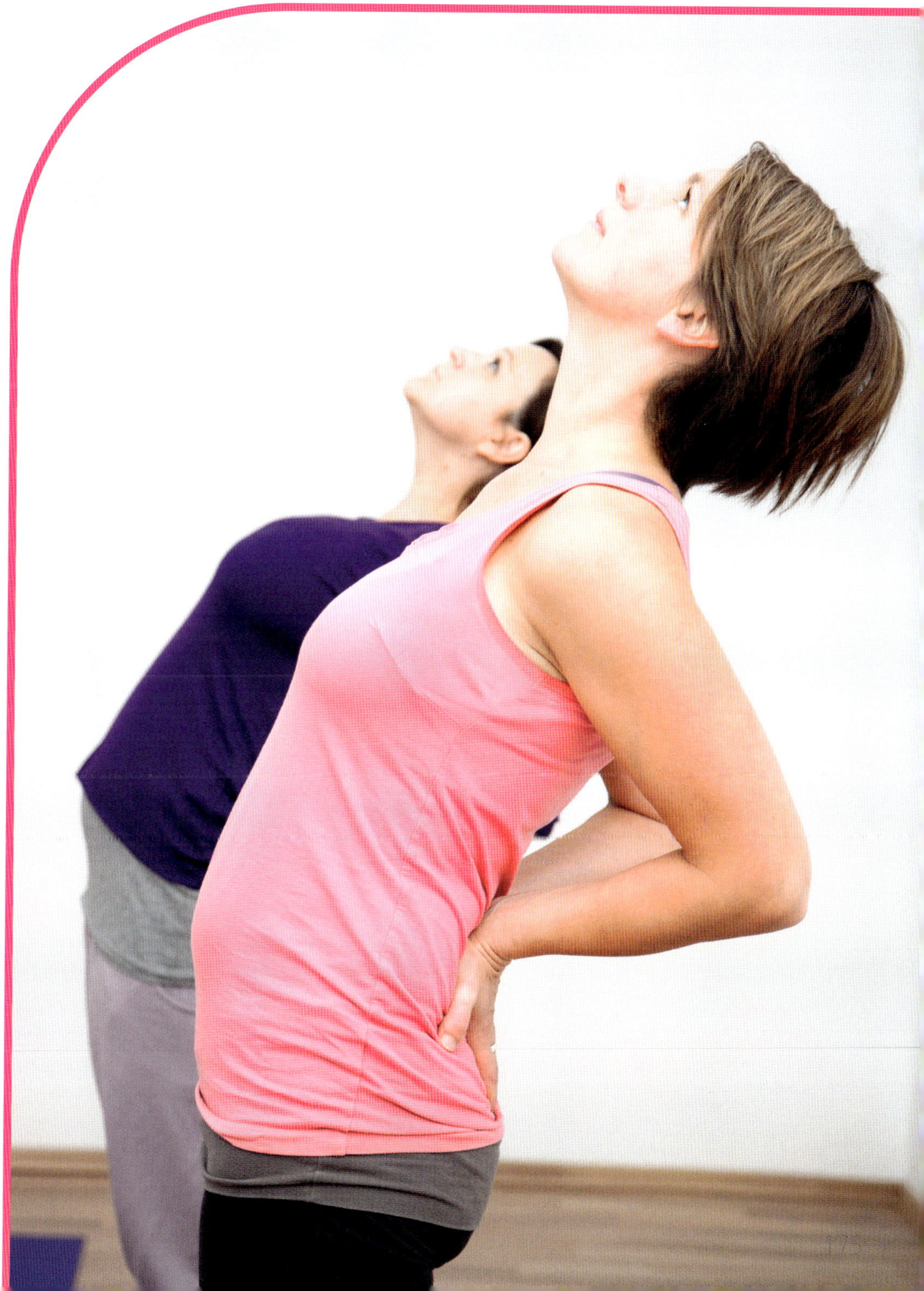

Das tanzende Kamel – Ustrasana Nataniya

Ausgangsposition ist der Diamantsitz. Mit der Einatmung heben wir den Oberkörper an und strecken den rechten Arm über den Kopf lang, die linke Hand kann am Boden, seitlich neben dem Becken, abgelegt sein. Mit der Ausatmung schwingen wir die Arme vor dem Körper am Boden entlang zur rechten Seite, mit der Einatmung strecken wir den linken Arm über den Kopf lang, die rechte Hand kann am Boden abgestützt werden. Wir können diesen fließenden Ablauf einige Male zu beiden Seiten ausführen.

WIRKUNGSWEISE: Kräftigt Rumpf-, Bauch- und Rückenmuskulatur und öffnet das Herz, hilft bei Kurzatmigkeit.

VORSICHT BEI: Rundrücken, starkem Hohlkreuz und Skoliose sowie akuten Rückenschmerzen und Symphysenschmerzen.

HILFESTELLUNG: Die Abfolge kann auch sanfter ausgeführt werden, wenn der Oberkörper nicht ganz angehoben wird.

HINTERGRUNDWISSEN: Aufgrund der natürlichen körperlichen Veränderungen kommt es während der Schwangerschaft zu Kurzatmigkeit. Bereits im zweiten Drittel der Schwangerschaft weitet sich der Brustkorb etwas. Das Hormon Progesteron bewirkt eine Steigerung des Atemvolumens und bringt den Körper der Schwangeren dazu, dass die Lungen mehr Sauerstoff in den Blutkreislauf pumpen. Im dritten Trimester ist es die Größe des Bauches, die engere Lage der Verdauungsorgane und das Wachstum der Gebärmutter bis zum Zwerchfell, das auf die Lungen drückt. Schwangere spüren in dieser Zeit sehr schnell, dass ihnen die Puste ausgeht. Zum Glück sinkt das Baby meist in der 36. SSW mit dem Köpfchen weiter ins mütterliche Becken, wodurch die Atmung wieder leichter wird. Das tanzende Kamel kann uns hierbei helfen.

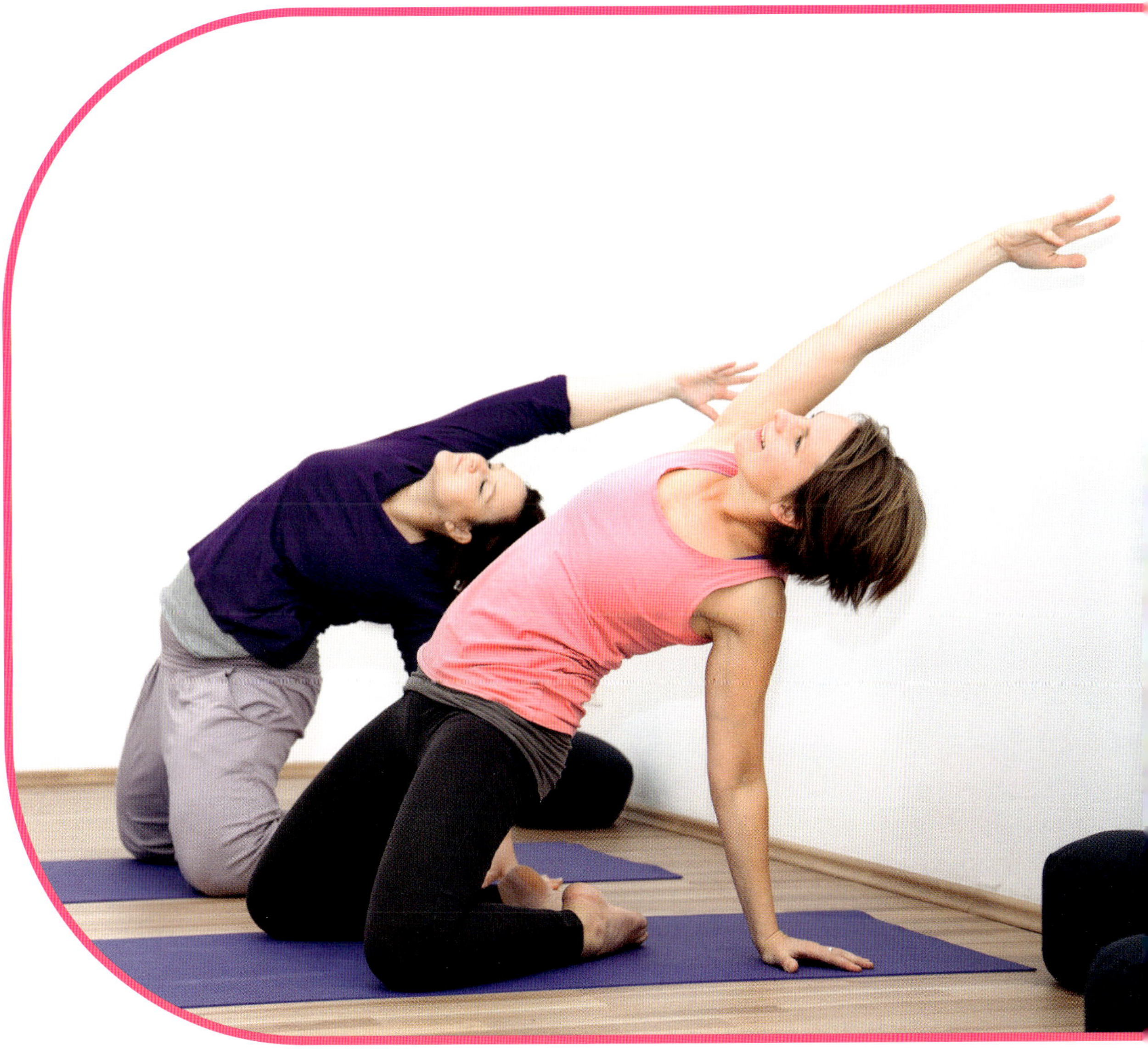

Asanas im Stehen

Gehaltene Vorwärtsbeuge – Padangusthasana

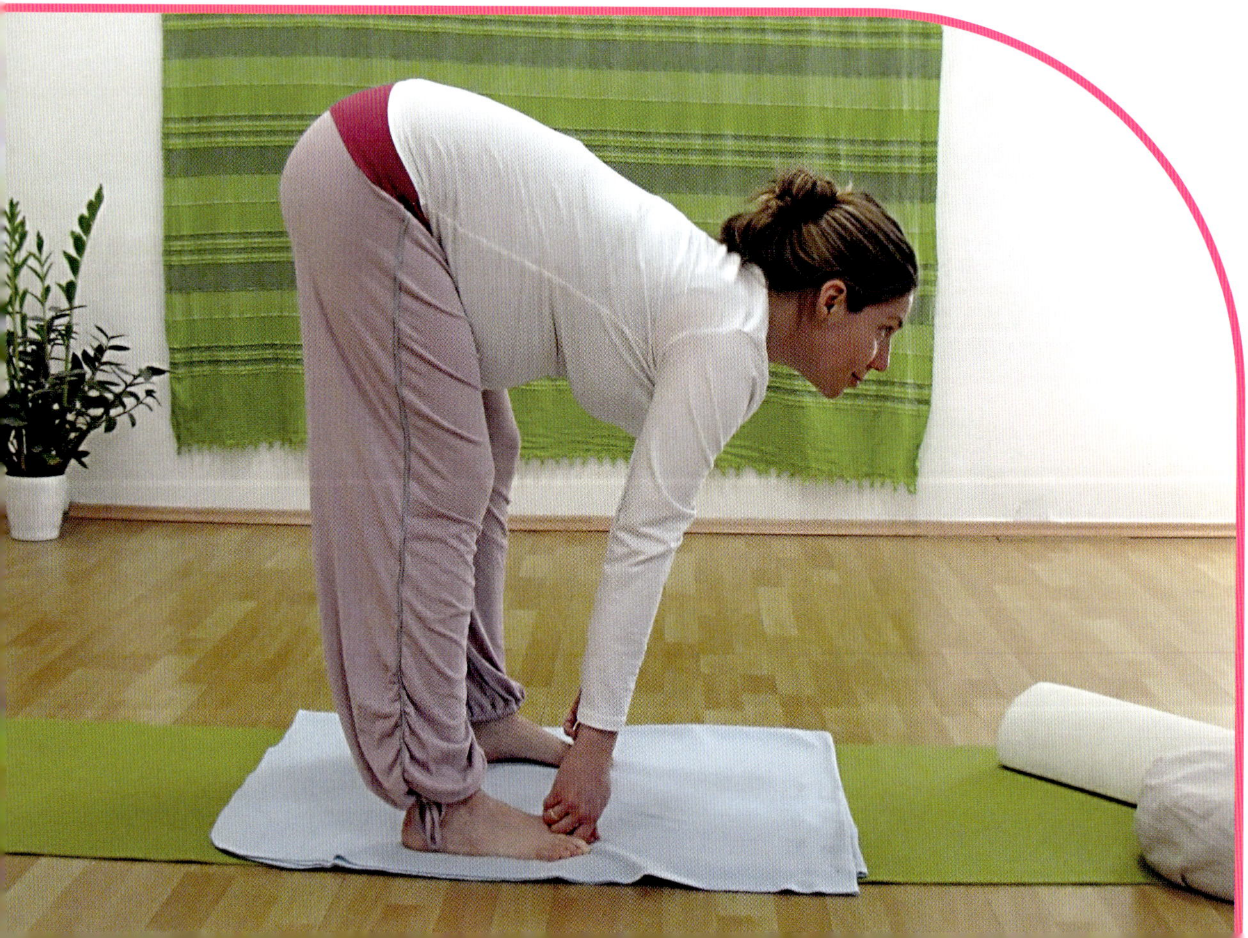

Ausgangsposition ist Tadasana, der Berg. Wir atmen ein und heben beide Arme an, wir atmen aus und kommen mit geradem Rücken nach vorne. Wir umgreifen die großen Zehen mit unserem Zeigefinger, unser Blick geht nach vorne oder zu den großen Zehen. Wir halten die Position für 3–4 tiefe Atemzüge und können sie danach durch Anheben der Arme wieder verlassen.

WIRKUNGSWEISE: Dehnt die Sehnen in den Beinen und die Rückenstrecker.

VORSICHT BEI: Rundrücken, Hohlkreuz und Nackenbeschwerden.

HILFESTELLUNG: Die Hände können auch auf Yoga-Blöcken abgelegt werden, oder die Knie werden sanft gebeugt.

HINTERGRUNDWISSEN: *Padangustha* bedeutet auf Sanskrit »der große Zeh«. Swami Sivananda bemerkt in seinem Buch *Yoga Asanas* zu der Asana Padangusthasana, dass korpulente Menschen sie etwas schwierig finden werden – sie kippen vermutlich zur Seite, nach vorne oder nach hinten. Durch einfache Gleichgewichtsübungen kann eine Verbesserung erreicht werden. Rishis (weise Seher) empfahlen diese Asana zusammen mit Sirshasana (Kopfstand) und Sarvangasana (Schulterstand) zur Erhaltung von Virya, der Lebensenergie.

Die Brustkorbdehnung – Parsvottanasana-Variation

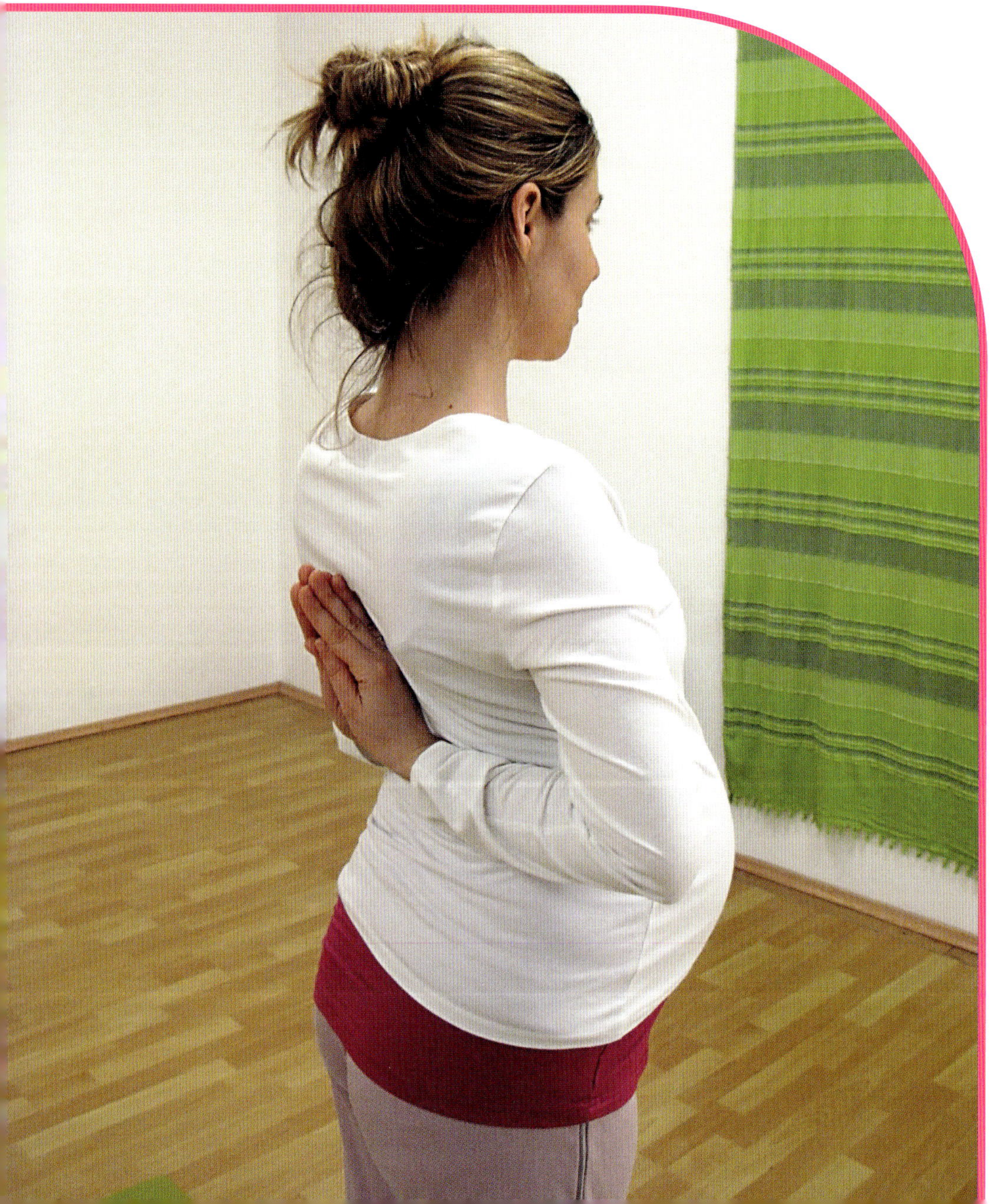

Wir stehen aufrecht und atmen tief ein, dabei heben wir beide Arme auf Schulterhöhe an, mit der Ausatmung bringen wir beide Arme hinter unseren Rücken. Nun versuchen wir, die Handgelenke hinter unserem Rücken aneinanderzubringen. Das geht etwas leichter, wenn wir zur linken oder rechten Seite ausweichen und erst dann die Fingerspitzen in Richtung Schulterblätter hochziehen. Wir verbleiben für einige tiefe Atemzüge in der Position. Falls möglich, gehen wir weiter zu Parsvottanasana. Ansonsten atmen wir erneut tief ein und lösen mit der Ausatmung unsere Hände von unserem Rücken. Danach Hände sanft lockern und gegebenenfalls die Finger sanft bewegen.

WIRKUNGSWEISE: Verbessert die Beweglichkeit der Handgelenke.

VORSICHT BEI: Rückenschmerzen oder Problemen in den Schulter- und Handgelenken.

HILFESTELLUNG: Falls es nicht möglich ist, die Hände hinter dem Rücken zur Namaste-Haltung zu falten, können die Arme auch hinter dem Rücken verschränkt werden.

HINTERGRUNDWISSEN: Die Handposition, die wir in dieser Asana hinter dem Rücken einnehmen, wird als Namaste Mudra bezeichnet. Normalerweise falten wir hierfür unsere Hände an der Vorderseite oberhalb unseres Herzens. Dies ist in vielen asiatischen Ländern eine geläufige Grußgeste. Wörtlich übersetzt bedeutet *nam* »verbeugen« und *Namaste* »Verehrung dir«. Oft übersetzen wir es mit dem sinngemäßen Inhalt: »Ich grüße das Göttliche in dir.« Namaste Mudra wird im Rigveda erwähnt.

seitliche Dehnung – Parsvottanasana

Wir stehen aufrecht und atmen tief ein, dabei heben wir beide Arme auf Schulterhöhe an, atmen aus und bringen die Handflächen hinter dem Rücken in die Namaste-Haltung. Mit der nächsten Einatmung stellen wir ein Bein circa einen Meter nach vorne. Wir atmen aus und beugen uns nach vorne über das vorgestellte Bein. Der Rücken sollte dabei so gerade wie möglich bleiben, ebenso die Beine. Wir können die Position für 3–4 tiefe Atemzüge halten und danach die Seite wechseln.

WIRKUNGSWEISE: Verbessert die Beweglichkeit der Wirbelsäule und öffnet die Hüften, löst Verspannungen in der Brust.

VORSICHT BEI: Rückenschmerzen oder Problemen in den Schulter- und Handgelenken.

HILFESTELLUNG: Falls es nicht möglich ist, die Hände hinter dem Rücken zur Namaste-Haltung zu falten, können die Arme auch hinter dem Rücken verschränkt werden.

HINTERGRUNDWISSEN: In dieser Variation ist Parsvottanasana nicht ganz ausgeführt, denn während der Schwangerschaft sollten wir den Oberkörper nicht zur Gänze an den Oberschenkel pressen. Ein leichtes Nach-vorne-Beugen, bis der Oberkörper parallel zum Boden steht, erzielt ebenfalls den gewünschten Effekt. Vorsichtig müssen wir in der Schwangerschaft auch mit unseren Handgelenken umgehen. Das sogenannte Karpaltunnelsyndrom wird durch eine erhöhte Flüssigkeitsmenge in Armen und Beinen ausgelöst, die Schwellungen um den Nervenkanal verursacht und zu Kribbeln, Schmerz und Taubheit in den Fingern führt sowie zu einer verringerten Koordination in Fingern und Händen. Normalerweise tritt dieses Problem gegen Ende der Schwangerschaft auf und stellt keine ernste Erkrankung dar. In der Regel verbessert es sich innerhalb von ein bis zwei Wochen nach der Geburt, wenn der Hormon- und Flüssigkeitshaushalt wieder zum Normalzustand zurückfindet.

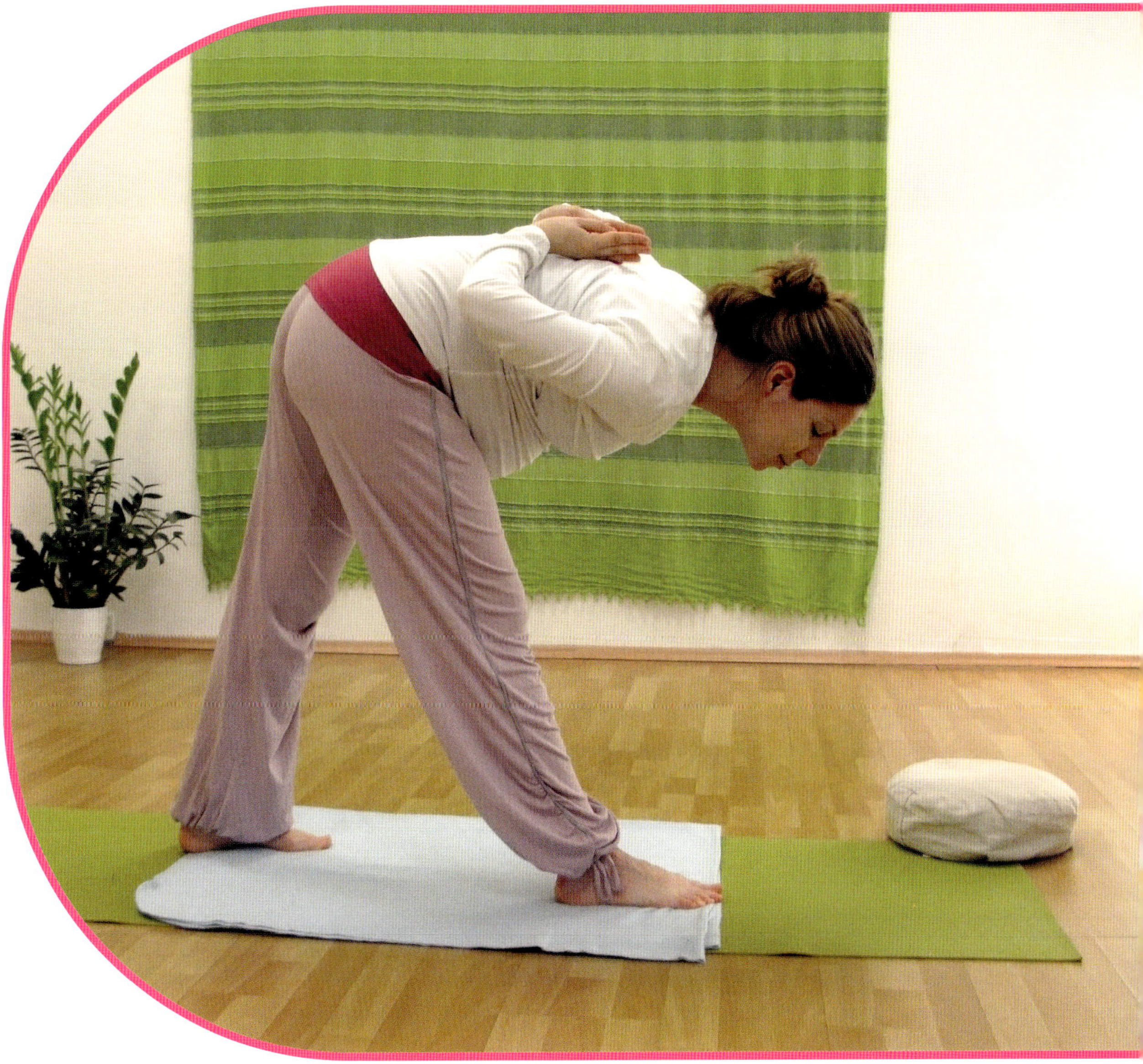

Die gegrätschte Dehnung – Padottanasana

Ausgangsposition ist eine Standhaltung mit gegrätschten Beinen. Wir heben mit der Einatmung beide Arme an und falten die Hände über dem Kopf. Mit der Ausatmung bleiben Nacken und Schulterblätter entspannt. Das Becken kippt sanft nach vorne. Wir halten die Position und atmen mehrfach tief ein und aus. Mit einer erneuten Einatmung strecken wir uns lang und mit der Ausatmung senken wir die Arme wieder ab.

WIRKUNGSWEISE: Die Position dehnt den Geburtskanal und macht den Beckenboden elastisch. Sie kräftigt die Bein-, Rücken- und Oberarmmuskulatur.

VORSICHT BEI: Starkem Hohlkreuz und Skoliose sowie akuten Rückenschmerzen.

HILFESTELLUNG: Der Untergrund sollte trocken und rutschfest sein. Der Kopf sollte nicht zu weit in den Nacken gelegt werden.

HINTERGRUNDWISSEN: In dieser Haltung erzeugen wir durch das Anheben der Arme eine zusätzliche intensive Dehnung der Beine in Verbindung mit einer starken Dehnung der gesamten Rückenstrecker entlang der Wirbelsäule.

Patanjali beschreibt in seinem Yogasutra Freude, Mitgefühl, Glück und Gleichgültigkeit als Waffen, die wir einsetzen müssen, um uns unsere erhabene Geisteshaltung zu bewahren. Yoga beginnt wohl dort, wo es schwierig wird – im Leben wie auf der Yoga-Matte. Und so erinnert diese Asana auch sehr an eine Pfeilspitze, die Richtung Himmel weist und uns innere Ruhe trotz äußerer Anspannung lehrt. Schafft es die Schwangere, in dieser Position trotz der notwendigen Muskelanspannung ruhig und tief weiterzuatmen, so kann sie diese Fähigkeit auch gut während der Geburt ihres Babys einsetzen.

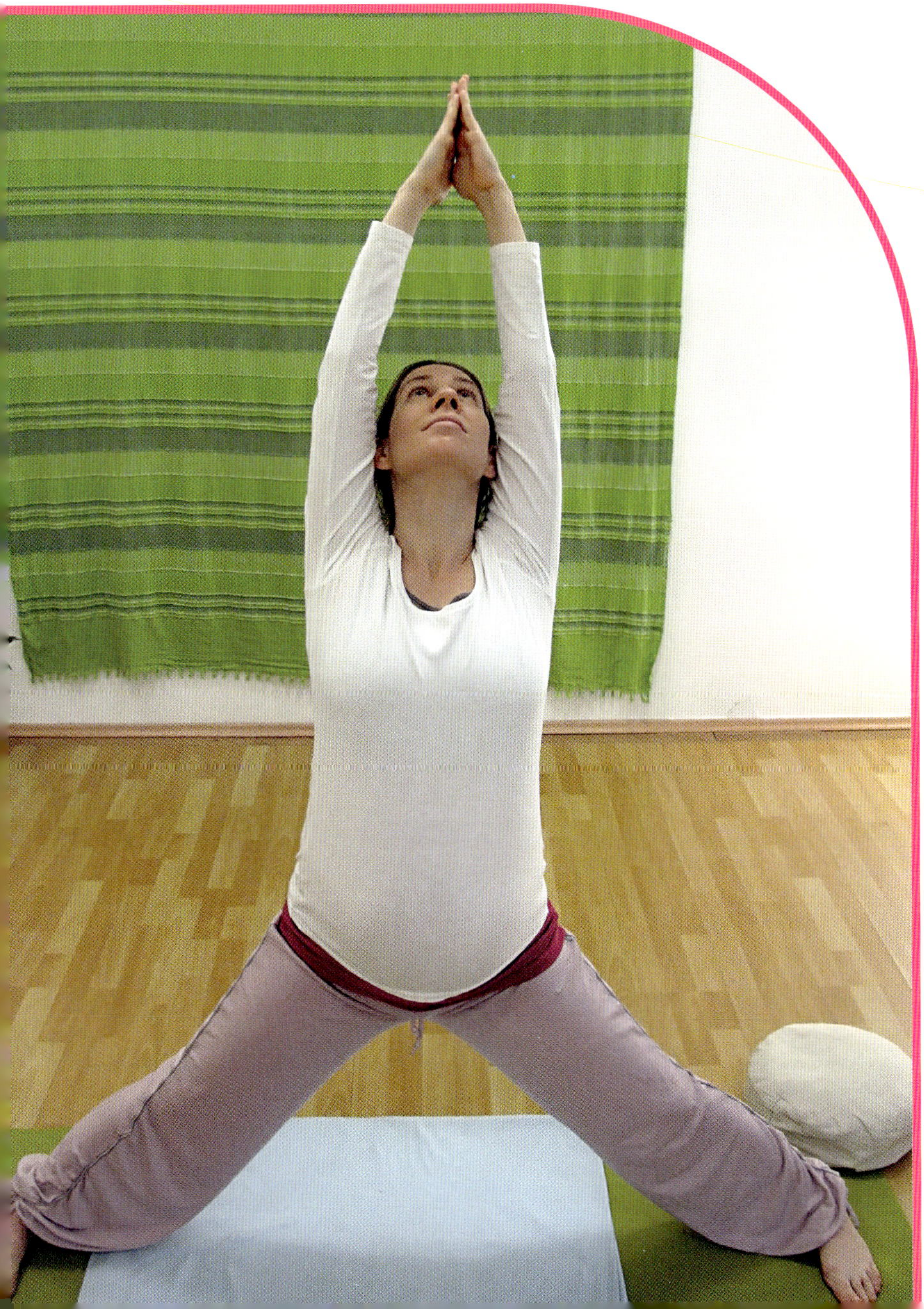

gegrätschte vorwärtsbeuge – prasarita padottanasana

Ausgangsposition ist eine Standhaltung mit gegrätschten Beinen. Wir heben mit der Einatmung beide Arme an und falten die Hände über dem Kopf. Mit der nächsten Ausatmung senken wir die Hände vor uns am Boden ab, der Blick bleibt nach vorne gerichtet, der Lendenwirbelbereich drückt sanft nach unten. Wir halten die Position für einige tiefe Atemzüge. Um wieder aus der Stellung zu kommen, können wir die Knie beugen, die Hände auf die Oberschenkel legen und uns von hier sanft hochdrücken.

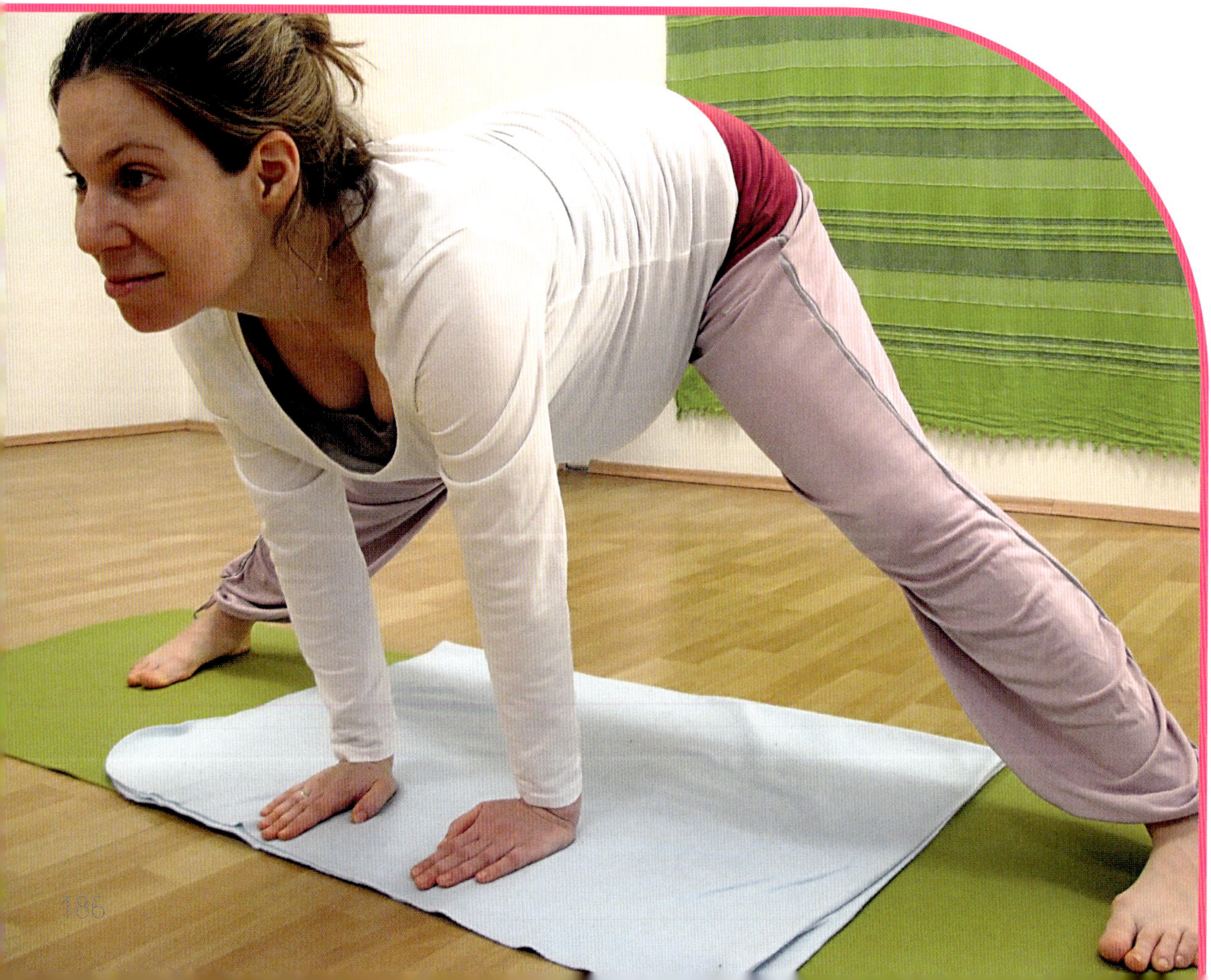

WIRKUNGSWEISE: Diese Position entlastet das Becken und die Bauchorgane. Sie dehnt die Beinmuskulatur, kräftigt die Oberarmmuskulatur und entlastet ebenfalls den unteren Rücken.

VORSICHT BEI: Starkem Hohlkreuz und Skoliose sowie akuten Rückenschmerzen.

HILFESTELLUNG: Können die Hände nicht bis zum Boden abgesenkt werden, können ein Stuhl oder Yoga-Blöcke zum Abstützen der Arme hilfreich sein.

HINTERGRUNDWISSEN: *Prasarita* bedeutet »gegrätscht« oder »gespreizt«, *pad* »Fuß«, *ut* »intensiv« und tan »dehnen«. In der klassischen Variante dieser Asana wird der Kopf zusätzlich *abgesenkt*, bis der Scheitel den Boden berührt. Schwangeren wird hiervon abgeraten, denn die starke Dehnung könnte eine Bänderzerrung verursachen. Padottanasana wird oft als sehr erdend beschrieben. Die Stellung soll eine Öffnung des inneren Raums und somit eine tiefe Hingabe an die Weite des eigenen Brustkorbs und der bewussten Atmung ermöglichen. Gerade gegen Ende des zweiten Schwangerschaftstrimenon ist die Lungenfunktion um ein Viertel reduziert, denn der Fötus benötigt Platz, die Gebärmutter weitet sich und die Lunge wird eingeengt. Schwangeren, die unter Kurzatmigkeit leiden, wird daher geraten, viele Asanas auszuführen, bei denen sich der Brustkorb gefühlsmäßig weitet. In dieser Asana kann zusätzlich jeweils mit der Einatmung ein Arm zur Seite und nach oben hin angehoben werden.

Der Adler – Garudasana

Ausgangsposition ist Tadasana, der Berg. Wir heben zuerst das linke Bein leicht vom Boden ab, dann beugen wir das rechte Bein so weit, bis wir das linke Bein bequem um das rechte schlingen können. Nun heben wir mit der nächsten Einatmung beide Arme an und öffnen sie wie die Flügel eines Adlers. Mit der Ausatmung verschlingen wir sie ebenfalls ineinander. Wir versuchen, die Handflächen zueinander zu bringen, und halten die Position für einige Atemzüge. Mit der nächsten Einatmung öffnen wir unsere Flügel und lösen mit der Ausatmung die Beinstellung. Nun wechseln wir zur anderen Seite.

WIRKUNGSWEISE: Schult den Gleichgewichtssinn und entspannt die Rücken-, Schulter- und Nackenmuskulatur. Zudem verhilft diese Übung zu mehr Gelassenheit und stabilisiert das Iliosakralgelenk.

VORSICHT BEI: Knieproblemen und Rundrücken.

HILFESTELLUNG: Übe zuerst die Beinstellung und die Armstellung getrennt voneinander und kombiniere beide Teile erst, wenn du dir in der Ausführung sicher bist.

HINTERGRUNDWISSEN: Der Adler Garuda stärkt neben dem Gleichgewicht auch unsere Konzentration und Willenskraft, er verhilft uns zu einem stärkeren Bewusstsein für unsere Bedürfnisse und zu mehr Gelassenheit.

Garudas Geburt wird in einer wundervollen Episode im Mahabharata geschildert: Seine Mutter Vinata legte ein lang ersehntes Ei, aus dem endlich Garuda hervorkam. Er hatte ein weißes Gesicht, rote Schwingen und einen goldenen Körper. Als er geboren wurde, glänzte er so strahlend, dass die Götter ihn für Agni (den Gott des Feuers) hielten und ihn anbeteten. Seit diesem Zeitpunkt galt er als starker Kämpfer gegen böse Dämonen.

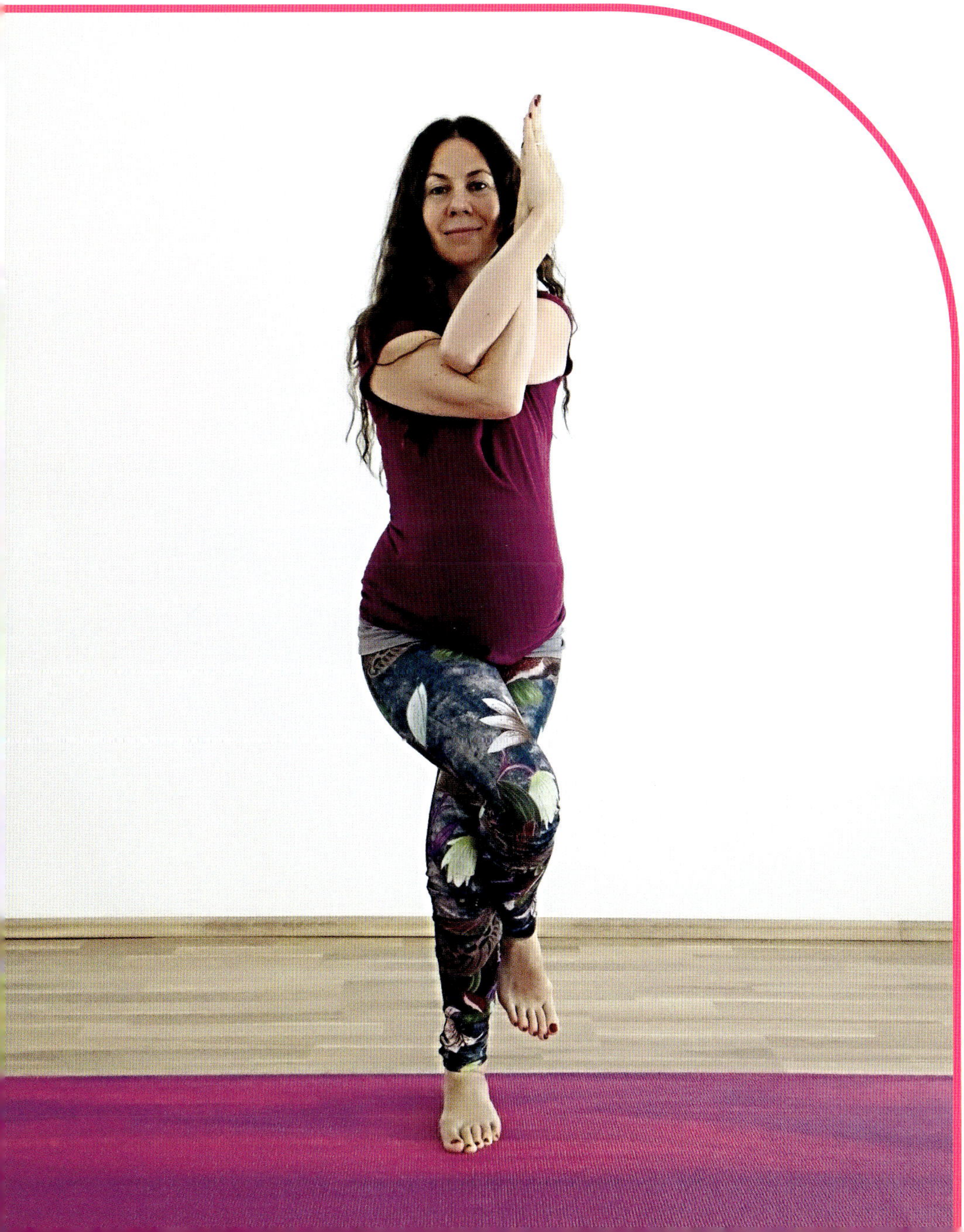

Die Standwaage – Virabhadrasana III

Ausgangsposition im aufrechten Stand, wir verlagern zunächst viel Gewicht auf das linke Bein. Nun heben wir beide Arme an, die Handflächen zeigen zueinander. Danach heben wir das rechte gestreckte Bein nach hinten an und verlagern das Gewicht unseres Oberkörpers nach vorne. Wir können uns dabei vorstellen, sowohl mit den Händen nach vorne, als auch mit dem Fuß nach hinten wegzudrücken. Wir halten für 3–4 tiefe Atemzüge und wechseln danach die Seite.

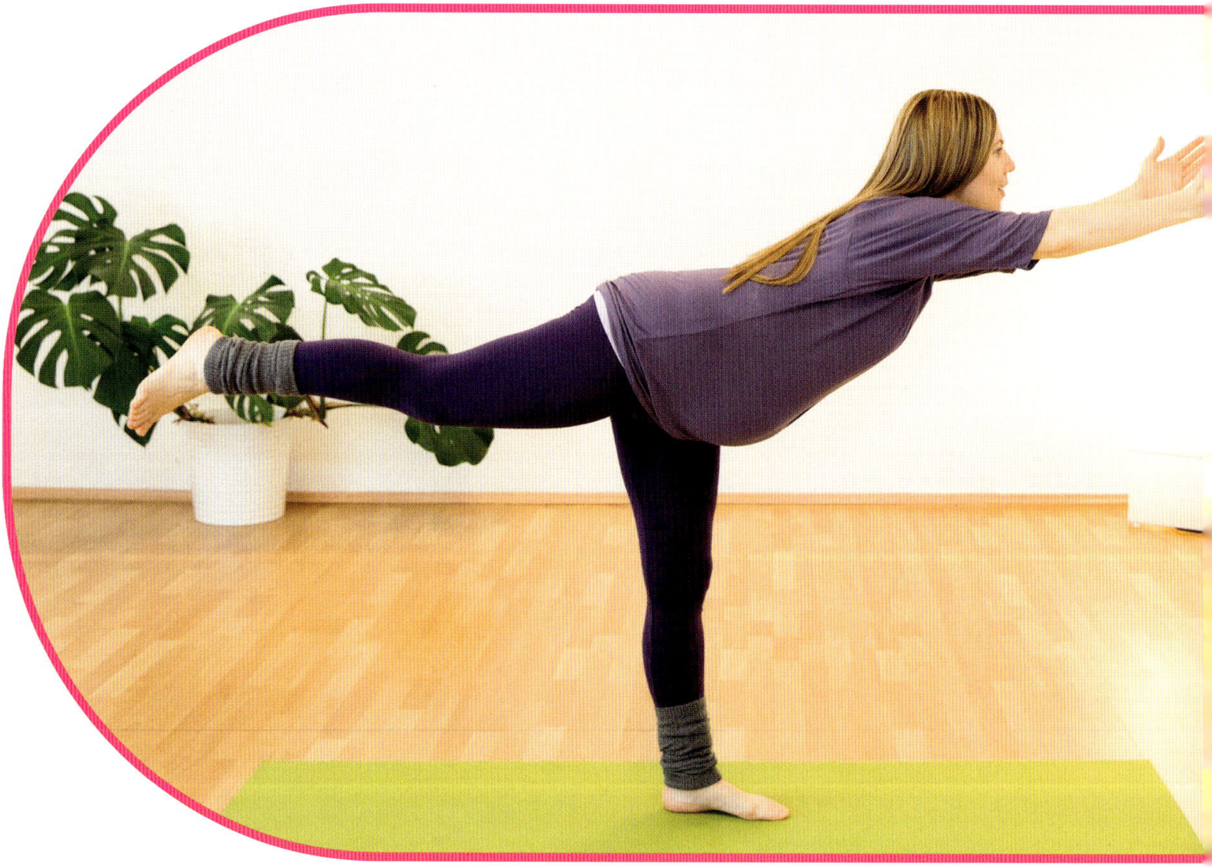

WIRKUNGSWEISE: Stärkt die Beinmuskulatur des Standbeins, kräftigt die Rumpfmuskulatur, dehnt die Brust- und Schultermuskulatur.

VORSICHT BEI: Schwacher Bauch- und Rückenmuskulatur; als Schwangere sollten wir hierbei nicht nach vorne kippen. Anfängerinnen können die Hände auch an einer Wand abstützen!

HILFESTELLUNG: Stützen wir uns in der Asana an der Wand ab, können wir zusätzlich die Schulter- und Nackenmuskulatur dehnen und den Brustkorb weiten.

HINTERGRUNDWISSEN: Auf Sanskrit bedeutet *vira* meist »Held« oder »Krieger«. Wir können *vira* aber auch mit »Kraft« übersetzen und *vada* mit »Lehre«, somit lehrt uns diese Asana Kraft. Im Asthanga Yoga wird sie Virabhadrasana, Kriegerposition, genannt und in drei Positionen variiert ausgeführt, von Virabhadrasana I bis III. Virabhadrasana III gleicht der hier gezeigten, im Bodenturnen oder auch beim Voltigieren als Kür ausgeführten Standwaage, daher hat sich dieser Begriff im deutschsprachigen Raum ebenfalls etabliert. Vira oder Maha Vira sind ebenfalls Namen von *Hanuman*, dem Sohn des Windes. Als Affengott war er im *Ramayana* ein großer Held, der Gutes bewirken wollte. In diesem Sinne können auch wir zu Helden werden. Wenn du bereit bist, an dir selbst zu arbeiten, bist du eine spirituelle Heldin. Manchmal erscheint das Arbeiten am eigenen Geist sehr schwierig, und dann musst du Vira sein. Das Bild des Helden bzw. der Heldin kann dir auch bei der Geburt deines Kindes helfen, denn hierbei wirst du zur wahren Heldin!

Die Tänzerin – Natarajasana

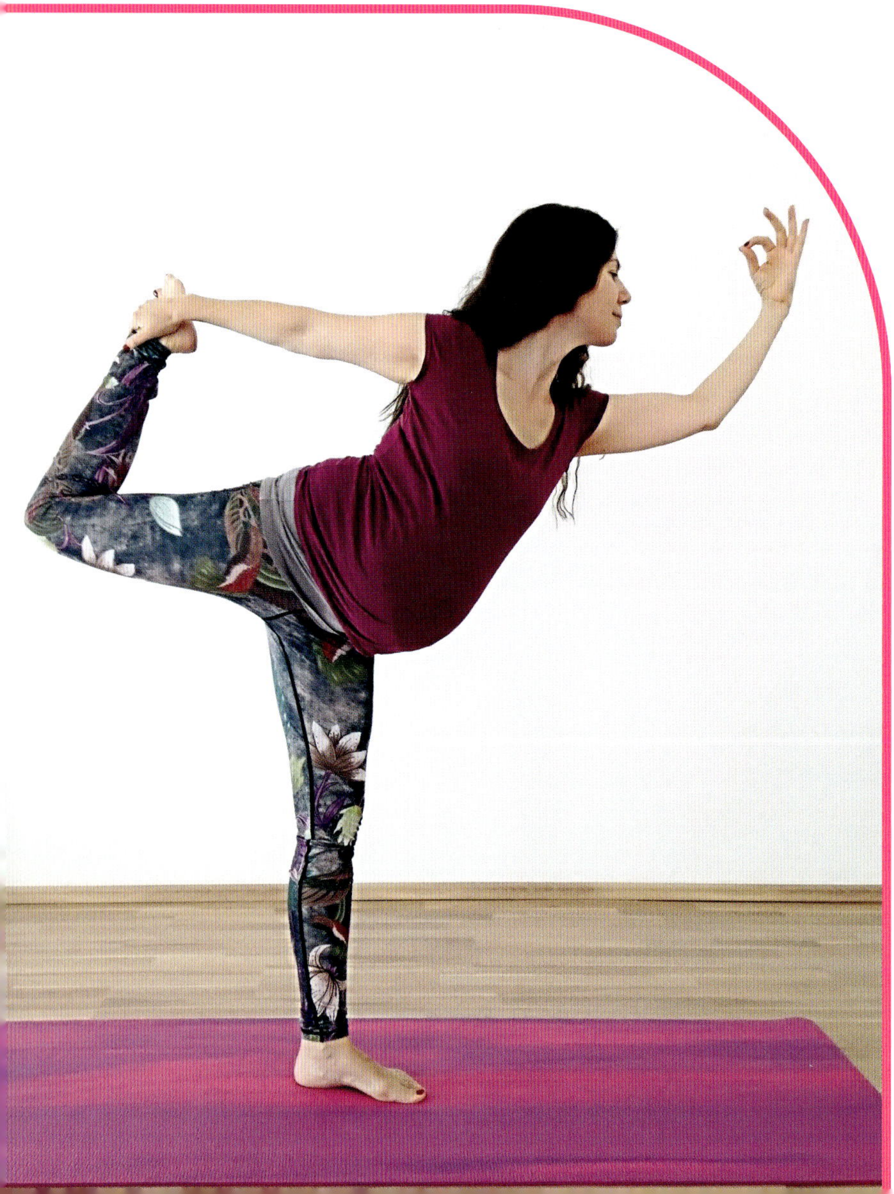

Ausgangsposition ist Tadasana, der Berg. Mit der Einatmung verlagern wir viel Gewicht auf den linken Fuß. Nun beugen wir das rechte Knie und greifen mit der rechten Hand die Außenseite des Fußes oder des Fußgelenks. Den rechten Fuß ziehen wir sanft nach hinten hoch, der Oberschenkel wird parallel zum Boden angehoben. Den linken Arm strecken wir vor dem Oberkörper nach vorne aus. Wir halten die Position für 3–4 tiefe Atemzüge und wechseln danach die Seite.

WIRKUNGSWEISE: Stärkt den Gleichgewichtssinn, Beine und die Fußgelenke. Öffnet die Schultern und den Brustkorb. Streckt die Oberschenkel und die Leisten.

VORSICHT BEI: Schwacher Bauch- und Rückenmuskulatur; als Schwangere sollten wir hierbei nicht nach vorne kippen. Anfängerinnen können die Hand auch an einer Wand abstützen!

HILFESTELLUNG: Das lang gestreckte Bein sollte nicht überdehnt werden, das Knie kann leicht gebeugt bleiben.

HINTERGRUNDWISSEN: Nataraja ist eine Erscheinungsform des Gottes Shiva. Auf Sanskrit bedeutet *nata* »Tanz« und *raja* »König«. Der Tanz des vierarmigen Nataraja in einem Kreis aus Feuerflammen symbolisiert die Quelle aller Bewegung im Kosmos. Die Darstellung von Nataraja zählt heute im Westen zu den bekanntesten Symbolen des Hinduismus. Der kosmische Tanz wird auch Ananda Tandava genannt, der Tanz der Glückseligkeit. Er repräsentiert die Zyklen von Schöpfung und Zerstörung, Geburt und Tod. In der symbolischen Darstellung von Nataraja und auch in Natarajasana verschmelzen Spiritualität und Kunst miteinander. Während die Schwangere in der Position des Tänzers bzw. der Tänzerin auf einem Bein stehend das Gleichgewicht findet, greift sie mit der Hand die Zehen des anderen Beines. Hinter dem Rücken bildet sich ein Bogen, gleich einem Kreis aus Flammen. Der Brustraum weitet sich in den Raum hinein. Auch wenn der Körper still steht, fühlt sich die Position an wie ein Tanz. Herz und Kosmos, Körper und Raum verschmelzen miteinander.

Übungsabfolgen für das zweite Trimester

Bewegte Abfolge für das zweite Trimester

1
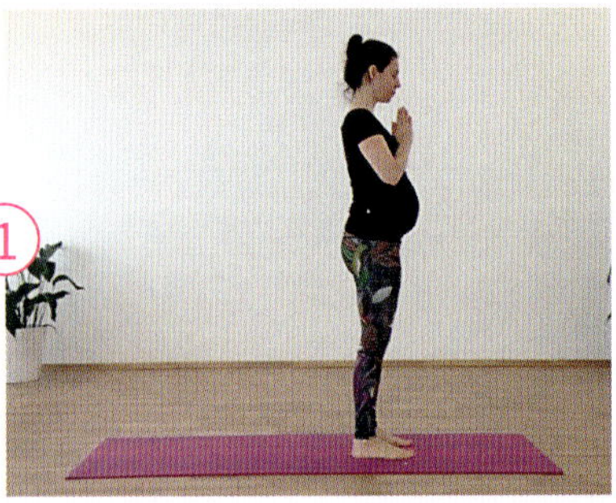

2
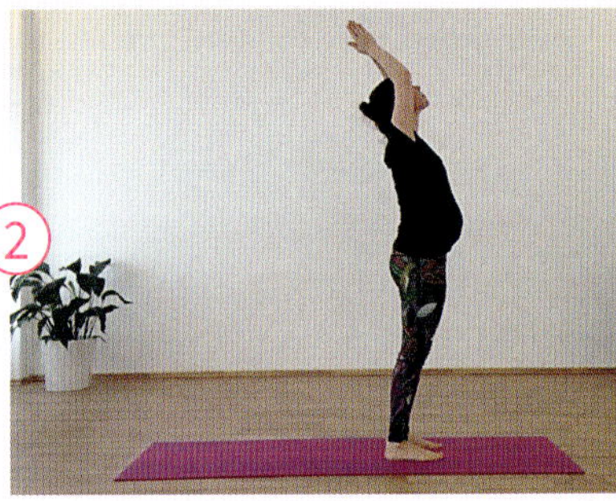

3
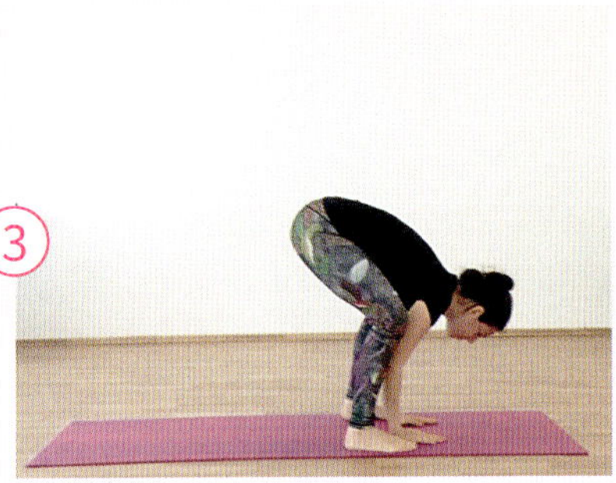

4
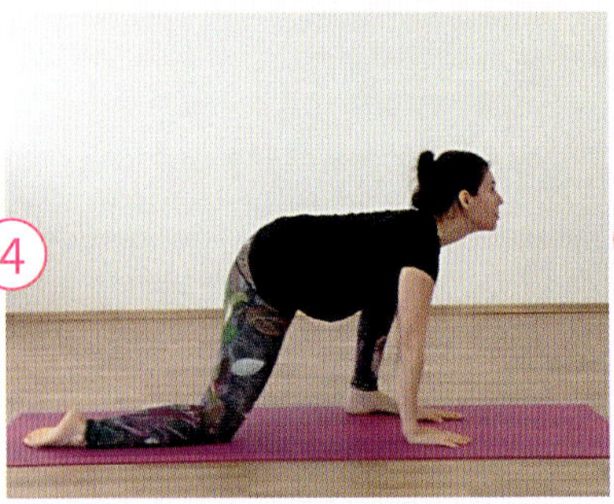

5
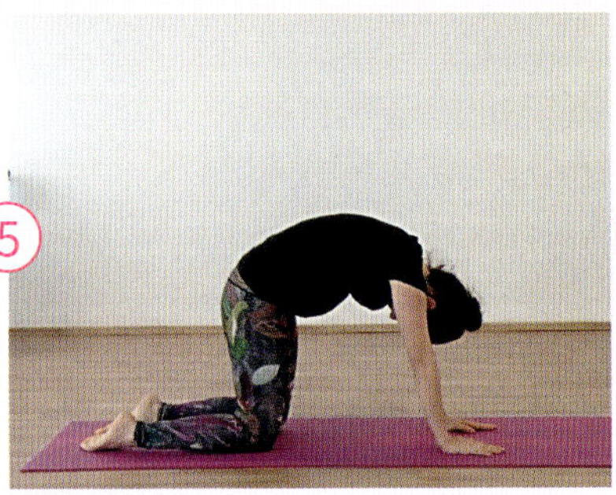

6
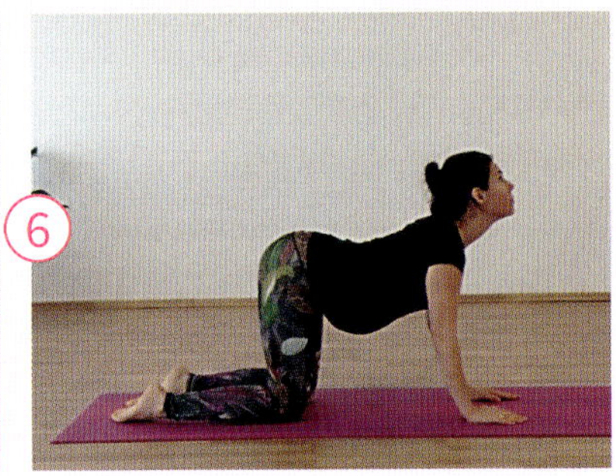

7
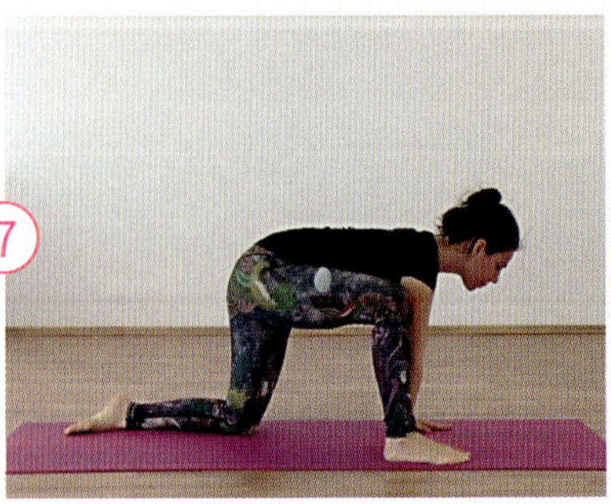

8
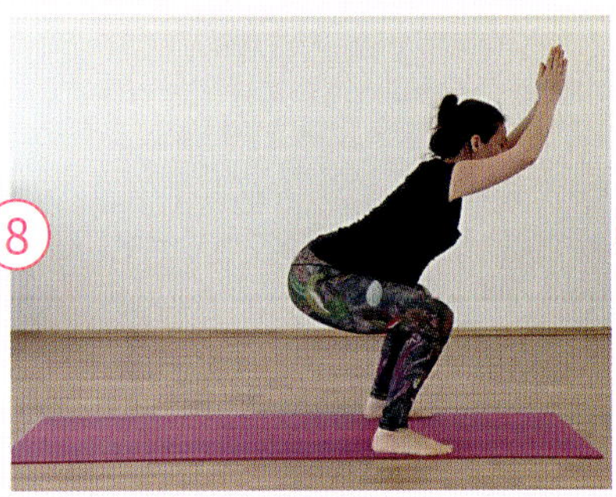

9
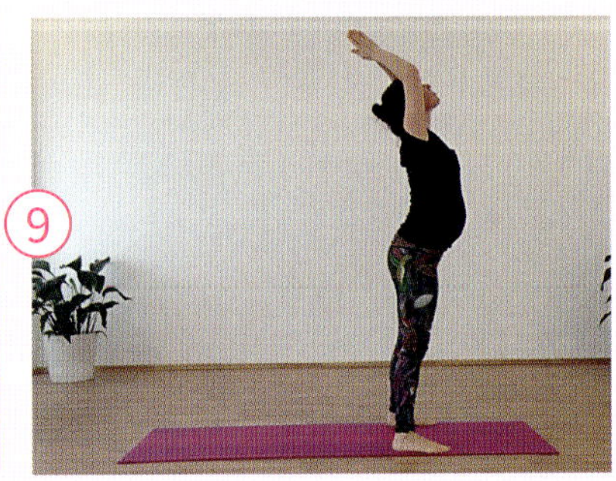

Der Sonnengruß sanft – Surya Namaskar Sarala

1. Ausatmen – Hände vor dem Brustkorb falten
2. Einatmen – Arme nach oben lang strecken
3. Ausatmen – Oberkörper nach vorne beugen
4. Einatmen – rechtes Bein nach hinten stellen
5. Ausatmen – linkes Bein dazu und runden Rücken machen (Katzenbuckel)
6. Einatmen – Kopf und Steißbein anheben (Pferderücken)
   Ausatmen – erneut einen Katzenbuckel machen
7. Einatmen – rechten Fuß nach vorne stellen, zwischen die Hände
   Ausatmen – linken Fuß nach vorne stellen
8. Einatmen – Arme und Brustkorb anheben, leichte Sesselposition, hochdrücken zum Stehen
9. Ausatmen – Arme sanft absenken und falten

Zum Erlernen der Abfolge üben wir zunächst eine Stellung (Asana) nach der anderen. Mit der Zeit können wir immer gezielter den Atem mit den Bewegungen verbinden. Wir beginnen mit 4 Runden und erhöhen die Anzahl der Runden jede Woche um eine, bis wir 12 Runden hintereinander durchführen können.

WIRKUNGSWEISE: Diese sanfte Ausführung des Sonnengrußes kann auch als idealer Einstieg dienen, wenn dir der reguläre Sonnengruß zu anstrengend erscheint. Die Abfolge lindert wunderbar Rückenschmerzen und verhilft zu einer tiefen Atmung.

Atemübungen für das zweite Trimester

Die Schmetterlingsatmung – citrapatangah Etana

Setze dich aufrecht und bequem hin. Falte die Hände vor deinem Bruskorb, mit der Einatmung strecke die Arme hoch, mit Ausatmung senke die Arme sanft zur Seite hin ab. Kombiniere wieder Bewegung und Atmung: Atme durch die Nase ein, strecke die Arme lang, richte dich auf, atme lang und tief durch den Mund aus und entspanne mit der Ausatmung Arme, Schultern, Nacken und Becken. Wiederhole diese Atemübung fünf- bis sechsmal. Lege dann einige tiefe Atemzüge lang deine Hände auf deinen Babybauch und spüre nach.

WIRKUNGSWEISE: Wir können Verspannungen im Schulter- und Nackenbereich lösen und mit jeder tiefen Ausatmung den Beckenboden anspannen.

VORSICHT BEI: Schwindelgefühlen während der Atemübungen; in diesem Fall die Ausatmung noch mehr betonen oder eine kurze Pause machen.

HILFESTELLUNG: Die Sitzposition sollte aufrecht bleiben. Ist dies nicht so leicht möglich, kann diese Atemübung auch sitzend auf einem Stuhl mit Rückenlehne ausgeführt werden.

HINTERGRUNDWISSEN: Diese Atemübung verhilft uns zu mehr innerer Ruhe und Gelassenheit während der Schwangerschaft. Sie erinnert mich an eine indische Geschichte: »Die Schmetterlingsfrau schaute Balkis an und sah, dass die Augen der wunderschönen Königin wie tiefe Teiche im Sternenlicht glänzten, und sie nahm ihren Mut in beide Flügel und sprach: ›O Königin, ewig sollst du lieblich bleiben. Du weißt doch, wie die Männer sind.‹ Und die Königin Balkis, die Weise Balkis von Saba, hielt sich die Hand vor den Mund, um ein Lächeln zu verbergen, und sprach: ›Kleine Schwester, ich weiß es.‹ Die Schmetterlingsfrau bewies Mut und Balkis lehrte sie Gelassenheit.«

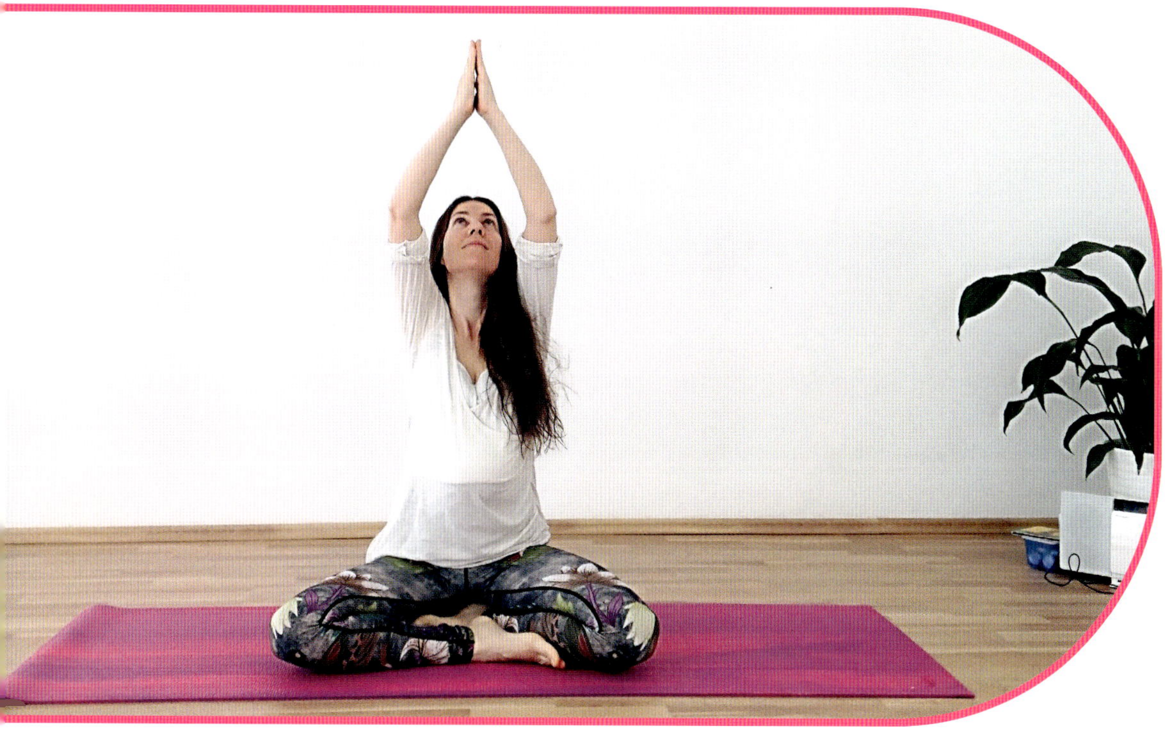

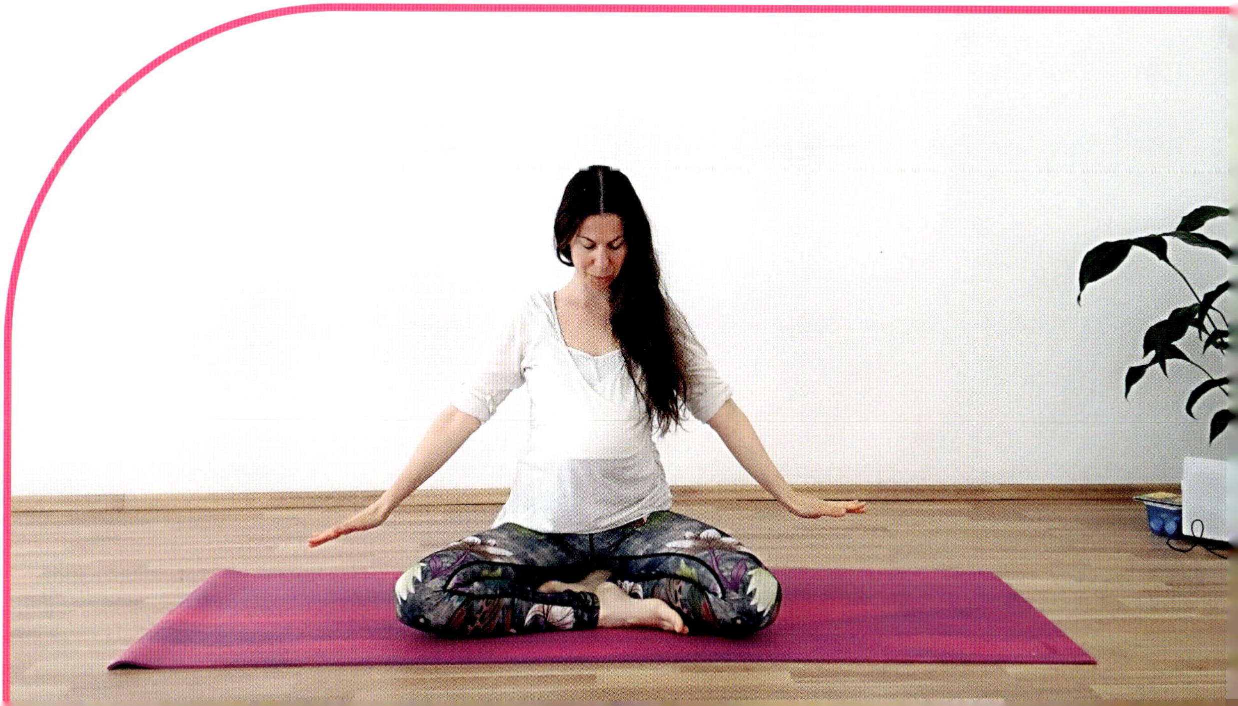

Atemübung Herz öffnen – Anahata Flow

Wir sitzen aufrecht und bequem und bringen unsere Fingerspitzen Richtung Herzzentrum. Mit der Einatmung durch die Nase öffnen wir unsere Arme. Hierfür heben wir den Kopf sanft an, die Schulterblätter ziehen hinter dem Rücken zueinander, die Finger sind gespreizt. Mit der Ausatmung, durch den Mund, bringen wir unser Kinn Richtung Brustkorb und die Fingerspitzen zeigen wieder Richtung Herzzentrum. Wir atmen locker-leicht ein, öffnen unsere Arme und atmen lang und tief aus, hierbei darf zusätzlich das Becken sanft nach vorne kippen und der Rücken rund werden. Wir wiederholen die Atemübung für einige bewusste Runden.

WIRKUNGSWEISE: Wir kombinieren hier wunderbar eine Nacken- und Rückenentspannungsübung mit einer geburtsvorbereitenden Atemübung, bei der wir üben, lang und tief durch den Mund auszuatmen; der Beckenboden kann locker lassen und der Muttermund kann sich leichter öffnen.

VORSICHT BEI: Rundrücken, starkem Hohlkreuz und Skoliose sowie akuten Rückenschmerzen und Symphysenschmerzen; in diesem Fall den Fersensitz mit Kissen einnehmen. Bei einer Symphysenlockerung sollten die Beine nicht mehr gegrätscht werden!

HILFESTELLUNG: Der Kopf sollte mit der Einatmung nicht zu weit in den Nacken geworfen werden, zudem ist auf eine aufrechte Sitzposition zu achten.

HINTERGRUNDWISSEN: Diese wunderschöne Atemübung lernte ich durch meinen Mann Andreas. Er ist langjähriger Qigong-Lehrer und unterrichtet diese Übung meist zu Beginn seiner Kurseinheiten in einer stehenden Variation. Während meiner ersten Schwangerschaft fiel mir auf, dass ich nach dieser Übung viel besser atmen konnte. Meine Kurzatmigkeit war verschwunden und Schulter- und Nackenverspannungen gelöst. Das lange und tiefe Ausatmen durch den Mund erschien mir als logische Variation für Schwangere, und so begann ich die Übung als Anahata- (Herzchakra-)Flow zu unterrichten. Das Feedback der Teilnehmerinnen war sehr gut, und seitdem ist es ein fester Bestandteil in allen meinen Unterrichtseinheiten.

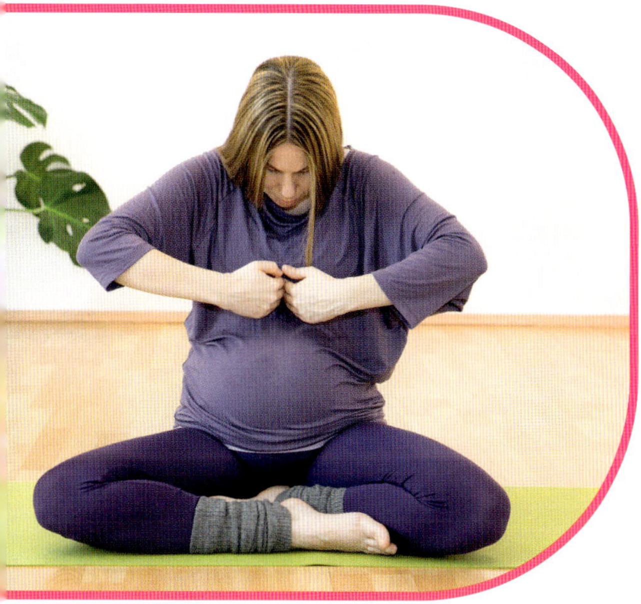

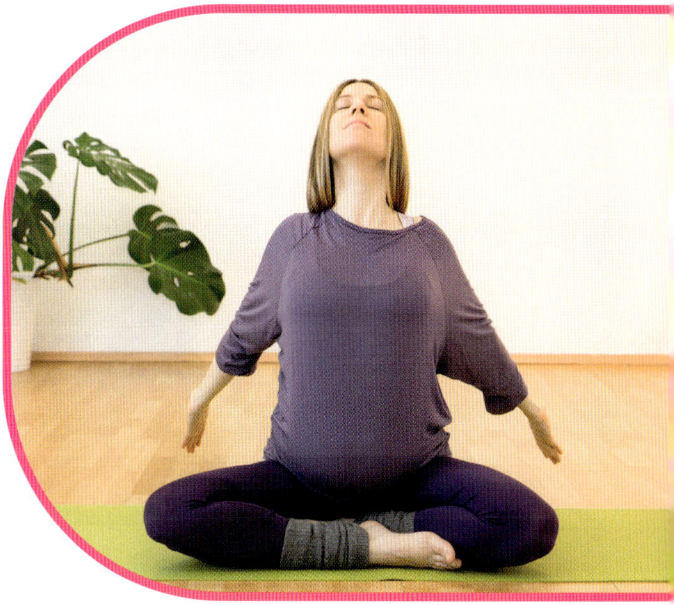

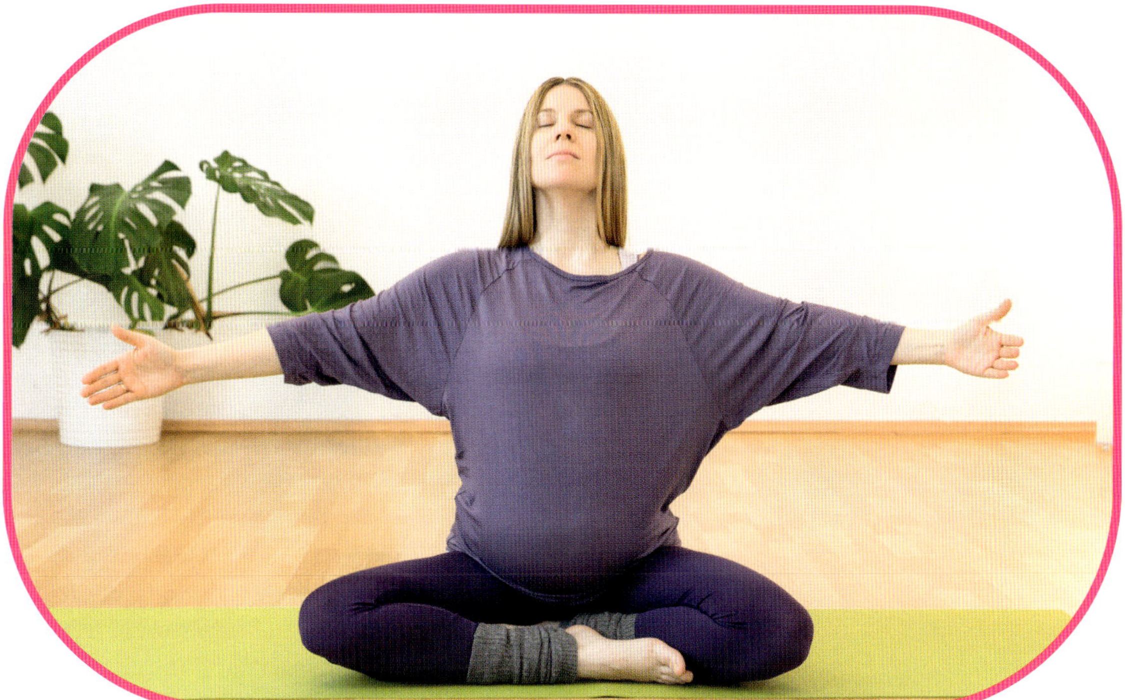

Mudras für das zweite Trimester

1

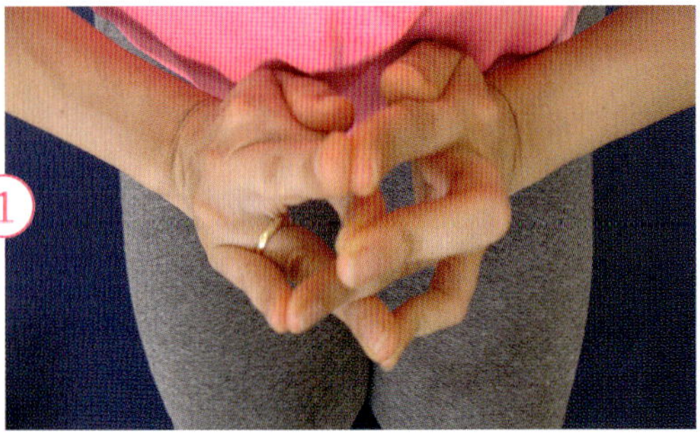

SURABHI-MUDRA, das Kuh-Mudra, soll bei Gelenkproblemen helfen und den »Startschmerz« zu Beginn einer Bewegung erleichtern.

2

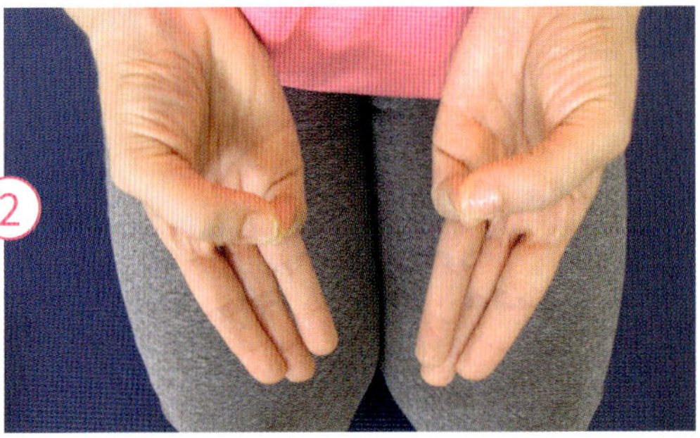

BUDHI-MUDRA, das Flüssigkeits-Mudra, soll das Gleichgewicht der Körperflüssigkeiten regulieren und hilft auch bei trockenen Augen und trockenem Mund.

3

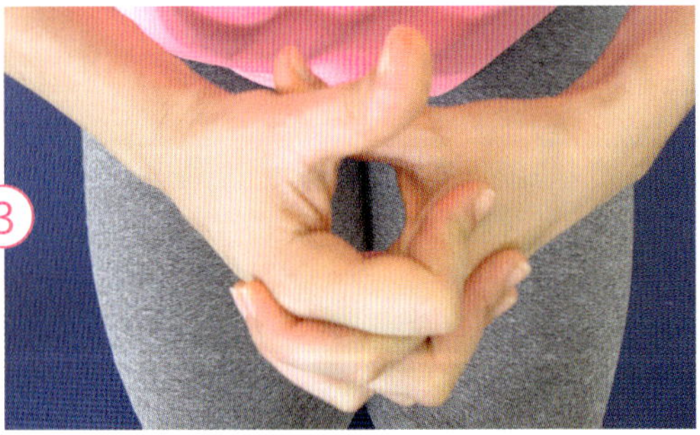

LINGA-MUDRA: Der indische Gott Shiva wird auch in seiner Phallusform als Shivalinga verehrt. Dieses Mudra soll Hitze erzeugen und Schleim lösen; dies hilft im Bereich der Bronchien und Nasennebenhöhlen.

4

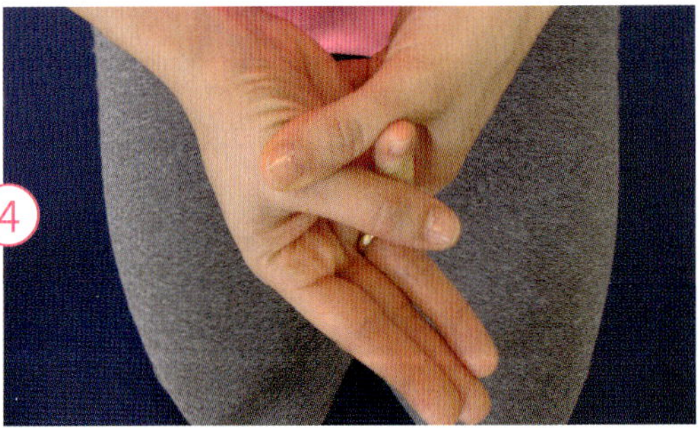

VARUNA-MUDRA, das Wasser-Mudra, soll dabei helfen, generellen Flüssigkeitsüberschuss im Körper zu verringern.

5
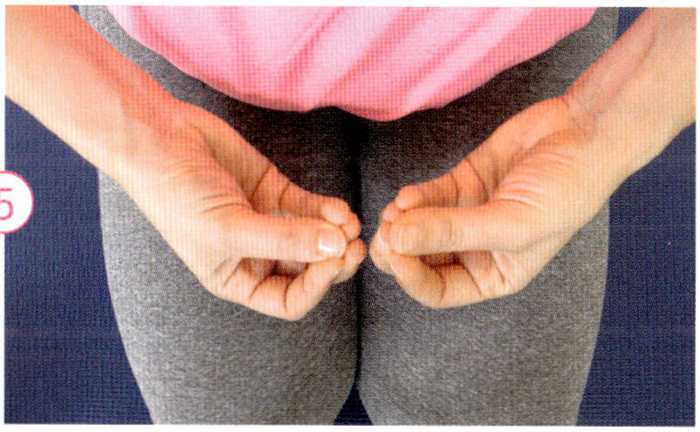

MUKULA-MUDRA, die Schnabelhand, soll akuten Gallenstau lösen und Energie an diejenigen Körperteile abgeben, die sie benötigen.

6
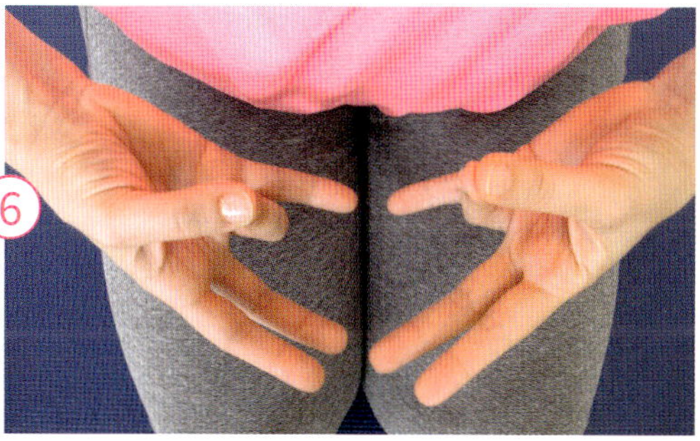

PRITHIVI-MUDRA, das Erd-Mudra, soll für eine schöne Haut sorgen sowie Haare, Fingernägel, Sehnen und Bänder stärken, ist also ein ideales Mudra für Schwangere.

7
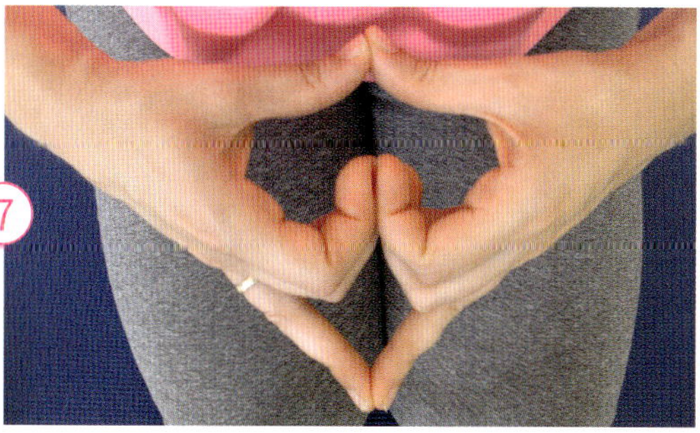

KALESVARA-MUDRA: Der Gott, der Macht über die Zeit hat, verschafft uns hier einen klaren Kopf.

Meditationen für das zweite Trimester

Meditation mit Visualisierungen – Bhavana Dhyana

Tagtäglich denken wir in Bildern, was unseren Körper mehr beeinflusst, als uns meist klar ist. Die meisten dieser Bilder wählen wir ganz intuitiv, doch bewusst gewählte positive Gedankenbilder können auch körperliche Verspannungen lösen und unsere Stimmung heben. Unser Unterbewusstsein ist also sehr gut über Bilder ansprechbar, und das können wir auch für die Geburtsvorbereitung nutzen.

Stellen wir uns das Öffnen des Muttermundes oder die Reise des Babys durch den Geburtsweg vor, können wir diesen Verlauf positiv beeinflussen: Setze dich bequem auf deine Yoga-Matte oder auch einfach zu Hause an deinen Lieblingsplatz. Schließe die Augen und wähle in Ruhe ein Bild, das dir persönlich bei der Geburt helfen kann, dich zu entspannen. Dies kann zum Beispiel das Bild einer sich langsam öffnenden Lotosblüte sein. Stelle dir zunächst die Knospe vor, die sich dann langsam öffnet, nimm die Schönheit der Blüte bis ins kleinste Detail wahr. Dies kann dir während der Presswehen helfen, den Muttermund zu öffnen. Du kannst dir aber auch in eigenen Bildern vorstellen, wie die Geburt positiv ablaufen wird, dies hilft dir, dich vorbereitet zu fühlen, wenn es so weit ist. Stelle dir vor, wie du gebärst, welche Positionen du einnehmen möchtest und wie dich jede Wehe in Wellen deinem Ziel näher bringt. Stelle dir vor, wie sich das Baby durch den Geburtsweg bewegt und erfolgreich auf die Welt kommt. Auch die Vorstellung, dass du dein Baby bereits im Arm hältst und die Geburt vorbei ist, kann Glückshormone im Körper produzieren. Spüre, wie sich das Baby an dich schmiegt, nimm wahr, dass es ihm gut geht. Betrachte in Gedanken sein kleines Wesen, sein Körperchen, sein kleines Köpfchen und seine kleinen Hände, Finger, Füßchen und Zehen. Verweile so lange du möchtest in diesem harmonischen Bild.

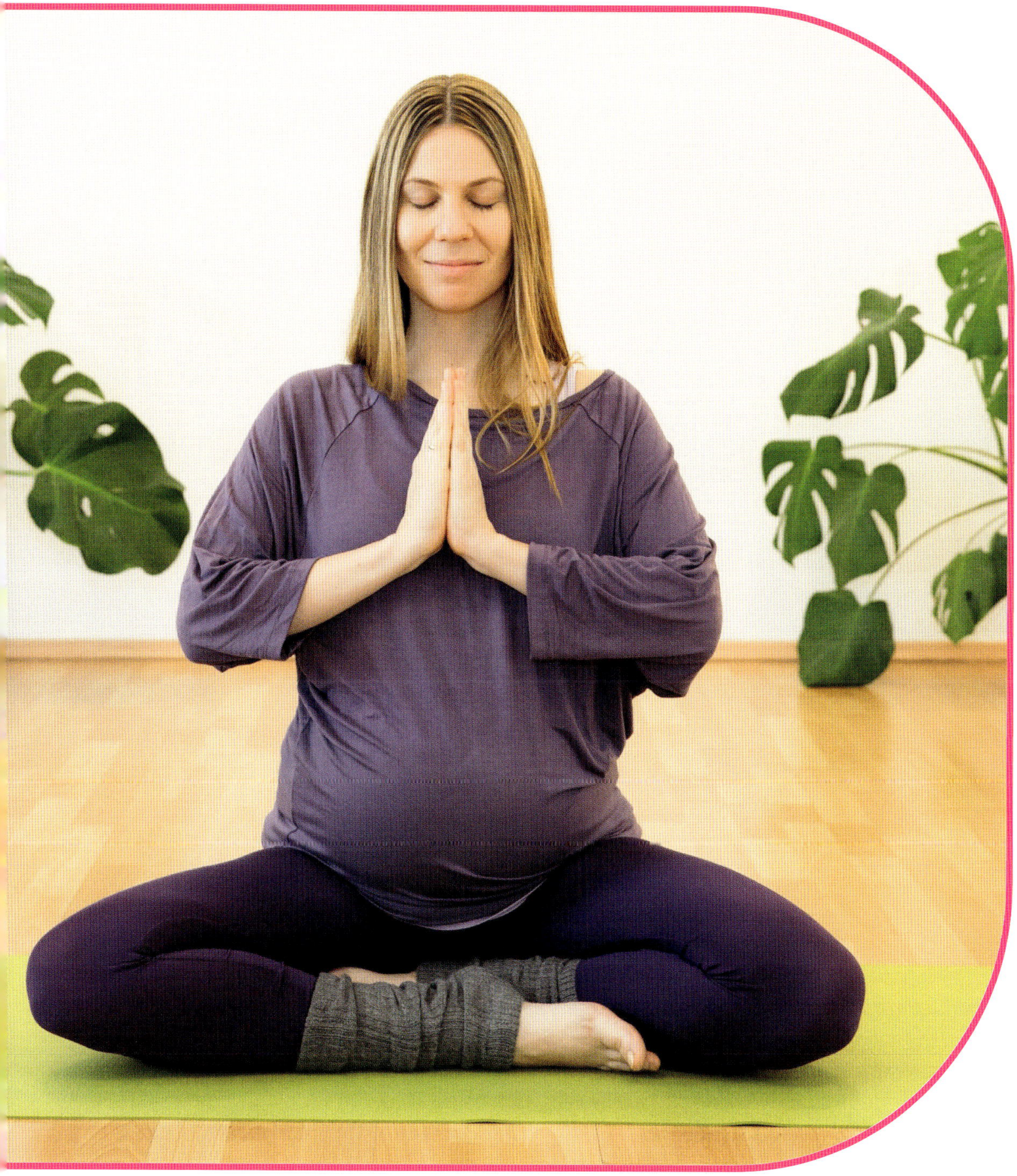

Baby Meditation – Sisu Dhyana

Yoga kann uns während der Schwangerschaft helfen loszulassen. Wir können uns befreien von belastenden Gedanken des Alltags, wir können Stress und Hektik beiseiteschieben und uns ganz mit unserem ungeborenen Baby verbinden. Wollen wir diesen losgelösten Zustand erreichen, bedarf es regelmäßiger Übung. Zusätzlich zu den Asanas bieten sanfte Meditationen eine ideale Ergänzung zur Geburtsvorbereitung. Jede Meditation beginnt mit einem Nach-innen-Richten der Gedanken. Wir schließen die Augen und sammeln unsere Konzentration auf einen inneren Punkt zwischen den Augenbrauen, der oft als Ajna Chakra oder drittes Auge bezeichnet wird. Ziel ist es, uns von aller Unruhe und allen störenden Gedanken zu befreien und somit einen Zustand zu erreichen, der im Indischen als Samadhi bezeichnet wird. Ein Zustand der Befreiung, Ruhe und Glückseligkeit.

Phase 1: Wir sitzen bequem und können die Hände vor dem Brustkorb falten oder an den Babybauch legen. Wir beobachten sanft unseren Atem. Wir atmen ein, Brustkorb und Bauch heben sich. Wir atmen aus, Brustkorb und Bauch senken sich. Wir fühlen, wie sich gemeinsam mit unserem bewussten Atem auch unsere Gedanken beruhigen. Wir atmen ein, locker und leicht. Wir atmen aus, lang und tief.

Phase 2: Wir spüren gedanklich unser Baby in unserem Bauch. Wir senden ihm Liebe und Wärme. Wir vertrauen ihm unsere Geheimnisse an, unsere Ängste und unsere Sorgen. Wir teilen ihm oder ihr mit, dass dies alles nichts mit ihm oder ihr zu tun hat, es kann in Ruhe wachsen und sich auf die Welt freuen. Wir teilen ihm oder ihr auch mit, worauf wir uns freuen, welche Hoffnungen wir für die gemeinsame Zeit haben.

Phase 3: Wir atmen wieder tiefer und bewusster ein und aus. Wir verabschieden uns langsam von unserem gemeinsamen Gedankenaustausch. Wir lassen die Augen noch geschlossen und reiben die Handflächen aneinander. Nun legen wir die warmen Handflächen auf die geschlossenen Augenlider, die Finger auf Schläfe und Stirn. Wir entspannen unsere Augen noch für einen Moment. Dann atmen wir wieder tief ein, richten unsere Wirbelsäule auf, und mit der Ausatmung senken wir unsere Hände behutsam ab. Wir öffnen langsam die Augen.

Stehe nun wieder auf und tue etwas, was dir Freude bereitet!

Chakra Meditation – Chakra Dhyana

Setze dich bequem hin. Eine ideale Position wäre Muktasana, der leichte Sitz, oder auch der Schmetterlingssitz. Dein Rücken ist gut aufgerichtet, Daumen und Zeigefinger berühren einander für das Chin Mudra, oder du legst deine Hände an den Babybauch.

Konzentriere dich zunächst auf deinen Atem. Atme locker-leicht ein und tief und bewusst aus. Spüre, wie sich dein Körper mit der Atmung bewegt. Nun gehen wir mit unserer Aufmerksamkeit langsam zu jedem einzelnen Energierad, das laut indischer Vorstellung unseren Körper belebt. Wir beginnen beim Wurzelchakra. Es hat seinen Sitz am Dammpunkt und strahlt in einem wunderschönen Licht von diesem Punkt aus über unser Becken, unsere Beine und Füße. Spüre, wie das warme, rote Licht deine Füße, Beine und dein Becken erwärmt. Dann richten wir unsere Aufmerksamkeit auf das Sakralchakra. Sein Sitz ist unterhalb des Bauchnabels. Hier erwärmt orangefarbenes Licht unseren unteren Bauch und Rücken, auch das Baby in deinem Bauch darf sich hier im orangefarbenen Licht wärmen.

Nun gehen wir mit unserer Aufmerksamkeit weiter zum Solarplexuschakra im Bereich deines Magens, das mit gelbem Licht erfüllt und beruhigt wird. Wir kommen zum Herzchakra; du kannst es mit dem grünem Licht der Hoffnung auffüllen und einen kleinen rosa Farbklecks der kindlichen Freude ergänzen. Richte nun deine Aufmerksamkeit auf dein Kehlchakra am Kehlbereich, kühle es mit wunderbarem Himmelblau, das wie Balsam für Dinge wirkt, die du bisher nicht aussprechen konntest. Konzentriere dich nun auf den Punkt zwischen deinen Augenbrauen, hier findest du das Stirnchakra. Beruhige es mit einem weichen Indigoblau, es hilft dir dabei, auf deine Intuition zu vertrauen. Komm jetzt zu deinem Scheitel, hier findest du das Kronenchakra. Lasse es in einem Violett erstrahlen, das einem Diamanten gleich alle Farben widerspiegelt. Dieses Regenbogenlicht bildet um dich herum eine schützende Eiform, in der du sitzen kannst und dich geborgen fühlst, so wie auch dein Baby in deinem Bauch sich geschützt und geborgen fühlen kann. Verweile für einige tiefe Atemzüge in dieser Vorstellung des geschützten Raumes. Danach komme mit deiner Aufmerksamkeit wieder zurück an deine Körperoberfläche, bewege deine Finger und Zehen und wecke dich auf wie aus einem langen, erholsamen Schlaf.

Übungsabfolge bei Rückenschmerzen

sanfte schaukel – Bhadrasana-variation 2

Durchführung: Die Fußsohlen werden vor dem Körper zueinandergebracht. Die Knie fallen locker nach außen (kein zusätzliches Drücken ist notwendig). Die Schulterblätter ziehen hinter dem Rücken zueinander, um den Rücken aufzurichten. Nun können wir sanft nach links und rechts wippen, wir massieren die große Gesäßmuskulatur und können anschließend in sanften Kreisen um die Sitzknöchelchen schaukeln. Den Oberkörper können wir aktiv mit bewegen. Wir atmen ein, das Brustbein zieht sanft nach vorne, dann kommen wir zur linken Seite und mit der Ausatmung nach hinten; dabei kann das Becken nach vorne kippen und der Rücken darf ganz rund werden. Mit der nächsten Einatmung kreisen wir über die rechte Seite nach vorne. Wir gönnen uns einige sanfte Wiederholungen und können anschließend die Drehrichtung wechseln.

①

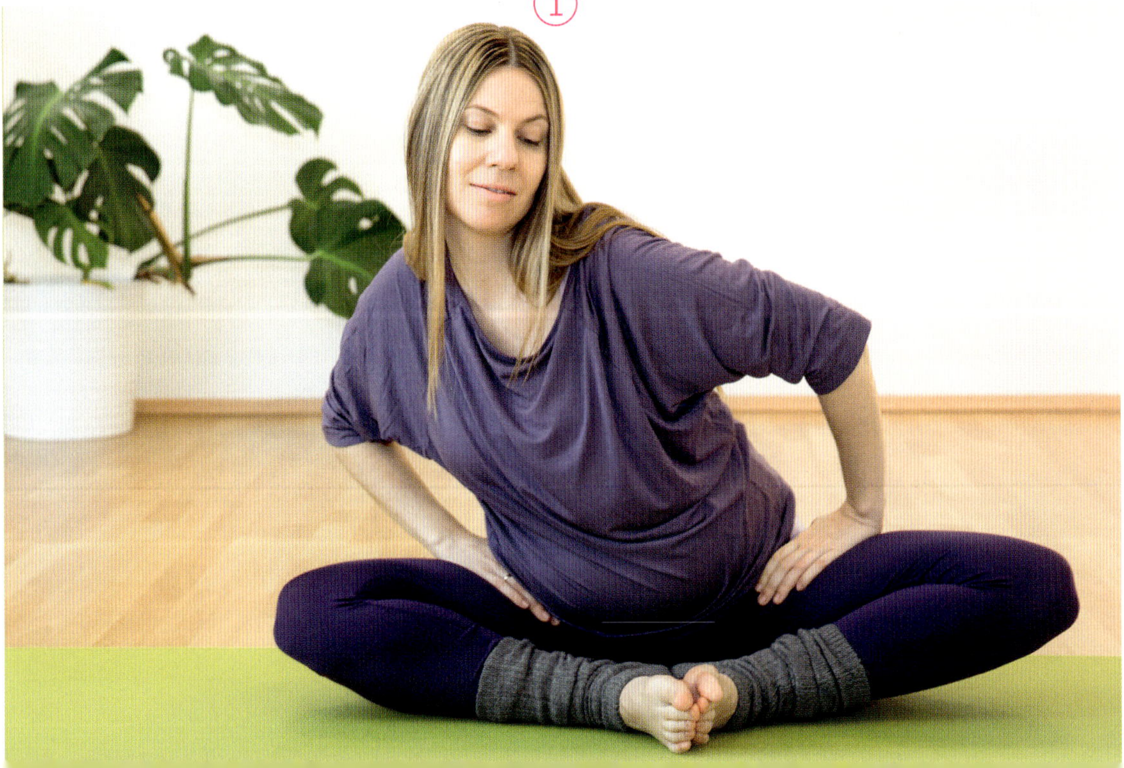

WIRKUNGSWEISE: Dehnt die Hüften und löst Verspannungen und Blockaden im Lendenwirbel- und Brustwirbelbereich; massiert die Gesäßmuskulatur und hilft Ischiasbeschwerden zu lösen.

VORSICHT BEI: Rundrücken, starkem Hohlkreuz und Skoliose sowie akuten Rückenschmerzen und Symphysenschmerzen.

HILFESTELLUNG: Sollte der Babybauch ein Kreisen des gesamten Oberkörpers nicht ermöglichen, kann zu einem sanften Kreisen des Brustkorbs gewechselt werden.

HINTERGRUNDWISSEN: Durch das sanfte Schaukeln über die große Gesäßmuskulatur können wir zusätzlich zur Hüftöffnung sanft über den oft lästigen Ischiasnerv massieren und durch die Bewegung des Oberkörpers Verspannungen im Brustwirbel- und Lendenwirbelbereich lösen. Nicht allen Schwangeren ist es in dieser Variation möglich, den Oberkörper zusätzlich zu »kreisen«, oftmals ist die Größe des Babybauchs hinderlich, oder die Beweglichkeit in der Wirbelsäule fehlt. Manchmal beginnen auch die Babys im Bauch, wie wild zu strampeln. Dies ist kein schlechtes Zeichen, sie spüren einfach nur die Muskelbewegungen und hören die Verdauungsgeräusche etwas intensiver, dennoch haben die Babys hier natürlich schon Mitspracherecht und die Kreise können etwas kleiner werden.

2

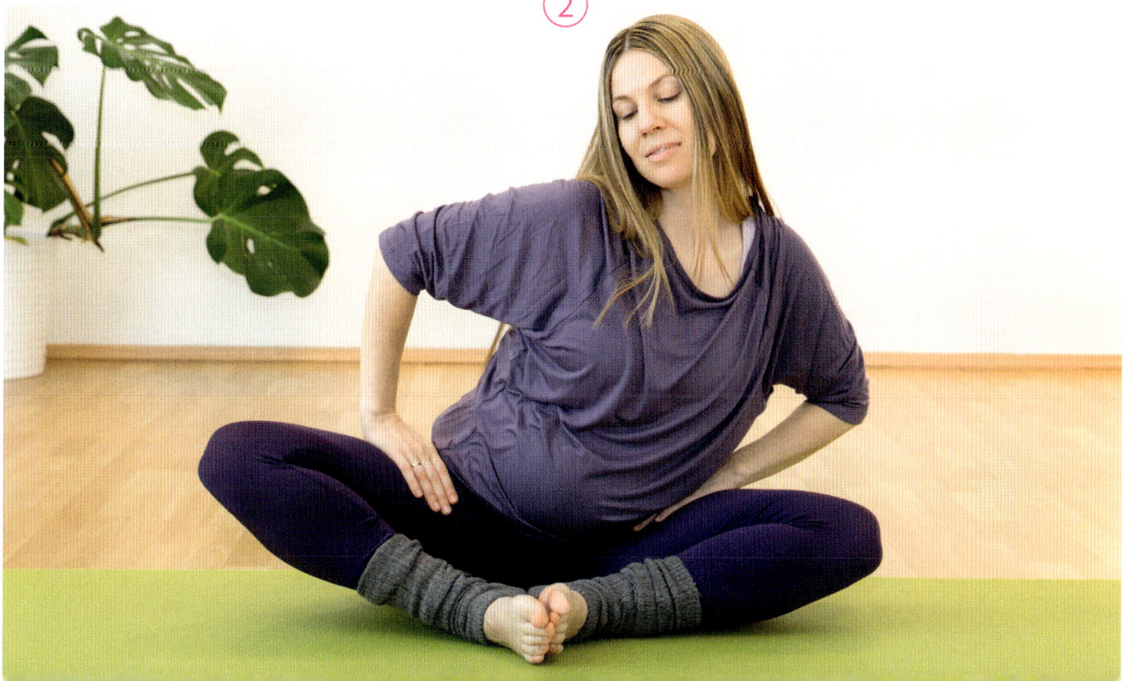

Übungsabfolgen bei Wasseransammlungen in Händen und Beinen

①

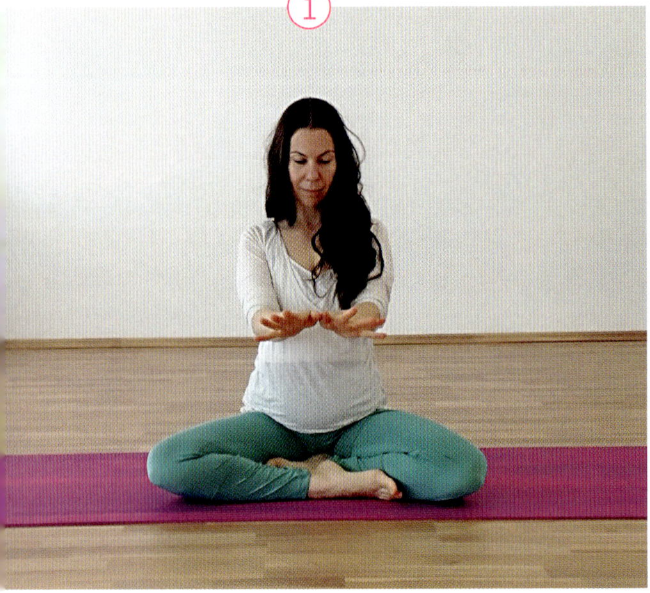

Die Lotoshände

Wir lassen sanft unsere Handgelenke aneinander kreisen, wie zwei große Armreifen, die wir gegeneinander drücken, unsere Finger formen dabei immer wieder die Blätter einer Lotosblume. Vier bis fünf Kreise vom Körper weg, danach vier bis fünf Kreise zum Körper hin.

②

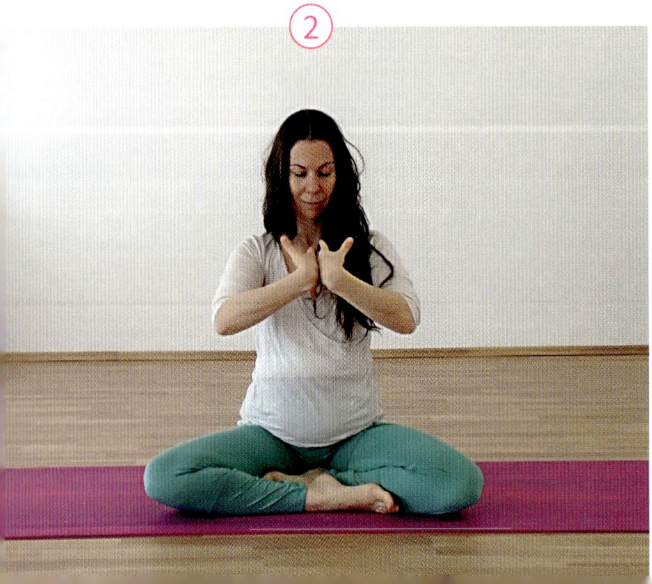

③

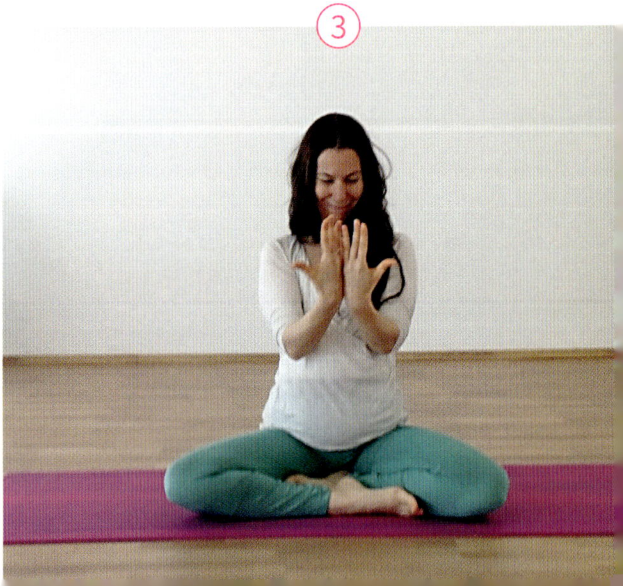

Die sanfte Welle

Wir verschränken die Finger ineinander und führen eine kleine Wellenbewegung aus, die Finger drücken dabei sanft an die Handrücken. Nach einigen sanften Wiederholungen kann die Welle auch größer ausgeführt werden, um auch die Schulter- und Nackenregion zu aktivieren. Auch hier ist ein Richtungswechsel nach vier bis fünf Wiederholungen leicht möglich.

1

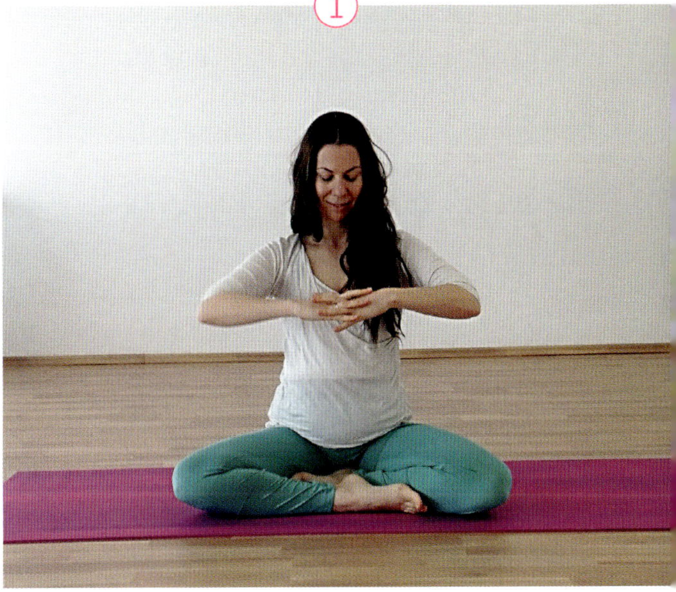

2

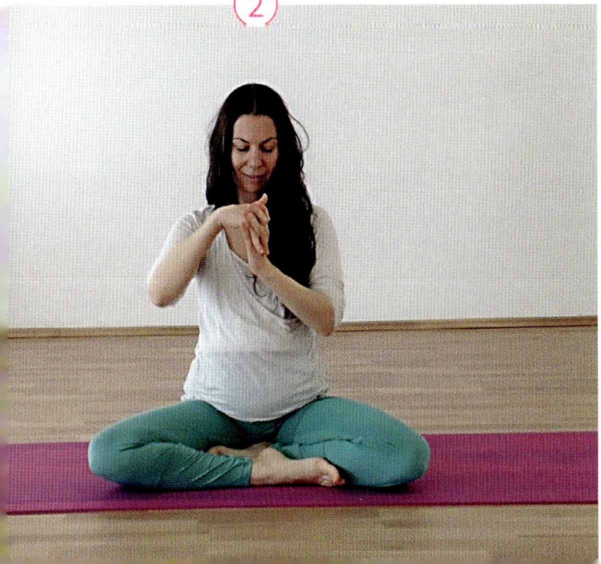

3

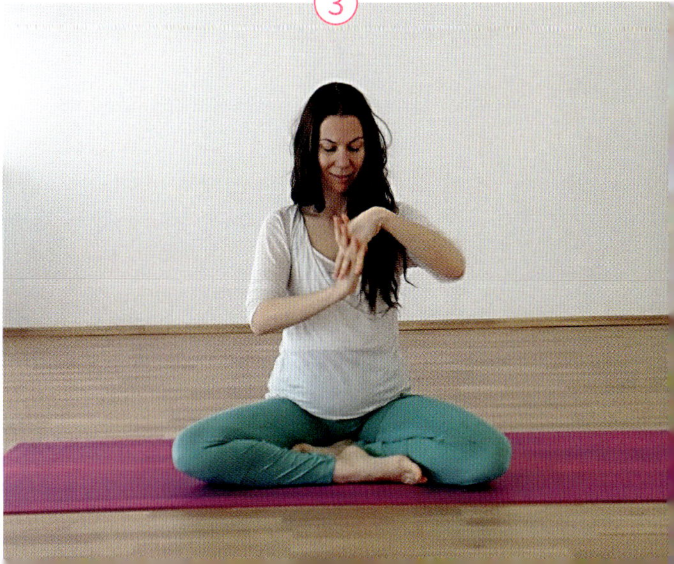

Meine sanfte Abfolge für das zweite Trimester

Auch im zweiten Trimester versuche deine Asana-Übungsabfolgen immer sinnvoll, den körperlichen Gegebenheiten und den einzelnen Ebenen entsprechend zu kombinieren. Wähle je nach Tagesverfassung für kurze Übungsabfolgen Vorschläge aus den ersten, zweiten, oder dritten Trimester. Möchtest du hingegen für einen längeren Übungsablauf erneut einzelne Asanas miteinander kombinieren, achte wieder auf einen fließenden Übergang und versuche erneut, Bewegung und Atmung miteinander zu verbinden.

HIER MEIN PERSÖNLICHER ÜBUNGSABLAUF FÜR DAS ZWEITE TRIMESTER:

- Beginne mit drei Wiederholungen des Mantras OM, dies zentriert dich und stimmt dich und dein Baby auf den Übungsablauf ein.

- Suche dir zu Beginn als Aufwärmrunde wieder einige Asanas aus der Sitzposition heraus, zum Beispiel die gegrätschte Vorwärtsbeuge (Upavistha Konasana), die gedrehte Seitbeuge (Parivrtta Upavistha Konasana), den Drehsitz geöffnet (Ardha Matsyendrasana) und die Kuhmaulstellung (Gomukhasana). Halte die Positionen jeweils für einige tiefe Atemzüge; wenn du dich wohl darin fühlst, sogar an die zwei Minuten. Danach lockere deine Beine und Füße (Padashithili).

- Anschließend komme über die volle Vorwärtsbeuge (Padahastasana) hoch in den Stand und führe nun eine bewegte Abfolge aus. Für das zweite Trimester habe ich dir den sanften Sonnengruß (Surya Namaskar Sarala) vorgestellt, aber wenn dir der Druck auf den Unterbauch unangenehm oder die Abfolge schon zu anstrengend ist, wechsle ruhig bereits im zweiten Trimester zu der Variation, die ich für das dritte Trimester mit der lunaren Übungsabfolge vorschlage. Nach der bewegten Abfolge ruhe dich in der Seitenlage aus!

- Wechsle nun in die Rückenlage für die sanfte indische Brücke (Syona Setu Bandhasana) und die Glückliche-Kind-Stellung (Ananda Balasana) sowie die Ayurveda Abfolge (Pavanmuktasana), das Fenster (Khidki Asana) und die Beinübungen (Utthita Padasana) sowie die Fußgelenklockerung (Supta Padashithili).

- Nun übe in der Seitenlage weiter, führe die sanfte beckenöffnende Bewegung (Sphuta Ardha Dhanurasana) sowie den halben Bogen bewegt (Vritti Ardha Dhanurasana) zu beiden Seiten aus. Schaukle anschließend wieder entspannt nach links und rechts und komme sanft hoch ins Sitzen.

- Über den Fersensitz kannst du nun hochkommen in den weiten Sprung (Anjaneyasana) oder den aufgehenden Mond (Chandrasana).

- Aus den weiteren in diesem Buch vorgestellten Asanas im Vierfüßlerstand oder im Stehen suche dir jeweils nur ein, zwei aus, die sich für dich an diesem Tag stimmig anfühlen. Somit überforderst du deinen Körper nicht und bringst eine gute Abwechslung in deine Übungsroutine.

Kleines ABC der Schwangerschaftsbeschwerden im zweiten Trimester

FLÜSSIGKEITSANSAMMLUNGEN

Dicke Hände oder Füße sind Anzeichen dafür, dass sich im Körper zu viel Flüssigkeit ansammelt. Während der Schwangerschaft treten Flüssigkeitsansammlungen häufiger auf als sonst. Dies hat nichts damit zu tun, was wir essen oder trinken – weniger zu trinken, ist daher auf keinen Fall hilfreich, sondern im Gegenteil eine vermehrte Flüssigkeitszufuhr über den Tag verteilt.

Tipp: Bewegungsabläufe wie beispielsweise im Sonnengruß (variiert für Schwangere) bringen den Körper in Schwung. Im Ayurveda wird Schwangeren empfohlen, besonders viel warmes Wasser zu trinken. Das Wasser sollte mindestens 10 Minuten gekocht sein, dies fördert die Erneuerung des gesamten Organismus und wirkt dadurch entschlackend. Ein weiteres Getränk, das auf keinem Ernährungsplan für Schwangere fehlen sollte, ist Milch, zu bevorzugen ist Biovollmilch! Laut Ayurveda hat ihr Genuss Auswirkungen auf die drei Doshas (Vata, Pitta, Kapha), die für die ganz persönliche Konstitution eines Menschen verantwortlich sind. Sie mindert Vata und Pitta und nährt Kapha: Vata wird durch Unruhe und Veränderung vermehrt. Milch hilft daher in der Zeit der Schwangerschaft, die auch immer eine Zeit der Veränderung ist, einen ruhigen Geist zu bewahren. Kapha hingegen ist verantwortlich für die Bildevorgänge, Struktur- und Formgebung, die dafür sorgen, dass sich das Ungeborene körperlich und organisch gut entwickelt. Fruchtsäfte, Gemüsesuppen, Kreuzkümmeltee, Milch, Reiswasser und Kokosnusswasser werden ebenfalls empfohlen.

HÄMORRHOIDEN

Hämorrhoiden sind Krampfadern im Bereich des Anus. Du kannst diese als kleine Ausstülpungen fühlen oder Juckreiz und Schmerzen empfinden. Hämorrhoiden können auch einen blutigen Stuhlgang bewirken. Verursacht werden Hämorrhoiden durch das Erschlaffen der Blutgefäßwände unter Einfluss von Progesteron und durch zu starkes Pressen während des Stuhlgangs bei Verstopfungen.

Tipp: Vermeide zu starkes Pressen beim Stuhlgang. Trinke viel Wasser, auch in Asana-Pausen, dies hilft zusätzlich, die Verdauung in Schwung zu halten.

KRAMPFADERN

Auch Krampfadern an den Beinen sind die Folge erschlaffender Blutgefäßwände und können durch den Einfluss von Schwangerschaftshormonen entstehen.

Tipp: Bewege deine Beine so viel wie möglich. Führe beim Sitzen kreisende Bewegungen mit den Füßen aus. Die Beine beim Sitzen nicht übereinanderschlagen, denn dies beeinträchtigt die Durchblutung. Lege deine Beine so häufig wie möglich hoch, creme sie regelmäßig ein und massiere sie.

PIGMENTFLECKE

Wenn Schwangere sich starker Sonneneinstrahlung aussetzen, kann dies, wiederum infolge des veränderten Hormonhaushalts während der Schwangerschaft, zur Entstehung dunkler Flecken im Gesicht oder am Hals führen. Diese Pigmentflecken verschwinden auch nach der Schwangerschaft oft nur mühsam.

Tipp: Sonne so weit wie möglich meiden oder eine Sonnencreme mit hohem Lichtschutzfaktor benutzen, um Pigmentflecken vorzubeugen.

RÜCKENSCHMERZEN

Rückenschmerzen treten vor allem in den letzten Schwangerschaftswochen auf. Die Bänder, die die Gebärmutter mit dem Becken verbinden, werden stark gedehnt, aber auch Fehlhaltungen in der Schwangerschaft, wie ein starkes Hohlkreuz, führen dazu.

Tipp: Im Ayurveda gibt es den Hinweis für Schwangere, sich ab dem achten Monat jeden Tag einzuölen, am besten mit Dhanwantharam-Öl: das Öl leicht einmassieren und danach warm baden. Dies beuge nicht nur den Rückenschmerzen vor, sondern verhelfe auch zu einer leichten Geburt. Bei Ischiasbeschwerden kann die betroffene Hautzone mit Rizinusöl massiert werden.

SCHLAFSTÖRUNGEN

Die körperlichen Veränderungen während der Schwangerschaft, aber auch die schwerere Verdauung und manchmal die Aktivität des Babys im Bauch der werdenden Mutter führen zu Schlafstörungen.

Tipp: Yoga-Übungen helfen dir dabei, deine Verdauung in Schwung zu bringen. Du kannst aber auch vor dem Schlafengehen eine Tasse heiße Milch mit etwas Muskat trinken oder dir eine Fußmassage mit warmem Ghee (Butterreinfett) gönnen.

SCHWANGERSCHAFTSISCHIAS

Haben Schwangere Schmerzen, die vom Gesäß bis in die Beine ausstrahlen, kann es sich um Schwangerschaftsischias handeln. Durch das größere Gewicht des Bauchs wird die Rücken- und Gesäßmuskulatur zusätzlich belastet. Dabei kann es passieren, dass ein Nerv durch die Muskulatur eingeklemmt wird, der diese Schmerzen verursacht.

Tipp: Versuche den Rücken so wenig wie möglich zu belasten und die Muskeln zu entspannen. Nach Möglichkeit vermeide das Heben schwerer Gegenstände und schlafe in der Seitenlage. Achte auf eine gute Balance zwischen Ruhe- und Bewegungsphasen. Massagen sowie sanftes, wiederholtes Dehnen der Beine schafft ebenfalls Linderung. Drehsitz in Variationen werden ebenfalls empfohlen.

SCHWANGERSCHAFTSSTREIFEN UND JUCKREIZ

Schwangerschaftsstreifen, auch Striae genannt, sind meist erblich bedingt. Die roten Streifen auf der Haut entstehen dadurch, dass sich das unter der Haut befindliche Bindegewebe während der Schwangerschaft unzureichend mitdehnt und hierdurch reißt. Striae können im Bereich von Gesäß, Brüsten, Bauch und Beinen vorkommen, also überall dort, wo die Haut gedehnt wird. Wodurch der Juckreiz verursacht wird, ist nicht immer eindeutig feststellbar. Er kann eine Folgeerscheinung der Schwangerschaftsstreifen sein, aber auch durch unbedenkliche Störungen der Leber oder der Galle entstehen.

Tipp: Haut zweimal täglich mit Hautöl massieren! Gönne dir jeden Morgen eine Massage mit einen Rohseidenhandschuh (Garshan-Handschuh), erhältlich in Ayurveda-Shops, um den Stoffwechsel in Gang zu bringen. Die Massage hilft gegen Schwindelgefühle und beugt gegen Schwangerschaftsstreifen vor.

SODBRENNEN

Einerseits hormonell bedingt durch unser liebes Relaxin, das den Magenpförtner weitet, aber auch durch das Wachsen der Gebärmutter, vor allem am Ende der Schwangerschaft, wird der Magen sehr eingeengt. Als Folge können durch Magensäure verursachte Probleme auftreten, wie Sodbrennen und saures Aufstoßen.

Tipp: Vermeide Kaffee, kohlensäurehaltige Getränke und Kaugummis, denn die zusätzlich aufgenommene Luft verursacht eine Aufblähung des Magens. Iss besser nur kleine Mahlzeiten als zu viel auf einmal. Nach dem Essen sollten sich Schwangere eine Ruhepause gönnen, jedoch bei Sodbrennen nicht hinlegen, sondern aufrecht sitzen bleiben. Auch hier gilt: Atemübungen harmonisieren den Magen, Vorwärtsbeugen sollten vermieden werden.

STYLING

Indische Frauen haben es hier durchaus einfacher, sie tragen ihre farbenfrohen Saris oder den sehr bequemen Salwar Kamiz und sehen dabei immer schick aus. Salwar ist ein langes Hemd, das auch als Kleid getragen werden kann, Kamiz ist eine luftig leichte Hose, die an der Hüfte oder über dem Bauch mit einer Schnur zusammengebunden wird. Der Bauch wird hierbei nicht eingeengt, und das Gewand aus Baumwolle oder Leinen lässt bis zur 40. Schwangerschaftswoche viel Luft zum Atmen.

Tipp: Indische Frauen tragen ihren Salwar Kamiz auch im Yoga, für deine Übungen zu Hause müsstest du dich also nicht einmal umziehen, das verringert auch den Widerstand, falls du einmal nicht so motiviert bist. Wenn dir die indischen Salwar Kamiz zu traditionell sind, dann kombiniere doch selbst: Kaufe dir einige bequeme Leggins (im Winter in der warmen Variante) und schicke weite Hemden oder Kleider. Wenn du dem Outfit einen extravaganten Touch geben möchtest, nimm noch einen kleinen Gürtel in Gold, Gelb, Blau oder Knallrot dazu und binde ihn oberhalb des Bauches. Zeige deinen Bauch und sei stolz auf ihn, im richtigen Outfit wirkst du dadurch nicht »fett«, sondern beneidenswert kugelrund!

VERGESSLICHKEIT

Ob es sie wirklich gibt, die sogenannte Schwangeren-Demenz, ist ja noch nicht vollständig geklärt, aber du wirst sicher schon bemerkt haben, dass du in der Schwangerschaft manchmal ein bisschen vergesslicher bist als sonst. Das liegt einerseits daran, dass sich gerade hormonell, körperlich und auch sicher in deinem Alltag viel ändert, du bist ein wenig aus der Bahn geworfen. Aber keine Sorge, das wird schon wieder – spätestens wenn nach der Schwangeren-Demenz die Still-Demenz folgt und danach die Jung-Mama-Demenz bleiben dir zwischen der Volljährigkeit deiner Kinder und der allgemeinen Alters-Demenz noch ein paar Jahre!

Tipp: Alle belebenden, aktivierenden Yoga-Übungen, aber auch die Atemübungen helfen dir dabei, einen klaren Kopf zu bewahren!

VERSTOPFUNG

Eine andere Auswirkung der Schwangerschaftshormone (diesmal Progesteron) ist körperliche Trägheit, die zu Problemen beim Stuhlgang führen kann. Durch die hormonelle Umstellung kann es außerdem zu Darmträgheit und Verstopfung kommen. Auch hierbei ist es laut Ayurveda vorteilhaft, viel Milch zu trinken und Ghee zu sich zu nehmen. Außerdem hilft eine Ernährung mit viel gekochtem (Blatt-)Gemüse und tägliche kleine Spaziergänge. Weiterhin wird geraten, keine schweren Übungen zu machen, nicht schwer zu tragen, nur leichte Hausarbeiten zu erledigen. Ein traditionelles ayurvedisches Präparat bei Verstopfung ist Triphala-Pulver. Triphala ist eine der berühmtesten Kräuterkombinationen in der ayurvedischen Medizin aus drei indischen Früchten.

Tipp: Nimm faserhaltige Nahrungsmittel wie Vollkornprodukte (Brot, Pasta), viel Obst und Gemüse, Pflaumen, Datteln, Feigen, Hülsenfrüchte zu dir. Viel trinken lockert den Stuhl. Einmal am Tag Reis mit Gemüse und das andere Mal Gemüse und Früchte ist laut Ayurveda die optimale Essenszusammenstellung für eine schwangere Frau. Sanftes Schaukeln im Schmetterling massiert zusätzlich den Gesäßbereich.

Asanas für das dritte Trimester

In den letzten drei Schwangerschaftsmonaten (SSW 27 bis SSW 40) wächst der Fötus schnell heran. Vor allem unter der Haut des Fötus bilden sich Fettreserven, was die Schwangere ziemlich viel Energie kostet. Außerdem muss sie ein ansehnlich erhöhtes Körpergewicht mit sich herumtragen – da ist es nicht verwunderlich, dass die letzten drei Monate erneut sehr anstrengend sein können. Wobei sich deutlich zeigt: Je beweglicher und aktiver eine Frau während der ersten beiden Trimester war, umso leichter fällt es ihr, mit den Begleiterscheinungen des dritten Trimesters umzugehen.

Ab der 27. SSW kann die Lage des Babys im Bauch wahrscheinlich bereits festgestellt werden. Du musst dir aber keine Sorgen machen, falls dein Baby jetzt noch nicht mit dem Kopf nach unten im Bauch liegt. Ab der 31. SSW haben manche Babys bereits ihre endgültige Position in der Gebärmutter eingenommen. Für diejenigen, die noch nicht richtig liegen, bleibt aber noch genügend Zeit bis zur 36. SSW, um sich zu drehen. Yoga-Übungen wie etwa Setu Bandhasana können dabei helfen, das Baby in die richtige Gebärposition zu bringen. Auch viele weitere Asanas können für eine optimale Vorbereitung auf die Geburt hilfreich sein. Einatmen und Ausatmen, Anspannen und Entspannen, Kräftigen und Loslassen – diese Qualitäten begegnen uns ständig in einer Hatha-Yoga-Stunde und wir brauchen sie auch für die Geburt unseres Babys.

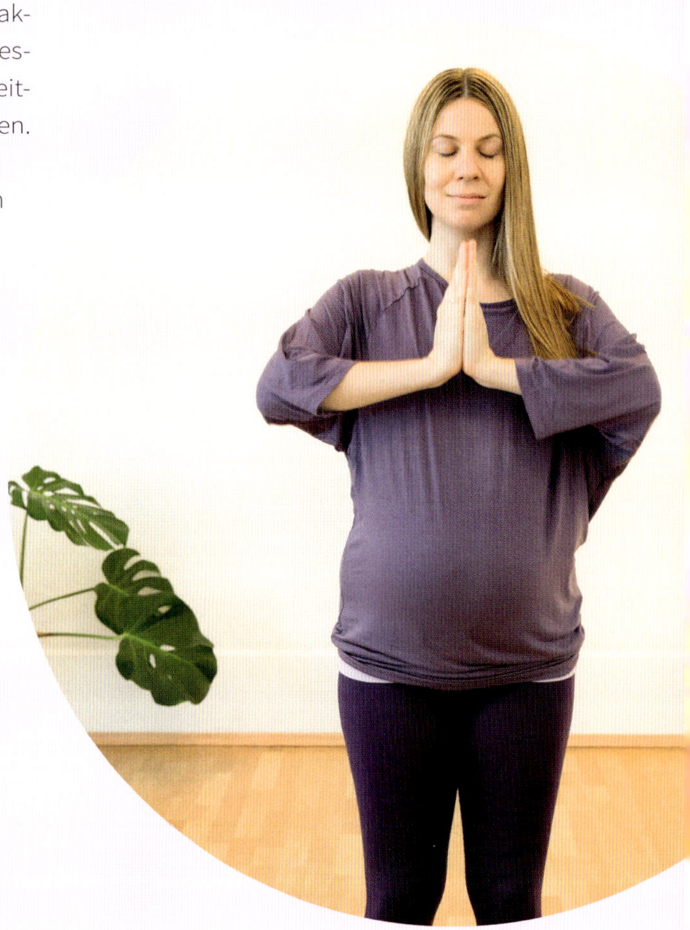

Nützliche Tipps:

- Ein Stillkissen zum Schlafen, Bauch und Knie sind abgestützt, kann auch in der Yoga-Einheit helfen.
- Wadenkrämpfe vermeiden, indem die Ferse immer weggedrückt wird.
- Sodbrennen vermeiden, indem sowohl Vor- als auch Rückbeugen nicht zu lange gehalten werden.
- Übungswehen sind noch keine Vorwehen, oft aber ein Zeichen für Überanstrengung. Einmal ruhig hinsetzen, tief durchatmen, dann lösen sie sich meist von selbst; ansonsten: Ärztin oder Arzt konsultieren!
- Viele Dehnungsübungen für den Rücken helfen uns ebenfalls, wieder gut atmen zu können.
- Ab der 36. Schwangerschaftswoche verringert sich die Kurzatmigkeit, weil der Kopf des Babys ins Becken sinkt, dadurch entsteht im Zwerchfell wieder mehr Platz für eine tiefe Atmung.

Asanas im Sitzen

Hüftöffnende Variation – Eka Pada

Durchführung: Ausgangsposition ist Muktasana, der bequeme Sitz. Wir heben zuerst das rechte Bein an und umgreifen das Knie mit der rechten Hand. Die linke Hand greift den rechten Fuß. Sanft schaukeln wir das rechte Bein vor und zurück, ähnlich eines kleinen Babys, das wir liebevoll in den Schlaf wiegen. Nach einigen sanften Bewegungen senken wir das Bein wieder zu Muktasana ab und wechseln die Seite.

WIRKUNGSWEISE: Dehnt die Hüften sowie Oberschenkel und Gesäßmuskulatur und löst Verspannungen und Blockaden. Das Becken und die Innenseiten der Oberschenkel werden ebenfalls gedehnt.

VORSICHT BEI: Rundrücken, starkem Hohlkreuz und Skoliose sowie akuten Rückenschmerzen und Symphysenschmerzen bzw. Schmerzen im Schambeinbereich.

HILFESTELLUNG: Du solltest nicht am Bein zerren, ein sanftes nach links und rechts Schaukeln genügt. Solltest du nicht selbst zum Fuß greifen können, ohne in einen Rundrücken zu kippen, kannst du auch ein Tuch oder einen Yoga-Gurt um das Fußgelenk binden.

HINTERGRUNDWISSEN: *Eka* bedeutet in Sanskrit »eins«, *pad*, wie bereits erwähnt, »Fuß«. Ekapada bedeutet also eigentlich nur »ein Fuß« bzw. »mit einem Fuß oder einem Bein«. Klassischerweise wird nach der Bezeichnung Ekapada noch der Name der Asana angefügt, die mit nur einem Fuß oder einem Bein ausgeführt wird, z.B. Eka Pada Shirasana. *shirsa* bedeutet in Sanskrit »Kopf« bzw. »Kopfspitze«. Für Schwangere verwende ich jedoch gerne diese sanfte Vorübung, um die Hüfte sanft zu öffnen, deshalb gab ich ihr den Namen Eka Pada.

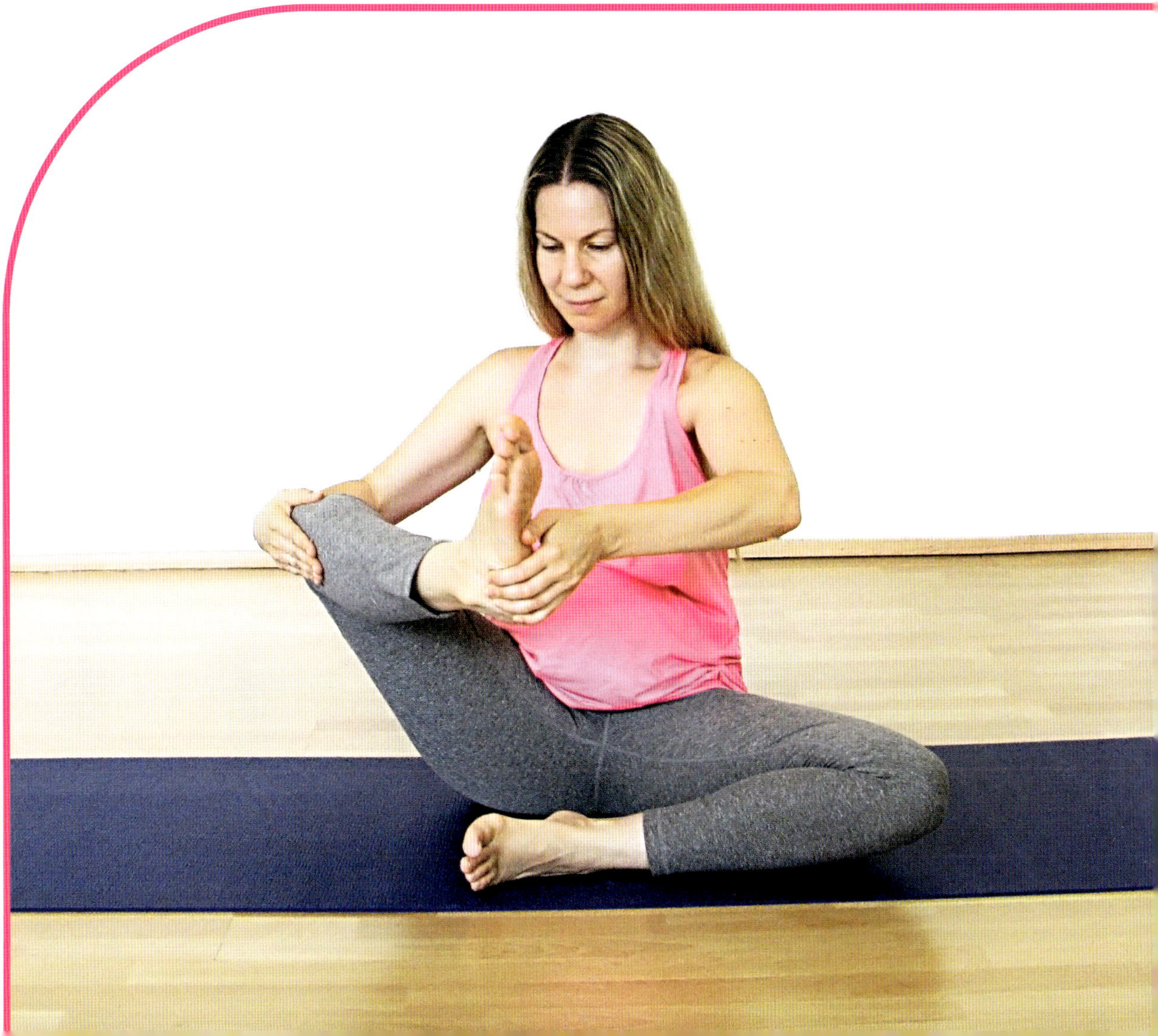

Der sanfte Drehsitz – Bharadvajasana

Ausgangslage ist der Fersensitz, auch Diamantsitz genannt. Wir drehen uns zur linken Seite, die linke Hand ist hinter dem Rücken abgelegt, die rechte Hand ruht sanft am linken Knie, wir drehen den Blick über die linke Schulter. Die Wirbelsäule ist gut aufgerichtet, die Schultern ziehen nicht hoch zu den Ohren, der hintere Arm ist nicht überdehnt, beide Gesäßhälften ruhen zur rechten Seite angelegt auf der Matte. Wir können locker und leicht weiteratmen und halten die Position. Wir atmen bewusst ein, mit der Ausatmung lösen wir die Stellung. Wir können die Beine lang strecken und sanft lockern, danach kommen wir erneut in die Ausgangsposition. Wir atmen wieder tief ein und mit der nächsten Ausatmung wechseln wir zur rechten Seite. Nun ist die rechte Hand hinter dem Rücken abgelegt, die linke Hand greift sanft zum rechten Knie, das Gesäß ist zur linken Seite hin abgesenkt. Erneut halten wir die Position für einige tiefe Atemzüge, um sie dann mit einer tiefen Ausatmung zu verlassen. Zum Ausgleich können beide Beine hüftbreit aufgestellt und die Wirbelsäule bewusst nochmals lang gestreckt werden.

WIRKUNGSWEISE: Durch die Drehung des Körpers wird die Wirbelsäule seitlich flexibel, das sympathische Nervensystem, das für unsere Stressreaktion zuständig ist, wird gestärkt.

VORSICHT BEI: Rundrücken, starkem Hohlkreuz und Skoliose sowie akuten Rückenschmerzen.

HILFESTELLUNG: Sollte das Sitzen im Diamantsitz unangenehm werden, kann ein Kissen unter das Gesäß gebracht werden, oder die Übung wird von einem Sessel aus durchgeführt.

HINTERGRUNDWISSEN: Die klassische Form von Bharadvajasana wird aus dem Lotossitz ausgeführt, aber auch der halbe Lotos oder der Diamantsitz haben sich als geeignete Varianten für Schwangere durchgesetzt, um die Beckenbänder nicht zu sehr zu belasten.

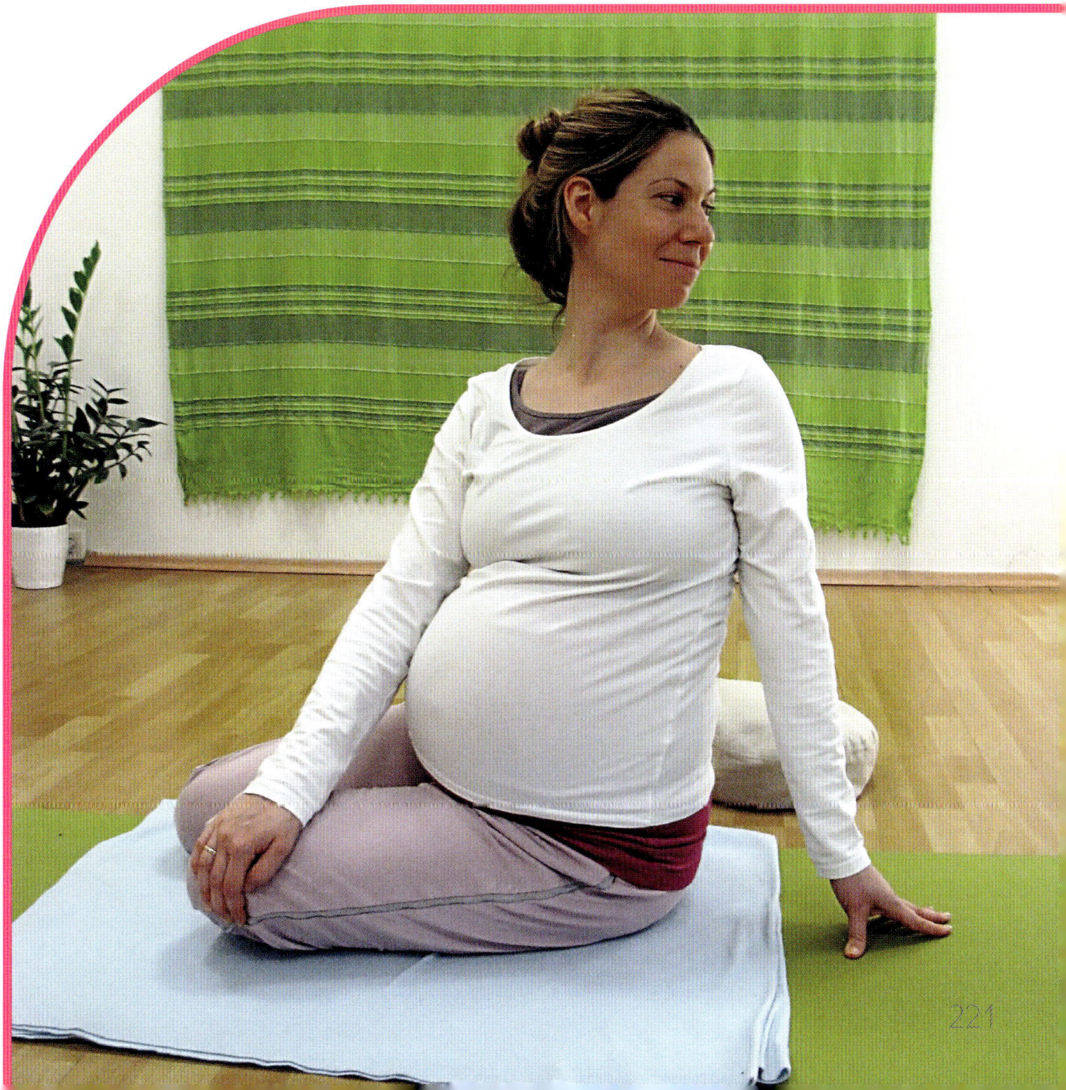

Den Beckenboden kräftigen – Ashvini Mudra

Die Fußsohlen werden vor dem Körper zueinandergebracht. Die Knie fallen locker nach außen. Die Schulterblätter ziehen hinter dem Rücken zueinander, um den Rücken aufzurichten. Wir atmen tief ein, und mit der Ausatmung spannen wir bewusst die drei Muskelschichten des Beckenbodens an. Wir beginnen bei der äußersten Schicht, sie verläuft wie eine Acht um die Körperöffnungen Schließmuskeln, Scheide und Harnröhre. Dann ziehen wir die mittlere Schicht hoch, sie verläuft fächerförmig und liegt direkt unterhalb der Blase. Nun sind wir bereit, auch die dritte Schicht mit hochzuheben, die sich vom Schambein bis nach hinten zum Steißbein zieht, die Sitzbeinhöcker werden hierbei leicht zueinander gezogen. Halten wir diese drei Bereiche angespannt, ist es, als würden wir von der Matte hochschweben, ohne uns vom Fleck zu bewegen. Wir wiederholen die Übung einige Male und kombinieren sie mit der Atmung.

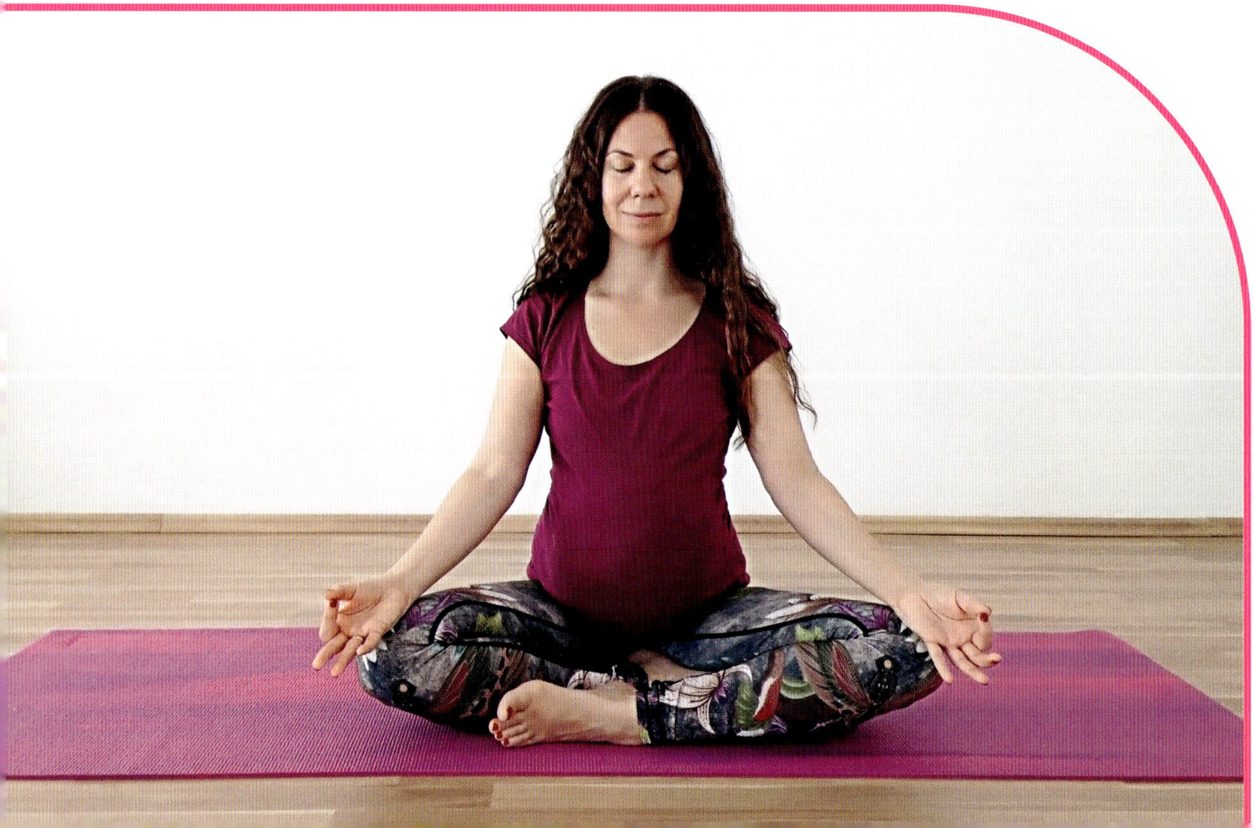

WIRKUNGSWEISE: Wir trainieren optimal das Anspannen und Entspannen des Beckenbodens. Dies ist während der Schwangerschaft hilfreich, damit sich der Muttermund auch bei der Geburt leicht öffnen kann.

VORSICHT BEI: Symphysenschmerzen und Schmerzen in den Beckenbändern.

HILFESTELLUNG: Die Übung kann auch aus dem Diamantsitz ausgeführt werden.

HINTERGRUNDWISSEN: Ashvini ist die Bezeichnung für den ersten Stern, der laut indischer Mythologie mit dem Mond (Chandra) vermählt wurde. Ashvini Mudra gilt als eine alte, klassische Kriya- Reinigungsübung. Die Anspannung des Beckenbodens soll die verborgene Schlangenkraft der Kundalini erwecken. Nach der tantrischen Lehre ist dieses Prana in seiner potenziellen, ruhenden Form gleichermaßen die Energie und Essenz des Lebens und hängt eng mit den weiblichen Reproduktionskräften zusammen. Während Asvini Mudra soll die Kundalini Prana vom Ende der Wirbelsäule zwischen Wurzel- und Sakral-Chakra nach oben in das Kronen Chakra bringen. Hier liegt auch ein wichtiger Energiepunkt am Hinterkopf namens Chandra.

Die Hockstellung – Kali Asana

Aus der Hocke heraus verlagern wir das Gewicht auf die Fußsohlen, gut verteilt zwischen Ferse, Fußaußenkante und Fußballen. Die Knie sind so weit gegrätscht, dass genug Platz für den Babybauch bleibt. Die Handflächen werden fest aneinandergedrückt, die Ellenbogen drücken gegen die Innenseite der Knie. Der Rücken ist gut aufgerichtet. Mit der Einatmung strecken wir den Rücken lang, mit der Ausatmung lassen wir bis in den Beckenkamm hinein locker. Wir halten die Position für einige tiefe Atemzüge.

WIRKUNGSWEISE: Dehnt und entspannt die Beckenmuskulatur, kann vorbereitend Dammrisse bei der Geburt vermeiden. Kräftigt Beine und Gesäß und bereitet somit gut auf die Geburt vor. Das Unterleibsgewebe wird dehnbarer, der Geburtskanal kann sich bei der Geburt besser weiten. Diese Position kann als Entbindungsposition gewählt werden, wenn es die Hebamme empfiehlt.

VORSICHT BEI: Schmerzen im Becken, Symphysenlockerung sowie bei Unwohlsein in der Position. Liegt der Fötus ab der 32. SSW noch nicht mit dem Kopf im Becken oder ist der Muttermund vor der 38. SSW geöffnet, ist die Asana auszulassen!

HILFESTELLUNG: Befindet sich das Gewicht zu sehr auf den Fußballen oder lässt sich die Fußsohle aufgrund einer Verkürzung im Innenfuß nicht absenken, solltest du dich auf ein Kissen setzen, um das Becken zu stützen. Sich ein Kissen unter das Gesäß zu ziehen hilft ebenfalls dabei, die Dehnung im Hüftbereich nach der 36. SSW nicht zu übertreiben.

HINTERGRUNDWISSEN: Kali Asana ist nach der indischen Göttin Kali benannt, die in der indischen Mythologie eine Verkörperung des Zornes der Durga darstellt. Diese wiederum ist eine Göttin der Vollkommenheit und steht unter anderem für Kraft, Wissen, Handeln und Weisheit. Im Tantrismus ist sie Shakti, die weibliche Urkraft und Energie des Universums. Aus ihrer Stirn entsprang im Zorn Kali, die dann das Weltall mit ihrem schrecklichen Brüllen erfüllt haben soll. Kali Asana gilt als klassische indische Gebärposition, da viele Frauen in indischen Dörfern in dieser Position entbinden. In der Hockstellung werden der Beckenboden und der Geburtskanal automatisch nach unten ausgerichtet. Hierbei wird das Becken gedehnt und die Durchblutung im gesamten Unterleib verbessert. Der Geburtskanal kann sich besser weiten, und die Gebärende kann am besten all ihre Kraft in die Richtung lenken, in welche das Baby sich bewegen soll – nach unten, nach draußen, hinaus ins Licht der Welt. In Kali Asana verlaufen Geburten in der Regel problemlos und zügig. Voraussetzung für einen reibungslosen Ablauf sind allerdings eine gute yogische Vorbereitung auf die Geburt und eine Hebamme, die das Baby empfängt.

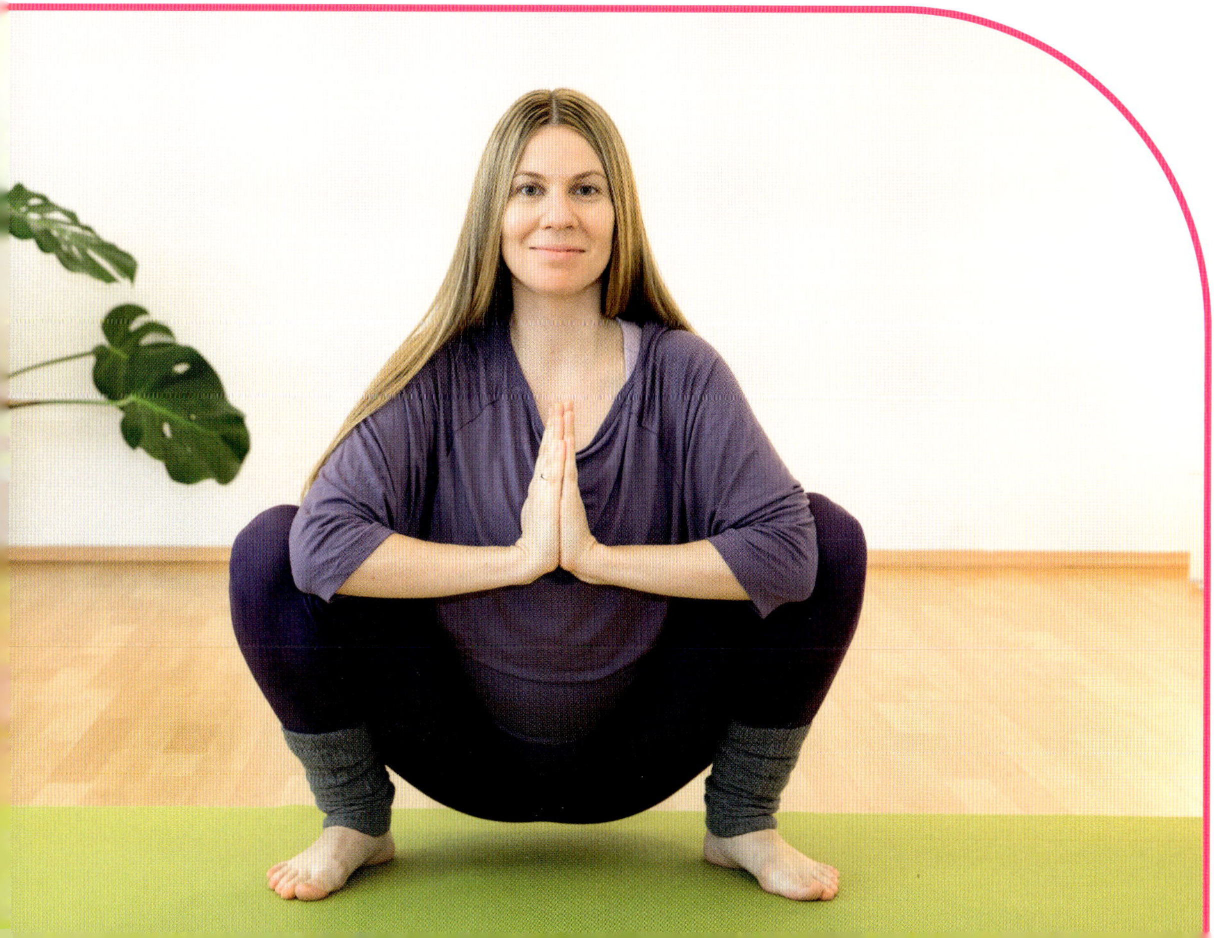

Asanas im Liegen

Indische Brücke gestützt – Supta Setu Bandhasana

Ausgangsposition kann die Rückenlage sein. Die Schwangere legt sich ein großes Kissen unter das Gesäß und darf es sich hierauf in der Rückenlage bequem machen. Wir verlassen die Position immer über die Seitenlage, um die Bauchmuskulatur nicht ruckartig anzuspannen.

WIRKUNGSWEISE: Nimmt Spannungen aus der Lendenwirbelsäule, normalisiert die Funktion der Schilddrüse, dehnt die Bauchorgane, beeinflusst die Verdauung positiv. Die Wirbelsäule bleibt flexibel. Nackenverspannungen werden aufgelöst.

Die Brücke gilt als halbe Umkehrstellung, da der Bauch höher ist als das Herz. Daher verbessert die Stellung die Rückfuhr des venösen Blutes zum Herzen und die Regeneration der Bauchorgane.

VORSICHT BEI: Rundrücken, starkem Hohlkreuz und Skoliose sowie akuten Rückenschmerzen und Reflux. In diesem Fall sanft aus der Position kommen und in bequemer Sitzposition oder Seitenlage ausruhen.

HILFESTELLUNG: Das verwendete Kissen sollte fest genug sein, damit die Schwangere nicht einsinkt. Außerdem ist es sinnvoll, der Schwangeren beim Absenken des Oberkörpers behilflich zu sein und sie auch wieder sanft aus der Stellung zu begleiten. Kein Anheben über die Bauchmuskulatur! Zu bevorzugen ist ein sanftes Abrollen über die Seitenlage.

HINTERGRUNDWISSEN: *Supta* bedeutet auf Sanskrit »schlafend«, dies zeigt, dass die Position jeweils länger gehalten werden sollte. Oft werden diese gestützten Positionen von Hebammen empfohlen, da sie das Baby im Bauch dazu animieren können, sich in die richtige Gebärposition zu bewegen. Als Supta Baddha Konasana wird die Position bezeichnet, wenn die Schwangere zusätzlich ihre Fußsohlen zueinanderbringt wie in der Position des Schmetterlings. Zusätzliche Kissen und Gurte können unterstützend wirken. Laut Leslie Kaminoff bringt diese Variation die Wirbelsäule in eine neutrale oder leicht gestreckte Haltung, damit sich der Brustkorb sanft mit der Atmung weiten kann. Sowohl die werdende Mutter als auch der Fötus können wunderbar entspannen.

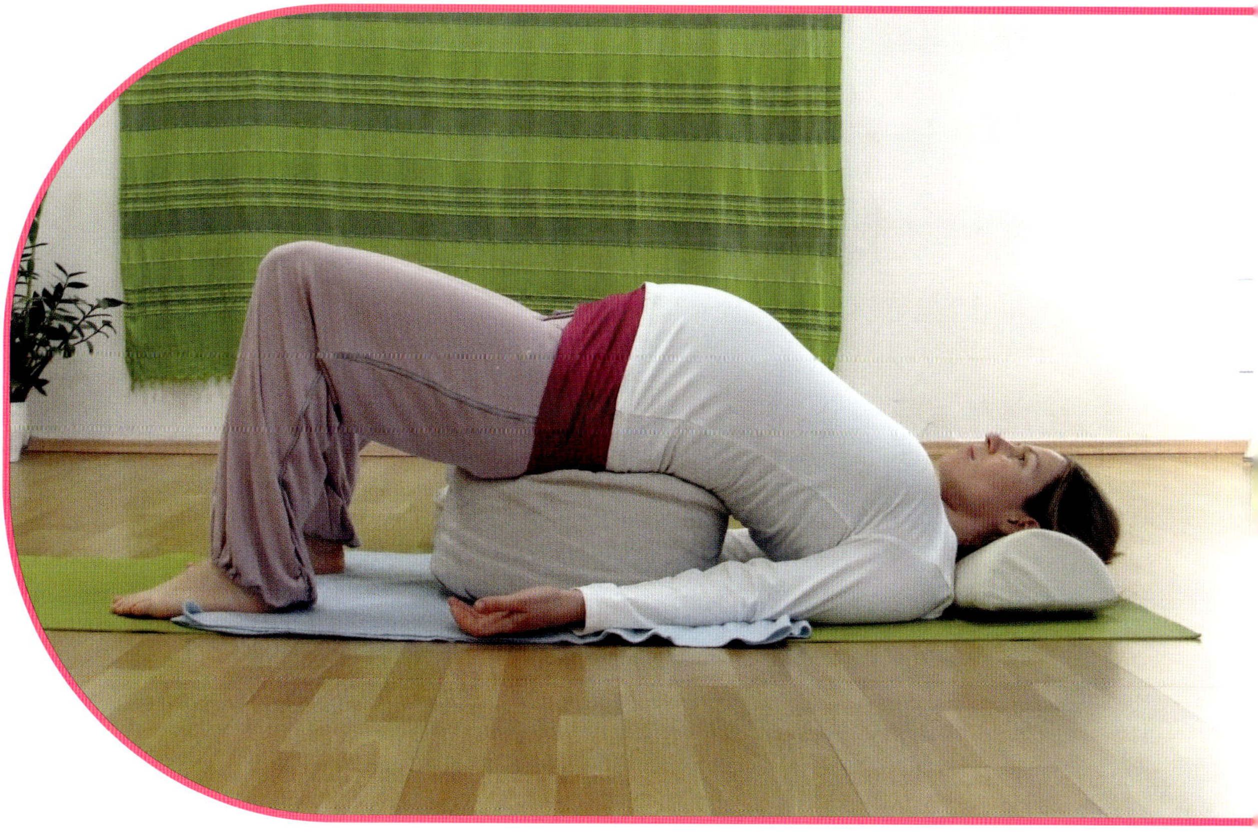

Der Fisch gestützt – Supta Matsyasana

Ausgangsposition ist der Langsitz. Wir legen uns ein bis zwei Kissen hinter das Gesäß. Nun stützen wir uns seitlich mit den Händen ab und senken langsam den Oberkörper nach hinten ab. Die Arme können nun den Körper entlang ausgestreckt werden, der Kopf darf sanft in den Nacken fallen oder bei Nackenbeschwerden auf ein weiteres, tieferes Kissen abgelegt werden. In der Position wird bewusst durch die Nase tief ein- und ausgeatmet, dabei heben sich Brustkorb und Bauch sanft. Wir bleiben für einige tiefe Atemzüge in der Position. Beim Verlassen der Position stützen wir uns wieder mit den Händen seitlich ab, ziehen dann das Kinn bewusst Richtung Brustkorb und kommen nicht über die Bauchmuskelkraft, sondern seitlich oder über die Kraft unserer Arme zurück in die sitzende Position.

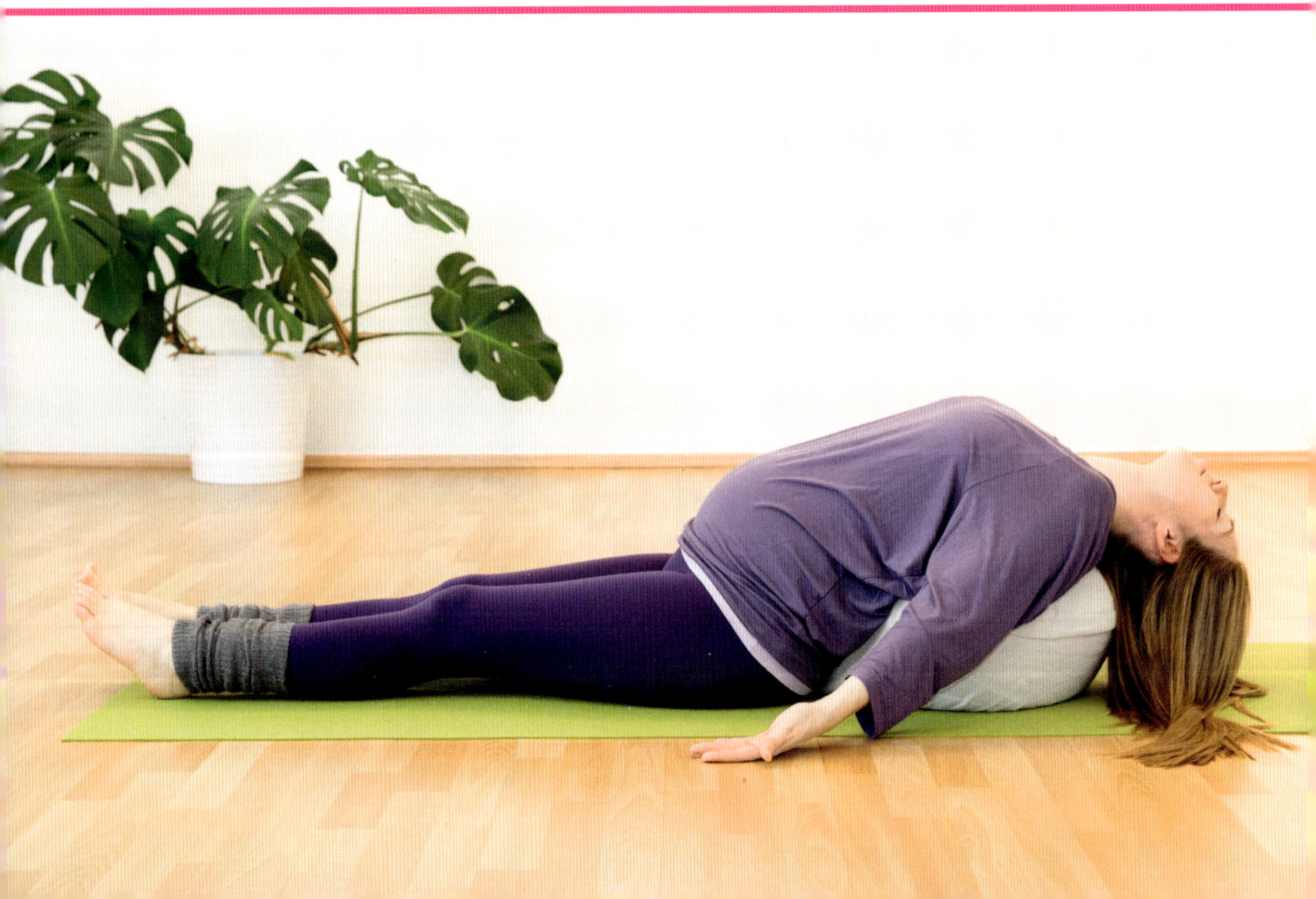

WIRKUNGSWEISE: Die Position löst Verspannungen im Bereich der Nacken- und Schultermuskulatur, aber auch Beschwerden im Lendenwirbelbereich können sich lösen. Emotionale Spannungen werden ebenso abgebaut.

VORSICHT BEI: Rundrücken, starkem Hohlkreuz und Skoliose sowie akuten Rückenschmerzen und Reflux. In diesem Fall sanft aus der Position kommen und in bequemer Sitzposition ausruhen.

HILFESTELLUNG: Das verwendete Kissen sollte fest genug sein, damit die Schwangere nicht einsinkt. Außerdem ist es sinnvoll, der Schwangeren beim Absenken des Oberkörpers behilflich zu sein und sie auch wieder sanft aus der Stellung zu begleiten. Kein Anheben über die Bauchmuskulatur! Zu bevorzugen ist ein sanftes Abrollen über die Seitenlage.

HINTERGRUNDWISSEN: *Matsya* bedeutet in Sanskrit »Fisch«. Eine wunderbare indische Legende erzählt, wie Gott Shiva nach langer und intensiver Meditation vom Berg Kailash herabstieg und seine Gemahlin Parvati aufsuchte, die als Form der weiblichen Urenergie Shakti gilt. Shiva verkündete ihr, dass ihm in der Meditation das Geheimnis der Erlösung offenbart wurde: Yoga, der Pfad zur Vereinigung des Selbst mit dem Göttlichen. Shiva erklärte ihr begeistert all die Dinge, die Yoga ausmacht. Parvati lächelte nur still und lauschte bescheiden, denn all diese Dinge wusste sie bereits. Vor ihnen im Fluss war ein Fisch herangeschwommen, auch er hatte zugehört und wurde von den Worten erleuchtet. Somit wurde der Fisch zum ersten Yoga-Schüler und Shiva und Shakti seine Gurus.

Der liegende Held – supta virasana

Ausgangsposition ist der Diamantsitz, das heißt sitzend auf den Fersen. Wir legen uns ein großes Kissen hinter das Gesäß und dürfen es uns hierauf in der Rückenlage bequem machen und den Kopf einmal hängen lassen, die Beine bleiben abgewinkelt. Wir halten die Position für einige tiefe Atemzüge und verlassen sie sanft, indem wir die Hände abstützen.

WIRKUNGSWEISE: Nimmt Spannungen aus der Lendenwirbelsäule, normalisiert die Funktion der Schilddrüse, dehnt die Bauchorgane, beeinflusst die Verdauung positiv. Die Wirbelsäule bleibt flexibel. Nackenverspannungen werden aufgelöst. Des Weiteren dehnen wir die Kniegelenke und die Oberschenkelmuskulatur.

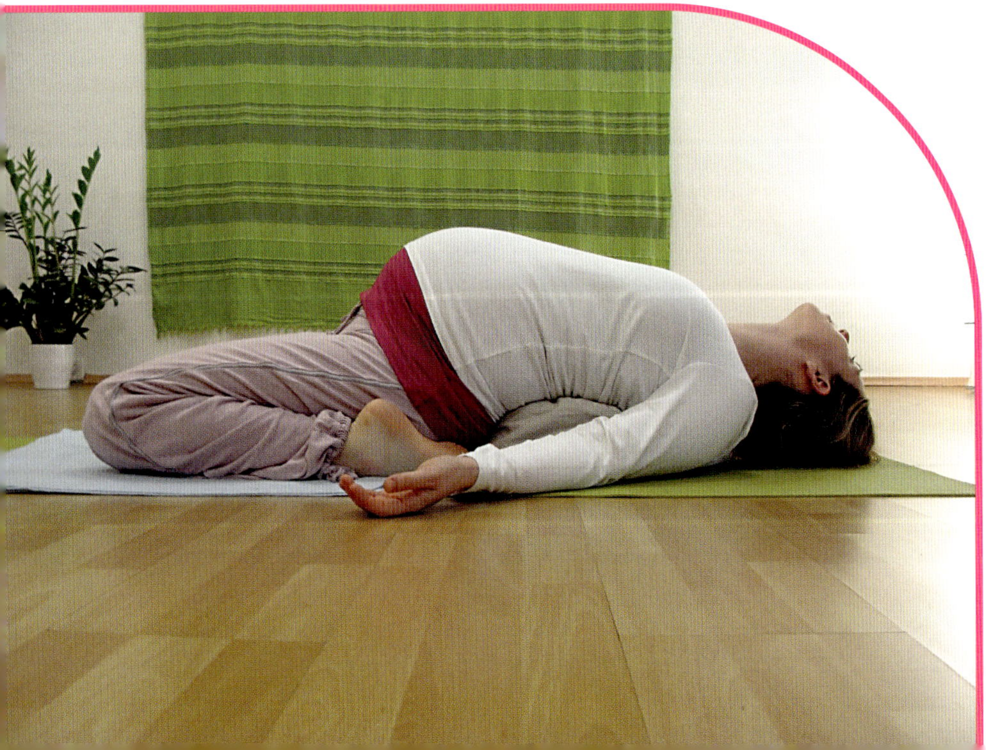

VORSICHT BEI: Rundrücken, starkem Hohlkreuz und Skoliose, akuten Rückenschmerzen und Reflux sowie Symphysenschmerzen. Hierbei sanft aus der Position kommen und in bequemer Sitzposition ausruhen. Übungen in der Rückenlage sollten bis zum Ende der Schwangerschaft möglich sein. Treten jedoch Schmerzen auf, ist es ein Indiz dafür, den unteren Rücken mehr zu stärken.

HILFESTELLUNG: Das verwendete Kissen sollte fest genug sein, damit die Schwangere nicht einsinkt. Außerdem ist es sinnvoll, der Schwangeren beim Absenken des Oberkörpers behilflich zu sein und sie auch wieder sanft aus der Stellung zu begleiten. Kein Anheben über die Bauchmuskulatur! Zu bevorzugen ist ein sanftes Abrollen über die Seitenlage.

HINTERGRUNDWISSEN: *Vira* bedeutet auf Sanskrit der »Held«, auch wenn es sich in unserem Fall ja um Heldinnen handelt! Wie alle weiteren gestützten Asanas in der Rückenlage können wir auch hier die Wirbelsäule in eine neutrale oder leicht gestreckte Haltung bringen, damit sich der Brustkorb sanft mit der Atmung weiten kann. Übrigens: Während der Schwangerschaft vergrößert sich die Schilddrüse, doch kommt es dadurch normalerweise nicht zu einem Zuviel oder Zuwenig an Schilddrüsenhormonen. Der Bedarf an Jod ist während der Schwangerschaft erhöht, sodass mindestens 200 µg Jod pro Tag mit der Nahrung zugeführt werden sollten, beispielsweise über Salz, Fisch, Milchprodukte und Eier. Die Plazenta produziert ein Hormon, das Choriongonadotropin, das ebenfalls stimulierende Auswirkungen auf die Schilddrüsenhormonproduktion hat. Insgesamt werden während der Schwangerschaft erhöhte Anforderungen an die Schilddrüse gestellt, die gesunde Frauen jedoch ohne Weiteres bewältigen können.

Das Krokodil – Makara Asana

In der Rückenlage werden die Beine aufgestellt, die Arme sind seitlich ausgestreckt, Schultern und Nacken entspannt. Wir atmen tief ein. Mit der Ausatmung senken wir die Knie sanft zur rechten Seite, der Kopf wird gegengleich, also zur linken Seite gewendet. Jeweils mit der Einatmung können wir die Beine wieder aufstellen und mit der Ausatmung zur Seite wechseln. Ebenfalls angenehm ist es, in der Position für einige tiefe Atemzüge zu verweilen. Für eine sanfte Variation wird das linke Bein ausgestreckt, das rechte abgewinkelte Bein sanft zur linken Seite hin abgesenkt, erneut drehen wir den Blick gegengleich und können auch hier jeweils die Seite wechseln.

WIRKUNGSWEISE: Linderung bei Rückenschmerzen im Lendenwirbelbereich, die bewegte Ausführung kann das Iliosakralgelenk sanft einrenken, sanfte Massage für die Bauchorgane.

VORSICHT BEI: Rundrücken, starkem Hohlkreuz und Skoliose sowie akuten Rückenschmerzen.

HILFESTELLUNG: Ist das Absenken der Beine nicht gut möglich, kann die Position auch mit seitlichen Kissen gestützt werden.

HINTERGRUNDWISSEN: Diese Position wird auch als Jathara Parivrtti bezeichnet. Wird die Atembewegung intensiver in den Bauch verlagert, senkt sich der Tonus von Bauchdecke und Beckenboden, und störende Muskelspannungen in der Lendengegend können gelöst werden. Das entgegengesetzte Atemmuster spannt die Bauchdecke während der Einatmung und lenkt so die Bewegung des Zwerchfells in die Brusthöhle, wodurch die Rippenwirbelgelenke mobilisiert werden.

Eine weitere sehr liebevolle Variante ist möglich: Die Schwangere legt ihre Hände auf den Unterbauch und schaukelt sanft zur linken und zur rechten Seite – so können Mutter und Ungeborenes eine enge Bindung zueinander aufbauen. Wenn das Baby im Mutterleib etwa nachts zu aktiv wird und die werdende Mama nicht schlafen lässt, können die sanfte Massage und die sanfte Schaukelbewegung das Baby wieder beruhigen und der Schwangeren den Schlaf erleichtern.

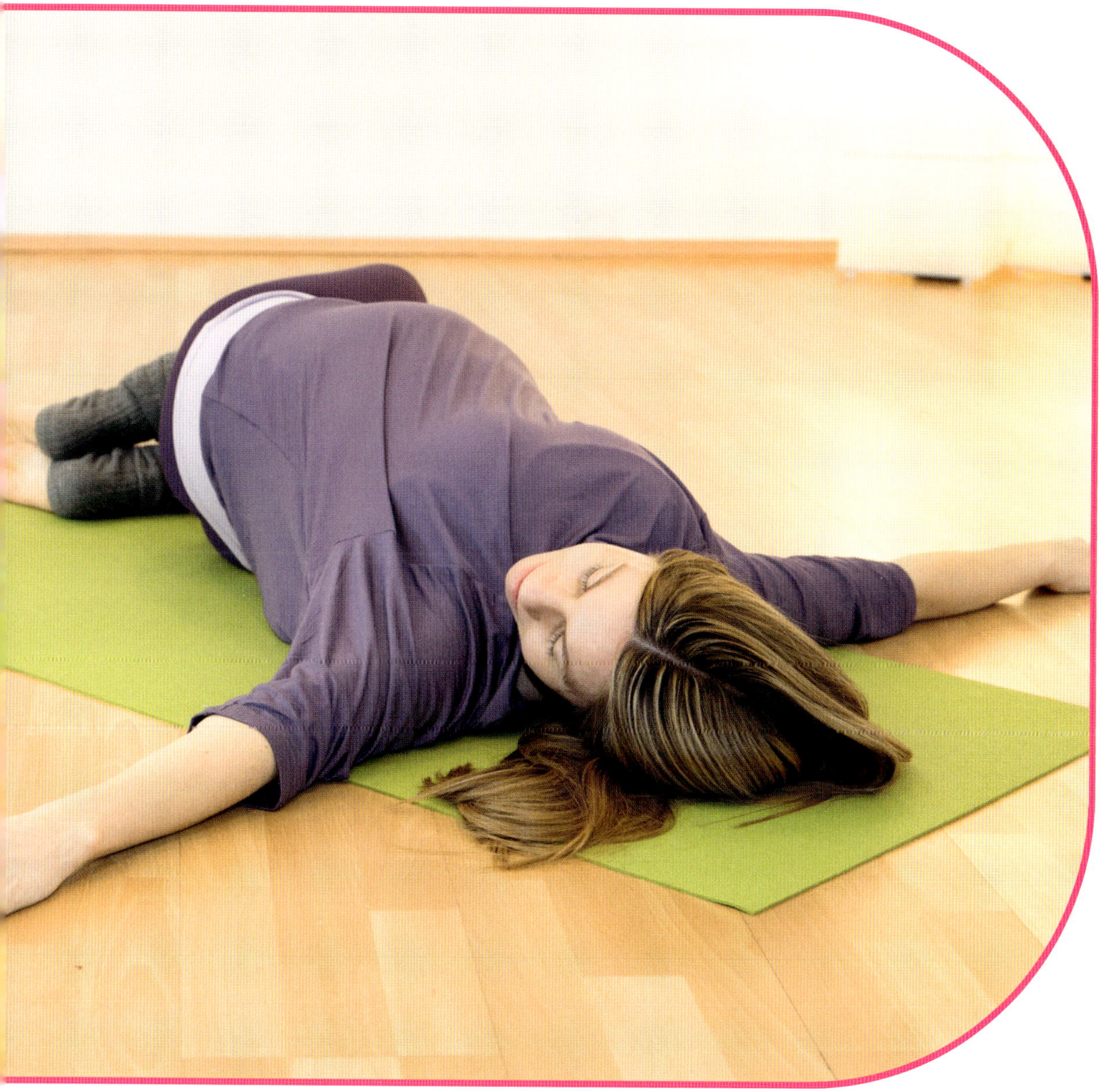

Der liegende Winkel – Viparita Karani

Ausgangsposition ist die Rückenlage, wir heben beide Beine abgewinkelt an und umgreifen die Knie von außen. Hier können wir nun sanft nach links und nach rechts schaukeln. Für diese sanfte Variation sind die Beine leicht gegrätscht, um genug Platz für den Babybauch zu lassen. Für die klassische Position sind die Beine wie für den Schulterstand angehoben, jedoch an der Wand abgelegt. Beide Positionen können gut miteinander kombiniert werden. Anfangs Schaukelbewegung, danach Beine an der Wand ablegen und Becken sanft anheben. Für 3–4 tiefe Atemzüge halten und danach wieder sanft lösen.

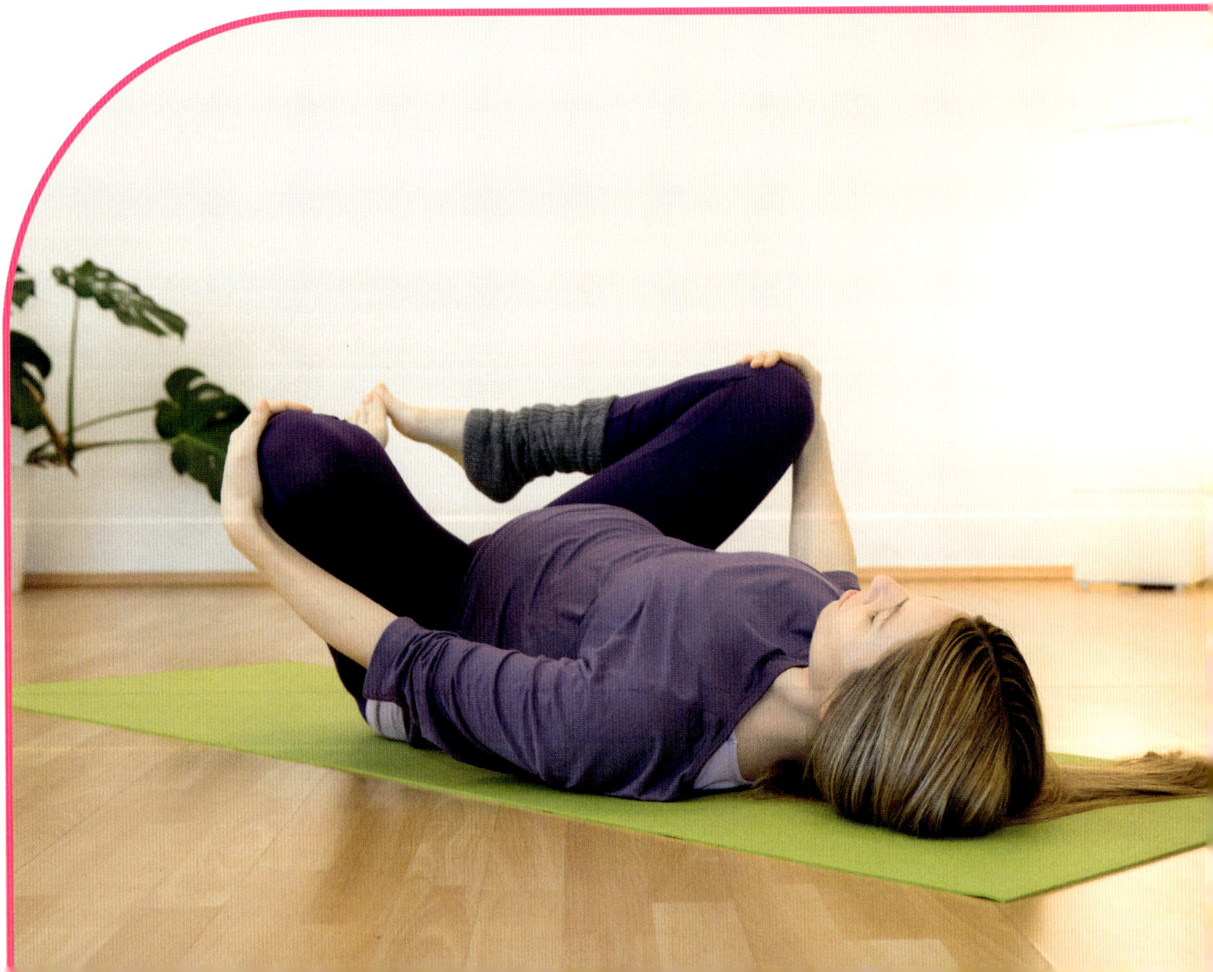

WIRKUNGSWEISE: Linderung bei Schmerzen im Lendenbereich, sanfte Massage für die Bauchorgane.

VORSICHT: Ab dem dritten Trimester sollte der Druck auf den Unterbauch nicht zu stark ausgeführt werden.

HILFESTELLUNG: Das Abstellen der Fußsohlen an der Wand entlastet die Beine und ist im dritten Schwangerschaftstrimester leichter auszuführen als der Schulterstand.

HINTERGRUNDWISSEN: Viparita Karani ist in der klassischen Durchführung dem Schulterstand sehr ähnlich, aber dennoch nicht identisch mit ihm. Versuchen wir uns beim Schulterstand möglichst kerzengerade auszurichten, um nach langer Übung auch die Arme am Körper entlang auszustrecken, so ist bei Viparita Karani das Becken fast schon bequem auf den Händen abgestützt. Die hier gezeigte Variante für Schwangere verbindet die positiven Wirkungen der klassischen Asanas, so wie sie bereits in der Hatha Yoga Pradipika ausführlich beschrieben werden, mit denen von Apanasana, die das Baby im Bauch der Mutter in die richtige Gebärposition bringen können.

Der Rückenlage-Schmetterling – Apanasana

Ausgangsposition ist die Rückenlage, wir stellen beide Füße auf und lassen die Knie sanft nach außen kippen, die Fußsohlen können einander berühren. Die Hände sind am Boden, am Babybauch oder an den Oberschenkeln abgelegt. Wir können sanft mit den Knien auf und ab wippen oder auch nach links und rechts schaukeln, und dann die Position für einige tiefe Atemzüge halten.

WIRKUNGSWEISE: Linderung bei Schmerzen im Lendenbereich, sanfte Hüftöffnung.

VORSICHT BEI: Rundrücken, starkem Hohlkreuz und Skoliose sowie akuten Rückenschmerzen und Symphysenschmerzen.

HILFESTELLUNG: Die Asana kann mithilfe von Gurten und Kissen gestützt werden; dies erleichtert die Position zusätzlich und sie kann länger gehalten werden.

HINTERGRUNDWISSEN: Diese Position wird auch als Supta Baddha Konasana bezeichnet, frei übersetzt »schlafendes oder liegendes glücksverheißendes Dreieck«. Apana ist im System der Chakren die nach unten fließende Energie, die Abfälle aus dem System ausscheidet. Daher wird Apanasana auch oft in der Yoga-Therapie eingesetzt. Laut Leslie Kaminoff hängen Verspannungen im unteren Rücken oft mit dem Zwerchfell zusammen. Eine tiefe bewusste Atmung in Supta Baddha Konasana oder Apanasana kann die Lendenwirbelsäule entspannen. Durch

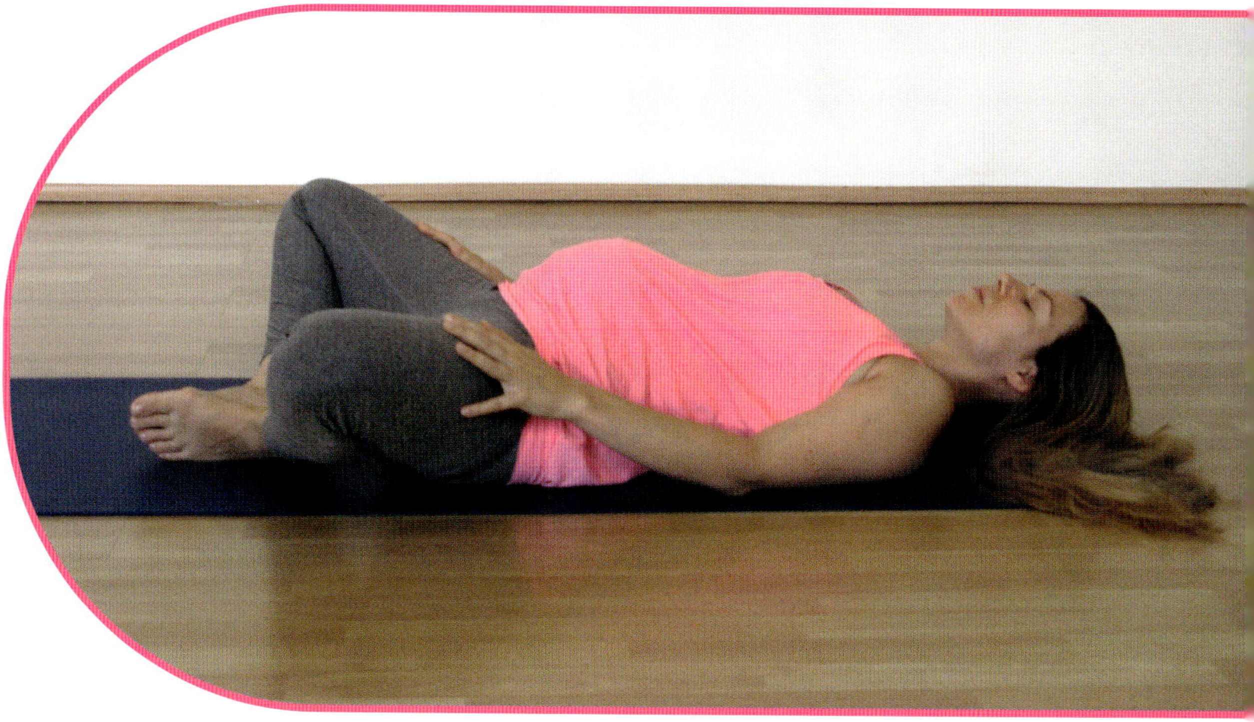

die Entspannung und Mobilisierung des Zwerchfells können auch die Bauchmuskeln mehr Spielraum für ihre Stützfunktion gewinnen. In Kombination mit der komplementären Bewegung in der sanften indischen Brücke lassen sich einige der häufigsten gesundheitlichen Beschwerden beheben.

Geeta Iyengar erklärt außerdem, dass alle Konasana-Variationen (Beine sanft gegrätscht) eine leichte Entbindung fördern und ihre regelmäßige Übung Wehenschmerzen stark verringern kann. Sie erleichtern die Harnausscheidung und schaffen Raum für die Bewegung des Fötus.

Asanas auf den Knien

Die Katze – Majariasana – und die Kuh – Bitilasana

Ausgangsposition ist der Vierfüßlerstand, die Beine stehen hüftbreit auseinander, die Hände sind unter den Schultern abgelegt. Für die Position Katze atmen wir aus und machen unseren Rücken rund, der Blick geht Richtung Babybauch (Abb. 1). Für die Position Kuh atmen wir ein und richten unseren Blick aufwärts, der Rücken darf in ein Hohlkreuz kippen (Abb. 2). 6–8 bewusste Wiederholungen in Kombination mit der Atmung. Danach in der Stellung des Kindes entspannen.

WIRKUNGSWEISE: Linderung bei schwangerschaftsbedingten Rückenschmerzen.

VORSICHT BEI: Rundrücken, starkem Hohlkreuz und Skoliose sowie akuten Rückenschmerzen. Frauen mit einem schwachen Bindegewebe sollten nach der 36. SSW nicht mehr in den Vierfüßlerstand gehen.

HILFESTELLUNG: Während der Schwangerschaft können Knie und Handgelenke, bedingt durch das Hormon Relaxin, schneller schmerzen. Dann kann es hilfreich sein, die Matte einzurollen, sodass die beiden Bereiche weicher unterlegt sind. Ebenfalls möglich sind kleine Zusatzmatten.

HINTERGRUNDWISSEN: Unsere Wirbelsäule besteht aus den Bereichen Halswirbelsäule, Brustwirbelsäule und Lendenwirbelsäule sowie Kreuz- und Steißbein. Die natürliche Krümmung der Wirbelsäule wird unterteilt in die Bereiche der Lordose (Wölbung nach innen), das sind die Halslordose und die Lendenlordose, und der Kyphose (Wölbung nach außen), das sind die Brustkyphose und die Sakralkyphose. Im Bereich der Wirbelsäule können wir vier verschiedene Bewegungen ausführen: Flexion (Beugung), Extension (Streckung), axiale Rotation (Drehbewegung) und Lateralflexion (Seitwärtsneigung). Alle diese Bewegungen führen wir jeden Tag aus. Die Abfolge Katze und Kuh betont sowohl die primären als auch die sekundären Kurven der Wirbelsäule und bietet somit eine ideale Entlastung bei schwangerschaftsbedingten Rückenschmerzen!

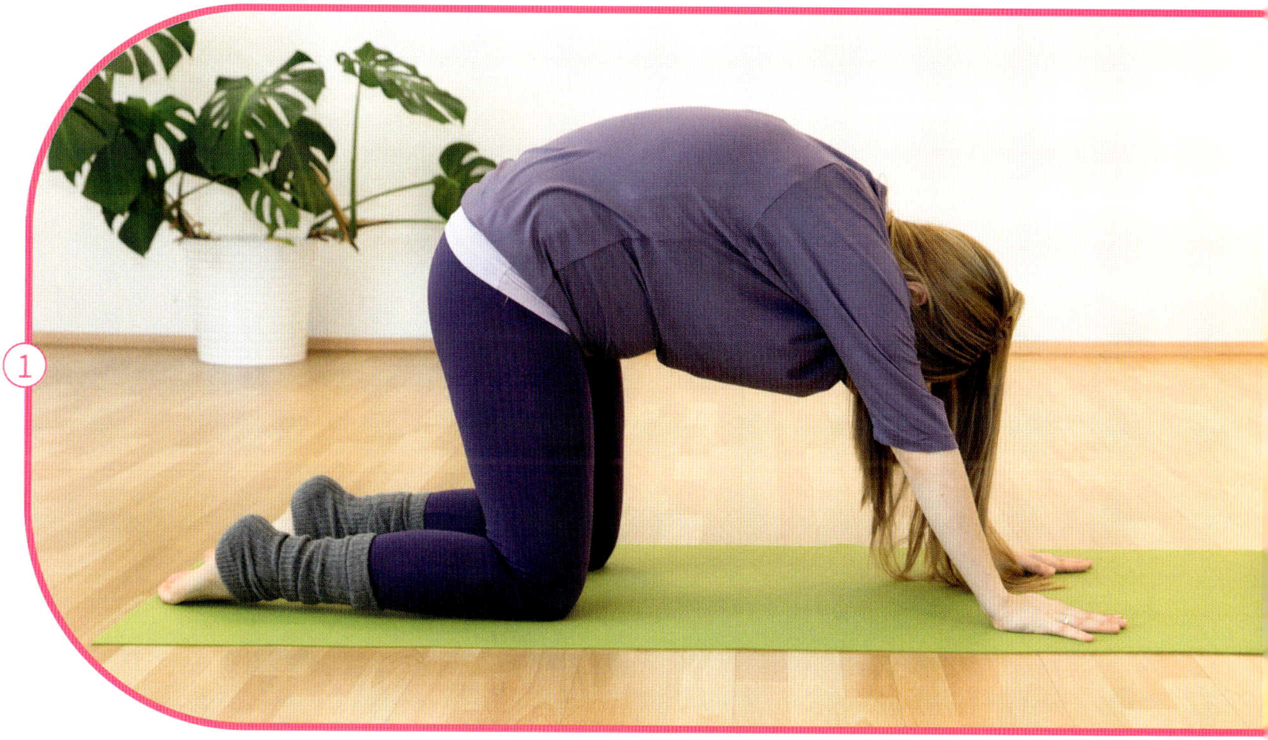

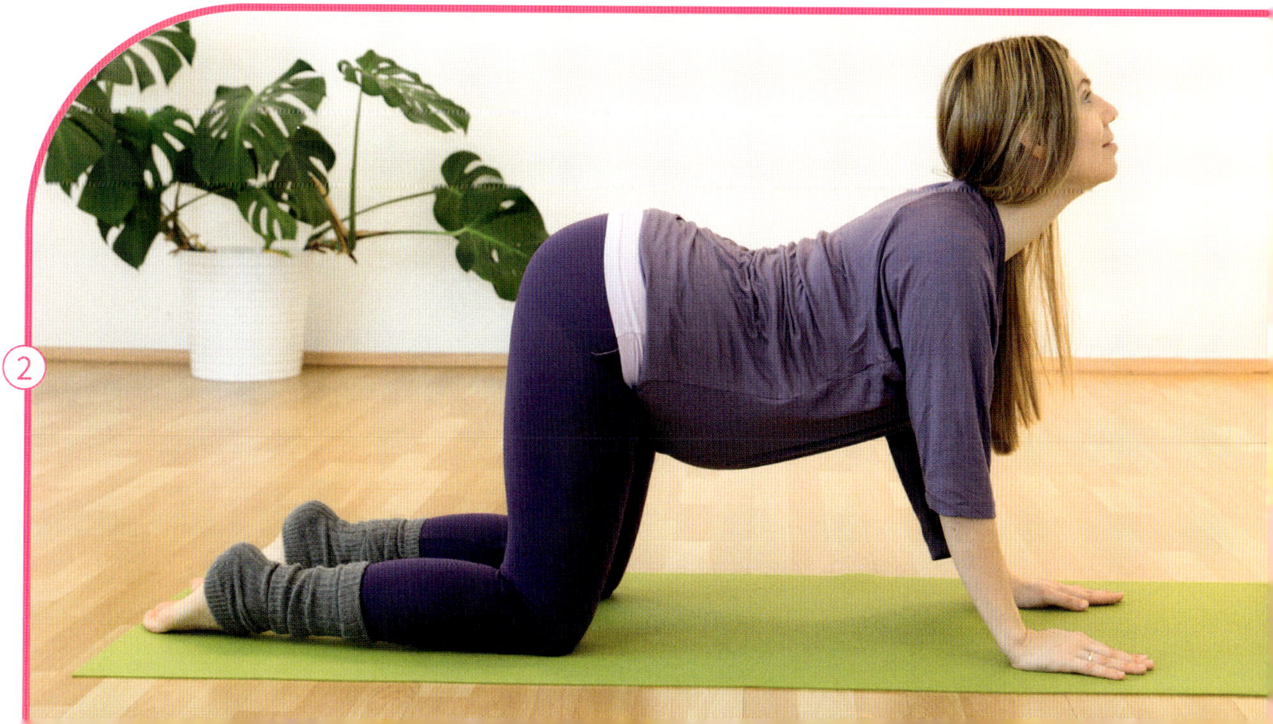

Die tanzende Katze – Majariasana Nataniya

Ausgangsposition ist der Vierfüßlerstand, die Beine stehen hüftbreit auseinander, die Hände sind unter den Schultern abgelegt. Für die Position tanzende Katze lassen wir nun sanft das Becken kreisen, der Atem kann locker-leicht weiterfließen. Die ganze Wirbelsäule und auch unser Kopf dürfen sich mitbewegen, danach wechseln wir die Richtung und können auch versuchen, in Achterschleifen zu schaukeln. Nun nehmen wir den rechten Fuß nach vorne zu den Händen und kreisen erneut unser Becken, danach wechseln wir die Seite und stellen den linken Fuß nach vorne.

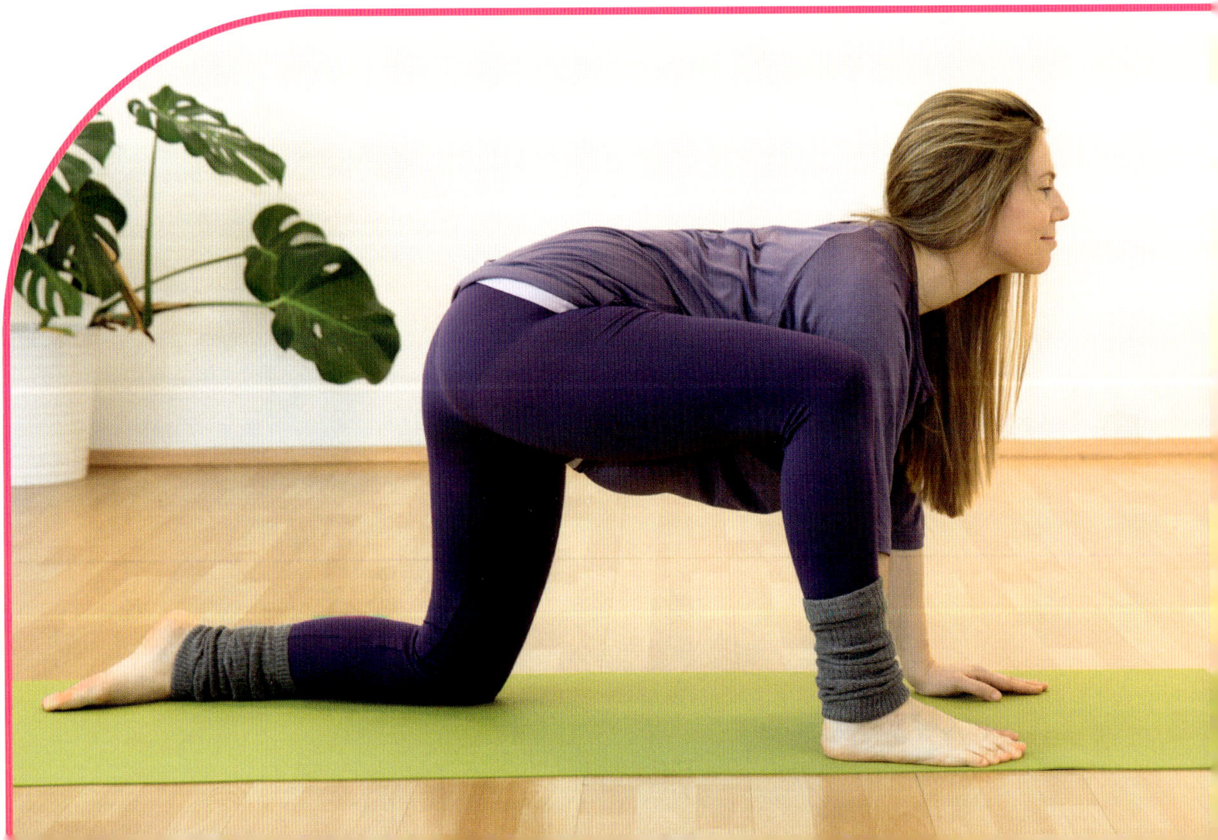

WIRKUNGSWEISE: Linderung bei schwangerschaftsbedingten Rückenschmerzen und Schmerzen im Iliosakralgelenk. Zusätzlich werden die Bauchmuskeln sanft gestärkt, Rücken und Beckenboden werden entlastet.

VORSICHT BEI: Rundrücken, starkem Hohlkreuz und Skoliose sowie akuten Rückenschmerzen.

HILFESTELLUNG: Die Ellenbogen bleiben leicht gebeugt, der Kopf sollte nicht schwer nach unten hängen.

HINTERGRUNDWISSEN: Das hier gezeigte sanfte Beckenkreisen ist eine beliebte Übung in Geburtsvorbereitungskursen. Die Schwangere erlernt dabei den Übungsablauf, und die Übung kann besser direkt bei der Geburt umgesetzt werden. Am Ende der Eröffnungsphase ist die Bewegung des Beckens besonders wichtig, denn durch das sanfte Schaukeln des Beckens kann sich das Köpfchen des Babys besser in die richtige Gebärposition bewegen. Die Eröffnungsphase beginnt mit meist unregelmäßigen Wehen, etwa zwei bis drei Wehen in 30 Minuten; während dieser Zeit verkürzt und erweitert sich der Gebärmutterhals, und der Muttermund öffnet sich. Danach folgt die Austreibungsphase, wenn der Muttermund zwischen 8 und 10 Zentimetern fast vollständig geöffnet ist. Die Häufigkeit der Wehen steigt auf etwa sechs bis sieben in 15 Minuten. Der Kopf des Babys steckt nun im Geburtskanal, dies löst meistens den Drang aus, zu pressen. Die Austreibungsphase dauert einige Minuten bis 2 Stunden, bis das Baby auf die Welt gekommen ist. In der Nachgeburtsphase können noch Nachwehen auftreten, diese Phase endet mit dem Abstoßen der Nachgeburt (Plazenta) und dauert 10 Minuten bis 2 Stunden.

Der Kamelritt – Ustrasana Sanyana

Ausgangsposition ist der Diamantsitz, wir sitzen also auf den Fersen. Mit der Einatmung heben wir die Arme an und drücken den Oberkörper hoch, mit der Ausatmung setzen wir uns wieder hin. Wir wiederholen die Übung einige Male.

WIRKUNGSWEISE: Diese Position kräftigt den gesamten Rumpfmuskelbereich, Beckenboden-, Bauch- und Rückenmuskulatur.

VORSICHT BEI: Rundrücken, starkem Hohlkreuz und Skoliose sowie akuten Rückenschmerzen und Symphysenschmerzen.

HILFESTELLUNG: Ist das Anheben des gesamten Oberkörpers zu anstrengend, können auch anfangs nur die Arme angehoben und abgesenkt werden.

HINTERGRUNDWISSEN: Moshé Feldenkrais entwickelte den Begriff der »Power Engine«, ein muskuläres Netzwerk, das die grundsätzliche Stabilität und Kontrolle der Tiefenmuskulatur bereitstellt. Joseph Pilates entwickelte daraus die nach ihm benannte Pilates-Methode, in der das Training des »Powerhouse«, der Muskulatur rund um die Wirbelsäule, im Mittelpunkt steht. In der Arbeit mit Schwangeren können wir auf das Bild des Powerhouse zurückgreifen. Stellen wir uns die Tiefenmuskulatur vor wie die Hauptteile eines Hauses, so können wir vereinfacht den Beckenboden als Boden des Hauses betrachten, das Zwerchfell bildet gegenübergesetzt das Dach, unsere Rückenmuskulatur die eine Seitenwand und unsere Bauchmuskulatur die zweite Seitenwand. Alle vier Seiten müssen kräftig sein, um das Haus stabil zu halten! Wir können also Rückenschmerzen nie alleine über die Rückenmuskulatur kräftigende Übungen auskurieren, sondern müssen stets auch die Rumpfmuskulatur, Bauchmuskulatur und bewusste Atmung hinzunehmen. Der Kamelritt kombiniert all diese Teile und dient daher als ideale Übung zur Stärkung von Kondition und Beckenboden.

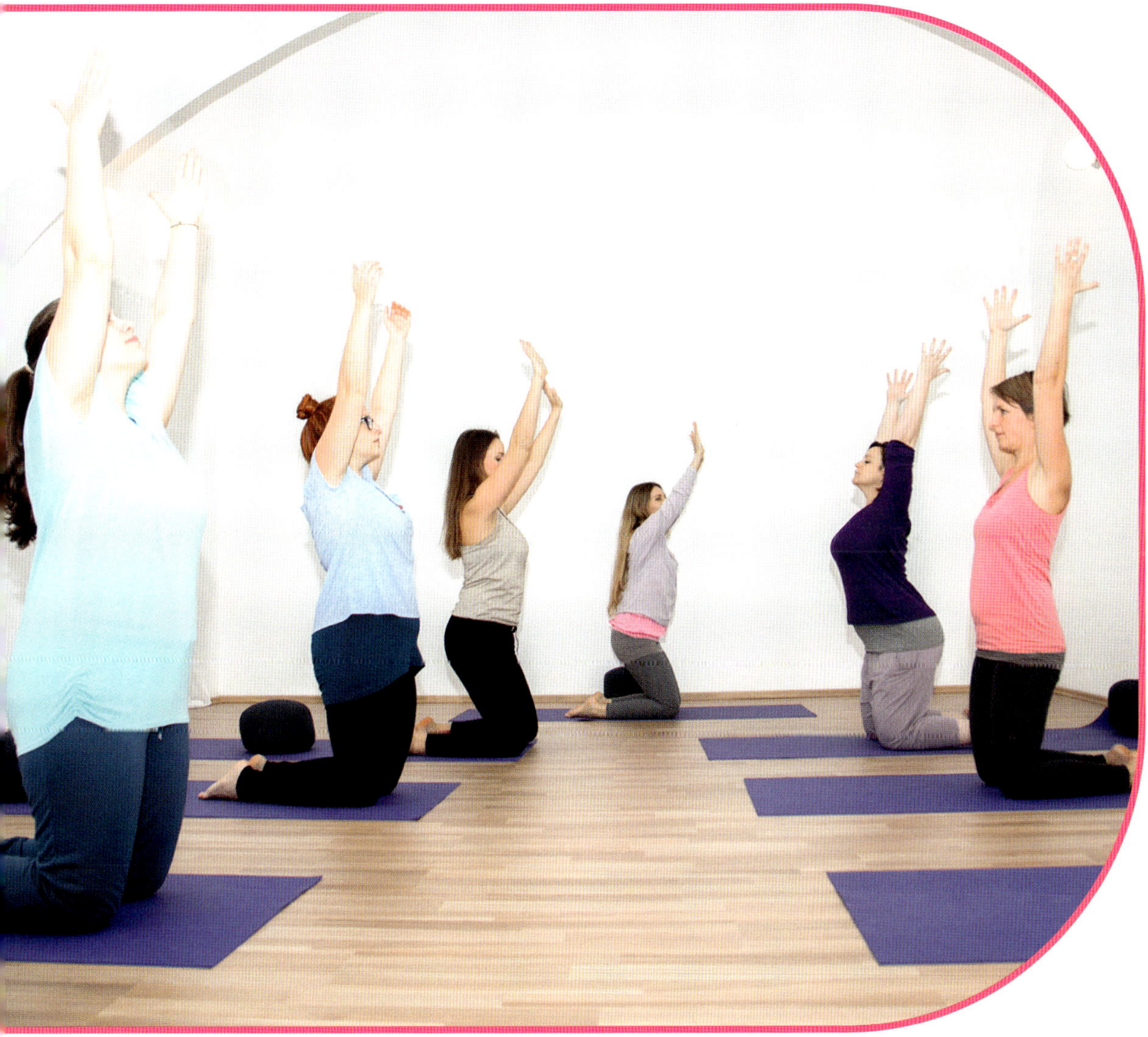

Asanas im Stehen

Der tanzende Berg – Tadasana Nataniya

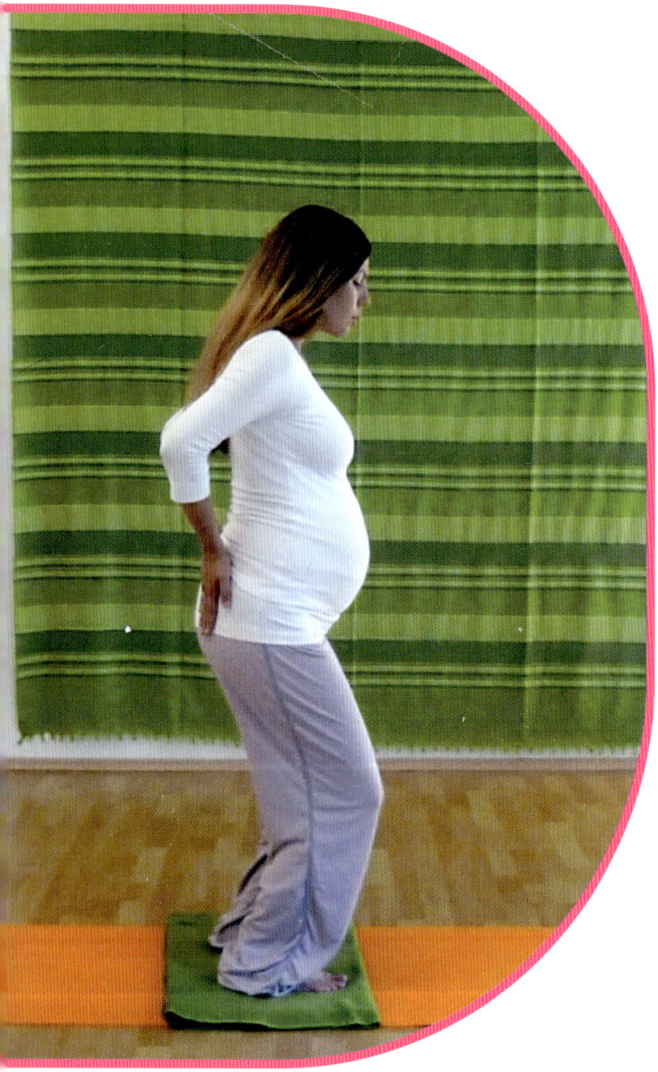

Ausgangsposition ist Tadasana, der Berg. Wir stehen anfangs gerade und öffnen unsere Füße hüftbreit, das Gewicht ist gleichmäßig über die Fußsohlen verteilt. Nun gehen wir leicht in die Knie und kippen das Becken dabei nach vorne. Wir richten den Rücken und die Halswirbelsäule auf und nehmen die Ellenbogen leicht nach hinten, die Hände können am unteren Rücken abgelegt sein. Zu Beginn bleiben wir ein bis zwei Minuten in dieser Position und atmen dabei ruhig ein und aus. Danach beginnen wir das Becken sanft drei- bis viermal nach links kreisen zu lassen, danach wechseln wir die Seite und machen drei, vier Kreise zur rechten Seite. Achterschleifen und ein sanftes Vor-und-zurück-Kippen sind ebenfalls möglich.

WIRKUNGSWEISE: Diese Übung stärkt den Beckenboden und entlastet den Rücken.

VORSICHT: Bitte unterschätze nie, wie anstrengend selbst sanfte Asanas wie diese während der Schwangerschaft sein können!

HILFESTELLUNG: Bei Schmerzen im unteren Rücken kann die Übung auch auf einem Stuhl sitzend gemacht werden. Eine schöne Variation von Hebamme Barbara Kosfeld: einen Igel-Massageball zwischen Rücken und Wand klemmen und in Kombination mit der Atmung den Ball entlang der Wand rauf- und runterrollen.

HINTERGRUNDWISSEN: Der orientalische Tanz, der als Fruchtbarkeits- und Geburtstanz als eine der ursprünglichsten Formen des Tanzes gilt, fand seit den 1980er-Jahren auch im europäischen Raum viele Anhängerinnen. Das vielfältige Bewegungsspektrum, die Balance zwischen Weichheit und Muskelspannung, das bewusste Erleben der eigenen Weiblichkeit sind nur einige der Gründe, warum der Bauchtanz oder auch einfach das sanfte Kreisen des Beckens während der Schwangerschaft als sehr angenehm empfunden werden kann. Für Frauen in der Schwangerschaft rücken Körpermitte und Bauch auf natürliche Weise in den Mittelpunkt. Kein Wunder also, dass gerade dann der Bauchtanz seine wohltuende und positive Wirkung voll entfalten kann – ein Umstand, der mittlerweile auch von der klassischen Medizin anerkannt und hervorgehoben wird.

Die aufgerichtete Schlange – Udakta Bhujangini

Ausgangsposition ist Tadasana, der Berg. Wir stehen auf unserer Matte, die Fersen ziehen zusammen, das Gewicht ist gleichmäßig über die Fußsohlen verteilt. Mit der Einatmung heben wir beide Arme an, mit der Ausatmung senken wir unsere Hände am unteren Rücken ab. Der Brustkorb ist nach vorne gewölbt. Nun können wir jeweils mit der Einatmung unsere Hände vom Gesäß weg ziehen und den Brustkorb noch weiter nach vorne wölben und mit der Ausatmung die Hände wieder Richtung Gesäß bringen, die Knie sind leicht gebeugt. 6–8 sanfte Wiederholungen.

WIRKUNGSWEISE: Haltung und Aufrichtung der Wirbelsäule können bewusst wahrgenommen werden. Das körperliche und das mentale Gleichgewicht werden gefördert. Deine Verbindung zur Erde und ihren Energien wird intensiv spürbar.

VORSICHT: Bitte unterschätze nie, wie anstrengend selbst sanfte Asanas wie diese während der Schwangerschaft sein können!

HILFESTELLUNG: Die Übung kann auch auf einem Stuhl sitzend ausgeführt werden.

HINTERGRUNDWISSEN: Diese Asana kann auch als Ersatz für die Kobra angewendet werden, sei es im Rahmen des Sonnengrußes oder als Einzelposition.

Vor einigen Jahren gab es nach einem Artikel in der *New York Times* großes mediales Aufsehen, ob Yoga denn überhaupt gesund sei. Es habe sich nämlich gezeigt, dass die Verletzungen immer häufiger werden, zum Beispiel auch im Bereich der Halswirbelsäule. Seitdem empfehle ich allen meinen SchülerInnen, die Handkantenregel zu beachten: Wenn wir eine Handinnenfläche auf unseren 7. Halswirbel (*Vertebra prominens* genannt, da er gegenüber den anderen Wirbeln in der Seitenansicht der Wirbelsäule etwas vorspringt; sein langer Dornfortsatz lässt sich im Nacken ertasten) legen und dann den Kopf nach hinten neigen, spüren wir recht schnell die Außenkante unseres kleinen Fingers. Weiter sollten ungeübte KursteilnehmerInnen den Kopf nicht nach hinten neigen, um die Halswirbelsäule nicht übermäßig zu beanspruchen!

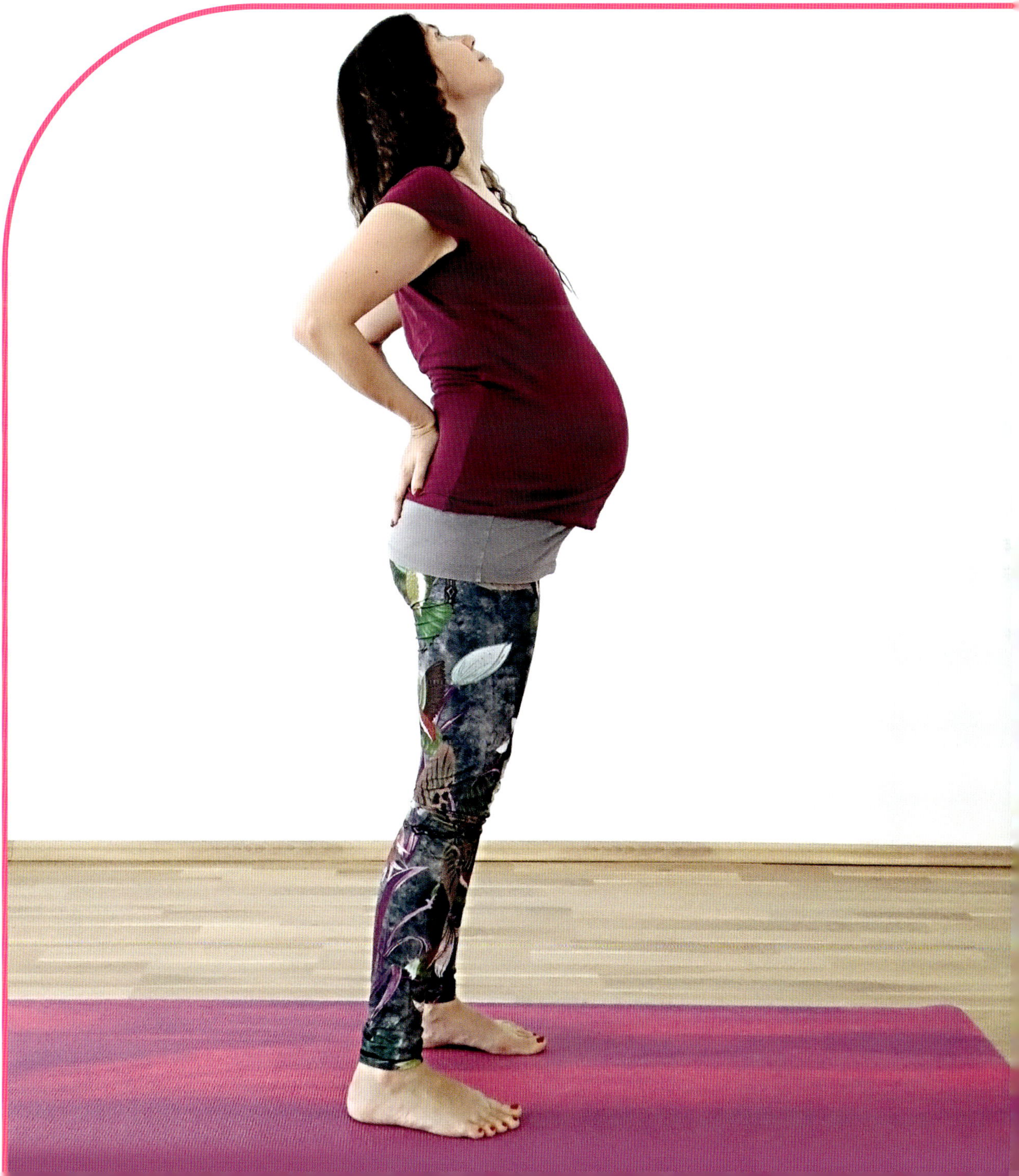

Die leichte Vorwärtsbeuge – Pada Hastasana

Ausgangsposition ist Tadasana, der Berg. Wir atmen ein und heben beide Arme an, wir atmen aus und kommen mit geradem Rücken nach vorne. Nun können wir die Knie beugen und die Handflächen auf den Boden legen, die Finger- und Zehenspitzen sollten sich in einer Linie befinden. Ist das Absenken der Hände nicht möglich, können sie auch gefaltet werden. Ebenfalls möglich ist das Nach-vorne-Kommen mit rundem Rücken; hierbei können Kopf, Schultern und Nacken entspannen. Um die Bandscheiben im Halswirbelbereich angenehm zu weiten, können wir nun auch ein sanftes »Ja,ja« und ein lockeres »Nein, nein« nicken.

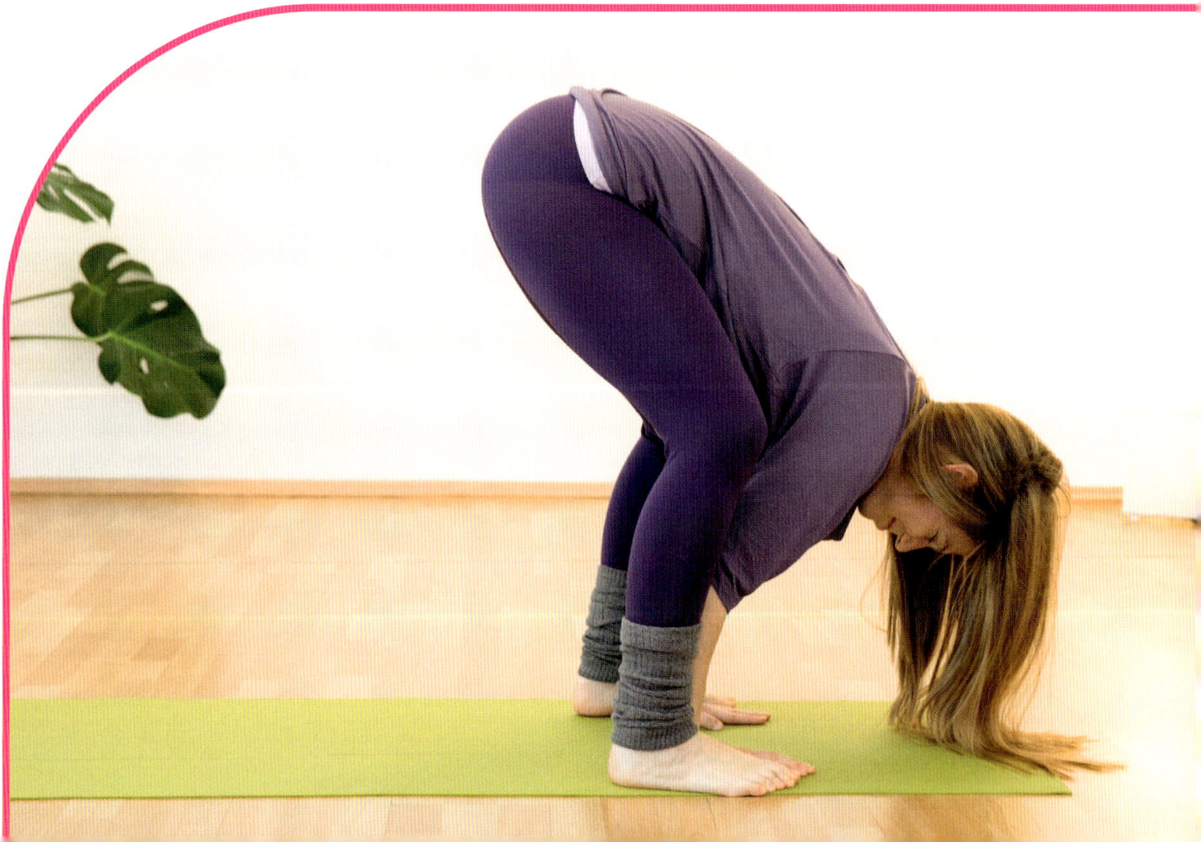

WIRKUNGSWEISE: Diese Asana hat zum Teil die gleichen Wirkungen wie die Vorwärtsbeuge im Sitzen: Sie stellt die Elastizität der Wirbelsäule wieder her und dehnt die Sehnen in den Beinen, vor allem in den Kniekehlen. Sie unterstützt außerdem die Blutzufuhr zum Gehirn und hat einen Teil der Wirkungen der Umkehrstellungen.

VORSICHT BEI: Hohem Blutdruck, denn es kann schnell ein Schwindelgefühl aufkommen.

HILFESTELLUNG: Die Hände können auch auf zwei Yoga-Blöcken abgelegt werden.

HINTERGRUNDWISSEN: Während der Schwangerschaft steigt das Blutvolumen etwa bis zur 36. Schwangerschaftswoche kontinuierlich an, bis zu eineinhalb Liter mehr Blut im Körper können bei Vorwärtsbeugen zu einem Schwindelgefühl führen. Die meisten Schwindelanfälle, oft auch in Kombination mit Übelkeit, treten jedoch im ersten Schwangerschaftsdrittel auf. Zu dieser Zeit muss sich der Körper auf die neue Situation der Schwangerschaft einstellen und den Stoffwechsel, besonders die Durchblutung, anpassen. Infolgedessen sinkt der Blutdruck. Weitere Einflussfaktoren, die Schwindel während der Schwangerschaft hervorrufen, sind ein niedriger Blutzuckerspiegel, Überhitzung oder zu schnelles Aufstehen sowie in einem späteren Stadium das Drücken der Gebärmutter auf die großen Blutgefäße. Beuge also immer zuerst deine Knie und drücke dich sanft hoch, wenn du die Vorwärtsbeuge verlassen möchtest.

Die Mondphasen – Krishnapaksha Shuklapaksha

Ausgangsposition ist Tadasana, der Berg. Mit der Einatmung heben wir beide Arme über den Kopf an und falten unsere Hände, mit der Ausatmung beugen wir uns zur linken Seite, das Becken bleibt stabil. Mit der nächsten Einatmung kommen wir wieder zurück zur Mitte, mit der Ausatmung beugen wir uns zur rechten Seite. Die Arme sind jeweils lang gestreckt, um eine angenehme Dehnung im Bereich der Atemhilfsmuskulatur und im Zwischenrippenraum zu ermöglichen. 6–8 Wiederholungen in Kombination mit einer tiefen Atmung.

WIRKUNGSWEISE: Diese Position stärkt den Rücken, die seitliche Bauchmuskulatur sowie die Arme und schafft Erleichterung bei Kurzatmigkeit.

VORSICHT BEI: Schulter- und Nackenproblemen.

HILFESTELLUNG: Die seitliche Beugung kann auch noch sanfter ausgeführt werden, sollte das Stehen anstrengend werden, probiere den Ablauf auf einem Sessel sitzend aus.

HINTERGRUNDWISSEN: In der indischen Mythologie ist der Mond Chandra mit 27 Schwestern vermählt, von denen er an jedem Tag eine andere besucht. Auf seiner Reise verliert er immer mehr an Kraft, bis er sich am tiefsten Punkt schließlich wieder erholt und seine Energie erneut zunimmt. Die Stellung des Mondes in seinen Häusern beeinflusst das Leben auf der Erde in besonderem Maße. Vereinfacht lässt sich sagen, dass ein zunehmender Mond als günstig und ein abnehmender Mond als ungünstig gilt. Ein indisches Gedicht erzählt die Geschichte von Hemavati, die nachts in einem Lotosteich badete, als der Mondgott Chandra zu ihr herabstieg und sie verführte. Aus dieser Beziehung entstand ihr Sohn Chandravarman, der Urahn der Chandella-Könige, die die wegen ihrer erotischen Darstellungen indischer Tänzerinnen weltbekannte Tempelanlage von Khajuraho erbauen ließen.

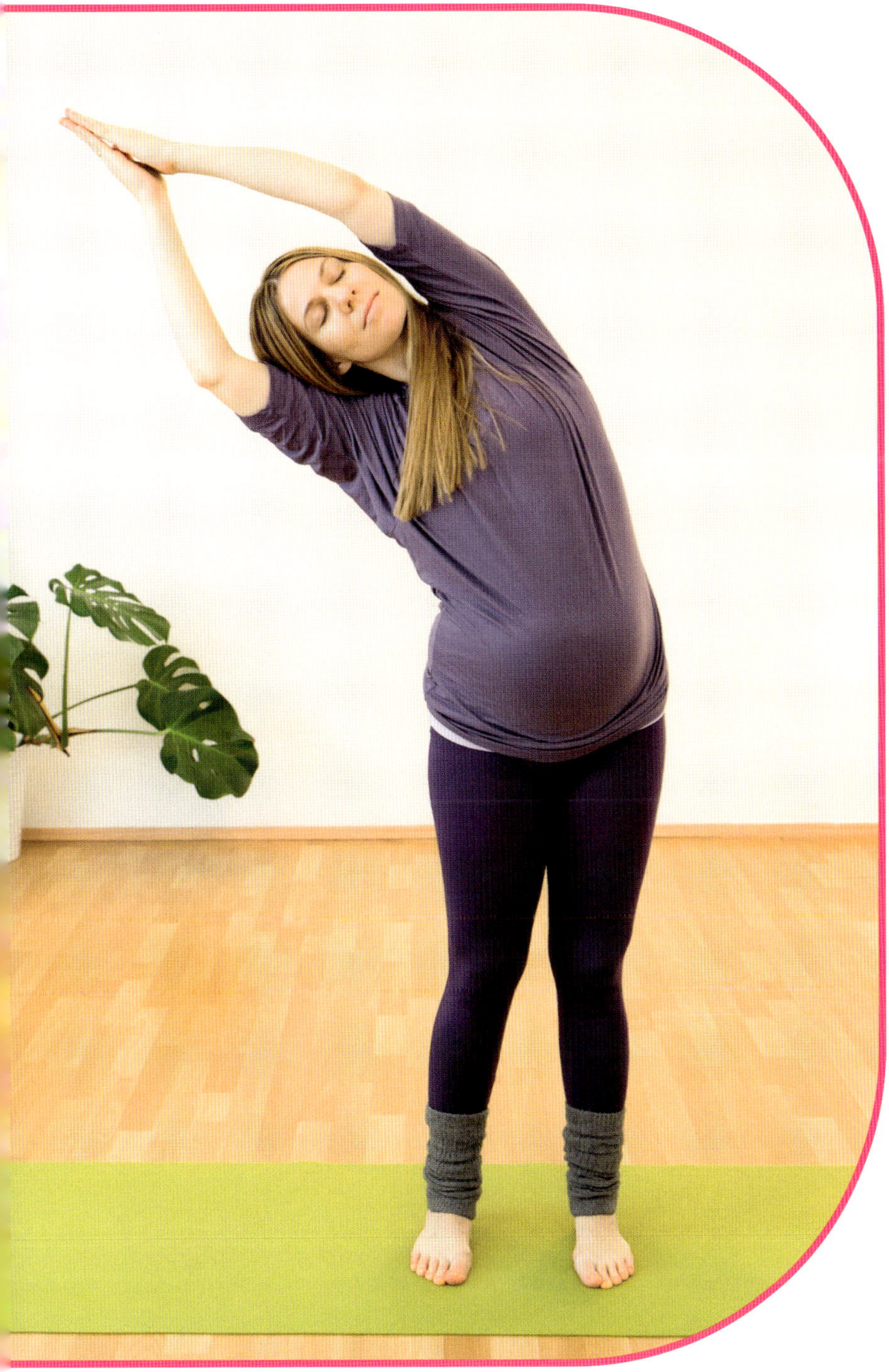

Der friedvolle Krieger – Shanti Virabadhrasana

Ausgangsposition ist Tadasana, der Berg. Wir atmen ein und heben beide Arme auf Schulterhöhe an, wir atmen aus und öffnen unseren Stand weiter als hüftbreit. Das linke Bein ist 90 Grad abgewinkelt. Knie und Knöchel befinden sich in einer Linie. Mit der Einatmung strecken wir beide Arme nochmals bewusst lang, mit der Ausatmung beugen wir uns zur rechten Seite, also leicht zurück, der linke Arm wird über dem Kopf lang gestreckt, der rechte Arm am rechten Oberschenkel abgelegt. Wir weiten den Brustkorb, unser Blick kann in die Handfläche gehen. 3–4 tiefe Atemzüge lang halten, danach die Seite wechseln.

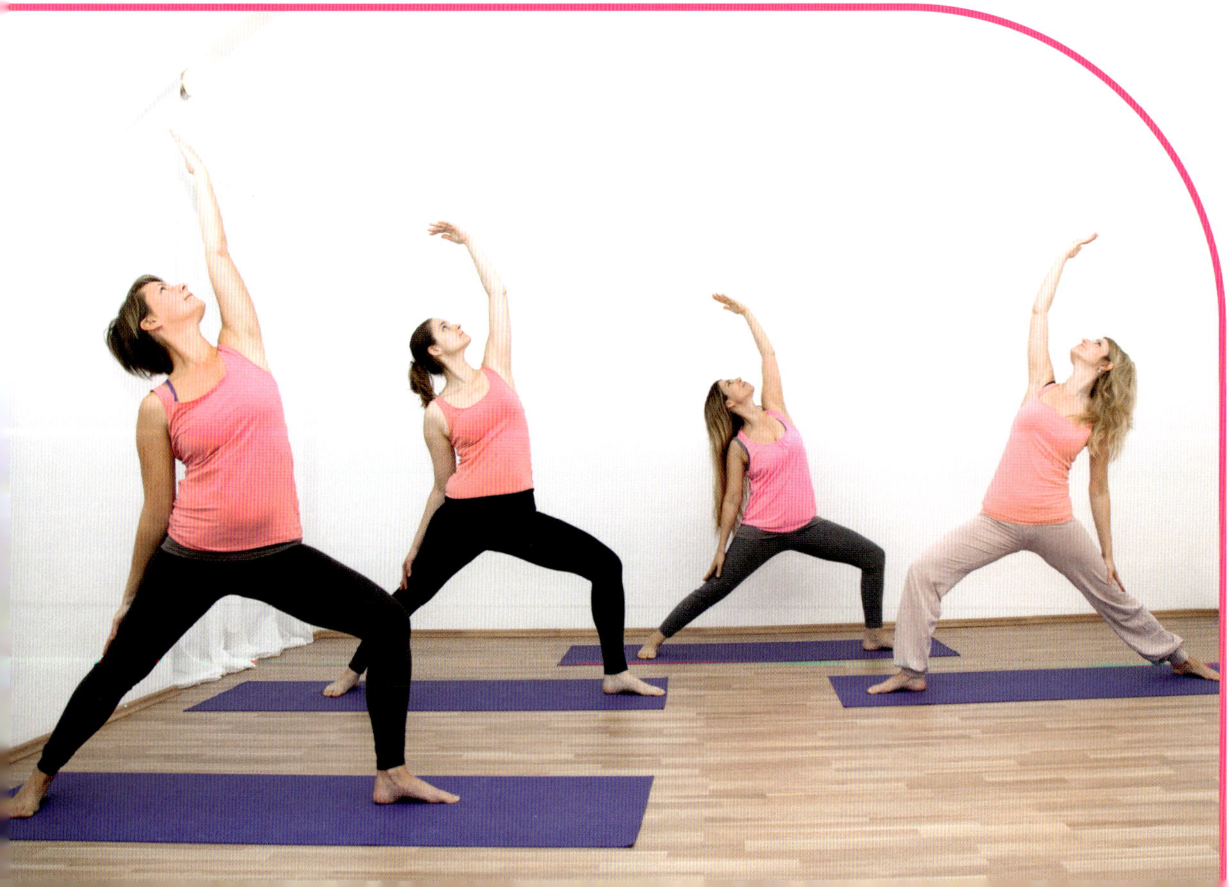

WIRKUNGSWEISE: Bei dieser Asana wird die Fuß-, Bein-, Rumpf- und Armmuskulatur gekräftigt. Der seitliche Brustkorb weitet sich, wodurch sich die Atmung verbessert.

VORSICHT BEI: Skoliose sowie Bänder- und Symphysenschmerzen.

HILFESTELLUNG: Die Asana sollte immer mit einer bewussten Atmung kombiniert werden: einatmen – in die Grundposition kommen, ausatmen – zur Seite dehnen. Sollte dies im Stehen unangenehm sein, kannst du auch ausprobieren, dich seitlich auf einen Sessel zu setzen.

HINTERGRUNDWISSEN: *Shanti* bedeutet auf Sanskrit »Frieden«, wir finden diesen Ausdruck am Ende vieler Mantren. *Vira* bedeutet »Held«. In der Tradition des Tantra stellt er jedoch auch eine der drei Hauptkategorien von Suchenden dar. Der Vira steht stark unter dem Einfluss spiritueller Ideale: Er kann die Herausforderungen annehmen, inmitten von Objekten der »Versuchung« zu leben, und so zunehmend Gleichmut und Selbstbeherrschung entwickeln, um seine Gedanken mehr und mehr unter allen Lebensumständen auf etwas Göttliches zu richten.

Gerade während schwieriger Phasen der Schwangerschaft können wir die Kraft des friedvollen Kriegers nutzen, um ebenfalls eine friedvolle Kriegerin zu werden und unsere innere Stärke nach außen zu bringen.

Übungsabfolgen für das dritte Trimester

Bewegte Abfolge für das dritte Trimester

1
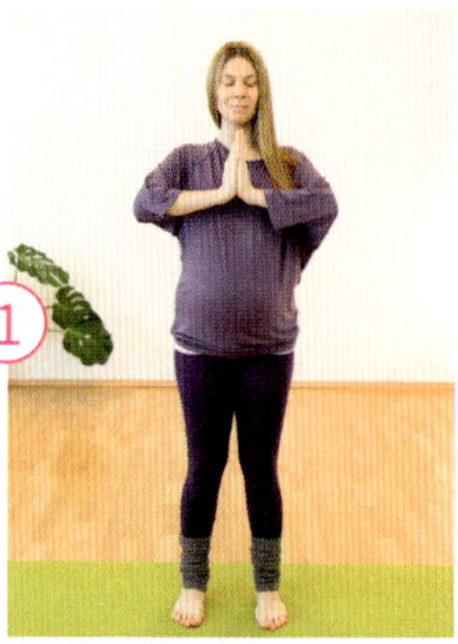

2
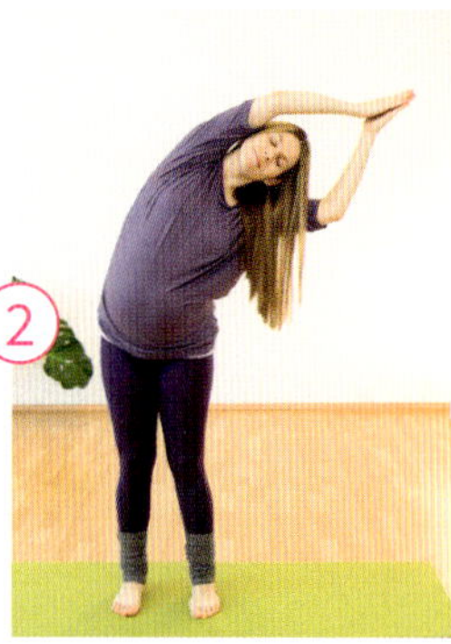

3
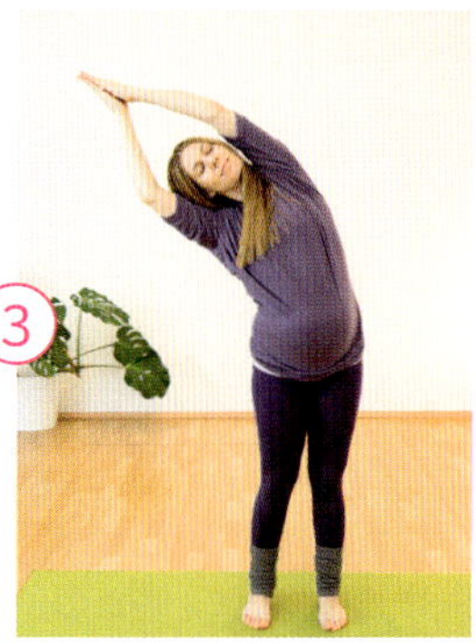

4
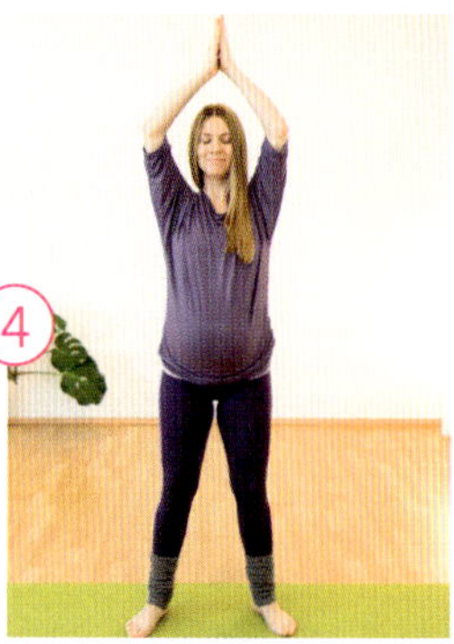

5
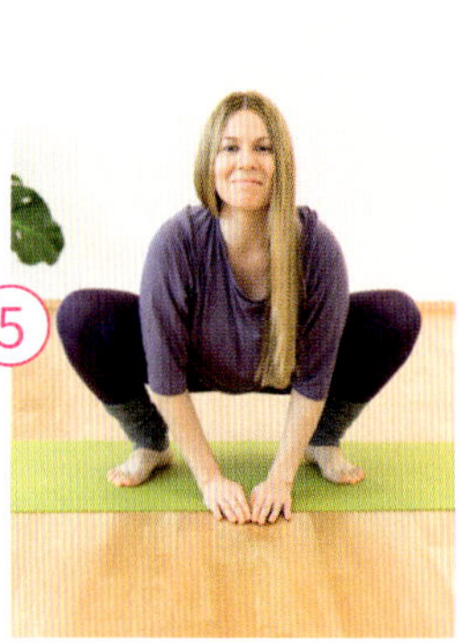

6
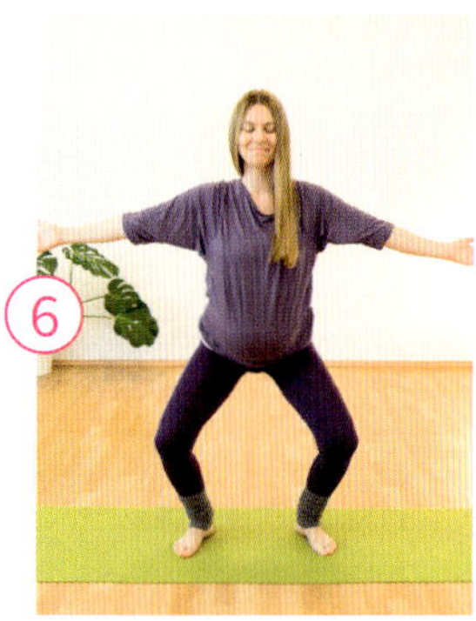

7
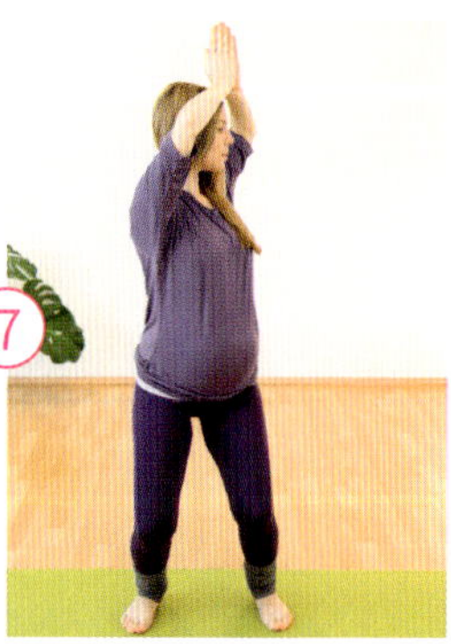

8
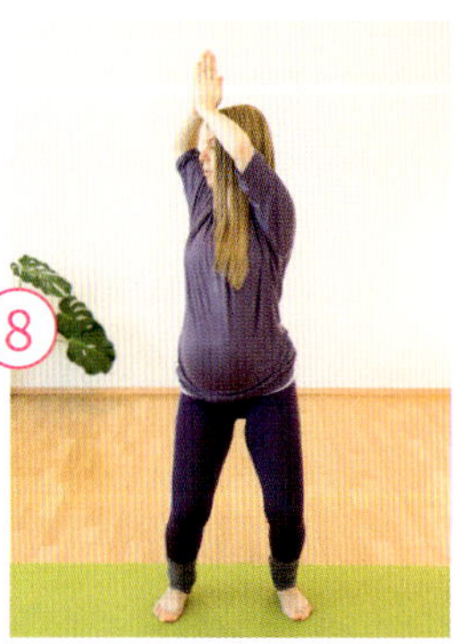

9
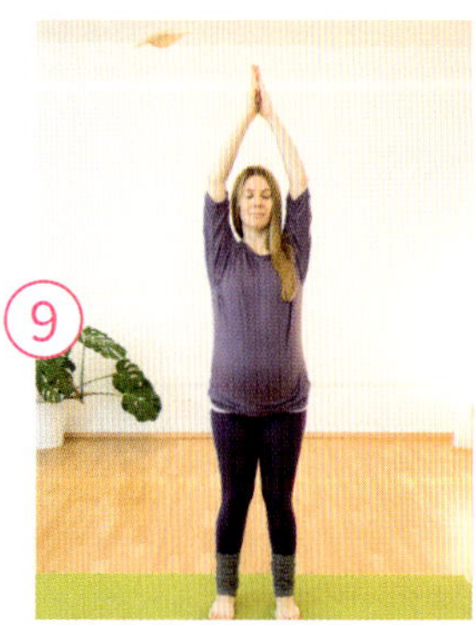

Lunare Abfolge – Chandranamaskara-Variation

1. Bewusst einatmen – Arme anheben
   Ausatmen – Hände vor dem Brustkorb falten
   Einatmen – Arme nach oben lang strecken
2. Ausatmen – Oberkörper nach links beugen (erster Halbmond)
   Einatmen – zurück zur Mitte
3. Ausatmen – Oberkörper nach rechts beugen (zweiter Halbmond)
4. Einatmen – zurück zur Mitte
5. Ausatmen – sanfte Hocke (Kali Asana)
6. Einatmen – hoch kommen, Arme seitlich anheben
7. Ausatmen – nach links drehen (wie eine indische Tänzerin)
   Einatmen – zurück zur Mitte
8. Ausatmen – nach rechts drehen (wie eine indische Tänzerin)
9. Einatmen – zurück zur Mitte
   Ausatmen – Arme absenken

Zum Lernen üben wir zunächst eine Stellung (Asana) nach der anderen. Mit der Zeit können wir immer gezielter den Atem mit den Bewegungen verbinden. Wir beginnen mit vier Runden und erhöhen sanft die Anzahl.

WIRKUNGSWEISE: Die Lunare Übungsabfolge aus dem Luna Yoga von Adelheid Ohlig (hier abgewandelt für Schwangere) ist ein idealer Einstieg ins Yoga und auch für Anfängerinnen leicht ausführbar. Die Hockposition kann sanft variiert werden, indem die Hände nur auf den Oberschenkeln abgelegt werden.

Atemübungen für das dritte Trimester

Atemübung Liebe und Hingabe – Bhakti Flow

Wir sitzen in einer bequemen Sitzposition. Die Fingerspitzen berühren das Herzchakra, mit der Einatmung durch die Nase öffnen wir unsere Arme weit nach hinten, der Blick geht hoch. Mit einer langen, bewussten Ausatmung durch den Mund kippt das Becken nach vorne, der Rücken darf rund werden und wir legen unsere Handflächen auf den Schulterblättern ab. Wir wiederholen die Übung für einige tiefe Atemzüge.

WIRKUNGSWEISE: Vertiefung der Bauchatmung. Spannungsschmerzen im Schulter- und Nackenbereich, aber auch im unteren Rücken werden gelöst.

VORSICHT BEI: Rundrücken, starkem Hohlkreuz und Skoliose sowie akuten Rückenschmerzen und Symphysenschmerzen. In diesem Fall den Fersensitz mit Kissen einnehmen. Bei einer Symphysenlockerung sollten die Beine nicht mehr gegrätscht werden!

HILFESTELLUNG: Der Kopf sollte mit der Einatmung nicht zu weit in den Nacken geworfen werden, zudem ist auf eine aufrechte Sitzposition zu achten.

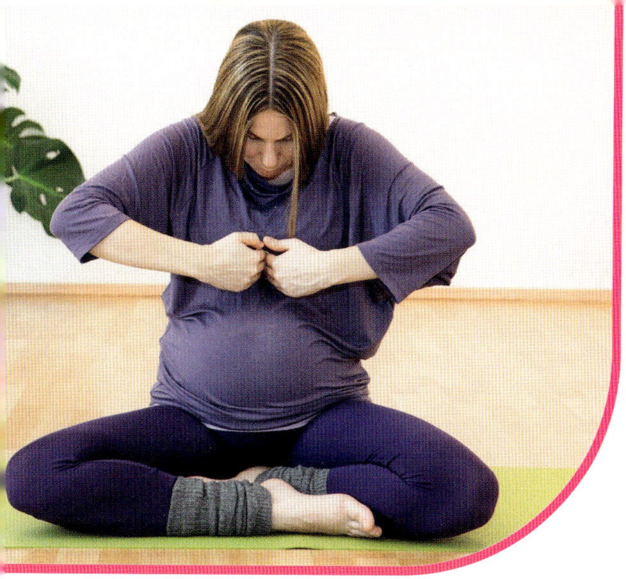

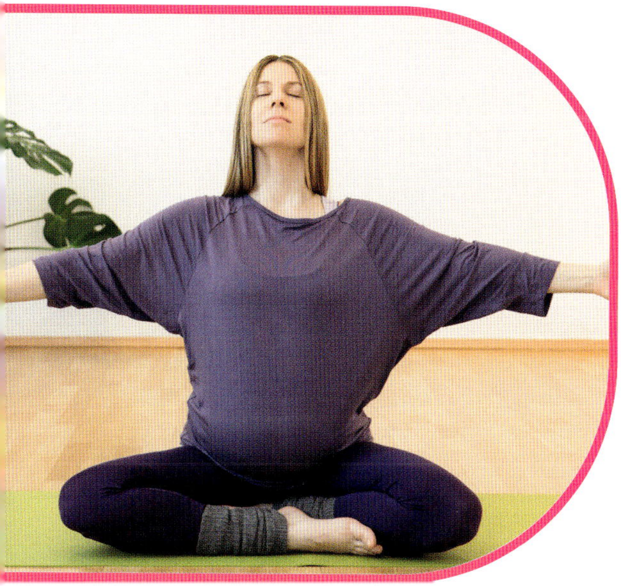

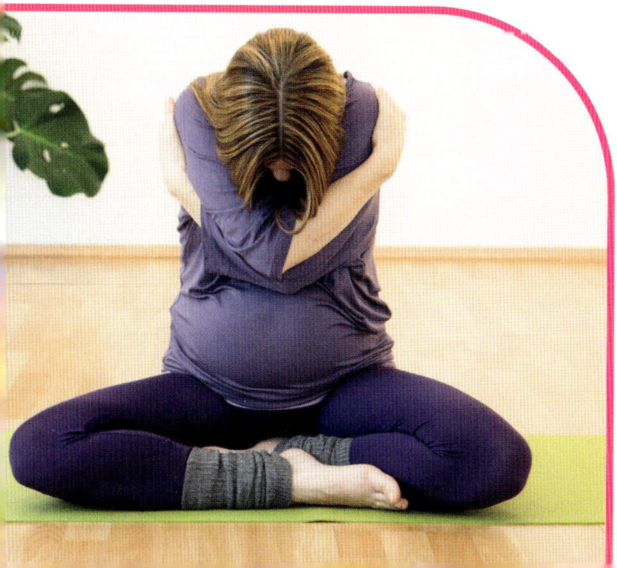

HINTERGRUNDWISSEN: Mutter zu werden, ist wunderschön, wir lernen uns selbst von einer ganz anderen Seite kennen. Es kann aber auch anstrengend sein und uns an unsere Grenzen bringen. Diese liebevolle Atemübung kann uns während der Schwangerschaft helfen, unsere Atmung zu vertiefen. Die Bewegung der Arme kann Verspannungsschmerzen im Schulter- und Nackenbereich lösen, sogar die Bewegung des Kopfes kann die Schilddrüse aktivieren. Am allerschönsten finde ich daran aber, dass wir in Gedanken das Baby in unserem Bauch umarmen und ihm mitteilen können, dass wir uns von ganzem Herzen auf seine Ankunft freuen. Nach der Geburt kann die Übung helfen, Verspannungskopfschmerzen zu lösen, wir können das Baby dabei vor uns auf eine weiche Decke legen; jeweils mit der Ausatmung können wir die Hände zum Baby hin absenken. Kann es bereits sitzen oder ist aus ihm bereits ein Kind geworden, dann kann es vor uns sitzen und wir nehmen seine Arme bei jeder Öffnung sanft mit und bei jeder Ausatmung wird fest gekuschelt. Das macht diese Übung für mich zu etwas ganz Besonderem.

Tönungsübung – A O U M

Die Vibrationen der einzelnen Bereiche wirken positiv auf die jeweiligen Körperregionen. Wir atmen zu Beginn jeweils tief ein, mit der Ausatmung singen bzw. tönen wir die einzelnen Buchstaben:

- A – Die Arme sind nach oben gestreckt, der Brustkorb wird geweitet, Schultern und Nacken bleiben entspannt. Die Vibrationen, die hierbei im Körper entstehen, stärken die Lunge.

- O – Die Arme bilden einen Kreis vor dem Brustkorb, die Schulterblätter ziehen sanft nach außen, der Brustwirbelbereich wird geweitet. Die entstehende Vibration kräftigt das Herz.

- U – Die Hände sind auf dem Unterbauch abgelegt. Eine gute Verbindung zum ungeborenen Baby im Bauch kann aufgebaut werden, der Unterleib wird entspannt.

- M – Wir legen die Handflächen auf dem Kopf oder am Herzen ab, die Augen werden geschlossen, wir sind ganz bei uns selbst. Die Vibrationen im Kopf und am Lippenrand wirken entspannend, lösen Kopfschmerzen und Ängste und wirken ausgleichend auf das gesamte Energiesystem unseres Körpers.

WIRKUNGSWEISE: Tönungsübungen helfen dabei, die Lebensvorgänge im Körper zu rhythmisieren und in Harmonie zu bringen, sie stärken unser seelisches Gleichgewicht und beruhigen unsere Nerven. Kiefer- und Mundbereich sowie Beckenboden und Muttermund werden entspannt. Da wir beim Tönen viel gleichmäßiger und länger ausatmen, haben wir dadurch gleichzeitig ein gutes Atemtraining und eine ideale Geburtsvorbereitung! Auch die Babys im Bauch haben Freude an den schallenden und summenden Geräuschen der Mutter.

VORSICHT: Bei Schwindelgefühl die Ausatmung verstärken, wir atmen jeweils locker, leicht ein und lang und tief aus. Sollte der Schwindel nicht vorbeigehen, bitte eine Pause einlegen!

HILFESTELLUNG: Die Sitzposition sollte aufrecht sein, ein Kissen kann den Steißbeinbereich stützen.

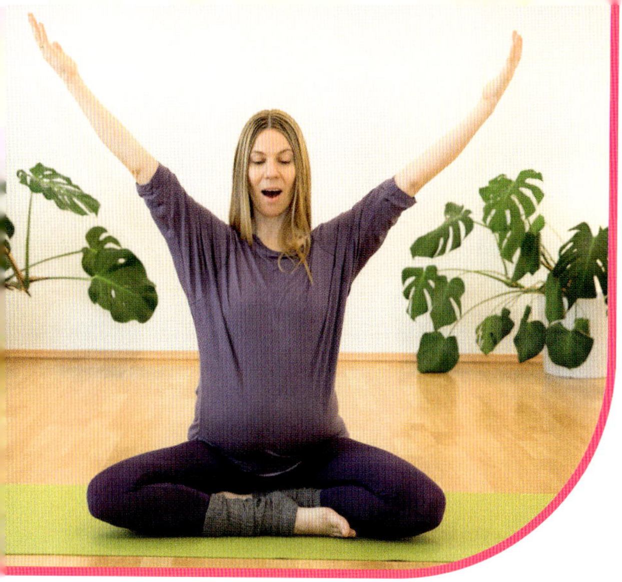

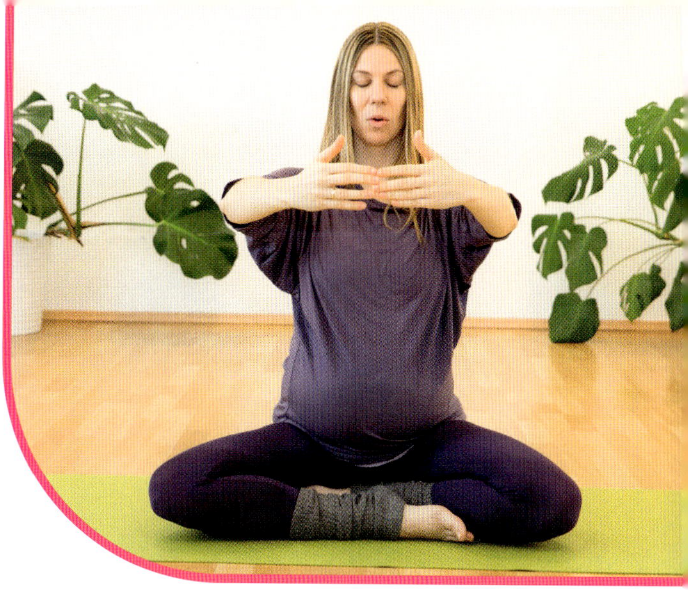

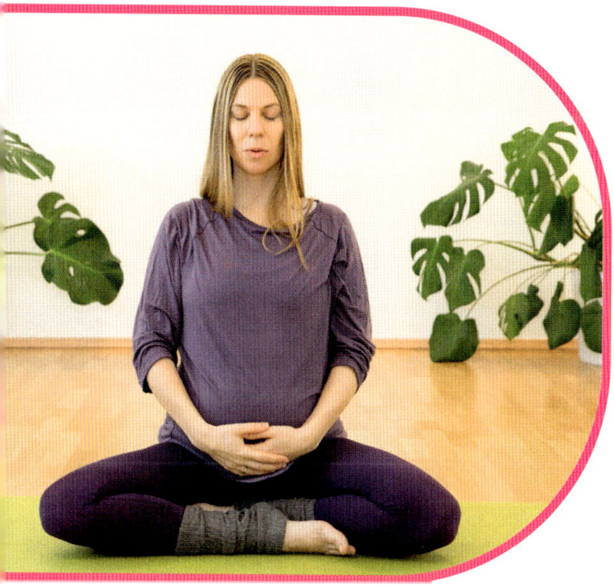

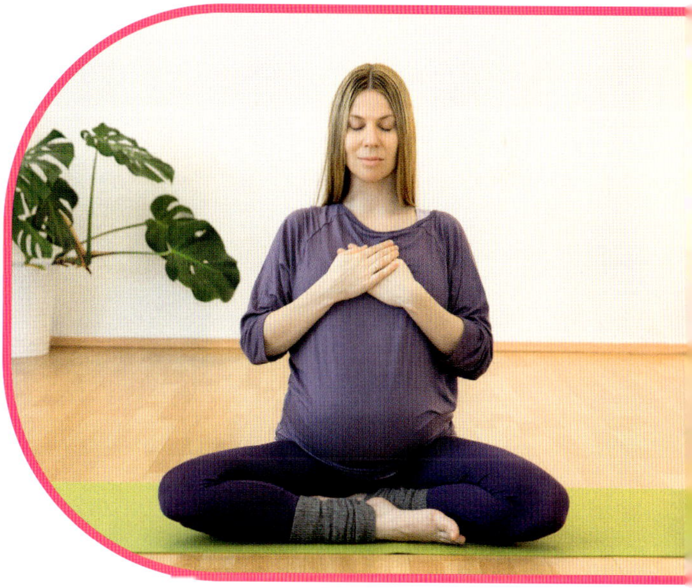

HINTERGRUNDWISSEN: Das Tönen im Hatha Yoga kann als eine Erweiterung des Atmens aufgefasst werden. Da Mund und Beckenboden reflektorisch miteinander verbunden sind, gelten die Tönungsübungen auch als bewährte Geburtsvorbereitung und können sogar direkt bei der Geburt angewendet werden, um die Öffnung des Muttermunds und Wehenschmerzen zu erleichtern. Das wohl berühmteste Mantra in diesem Zusammenhang ist die Silbe OM, oft AUM geschrieben. Die drei Buchstaben stehen für die drei Bewusstseinsebenen: A für das Wachbewusstsein, U für das Traumbewusstsein und M für den Zustand des Tiefschlafs. Das O entsteht im Bereich dazwischen. Im Unterricht mit Yoga-AnfängerInnen üben wir die Tönungsübung A-O-U-M, die oft leichter fällt, da wir die Hände und Arme mitbewegen können und somit auch eine volle Yoga-Atmung unterstützen.

Mudras für das dritte Trimester

1
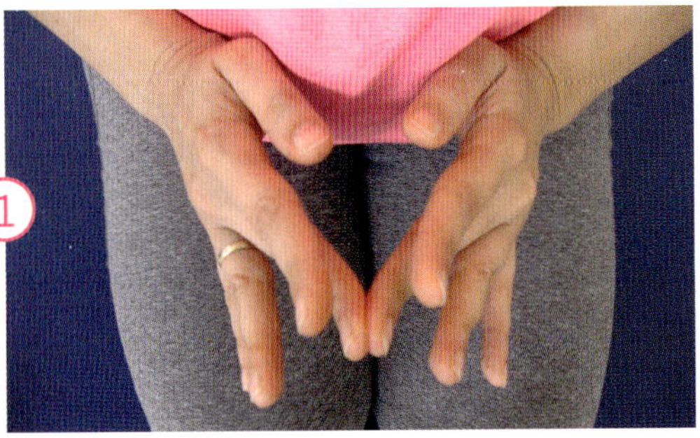

PRANA-MUDRA, das Atem-Mudra, soll Atembeschwerden lindern und die tiefe Atmung verbessern. Die Mittelfinger hierfür immer wieder mit der Einatmung aneinanderdrücken und mit der Ausatmung leicht locker lassen.

2
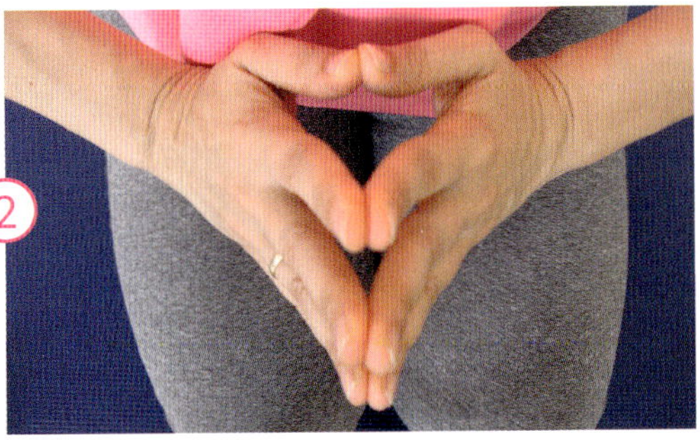

HAKINI-MUDRA hilft ebenfalls, die Atmung zu vertiefen und die Aufnahmefähigkeit zu steigern.

3
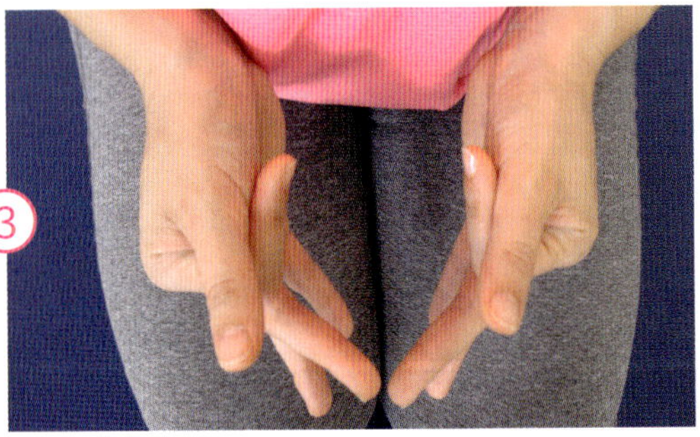

VAYU-MUDRA, das Wind-Mudra, soll Linderung bei Blähungen verschaffen.

4
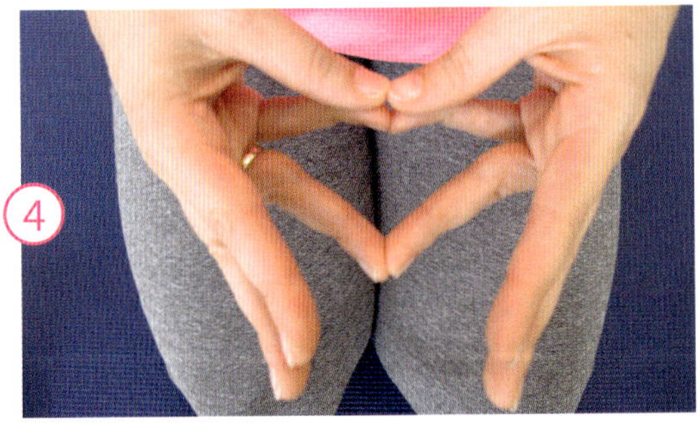

MAHA-SAKRAL-MUDRA I: Auch wenn *maha* »groß« bedeutet und *sakral* »heilig«, so wird dieses Mudra dennoch als Großes-Becken-Mudra bezeichnet, da es vor allem bei Unterleibsbeschwerden helfen soll.

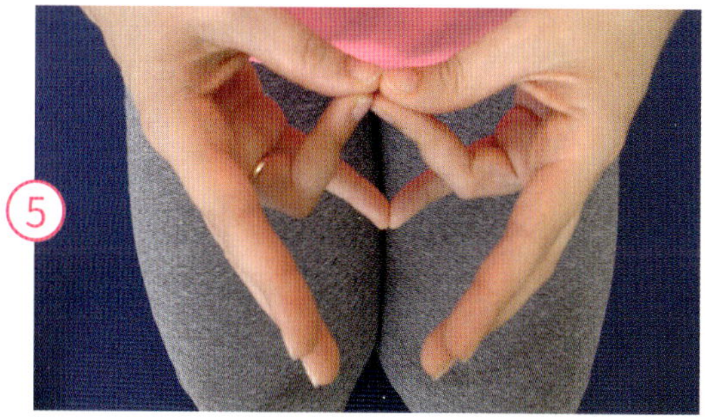

MAHA-SAKRAL-MUDRA II: Beide Handstellungen hintereinander ausgeführt sollen Spannungen der Organe des Beckens lindern.

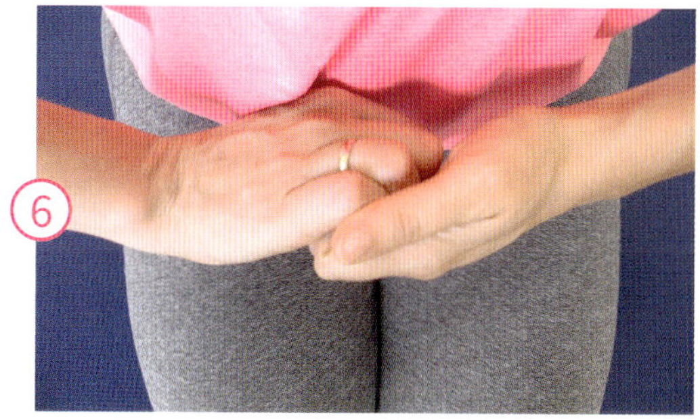

GANESHA-MUDRA: Der indische Gott Ganesha gilt als Glücksbringer für einen guten Neubeginn, durch den Hindernisse überwunden werden können.
Das Mudra soll das Herzchakra aktivieren und Verspannungen in der Atemhilfsmuskulatur lösen, wodurch sich der Brustraum wieder gut weiten kann.

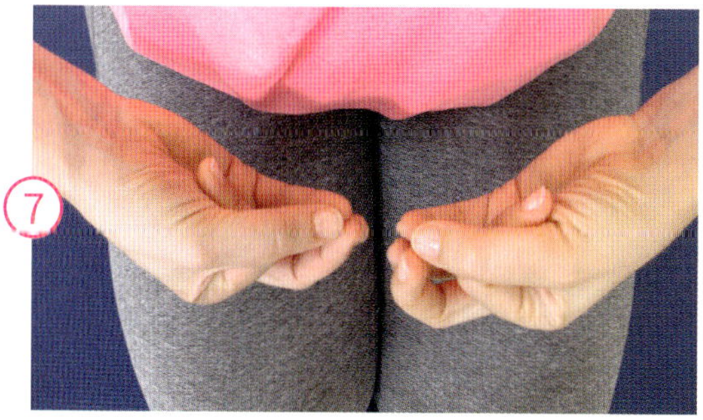

APAN-VAYI-MUDRA soll bei Herzbeschwerden auch während der Schwangerschaft helfen.

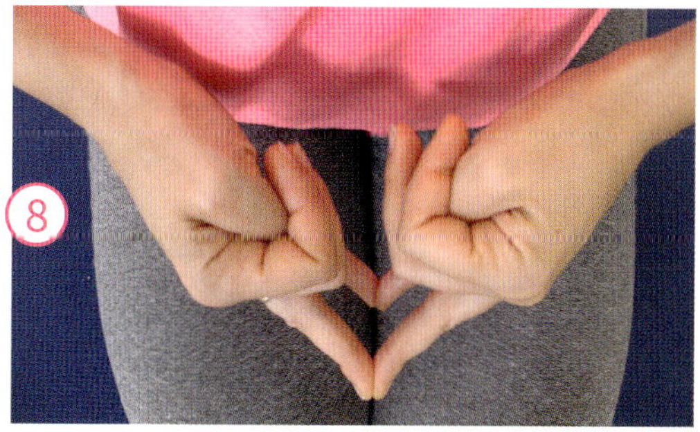

SHAKTI-MUDRA: Shakti ist auch eine Bezeichnung der weiblichen Urenergie. Das Mudra verstärkt die tiefe Atmung, beruhigt und erleichtert das Einschlafen.

Meditationen für das dritte Trimester

Meditation mit Affirmationen – Vikalpa Dhyana

Macht dir der Gedanke an die nahestehende Geburt Angst? Den meisten Schwangeren schon, und auch ich hatte vor meiner ersten Entbindung des Öfteren die Sorge, ob ich das alles wirklich so gut umsetzen kann. Stell dir vor, eine Schwangeren-Yoga-Lehrerin, die nach einer PDA fleht oder den Schmerzen einfach nicht standhalten kann! Ich wusste einfach zu gut von meinen damaligen Teilnehmerinnen, dass bei einer Entbindung auch einiges anders kommen kann als gedacht. Zum Glück lief jedoch alles hervorragend, die Yoga-Übungen hatten mich gekräftigt, die Lage meines Babys war ideal und durch die verschiedensten stehenden und hockenden Positionen in Kombination mit einer tiefen Atmung und dem mental stärkenden Bild einer aufblühenden Seerose konnte ich meine erste Tochter fast (!) lockerleicht in drei Stunden auf die Welt bringen. Bei meiner zweiten Entbindung fühlte ich mich viel selbstsicherer, denn ich wusste jetzt noch mehr, dass meine eigene Yoga-Praxis und meine bevorzugten Übungsabläufe mich ideal auf die Anforderungen während der Geburt vorbereitet hatten. Und ich war mental noch besser vorbereitet. Die zweite Geburt dauerte eine Stunde.

Folgende Affirmationen haben mir die Angst vor und während der Wehenschmerzen genommen. Baue sie doch einmal in deine nächste Meditation oder in deinen nächsten Tagtraum mit ein:

Wehen sind nichts anderes als Muskelarbeitsschmerzen.
Diese Muskelarbeit ist notwendig, um mein Baby in die Welt zu begleiten.
Mein Baby taucht mit seinem Kopf mit jedem Wehenschmerz weiter auf.
Ich kann mein Baby auf die Welt bringen.
Es gibt Millionen von Menschen auf der Welt – alle wurden sie geboren.
Ich kann gebären.
Ich verzweifle nicht an dem Schmerz.
Der Wehenschmerz gibt mir Kraft, um weiterzuatmen.
Jede Wehe bedeutet, mein Baby ist gleich da.
Ich liebe mein Baby, und gemeinsam schaffen wir das!

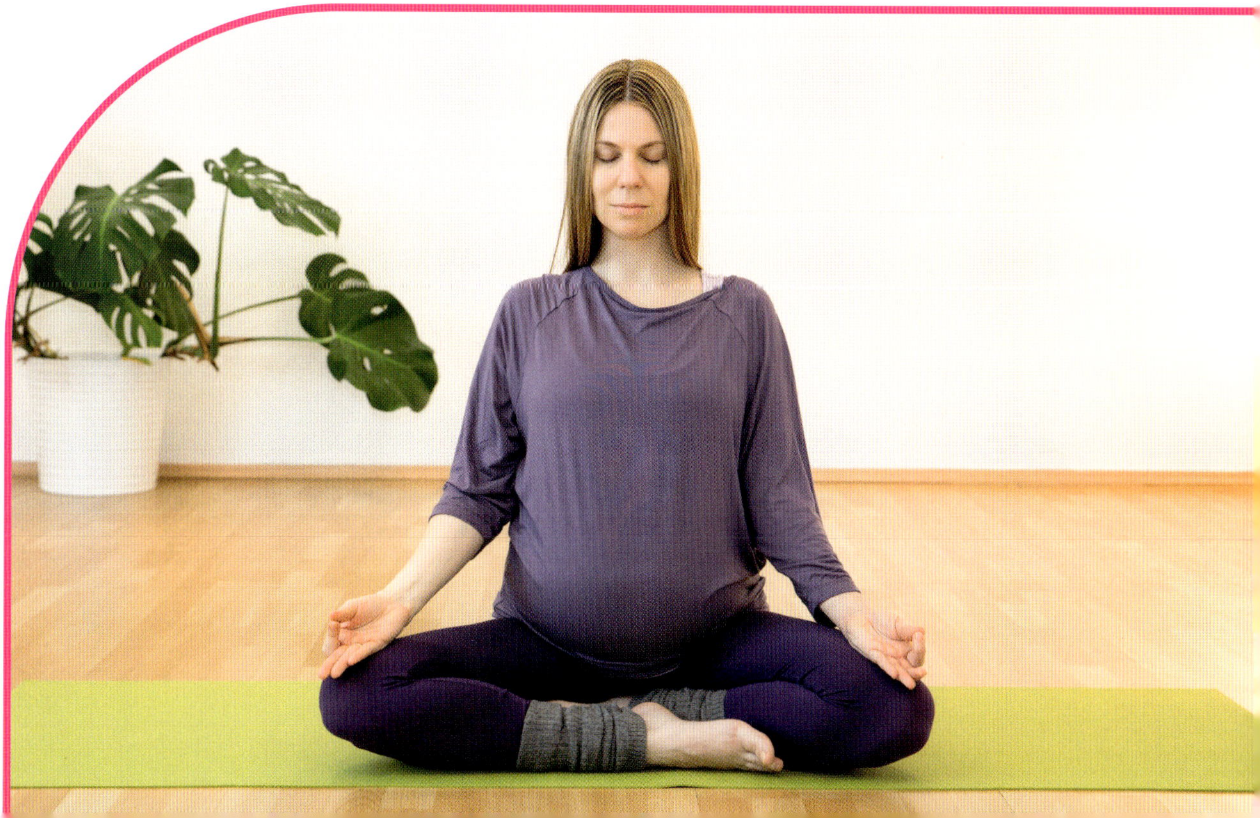

Achtsamkeitsmeditation – sakhsi bhav Dhyana

Wir sitzen in einer bequemen Position und können die Hände an den Babybauch oder an unser Herz legen. Zu Beginn atmen wir einige Male tief und bewusst ein und aus, wir konzentrieren uns dabei auf die Bewegung, die in unserem Körper geschieht. Mit jeder weiteren Einatmung stellen wir uns vor, wie die Luft in uns hineinströmt, mit jeder Ausatmung können wir Muskelverspannungen lösen, unser Sitz wird leichter, bequemer, ohne dass wir in ein Hohlkreuz oder einen Rundrücken kippen. Gemeinsam mit den nächsten Atemzügen wandern wir nun gedanklich in unseren Körper, wir betrachten uns von innen. Wir lauschen den Geräuschen unseres Körpers. Wir versinken immer tiefer in uns selbst. Wir nehmen unseren Herzschlag wahr, wir spüren, dass wir am Leben sind. Wir spüren unser Baby in unserer Mitte und nehmen wahr, wie es wächst und welche Geräusche, welche Berührungen es mitbekommt. Wir tauchen ganz tief ein in diese Welt unseres Babys, in das rhythmische Pumpen unseres Herzens, in das Blubbern unserer Verdauung, in das Surren und Summen der Außengeräusche. Ja selbst in das Wiegen und Wanken unserer Atmung. Wir lassen unser Staunen an diesem Wunder zu und würdigen unseren Teil an der Entstehung dieses kleinen Lebewesens. Als würden wir sanft das Köpfchen des Babys umstreicheln, verabschieden wir uns mit den nächsten Atemzügen von dem kleinen Embryo und tauchen auf in die Gegenwart, ins Hier und Jetzt. Wir richten unseren Fokus wieder bewusst nach außen, und wenn dir jetzt ein sanftes Lächeln über dein Gesicht huscht oder du für einen kurzen Moment ein tiefes Gefühl der Zufriedenheit in dir spürst, dann freut es mich besonders, dass du dir für diese kurze Achtsamkeitsmeditation Zeit genommen hast.

Die reinigende Meditation – Trataka

Bereits die Gheranda Samhita (17. Jh. n. Chr.) beschreibt Trataka als Reinigungsübung und Vorbereitung für weitere Meditationen.

Trataka wird meist mithilfe einer Kerze ausgeführt, jedoch können wir auch andere Gegenstände als Fokus wählen. In diesem Fall habe ich für dich das Bild einer Orchidee, »der Königin der Blumen«, gewählt. Ich habe sie von den Absolventinnen einer meiner Ausbildungskurse für Schwangeren-Yoga bekommen. Du kannst aber auch einen eigenen Blumenstrauß oder beispielsweise eine Muschel dafür aussuchen. Platziere den gewählten Gegenstand etwa einen Meter vor dir auf dem Boden. Setze dich bequem hin, atme tief ein und tief aus. Fokussiere deinen Blick auf den Gegenstand, möglichst ohne zu blinzeln. Betrachte zunächst die einzelnen Details, nimm dann den Gegenstand in seinem Ganzen wahr und konzentriere dich danach immer mehr auf ein kleines Detail, eine Blüte oder den Schein der Kerze. Nach einiger Zeit schließe deine Augen und versuche dir den Gegenstand vor deinem geistigen Auge, dem Ajna Chakra vorzustellen. Sobald das innere Bild verschwindet oder du von anderen Gedanken abgelenkt wirst, öffne deine Augen und fokussiere erneut den Gegenstand. Wenn deine Augen nach einiger Zeit zu tränen beginnen, schließe sie, um sie zu beruhigen. Mit der Zeit wird deine Konzentration tiefer und dein Blick beständiger. Du kannst deine Augen länger geöffnet lassen, ohne dass störende Gedanken auftauchen, und das Bild länger am Punkt zwischen deinen Augenbrauen fixieren. Diese neu gewonnene Fähigkeit wird dir dabei helfen, in schwierigen Situationen schneller einen positiven inneren Fokus zu finden. Auch während der Geburtswehen kannst du dir das Bild deines Gegenstandes im Ajna Chakra visualisieren, um nicht den Mut zu verlieren.

Übungsabfolge bei Kurzatmigkeit

Die Atemschaukel – Prana Flow

1
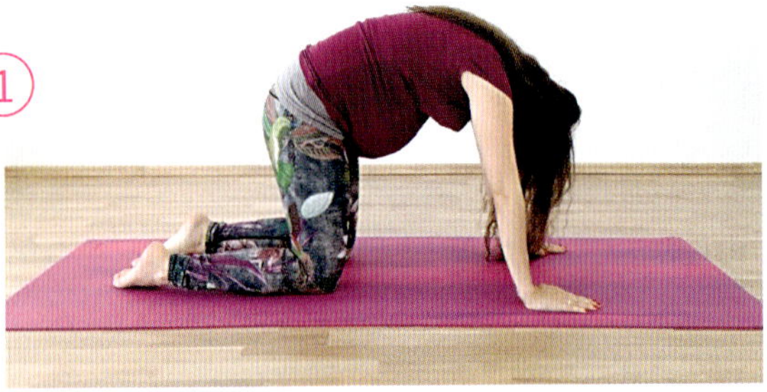

2
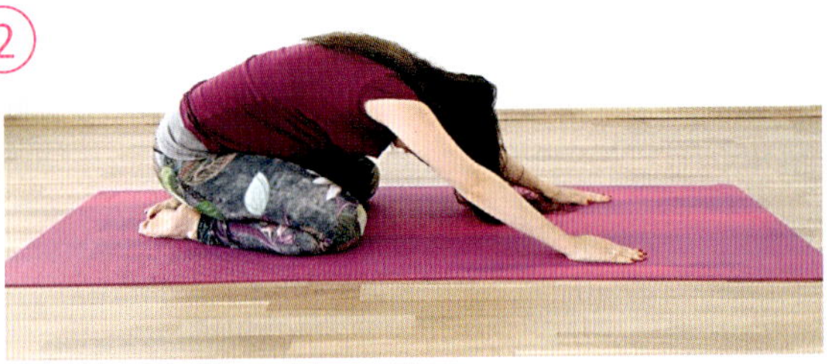

3
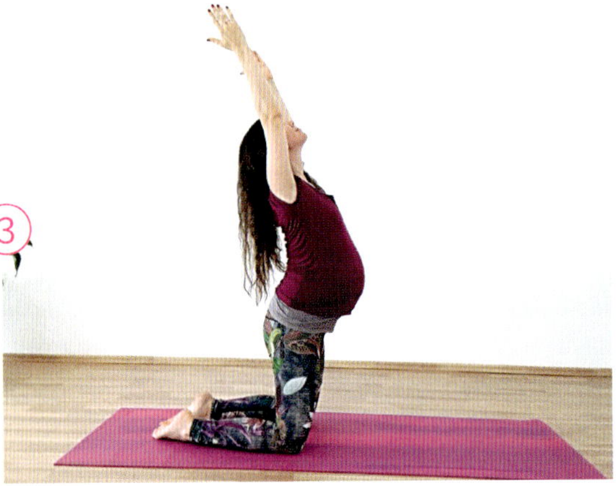

4
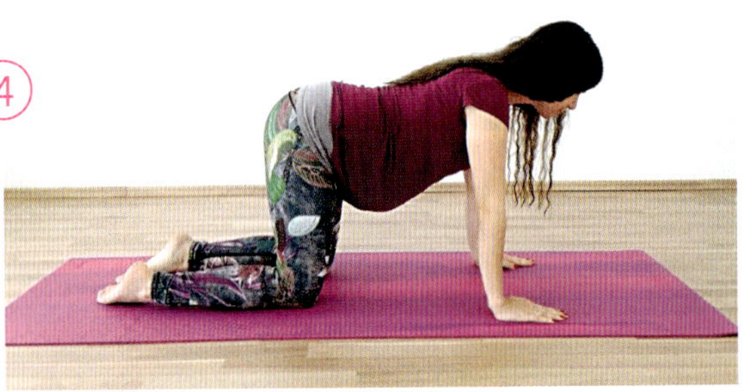

5
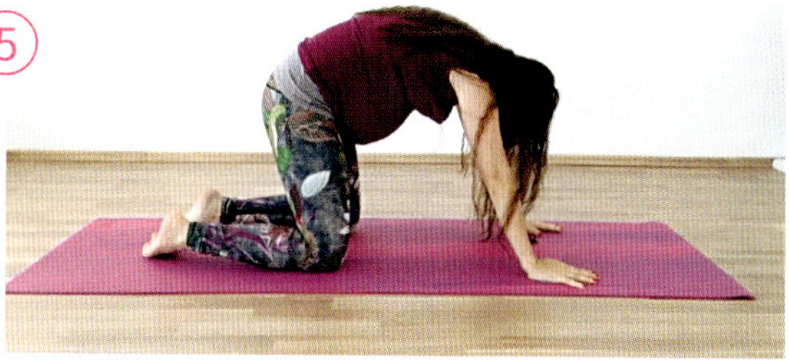

6
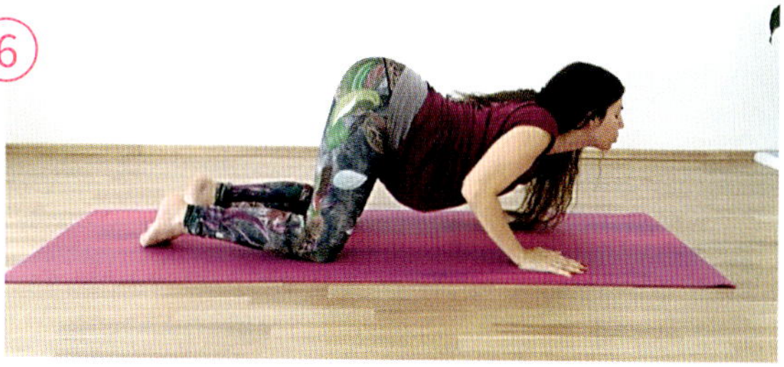

Ausgangsposition ist der Vierfüßlerstand:

1. Wir atmen ein und machen den Rücken rund.
2. Wir atmen aus und setzen uns zurück in die Stellung des Kindes.
3. Wir atmen ein und heben unsere Arme gemeinsam mit dem Oberkörper an.
4. Wir atmen aus und kommen in den Vierfüßlerstand zurück.
5. Wir atmen ein und machen den Rücken rund.
6. Wir atmen aus und drücken uns über ein leichtes Hohlkreuz (Kuh) nach vorne
7. Wir sind wieder in der Ausgangsposition und können erneut mit der nächsten Einatmung den Rücken rund werden lassen, um den Durchgang zu wiederholen.

7
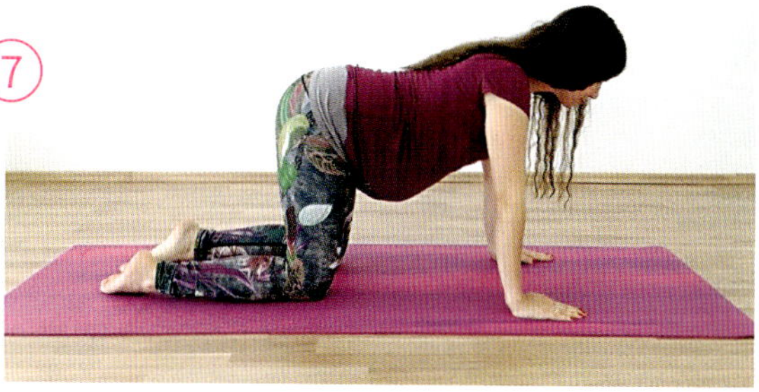

WIRKUNGSWEISE: Der von mir hier vorgestellte Prana Flow kann in einer, aber auch in mehreren Runden ausgeführt werden, wobei jeweils lang und tief durch den Mund ausgeatmet wird. Der sanfte Prana Flow ist auch eine ideale geburtsvorbereitende Abfolge.

Sanfte Kräftigung in der Seitenlage

sanfte seitenplanke – syona vasisthasana

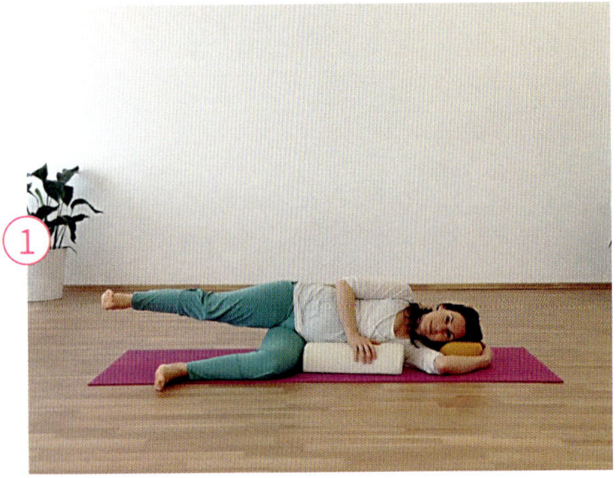

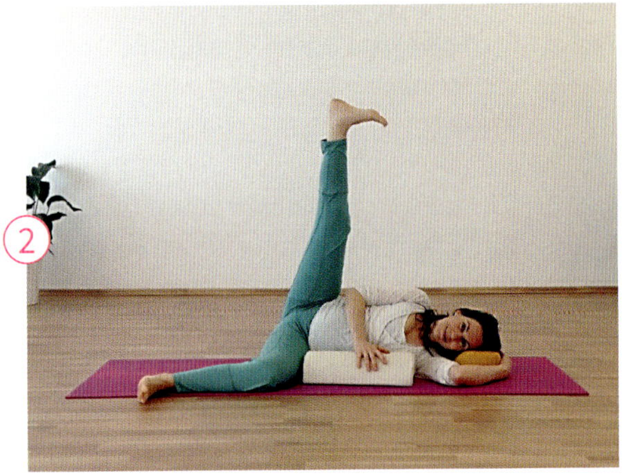

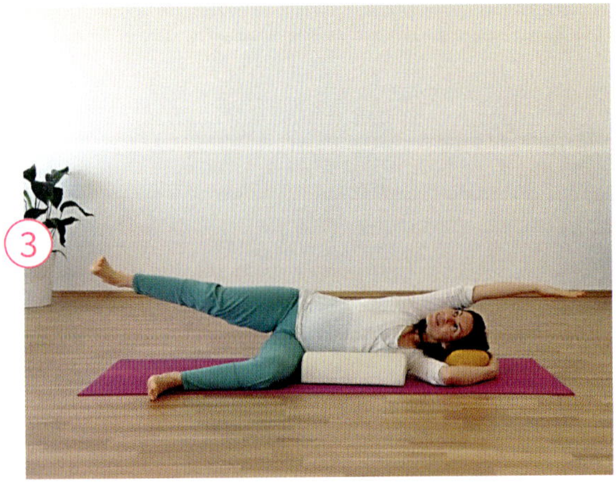

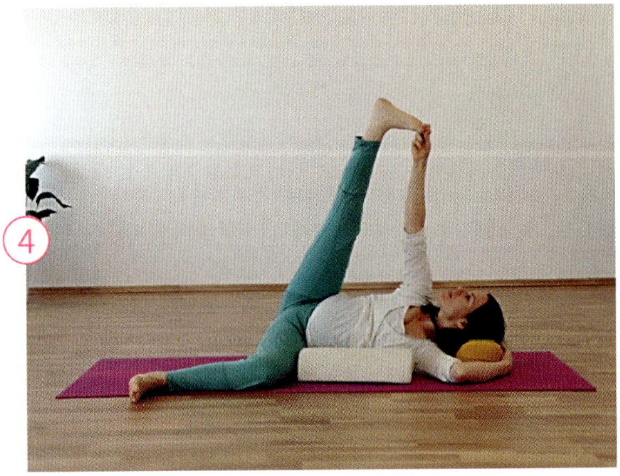

Ausgangsposition ist die Seitenlage. Mit der Einatmung heben wir das Bein an und lassen die Zehenspitzen Richtung Oberkörper zeigen, mit der Ausatmung senken wir das Bein wieder ab. Hierbei können wir wunderbar Bewegung und Atmung kombinieren: locker-leichte Einatmung durch die Nase, das Bein anheben; lange tiefe Ausatmung durch den Mund, das Bein langsam absenken. Nun können wir den Arm dazunehmen, mit der Einatmung heben wir das Bein erneut an und fassen mit der Hand an den Unterschenkel oder hoch zu den Zehen, mit der nächsten Ausatmung senken wir das Bein wieder ab und bringen auch den Arm wieder über den Kopf. Auf beiden Seiten 6–8 Wiederholungen.

WIRKUNGSWEISE: Diese Übung kräftigt auf sanfte Weise die seitliche Bauchmuskulatur und den unteren Rücken, auch der Beckenboden wird behutsam aktiviert.

VORSICHT: Die gerade Bauchmuskulatur sollte nicht angespannt werden. Falls die Hüfte während der Übung unangenehm knackst, sollte das Bein nicht angehoben werden!

HILFESTELLUNG: Die Übung kann durch ein sanftes Strecken des Beins nach vorne und wieder gerade variiert werden.

HINTERGRUNDWISSEN: Die Seitenlage ist auch eine ideale Schlafposition! Empfohlen wird die linke Seite; das Blut fließt ideal in die Plazenta, das Baby wird bestens versorgt. Für den perfekten Schlaf während der Schwangerschaft hilft ein Stillkissen unter dem Nacken, dem Bauch und zwischen den Beinen.

Sanft Rückenschmerzen lösen

Bewegter Drehsitz – Chitra Ardha Matsyendrasana

Komme in eine für dich bequeme Sitzposition. Mit einer Einatmung richte dich auf, mit der Ausatmung drehe deinen Oberkörper zur linken Seite, bringe dabei deine linke Hand hinter deinen Rücken, die rechte Hand lege auf dem linken Knie ab. Mit der nächsten Einatmung komme wieder zur Mitte, mit der nächsten Ausatmung drehe dich zur rechten Seite, bringe dabei die rechte Hand hinter deinen Rücken und lege die linke Hand auf dein rechtes Knie. Wiederhole die Übung einige Male zu jeder Seite. Danach kannst du zum Ausgleich beide Beine vor dir aufstellen, mit der Einatmung strecke den Rücken lang, mit der Ausatmung mache deinen Rücken rund. Auch diese Übung wiederhole einige Male.

1

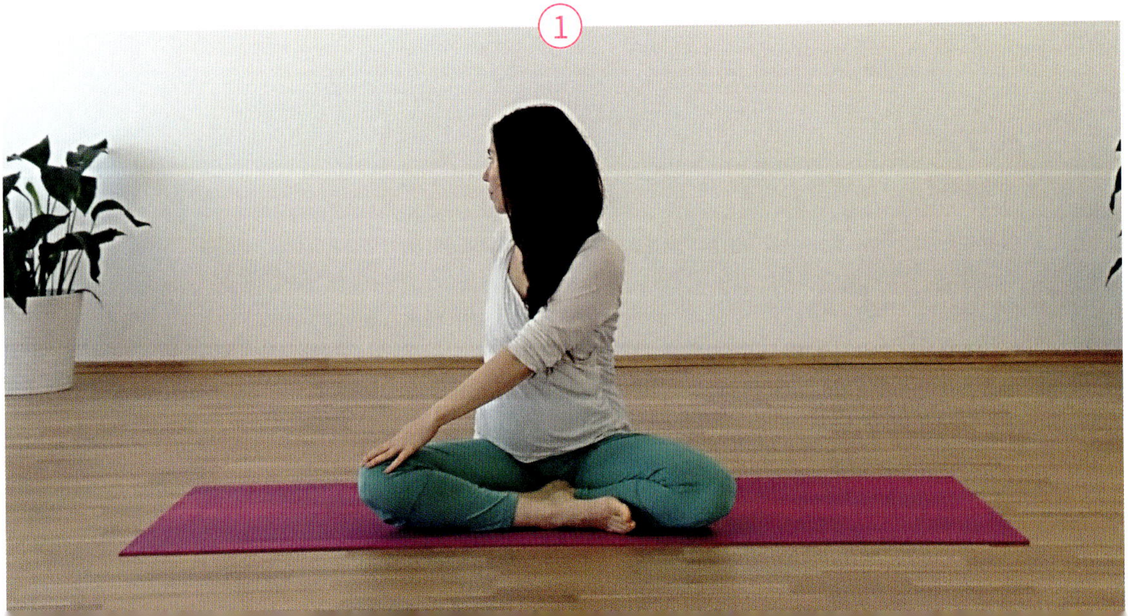

WIRKUNGSWEISE: Diese Übung hilft dir, Verspannungen im Bereich der Brustwirbelsäule zu lösen.

VORSICHT: Während der Schwangerschaft sollten wir bei Drehbewegungen vorwiegend die Brustwirbelsäule in Bewegung versetzen und den unteren Rücken zur Sicherheit des Babys ruhig halten.

HILFESTELLUNG: Diese Übung kann auch auf einem Stuhl sitzend ausgeführt werden.

HINTERGRUNDWISSEN: Der Begriff Brustkorb oder Brustkasten, der eine gewisse Statik ausdrückt, scheint auch während der Schwangerschaft völlig verkehrt, denn dieser Bereich, der Lunge und Herz beheimatet, liebt Bewegung. Die Drehung nach links und nach rechts hilft uns bei der Aufrichtung und hält die gesamte Wirbelsäule stabil und langfristig gesund. Drehungen im Allgemeinen gelten als ordnende Bewegungen, die vor allem durch die gleichmäßige Ausführung zu den Seiten zur Mitte führen. Die Beweglichkeit der Wirbelsäule kann man auch als Sinnbild für die Flexibilität unseres Geistes verstehen.

2

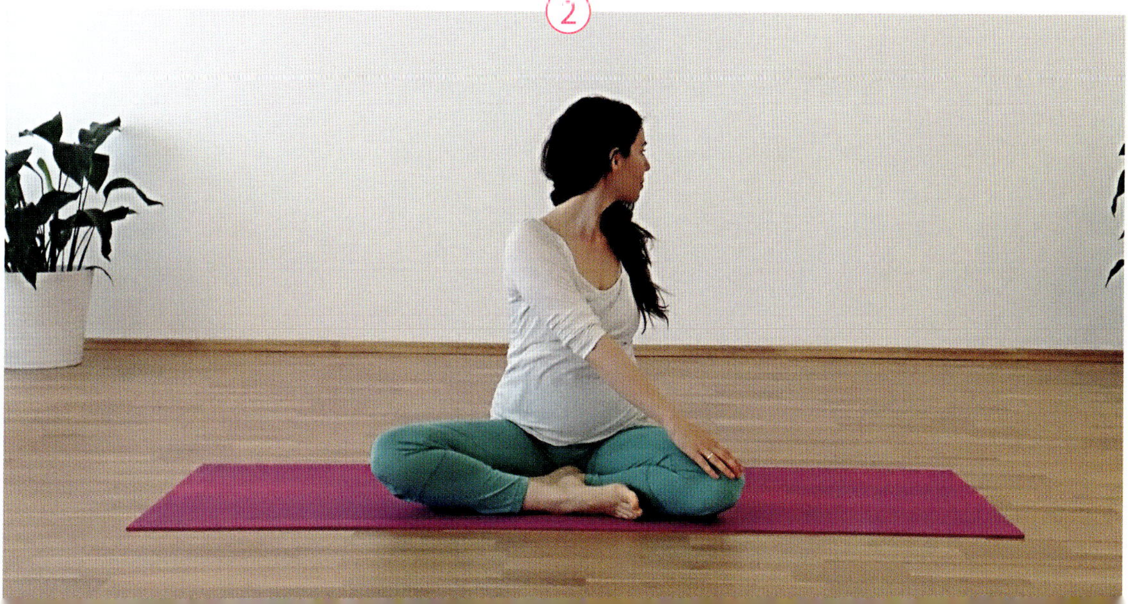

Meine geburtsvorbereitende Abfolge für das dritte Trimester

Versuche auch im dritten Trimester, deine Asana-Übungsabfolgen immer sinnvoll entsprechend den körperlichen Gegebenheiten und den einzelnen Ebenen zu kombinieren. Wähle dir nun immer kürzere Übungsabfolgen, ruhig über den Tag verteilt. Beginne, bis zum Geburtstermin immer mehr Asanas in deinen Alltag einzubauen. So wie du auch die Mudras überall gut ausführen kannst, kannst du auch Asanas praktizieren, wann immer du warten musst, oder gerade einmal Zeit hast. Eine Matte ist hierfür nicht immer notwendig, auch ein Stuhl kann eine gute Stütze für viele Positionen bieten. Anstatt also immer wieder mal aufs Handy zu blicken, probiere doch Yoga-Positionen aus.

HIER MEIN PERSÖNLICHER ÜBUNGSABLAUF:

- Beginne diesmal mit der Tönungsübung A-O-U-M; diese bereitet dich optimal auf die bevorstehende Geburt vor.
- Wähle zu Beginn als Aufwärmrunde einige Asanas aus der Sitzposition aus, zum Beispiel die hüftöffnende Variation (Eka Pada) oder wenn dein Baby bereits mit dem Köpfchen nach unten im Becken liegt, die Hockstellung (Kali Asana). Aber auch der sanfte Drehsitz (Bharadvajasana) und die Beckenbodenkräftigung (Ashvini Mudra) bieten eine tolle Stütze im dritten Trimester.
- Anschließend komme sanft hoch in den Stand zur Lunaren Abfolge (Chandranamaskara-Variation). Nach der Bewegten Abfolge ruhe dich wieder in der Seitenlage aus!
- Wechsle nun in die Rückenlage für ein, zwei der Rückenlageübungen, suche dir diejenigen aus, die du als am angenehmsten empfindest, zum Beispiel die Indische Brücke

gestützt (Supta Setu Bandhasana). Als Ausgleich für deinen Rücken versuche auch das Krokodil (Makara Asana) und den liegenden Winkel (Viparita Karani) oder den Rückenlage-Schmetterling (Apanasana).

- Komme danach wieder sanft über die Seitenlage hoch ins Sitzen und gönne dir nun auch noch einige Vierfüßler-Positionen wie zum Beispiel die Katze (Majariasana) und die tanzende Katze (Majariasana Nataniya).

- Aus den weiteren hier im Buch vorgestellten Asanas im Stehen suche dir jeweils nur ein, zwei aus, die sich für dich an diesem Tag stimmig anfühlen. So überforderst du deinen Körper nicht, bringst eine gute Abwechslung in deine Übungsroutine und bereitest dich optimal auf die Geburt vor.

- Alle sanften Übungsabläufe und Asanas aus dem dritten Trimester kannst du auch bis zur 42. SSW ausführen. Viele meiner Teilnehmerinnen haben danach ihr Baby noch am selben Tag auf die Welt gebracht.

Kleines ABC der Schwangerschaftsbeschwerden im dritten Trimester

BÄNDERSCHMERZEN

Die Gebärmutter ist durch Bänder mit dem Becken verbunden. Durch ihr Wachstum während der Schwangerschaft dehnen sich diese Bänder, was ein stechendes Gefühl verursacht, das sich von der Seite des Bauchs bis in die Leistengegend erstreckt. Manche Frauen erschrecken bei diesem Gefühl. Es handelt sich aber um eine völlig normale Begleiterscheinung der Schwangerschaft. Die Schmerzen verschwinden von selbst, sobald die Gebärmutter sich an die neue Situation gewöhnt hat.

Tipp: Ruckartige Bewegungen vermeiden. Versuche dich zu entspannen, wenn die Beschwerden auftreten. Das bedeutet auch, im Yoga sanft von einer Asana zur nächsten zu kommen und zu starke Grätschen und Schritte zurück zu meiden.

BAUCH-BOXER

Ob dein Baby in deinem Bauch eher ein ruhiges Gemüt hat und die Schwangerschaft verschläft oder schon viel Bewegungsdrang und Temperament zeigt, erfährst du spätestens ab der 25. Schwangerschaftswoche. Ab hier kann es vorkommen, dass du Ellenbogen, Po und Füßchen deines Babys als kleine Ausbuchtung auf deinem Bauch wahrnimmst.

Tipp: Sollte dir dieser schöne Moment einmal doch zu wild werden oder möchtest du einfach nur in Ruhe schlafen, probiere doch einmal in einer der Supta-Asanas aus, eine Baby-Spieluhr an deinen Bauch zu legen. So gewöhnt sich dein Baby schon pränatal an diese wunderbare Melodie und kann auch nach der Geburt viel besser zur Ruhe finden.

BECKENSCHMERZEN

Während der Schwangerschaft kommt es zu einer langsamen Erschlaffung der Beckenbänder, wodurch das Becken beweglicher wird. Dies ist nötig für die Entbindung, kann aber zu Beschwerden und Überanstrengungserscheinungen im Beckenbereich führen. Viele Frauen befürchten, dass die Schmerzen während der Entbindung noch schlimmer werden, aber diese Angst ist unbegründet. Die Beschwerden variieren von Schmerzen im unteren Rücken bis zu einem tauben Schmerz im Schambein oder Schmerzen in der Steißgegend. Der Druck kann bis in den Bereich von Oberschenkeln, Leisten, Scheide, Gesäß oder Unterschenkel ausstrahlen. Kennzeichnend ist auch der »Startschmerz«: So sind die Schmerzen am größten, wenn Schwangere sich aus einer liegenden Position heraus aufrichten. Sobald sie einmal in Bewegung sind, lassen die Schmerzen nach. Andere Bezeichnungen für Beckenschmerzen sind Beckeninstabilität oder Symphysiolyse.

Tipp:

- Auf eine gute Balance zwischen Ruhe- und Bewegungsphasen achten. Schwere Belastung des Beckens meiden. Dennoch darauf achten, die Muskeln ausreichend zu stimulieren.
- In der Seitenlage schlafen und dabei ein Kissen zwischen Knie und Knöchel legen.
- Am einfachsten kommen Schwangere so aus dem Bett: mit angezogenen Knien zur Seite rollen, Füße aus dem Bett strecken und mithilfe der Arme in eine sitzende Position aufrichten.
- Keine hochhackigen Schuhe tragen!
- Auf die Körperhaltung achten, vor allem gerader Rücken.
- Beckenband zur Unterstützung der Muskulatur benutzen.
- Bei starken Schmerzen Rücksprache mit Arzt oder Ärztin halten.

BLUTARMUT

Anämie oder Blutarmut äußert sich durch eine fahle Hautfarbe, Schwindelgefühle, Müdigkeit oder Schlappheit. Da Blutarmut (meistens gegen Ende der Schwangerschaft) häufig auftritt und Schwangere ein erhöhtes Risiko dafür haben, wird die Gynäkologin, der Gynäkologe Frauen während der Schwangerschaft regelmäßig auf Anämie untersuchen. Durch einen Stich in den Finger wird eine kleine Menge Blut abgenommen; die Blutprobe dient zur Feststellung des Hämoglobin-Werts, also des Eisengehalts. Haben Schwangere zu wenig Eisen im Blut, wird ihr Arzt, ihre Ärztin, ihnen Eisentabletten verschreiben. Das Wichtigste, was Schwangere tun können – und müssen –, ist, auf eine gesunde und eisenreiche Ernährung zu achten. Jedoch ist Eisenmangel hierdurch allein nicht immer zu verhindern. Vor allem Frauen, die unter häufigem Erbrechen leiden, vor der Schwangerschaft schwere Menstruationen hatten oder Mehrlinge erwarten, haben ein erhöhtes Risiko auf Blutarmut.

Tipp: Eine eisenreiche Ernährung kann das Anämierisiko vermindern, etwa braunes Brot, Vollkornbrot, Roggenbrot, Müsli, Vollkornnudeln, ungeschälter Reis, Kartoffeln, alle Sorten von Hülsenfrüchten, alle Gemüsesorten oder Nüsse. Am besten nimmst du die genannten Nahrungsmittel zusammen mit einem Glas Orangen- oder Grapefruitsaft zu dir, denn diese Früchte enthalten viel Vitamin C, und Eisen wird in Kombination mit Vitamin C besser vom Körper aufgenommen. Eisenmangel lässt sich außerdem gut vermeiden, wenn du Speisen beim Kochen einen Spritzer Zitrone verpasst und auf Kaffee verzichtest, denn der kann unter anderem Eisen abbauen.

NESTBAUTRIEB

»Birds do it, bees do it, even educated flees do it …« Von vielen belächelt, von anderen herbeigesehnt, so hat der sogenannte Nestbautrieb durchaus seine Gründe. Gegen Ende der Schwangerschaft überflutet uns unser Körper nochmals mit aktivierenden Hormonen, und wir sind dem Tierreich näher, als uns vielleicht bewusst ist, denn auch Tiere richten sich instinktiv ihr Nest oder ihren Bau her, um das Umfeld für die Ankunft des Nachwuchs sicher und komfortabel zu gestalten. Also können wir diesem Drang, sollte er in uns aufkommen, ruhig nachgeben! Damit du es dennoch nicht übertreibst, hier ein paar Tipps:

Alle aktivierenden und bewegten Yoga-Abfolgen beleben deinen Kreislauf, du fühlst dich danach hoffentlich fit und voller Energie. Trotzdem, denke daran, dass du weder beim Paketdienst noch bei einer Umzugsfirma arbeitest – du hast ein Baby in deinem Bauch und solltest nicht schwer heben! Lass die Schwerarbeit die Profis machen und richte deinen Fokus lieber auf die kleinen Details, die den Alltag mit Baby erleichtern: ein Mobile über den Wickeltisch, eine Spieluhr mit einer Melodie, die du selbst gerne hörst, ein Gute-Nacht-Licht, das du auch beim Stillen verwenden kannst, ein praktisches Stillkissen, Baby-Bodys, die du nicht über Babys Kopf ziehen musst, die aber auch nicht zu viele Knöpfe haben. Du kannst auch vorkochen: kräftige Gemüsesuppe, mit oder ohne Fleisch, lange köcheln lassen und dann in große Glasflaschen oder Gurkengläser abfüllen. Die halten sich im Kühlschrank einige Zeit und geben dir neue Kraft nach der Geburt. Auch Apfelmus mit Vanille hält einige Tage und ist eine leckere kleine Zwischenmahlzeit. Also lass locker und: »Let's fall in love!«

SCHWANGERSCHAFTSINKONTINENZ

Gegen Ende der Schwangerschaft oder kurz nach der Entbindung haben viele Frauen Probleme damit, ihre Beckenbodenmuskulatur unter Kontrolle zu halten (Schwangerschaftsinkontinenz). Es kann passieren, dass sie über den Tag verteilt tröpfchenweise Harn verlieren oder bei einem spontanen herzlichen Lachen oder Niesen mit einem Mal eine größere Menge ausscheiden (Stressinkontinenz).

Tipp: Verwende Slipeinlagen oder Binden und versuche, deine Beckenbodenmuskulatur zu trainieren. Die Beschwerden verschwinden normalerweise bis zu einem halben Jahr nach der Entbindung von selbst. Allerdings ist es wichtig, nach der Entbindung die Beckenbodenmuskulatur weiterhin zu trainieren.

SCHWINDELGEFÜHL ODER VENA-CAVA-KOMPRESSIONSSYNDROM

Wenn Schwangere auf dem Rücken liegen, kann die Gebärmutter (die gegen Ende der Schwangerschaft ziemlich schwer geworden ist) die untere Hohlvene abklemmen, die das sauerstoffarme Blut aus den Gliedmaßen zum Herzen transportiert. In Folge gelangt zu wenig sauerstoffhaltiges Blut in

den Blutkreislauf, wodurch es zu Schwindelgefühlen kommen kann. Bei Auftreten dieser Beschwerden sollten Schwangere beim Schlafen möglichst auf der Seite liegen.

Tipp: In der Rückenlage stets die Beine aufstellen oder abgewinkelt anheben und bei Sarvasana in die Seitenlage wechseln.

ÜBUNGSWEHEN

Übungswehen oder ein »harter Bauch« entstehen, wenn die Gebärmutter sich zusammenzieht. Die Gebärmutter ist ein tief liegender Muskel. Wenn sie sich zusammenzieht, fühlt sich dies genauso an wie die Überbelastung anderer Muskeln. Dies kann auch bei zu anstrengenden Übungen passieren, ist eigentlich ganz normal und ungefährlich, jedoch ein Zeichen, eine Asana sofort zu verlassen und eine Pause einzulegen.

Tipp: Zur Entspannung ein warmes Bad oder eine Wärmflasche gönnen. Sanftes Schaukeln in Rückenlage mit kombinierter Bauchmassage hilft ebenfalls.

ZUKUNFT

Was die Zukunft dir und deinem Baby bringen wird, kannst du jetzt noch nicht einmal erahnen, deshalb zerbrich dir nicht zu sehr den Kopf darüber, sondern bleibe offen für das, was kommt. Solltest du Angst vor der bevorstehenden Geburt haben, dann vertraue voll und ganz deinem Körper – das wunderbare Hormon Oxytocin kann seine Wirkung dann viel besser entfalten. Oxytocin (von altgriechisch *okys* »schnell« und *tokos* »Geburt«) bedeutet so viel wie »leicht gebärend«; das Hormon wird während des Geburtsprozesses, aber auch in Kontakt mit deinem Baby und in Interaktion mit deinem Partner oder geliebten Personen freigesetzt. Durch jede Art von angenehmem Hautkontakt wird seine Ausschüttung mit ausgelöst: beim Stillen durch den Saugimpuls des Babys, durch Wärme und Massieren. Auch die Aktivität neuronaler Netzwerke des Gehirns, vor allem des Stammhirns, regt die Ausschüttung an. Das Stammhirn ist der älteste Teil unseres Gehirns, in dem seit der Zeit der ersten Menschen Angst- und Fluchtverhalten gesteuert werden. Wenn du also Ängste überwinden möchtest oder Sorgen hast, suche dir die Nähe von vertrauten Menschen, lasse dich umarmen oder dir eine Massage mit wohlriechenden Ölen verabreichen und umarme und liebkose ebenfalls. Solltest du Angst davor haben, ob du mit deinem Baby zurechtkommst, dann lerne es nach der Geburt in aller Ruhe kennen: Schaue es an, streichle es sanft, lasse zu, dass es dich im Spiel in Gesicht und Nase berührt, lacht gemeinsam – so habt ihr die Zeit, um euch ineinander zu verlieben – und dies hilft, egal was die Zukunft bringt.

Partner-Übungen

Meditationen und Partner-Übungen können schwangeren Frauen helfen, ihre hormonellen und körperlichen Veränderungen, die positiv wie negativ wahrgenommen werden können, bewusst zu erleben. Auch für die werdenden Väter oder Geburts-PartnerInnen kann es sinnvoll und hilfreich sein, sich mit der Schwangeren gemeinsam auf den Geburtstermin vorzubereiten. Durch die gemeinsamen Yoga-Übungen und Meditationen können die Paare dieser besonderen Zeit mehr Bedeutung zukommen lassen. So wird es der Schwangeren möglich, die Wahrnehmung von Belastungen positiv zu beeinflussen, Beschwerden zu mindern und dem Entstehen eines neuen Lebens einen harmonischen Ablauf zu geben, denn die Auswirkungen des Yoga beeinflussen nicht nur die Schwangerschaft, sondern ebenso den Verlauf der Geburt, das Wochenbett und die Stillphase. Auch hier können Partner und Partnerinnen eine wertvolle Stütze sein.

Ein schöner Einstieg kann ein gemeinsames Fest sein: Laut der indischen Karma-Lehre suchen sich Kinder ihre Eltern selbst aus. Je nachdem, welche karmischen Aufgaben sie aus früheren Leben noch zu lösen haben, finden sie geeignete Eltern, mit denen sie dieses »abarbeiten« können.

In der hinduistischen, aber auch in der islamischen Kultur ist der 120. Tag in der 17. Schwangerschaftswoche ein ganz besonderer Tag. Denn erst hier, so wird angenommen, kann die Seele des Kindes inkarnieren. In Indien ist es Tradition, den 120. Tag zu Ehren der Mutter und der Schöpfungskraft, Adi Shakti, zu feiern. Die Mutter wird verwöhnt und umsorgt und die Ankunft der Seele gefeiert. Bis zu diesem Zeitpunkt sei die Seele des Fötus nur locker mit der Mutter und noch mehr mit der spirituellen als mit der materiellen Welt verbunden. Erst um den 120. Tag der Schwangerschaft bindet sich diese spezifische Seele an die Eltern. Sie inkarniert in den in der Mutter heranwachsenden Fötus und ist nun stärker mit ihr verbunden, meist bis zum vollen zweiten Lebensjahr. Viele Frauen in der zweiten oder dritten Schwangerschaft können in der 17. Schwangerschaftswoche bereits die ersten Kindsbewegungen wahrnehmen.

Um dieses besondere Ereignis zu ehren, ist ein Fest im Freundes- und Familienkreis ideal. Jedoch ist ganz wichtig: nicht überanstrengen. Lass deine Freunde und Familie Essen und Getränke mitbringen, lasse dich und dein noch ungeborenes Baby beschenken und habe keine zu großen Erwartungen an das Fest. Es geht um ein gemeinsames Miteinander, nicht um Perfektion. Lass dir als Schwangere doch mal berichten, wie andere ihre Schwangerschaft wahrgenommen haben, frage deine Mutter oder vielleicht sogar deine Großmutter, dies kann dir ebenfalls hilfreiche Hinweise geben, worauf du selbst achten solltest. Genieße diesen besonderen Tag und sei dir bewusst darüber, dass du ein Kind erwartest, das seinen ganz eigenen Charakter haben wird, der dich vielleicht manchmal auf die Palme bringen, aber dann auch wieder köstlich amüsieren wird und von dem du von ganzem Herzen geliebt wirst.

Samanya bedeutet übrigens auf Sanskrit »gemeinsam«, daher habe ich es bei den folgenden Partner-Übungen den Asana-Bezeichnungen zugefügt, da sich die Wirkung der Positionen doch auch von den klassischen Positionen unterscheiden kann.

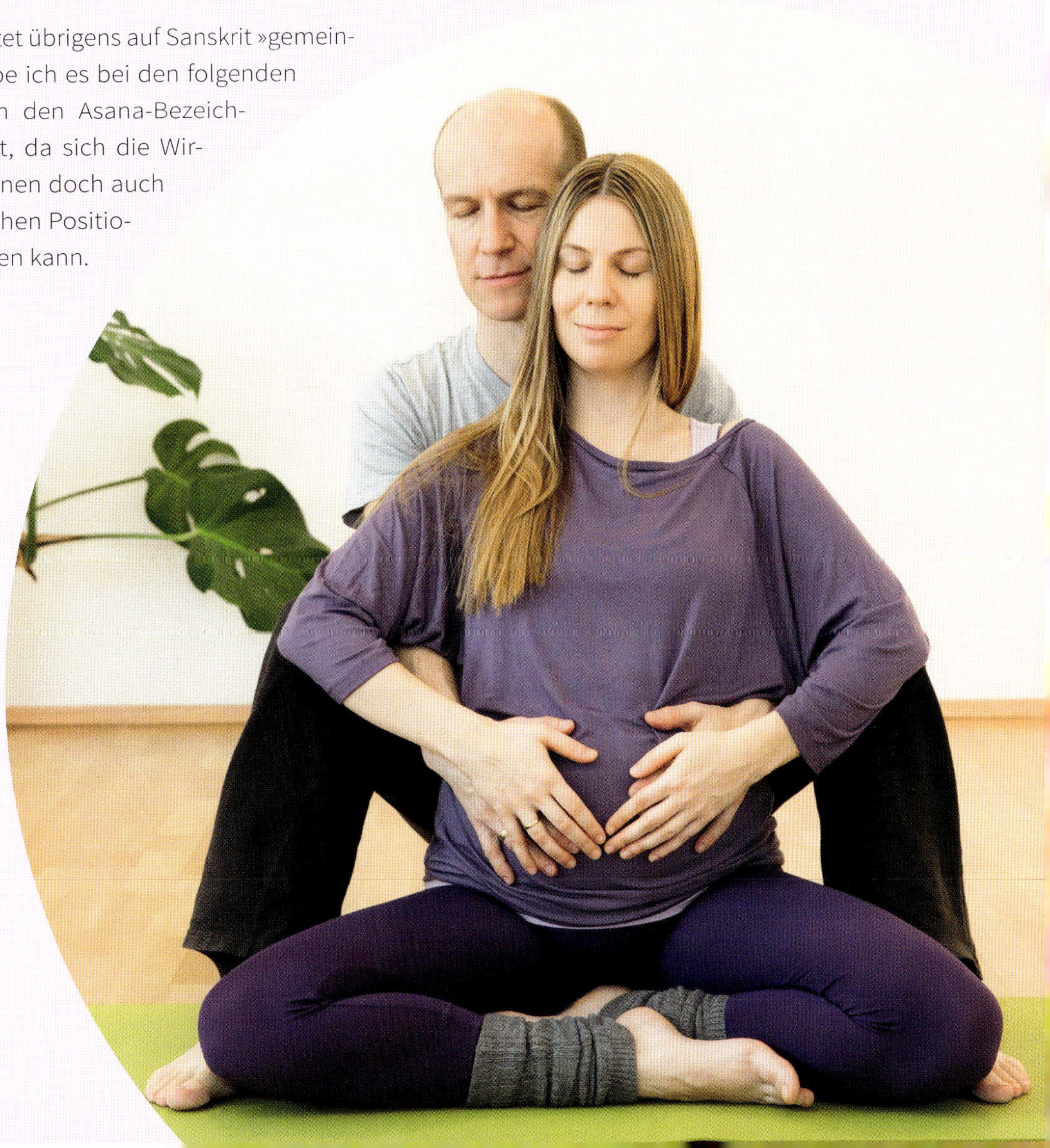

Asanas im Sitzen

Die gemeinsame Hocke – Samanya Kali Asana

Die Schwangere sitzt vor ihrem Partner oder ihrer Partnerin. Diese/dieser sitzt ruhig auf einem Kissen und umgreift die Schwangere unter den Armen, um sie zu stützen. Die Schwangere verlagert das Gewicht auf die Fußsohlen, gut verteilt zwischen Ferse, Fußaußenkante und Fußballen. Die Knie sind so weit gegrätscht, dass genug Platz für den Babybauch bleibt. Die Handflächen drückt sie fest aneinander. Gemeinsam hält das Paar die Position für einige tiefe Atemzüge.

WIRKUNGSWEISE: Dehnt und entspannt die Beckenmuskulatur, kräftigt Beine und Gesäß und bereitet somit gut auf die Geburt vor. Das Unterleibsgewebe wird dehnbarer, der Geburtskanal kann sich bei der Geburt besser weiten.

VORSICHT BEI: Schmerzen im Becken und in der Beckenmuskulatur, Symphysenlockerung (hormonell bedingte Lockerung der Schambeinfuge) sowie bei Unwohlsein in der Position.

HILFESTELLUNG: Ist das Gewicht zu weit auf den Fußballen oder lässt sich die Fußsohle aufgrund einer Verkürzung im Innenfuß nicht absenken, sollte sich die Schwangere auf ein Kissen setzen, um das Becken zu stützen.

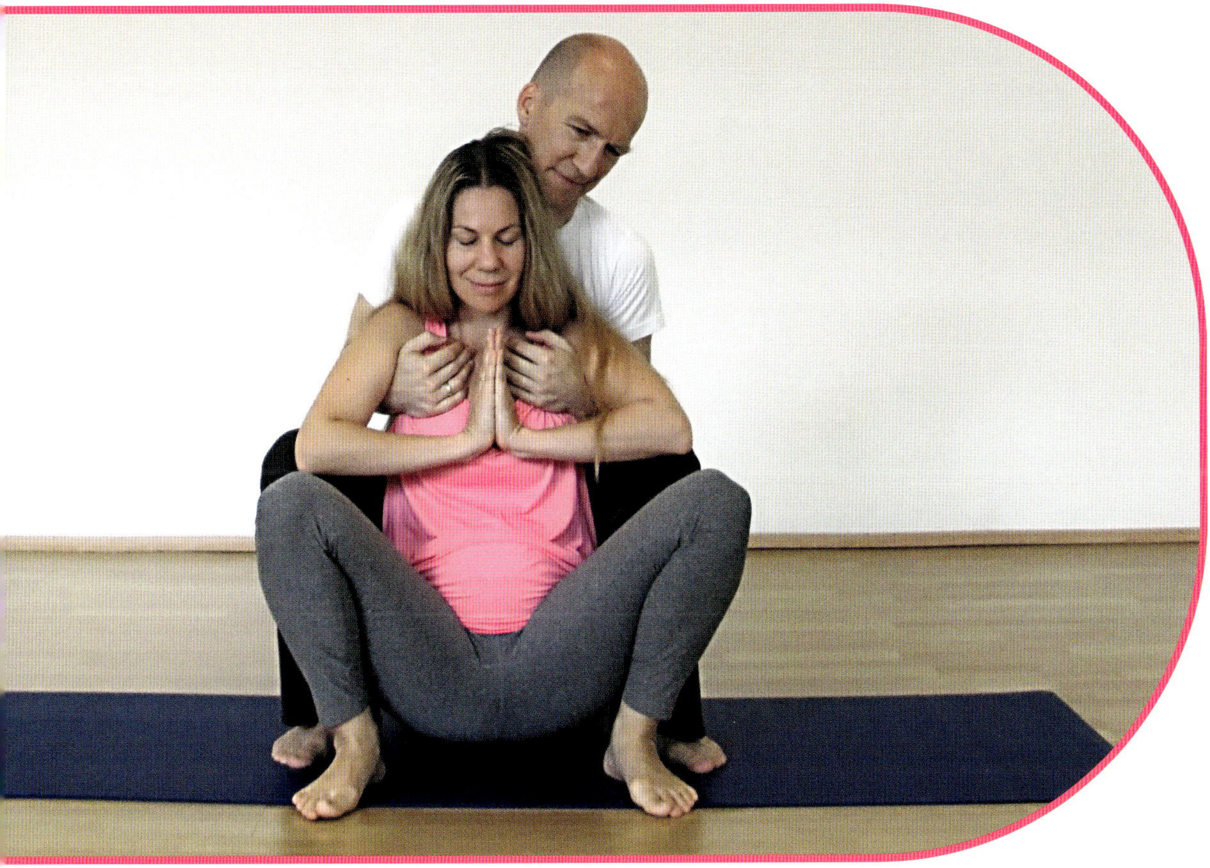

HINTERGRUNDWISSEN: *Prakriti sthapan* bedeutet aus dem Sanskrit übersetzt: »Bewahre das Gleichgewicht!« Laut dem Wissen des Ayurveda braucht es dies, um eine harmonische Partnerschaft zu meistern. Prakriti lässt sich am besten mit »Konstitutionstyp« wiedergeben, dem eine Mischung aus den drei Doshas Vata, Pitta und Kapha zugrunde liegt. Die Doshas werden nicht als ein statisches, sondern als ein sehr dynamisches, elastisches System betrachtet. Solange Partner in diesem harmonischen Gleichgewicht schwingen, fühlen sie sich wohl und geborgen. Gegensätze ziehen sich gut an, wenn sie zueinanderpassen: Vata ist aus Akasha (Raum) und Vayu (Luft) gemacht, Pitta aus Agni (Feuer) und Kapha aus Ap (Wasser) und Prithvi (Erde).

Gemeinsame Vorwärtsbeuge – Samanya Upavistha Konasana

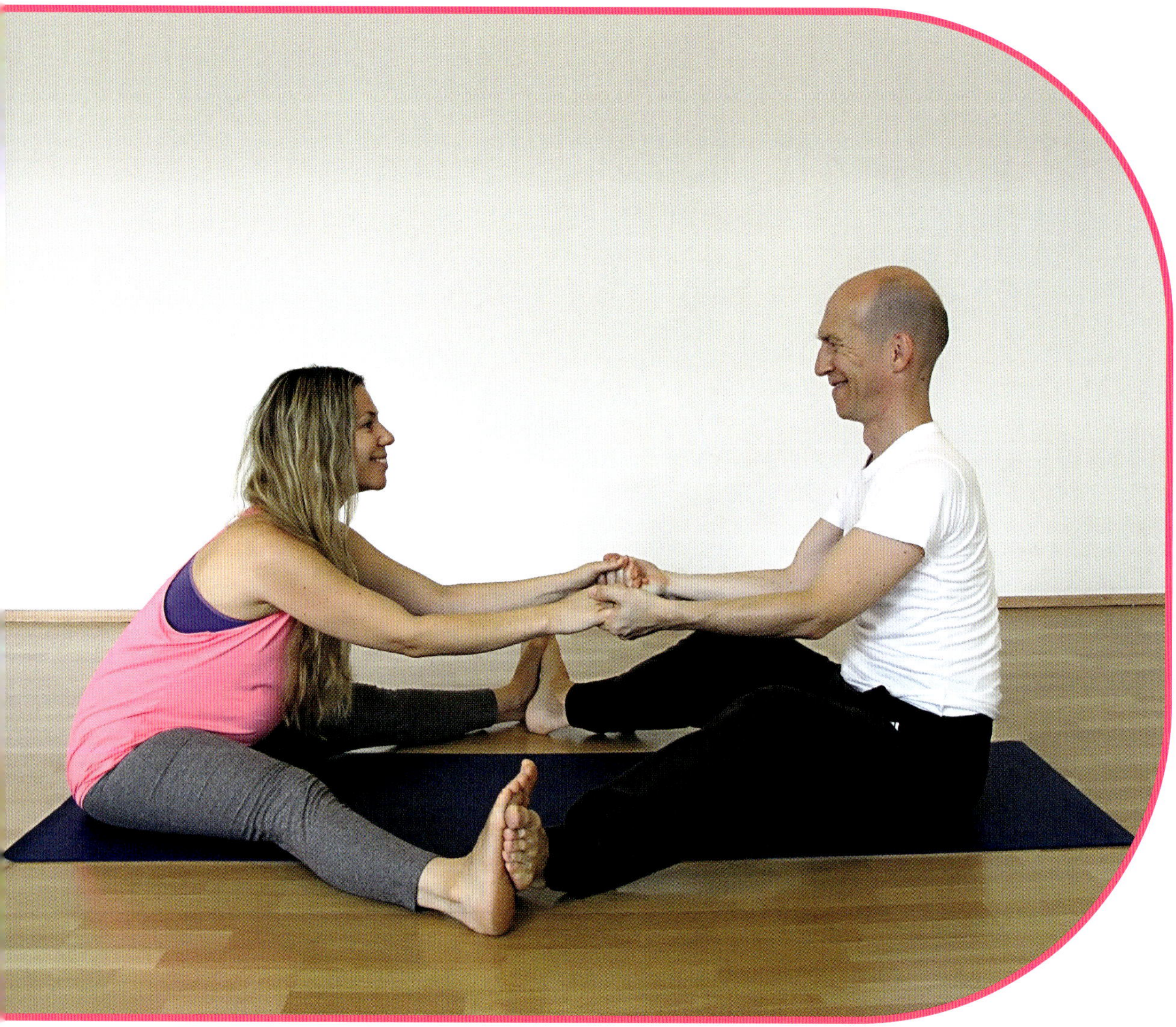

Das Paar sitzt sich gegenüber, die Beine sind sanft gegrätscht. Die Knie können zu Beginn abgewinkelt bleiben, das Paar bringt sanft die Fußsohlen aneinander und greift sich an den Händen. Mit jeder Einatmung richten sich Schwangere und Partner oder Partnerin bewusst auf. Der Rücken wird lang gestreckt. Mit jeder Ausatmung versuchen sie zu zweit, sanft ihre Beine lang zu strecken und zu dehnen. Nun können sie sanft hin und her schaukeln.

WIRKUNGSWEISE: Diese Asana hilft, ein Hohlkreuz zu vermeiden, und wirkt bei Verspannungen im gesamten Wirbelsäulenbereich, da die Rückenmuskulatur gedehnt wird. Sie belebt zusätzlich die inneren Organe und das Nervensystem.

VORSICHT BEI: Bandscheibenschmerzen oder Symphysenschmerzen. In diesem Fall die Beine näher zueinander bringen, um die Position zu erleichtern.

HILFESTELLUNG: Immer genug Platz für den Babybauch lassen! Der Rücken bleibt gerade, wenn die Schulterblätter hinter dem Rücken zueinanderziehen und die Vorwärtsbeugung vom Brustbein aus stattfindet! Zur Entlastung können die Knie abgewinkelt bleiben.

HINTERGRUNDWISSEN: In ihrer Verschiedenheit ergänzen sich die drei Doshas gegenseitig und formen damit sogar etwas Neues. Während der Schwangerschaft nähren wir diese Verbindung in Form unseres heranwachsenden Kindes. Eine ausgeglichene Partnerschaft besteht aus gegenseitiger Anziehung, Zuneigung und Liebe. Zu lieben bedeutet, nehmen zu dürfen und geben zu können. Damit sind nicht materielle Dinge gemeint, sondern Aufmerksamkeit, Zuwendung, Anerkennung, Respekt, Fürsorge und Vertrauen.

gemeinsame gedrehte seitbeuge – samanya parivrtta upavistha konasana

Bei geübteren Yoginis können die Beine noch etwas weiter gegrätscht werden, und statt den Händen werden die Unterarme umgriffen. Nun ist auch ein sanftes gegenseitiges Ziehen möglich. Eine schöne Variation ist die gedrehte Seitbeuge, bei der ebenfalls die Hände einander greifen können.

WIRKUNGSWEISE: Diese Asana hilft, ein Hohlkreuz zu vermeiden, und wirkt bei Verspannungen im gesamten Wirbelsäulenbereich, da die Rückenmuskulatur gedehnt wird. Sie belebt die inneren Organe und das Nervensystem. In der Seitbeuge wird zusätzlich der Zwischenrippenmuskelbereich gedehnt.

VORSICHT BEI: Bandscheibenschmerzen oder Symphysenschmerzen. In diesem Fall die Beine näher zueinanderbringen, um die Position zu erleichtern.

HILFESTELLUNG: Das Abwinkeln beider Beine erleichtert die Stellung und wird auch bei Beschwerden im Bereich der »Mutterbänder« empfohlen.

HINTERGRUNDWISSEN: Schwangere Frauen wünschen sich meist, ihr Baby in einer ruhigen Atmosphäre auf die Welt zu bringen. Eine vertraute Person kann hierbei eine wertvolle Stütze sein. Dies muss jedoch nicht immer der zukünftige Vater des Kindes sein, auch eine gute Freundin oder eine Verwandte kann eine passende Begleitung sein. Da eine Geburt jedoch eine sehr intime Angelegenheit ist, ist es wichtig, sich gut zu überlegen, wer bei diesem ganz besonderen Ereignis dabei sein soll. Ist die Entscheidung einmal getroffen, kann es eine gute Vorbereitung darstellen, einige geburtsvorbereitende Übungen zuvor zu zweit auszuprobieren und auch in weiteren Partner-Asanas das gegenseitige Vertrauen zu stärken.

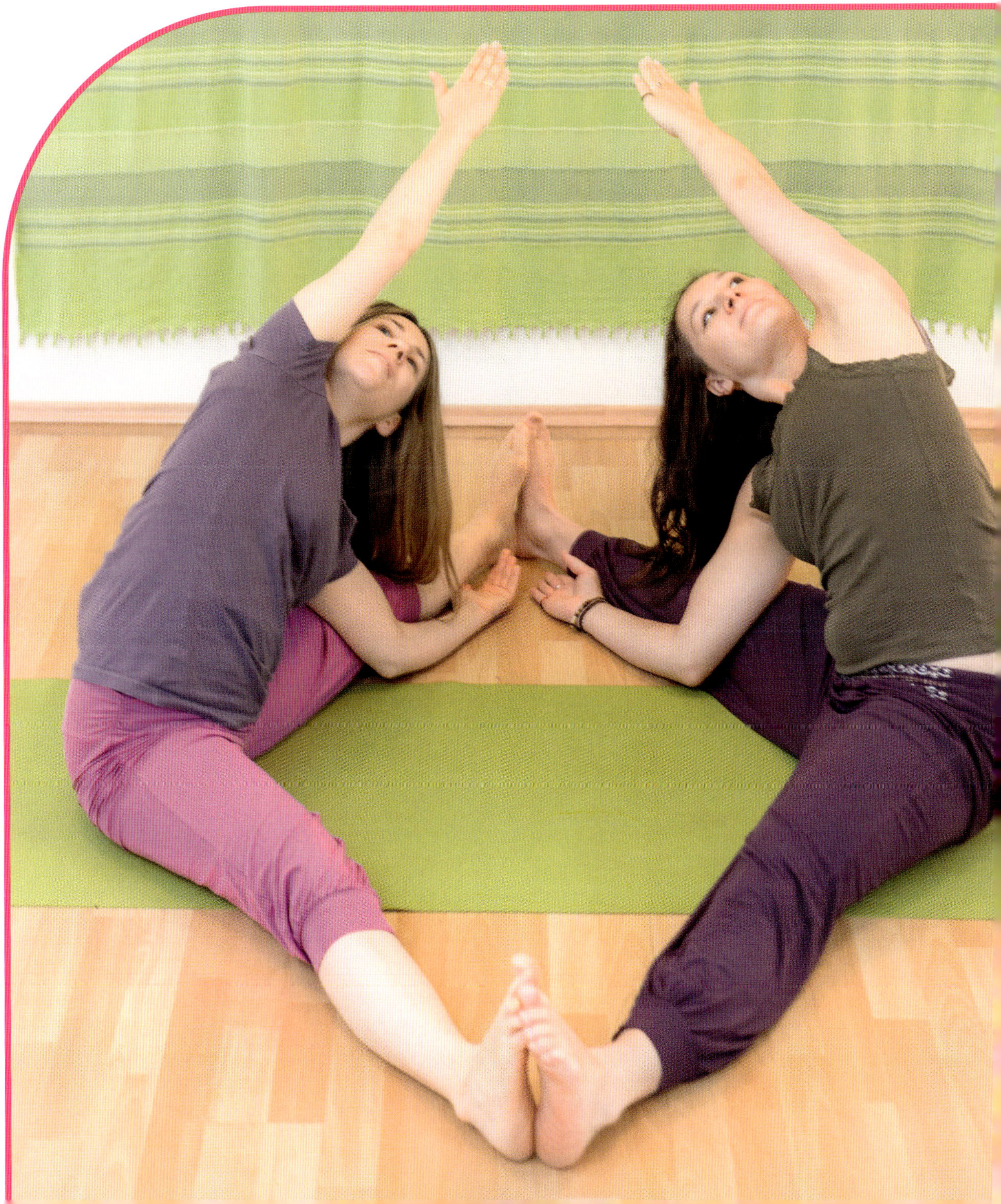

Asanas im Stehen

Der gemeinsame Baum – Samanya Vrikshasana

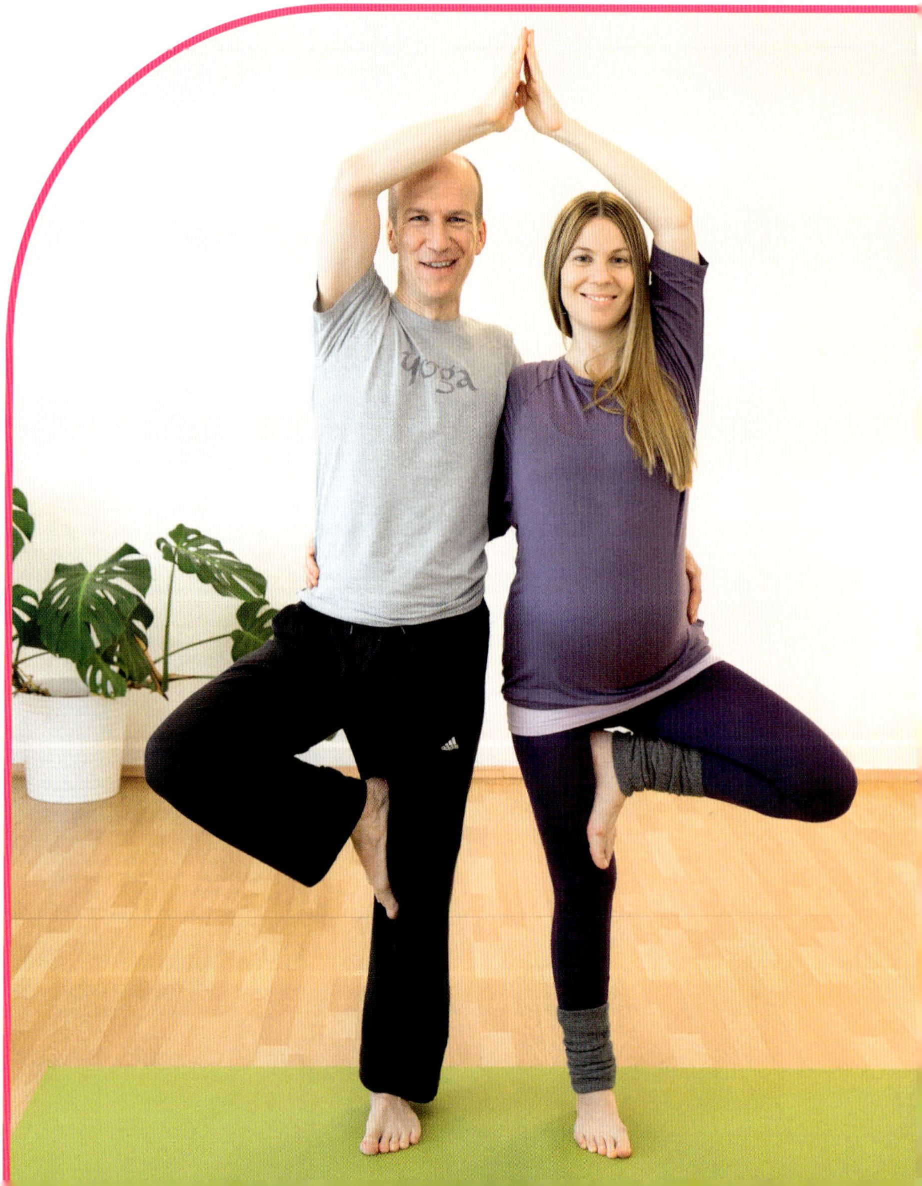

Ausgangsposition ist der aufrechte Stand, das Paar kann sich im Hüftbereich umgreifen. Nun wird zunächst viel Gewicht auf das jeweils innen liegende Bein verlagert und das äußere Bein angehoben. Wenn möglich, wird dieses an der Oberschenkelinnenseite des Standbeins abgestützt. Der jeweils äußere Arm wird ebenfalls angehoben und die Hände des Paares sanft aneinandergelegt. Eine kleine Herausforderung ist es, in dieser Position die Augen zu schließen.

WIRKUNGSWEISE: Hilft, Gleichgewicht, Bestimmtheit und Zielorientiertheit zu entwickeln. Wer den Baum als Paar übt, bekommt die Fähigkeit der Stabilität inmitten der Stürme des Lebens.

VORSICHT: Während der Schwangerschaft weitet sich das Becken, gerade der untere Rücken fühlt sich oft instabil an. In dieser Position brauchen wir ein gutes Gleichgewichtsgefühl und versuchen, gerade den unteren Rücken und das Becken stabil zu halten.

HILFESTELLUNG: Damit die Rückenmuskulatur in der Position aktiv mitarbeiten kann, sollten sich die Schwangere und ihr Partner, ihre Partnerin nicht an einer Wand anhalten.

HINTERGRUNDWISSEN: Diese Baumvariation zu zweit kann uns dabei helfen, unseren Partner, unsere Partnerin als wertvolle Stütze wahrzunehmen. Sie zeigt uns, dass wir eine gemeinsame Balance finden können, zu zweit fest am Boden verankert sind, uns gegenseitig Halt geben und einander sogar blind vertrauen können – ideale Voraussetzungen für die bevorstehende Geburt und das gemeinsame Großziehen eines Kindes.

Die zwei Helden – Dvi virasna

Ausgangsposition ist ein breiter gegrätschter Stand. Jeweils ein Bein ist 90 Grad abgewinkelt. Knie und Knöchel befinden sich in einer Linie. Mit der Einatmung heben wir beide Arme auf Schulterhöhe an, mit der Ausatmung beugen wir uns zur Seite des abgewinkelten Beins, der gegenüber liegende Arm wird über dem Kopf lang gestreckt. Bei der Paar-Übung können die Partner sich auch jeweils an den Händen greifen.

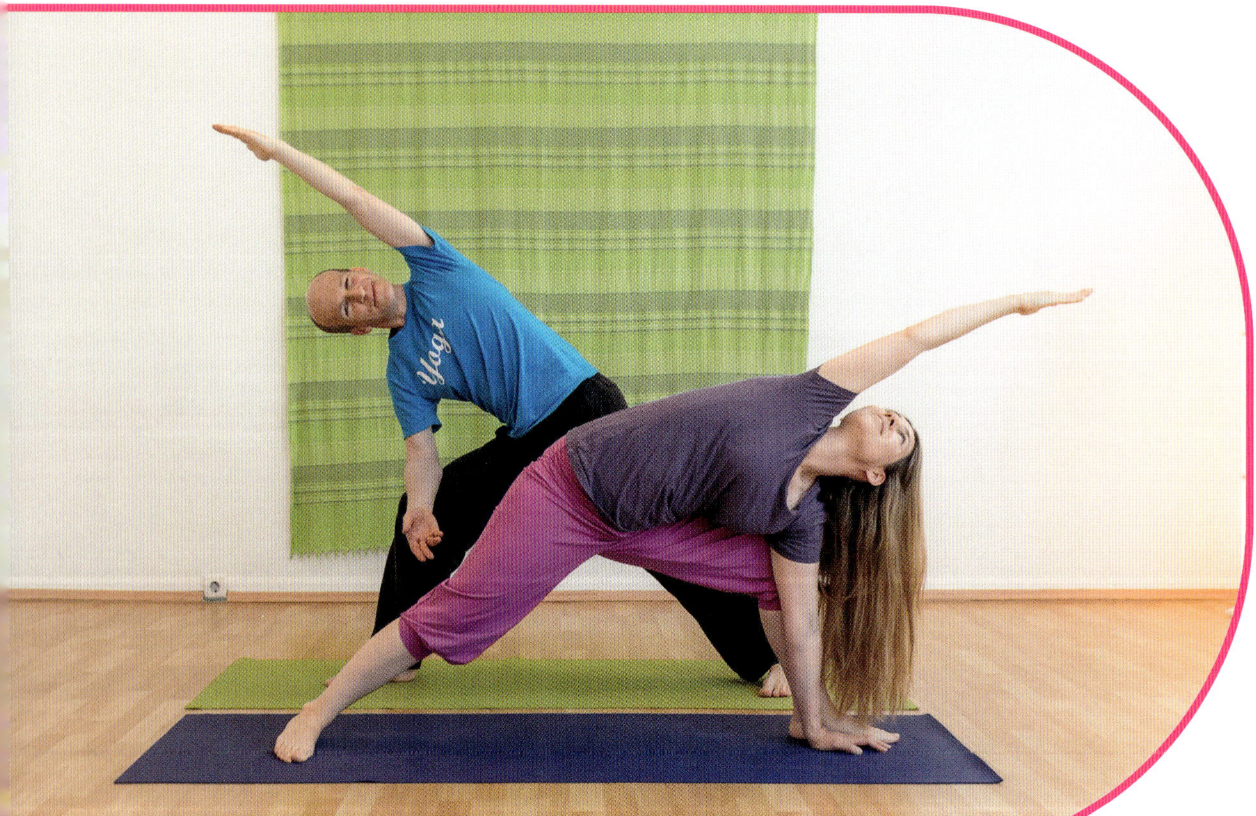

WIRKUNGSWEISE: Bei dieser Asana wird die Fuß-, Bein-, Rumpf- und Armmuskulatur gekräftigt. Der seitliche Zwischenrippenraum weitet sich, wodurch sich die Atmung verbessert.

VORSICHT BEI: Skoliose sowie Bänder- und Symphysenschmerzen.

HILFESTELLUNG: Ein Block oder ein Kissen unter der abgelegten Hand kann die Position ebenfalls erleichtern.

HINTERGRUNDWISSEN: Hält sich das Paar an den angehobenen Händen, können wir Elemente aus der gemeinsamen Seitbeuge, Parivrtta Upavistha Konasana, und dem gemeinsamen Baum, Vrikshasana, miteinander kombinieren. Einzeln ausgeführt zeigt die Asana auch sehr viel an Stärke und Kraft. Der lang gestreckte Arm wirkt wie ein Pfeil, der uns eine Richtung weist.

Eine liebevolle Partnerschaft zu meistern und gemeinsam ein Kind großzuziehen, kann auch bedeuten, einmal unterschiedlicher Meinung zu sein. In dieser Paar-Übung probieren wir dies auf körperlicher Ebene aus: Ich will dahin, du willst dorthin, dennoch stehen wir beide fest verbunden auf der Matte. Eskaliert der Konflikt oder können wir, wenn wir mit der nächsten Einatmung wieder beide Arme anheben, erneut zueinanderfinden und den weiteren Weg gemeinsam meistern?

Paar-Meditation

Bienenatmung – Samanya Bhramari Pranayama

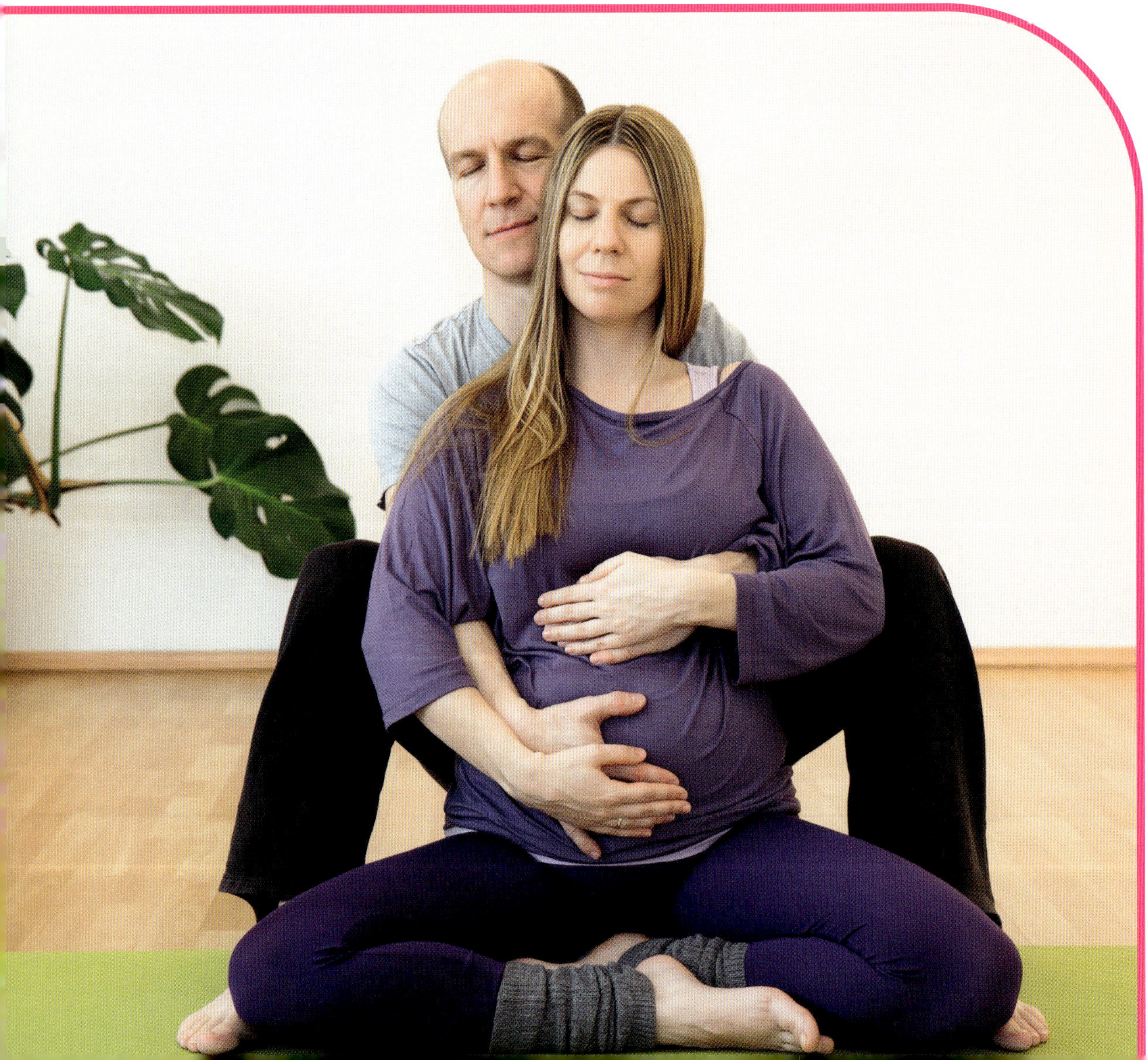

Bhramari Pranayama, benannt nach der schwarzen indischen Bienenart Bhramari, kann uns dabei helfen, den Geist zu beruhigen und ihn von Wut, Aufregung, Frustration oder Angst zu befreien. Unsere Ausatmung bei Bhramari Pranayama ähnelt dem typischen Summen einer Biene. In ihrer klassischen Ausführung halten wir uns die Zeigefinger an die Ohrknorpel; natürlich kannst du dies auch in der Paar-Meditation dazunehmen, oder du möchtest die Atemübung auch einmal nur für dich ausführen. Als Samanya Bhramari Pranayama habe ich sie hier bezeichnet, da sie gemeinsam ausgeführt wird, wobei es hier nicht nur um euch als Paar geht, sondern auch um euer gemeinsames Baby. Daher ist es eine wunderbare Geburtsvorbereitung, diese Übung mit den Händen auf dem Babybauch auszuführen.

Setzt euch also bequem hin, die Schwangere darf vorne Platz nehmen. Nun werden die Hände gemeinsam auf dem Babybauch abgelegt. Gerne könnt ihr auch, je nach Lage des Babys, zwischen Unterbauch und Oberbauch variieren.

Schließt die Augen, atmet beide tief ein, mit der Ausatmung macht mit geschlossenen Lippen ein lautes summendes Geräusch wie eine Biene. Beginnt ruhig in einer tieferen Tonlage und variiert auch hierbei im eigenen Tempo. Dazwischen immer wieder durch die Nase einatmen und mit Bhramari ausatmen.

Wiederholt die Übung sechs- bis achtmal. Danach macht eine Pause und spürt nach: Bewegt sich das Baby im Bauch? Oder ist es eingeschlafen und schlummert ruhig vor sich hin? Strampelt es mit Beinen, Knien, Ellenbogen oder Armen? Will es mehr? Dann dürft ihr die Übung gerne noch einmal wiederholen! Als Paar-Meditation stärkt ihr mit Bhramari eure Paarbeziehung und könnt einen guten Kontakt zum Baby herstellen. Meist nehmen nur die Schwangeren die Kindsbewegungen wahr, durch diese Übung können auch andere geliebte Menschen an diesem kleinen Wunder teilhaben.

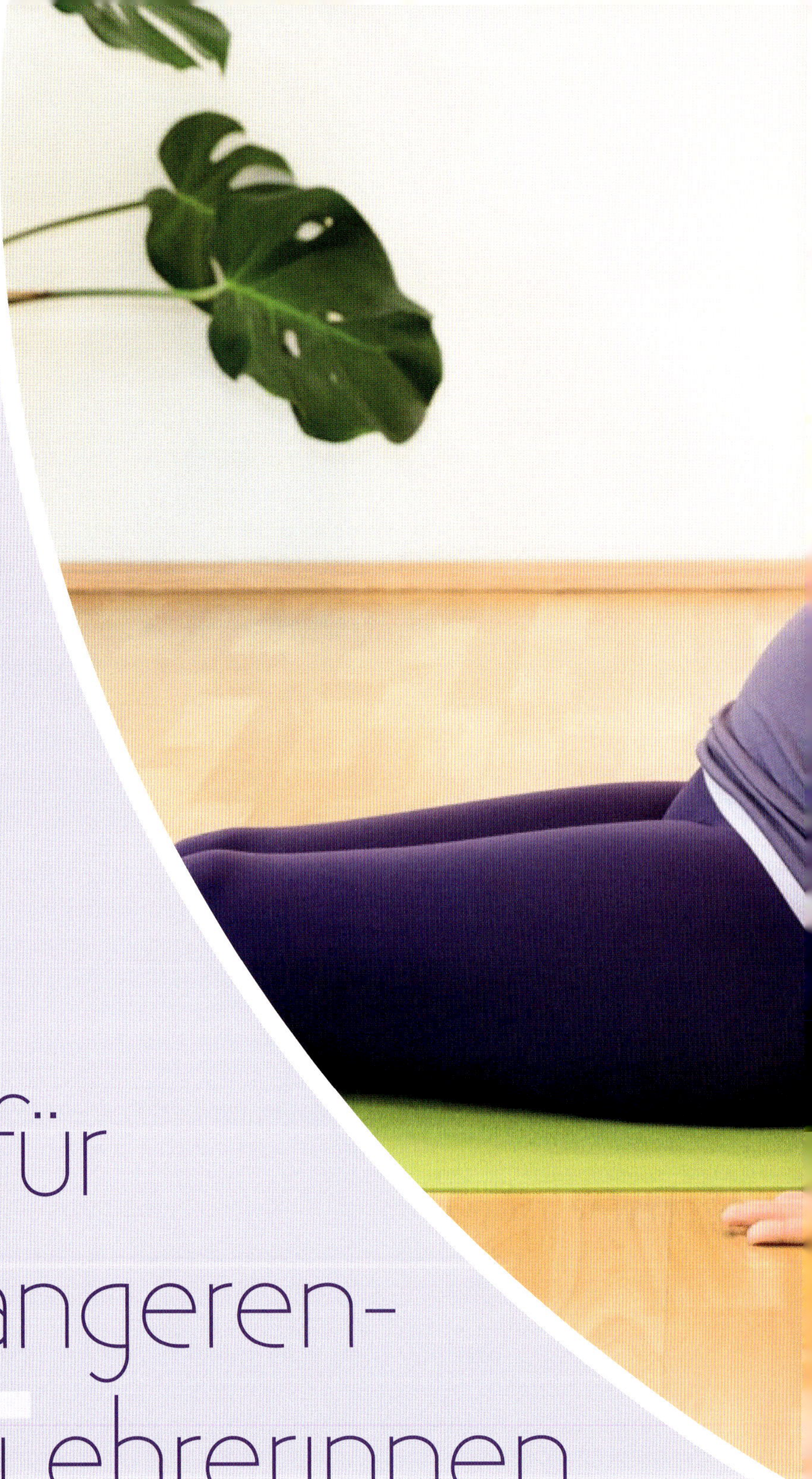

4 Tipps für Schwangeren-Yoga-Lehrerinnen

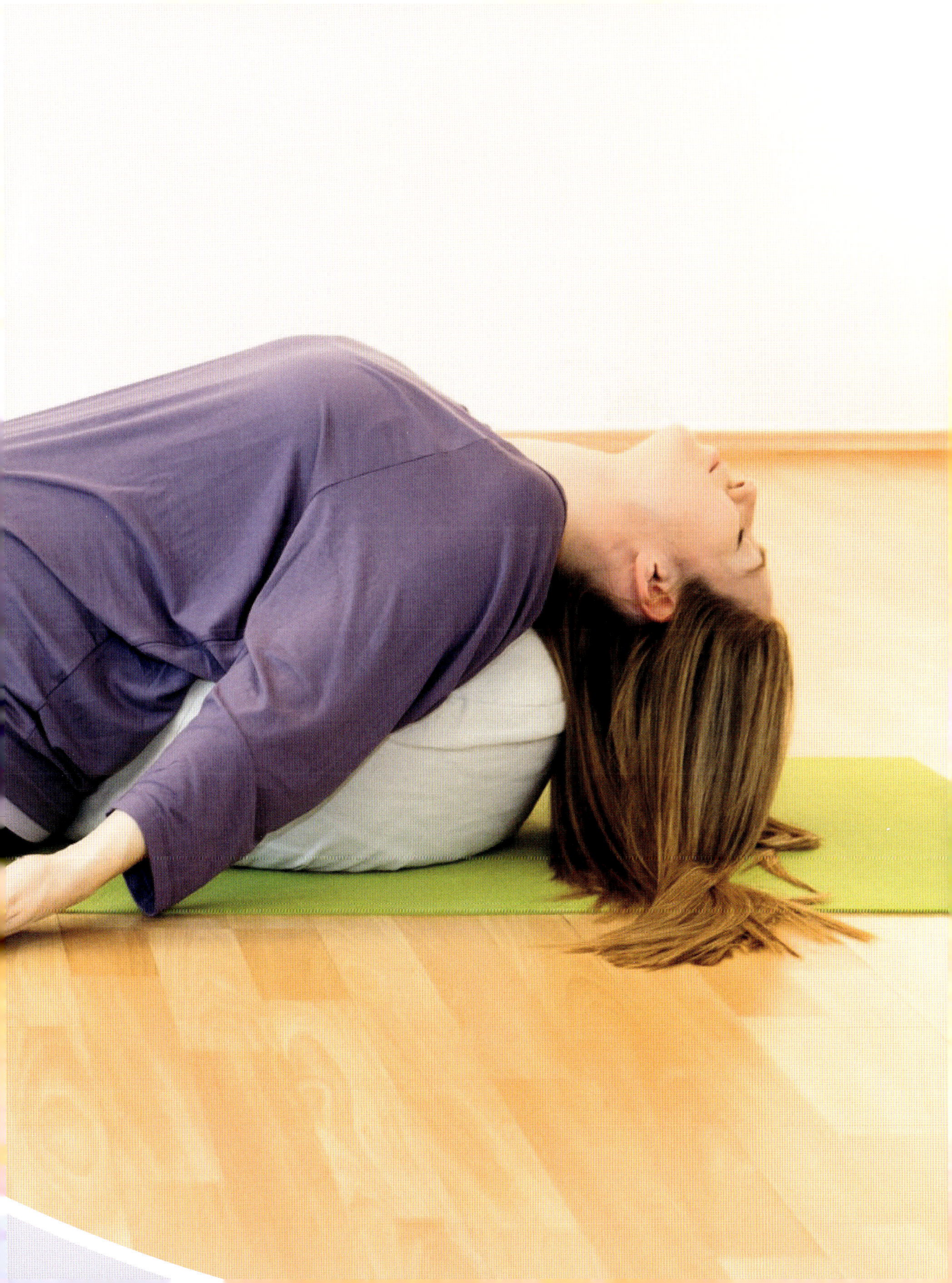

Aufbau und Gestaltung einer Schwangeren-yoga-Stunde

Geübte Yoginis können, wie du in diesem Buch siehst, auch während der Schwangerschaft »normal« weiterüben. Stellungen in der Bauchlage werden in der Seitenlage oder im Stehen ausgeführt. Bei Atemübungen wird die Luft nicht angehalten. Ganz allgemein sollte zu große Anstrengung vermieden und die Bauchmuskulatur nicht belastet werden! Viele Kursteilnehmerinnen sind jedoch ungeübt oder verspüren erste Beschwerden im Rücken. Da sich bereits zu Beginn der Schwangerschaft durch die hormonelle Umstellung Sehnen, Bänder und Gelenke lockern, sollten zu starke Dehnungen vermieden werden. Als Yoga-Unterrichtende sollten wir auch in der Arbeit mit Schwangeren nachhaltig arbeiten und eine Überdehnung der Knie, Fußgelenke, Ellenbogen und Handgelenke vermeiden. Der Hauptfokus liegt also nicht nur auf dem Dehnen bzw. Strecken, sondern vielmehr auf der sanften Kräftigung und Stabilisierung zum Beispiel der Rückenmuskulatur.

In den ersten Monaten der Schwangerschaft sollten die Kursteilnehmerinnen stets auf ihre individuellen Bedürfnisse achten, und nicht jede in diesem Buch vorgestellte Asana kann angebracht sein. Manchmal ist den Schwangeren nach noch mehr Ruhe, manchmal aber auch nach mehr Tempo. Das erste Schwangerschaftstrimester ist dennoch eine gute Zeit, um mit sanften Yoga-Übungen anzufangen. Die Übungen beruhigen den Geist und die Seele und helfen der Schwangeren, wieder zu mehr Ruhe und Gelassenheit zu finden. Tiefes Atmen ist für Schwangere besonders wichtig, deswegen ist während der gesamten Yoga-Einheit auf die tiefe und bewusste Ausatmung zu achten. Auch im zweiten Schwangerschaftstrimester verrät uns die Atmung, ob eine Übung für die Teilnehmerin geeignet ist. Sobald die Atmung zu flach wird und sich bei der Schwangeren ein Gefühl von Druck und Unwohlsein einstellt, ist die Asana von uns Unterrichtenden sofort zu variieren oder zu pausieren. Schließlich sollten die Übungsabläufe der Schwangeren ein angenehmes Gefühl vermitteln und sie niemals überfordern! Im dritten Schwangerschaftstrimester müssen wir im Übungsablauf natürlich mehr und mehr auch die Babys im Bauch der Schwangeren mitbedenken. Beispielsweise gebe ich beim Ansagen von sitzenden Vorwärtsbeugen den Hinweis: »Lasst beim Nach-vorne-Kommen genügend Platz für euren Babybauch«, oder bei kreisenden Beckenbewegungen: »Hier haben auch die Babys im Bauch ein Mitspracherecht. Wenn sie beginnen, zu stark zu klopfen, dann macht die Kreise etwas kleiner.« Ganz wunderbares Feedback bekomme ich regelmäßig von meinen Teilnehmerinnen, wenn ich die noch nicht geborenen Babys in die Endentspannung mit einbeziehe! In meinen Stunden wähle ich meist eine klassische Endentspannung nach Swami Sivananda, die mich von ihrem Ablauf her stark an die progressive Muskelentspannung nach Jacobson erinnert. Hierbei werden einzelne Körperteile bewusst angespannt und entspannt. Für Schwangere ergänze ich gerne: »Ich entspanne meinen Bauchraum, alle Bereiche rund um mein Baby sind entspannt« und den abschließenden Satz: »Ich entspanne meine Gedanken, all meine Gedanken sind entspannt – und vielleicht bildet sich nun ein kleines entspanntes Lächeln auf deinen Lippen, und dieses Lächeln schicke zum Baby in deinem Bauch – nun seid gemeinsam noch für ein paar Momente entspannt.« Viele Teilnehmerinnen schlafen während der Endentspannung wirklich mit einem Engelslächeln ein. Wenn später ihre Babys im Schlaf ebenfalls dieses erste Engelslächeln auf ihren kleinen Gesichtern haben, erinnern sich viele frischgebackene Mamas an das wundervolle Gefühl während der gemeinsamen Endentspannung.

Der Kurs sollte so aufgebaut sein, dass die Schwangeren jederzeit einsteigen können, außerdem, dass es ihnen nicht schwerfällt, wieder einzusteigen, sollten sie aussetzen müssen. Manche Frauen haben schon Yoga praktiziert, die meisten Kursteilnehmerinnen sind aber Einsteigerinnen. Deshalb üben wir einfache Haltungen, die den Schwangeren guttun und Lust auf mehr Yoga machen.

Die Teilnehmerinnen sollten sich während und nach jeder Yogastunde wohlfühlen, entspannt atmen können und beweglich und schmerzfrei aus der Stunde kommen. Atemübungen sind besonders wichtig, weil sie die Bauchatmung verbessern, die während der Schwangerschaft häufig erschwert ist, da das Zwerchfell nicht mehr so gut nach unten ausweichen kann. Eine gute Atmung beruhigt, senkt den Blutdruck und bereitet auf die Geburt vor.

Gedehnt und mobilisiert werden vor allem die Bereiche, die zu Verspannungen neigen: der Rücken, die Nacken- und Schultermuskulatur sowie die Brustmuskulatur. Durch das Dehnen und Strecken der verschiedensten Muskelgruppen bei Durchführung der Asanas werden die Muskelgruppen weicher und elastischer, ohne zu sehr zu überdehnen. Verspannungen, die oft als Begleiterscheinung der Beckenweitung oder des zusätzlichen Gewichts auftreten, können so ebenfalls gelöst werden. Auch die Bauchorgane, die während der Schwangerschaft vermehrte Arbeit zu leisten haben und sich auf kleinsten Raum zurückdrängen müssen, werden gut durchblutet und massiert. Alle Kräftigungsübungen bewirken eine Stabilität der Rumpfmuskulatur, stärken die Arme und Beine, verbessern die Körperhaltung und bereiten auf das Tragen des Babys nach der Geburt vor. Wir fördern somit auch die schnellere Regeneration nach der Geburt.

Körper, Geist und Seele: Yoga-Lehrende sind auch Therapeuten

Im klassischen Hatha Yoga streben wir nach der Vereinigung von Körper, Geist und Seele, und gerade während der Schwangerschaft wird vielen Frauen bewusst, wie eng diese drei Teile miteinander verbunden sind. Die Veränderung des Körpers beeinflusst das seelische und geistige Gleichgewicht, also unsere Gefühle und unser Denken und in weiterer Folge auch unsere Handlungen. Während ihrer Schwangerschaft – eine Zeit ständiger Veränderung – sehnen sich viele Frauen nach mehr Ruhe, Sicherheit und Stabilität. Ein gezieltes geistiges und körperliches Training, wie es Yoga bietet, trägt außerordentlich positiv zum Wohlbefinden der Schwangeren bei. Es gibt ihnen Halt und Kraft, es stärkt sie emotional, mental und physisch und bereitet sie optimal auf die Anstrengungen der Geburt und die erste Zeit danach vor.

Nur wenige Frauen wissen, dass fast alle bekannten Übungen der Geburtsvorbereitung auch in den jahrtausendealten Yoga- und Atemübungen zu finden sind und die überlieferten Entspannungstechniken eine ideale Ergänzung bilden.

Alle in diesem Buch vorgestellten Asanas werden langsam, sanft und rhythmisch ausgeführt. Sie werden ohne Leistungsdruck und ohne zu große Anstrengung gehalten und auch sanft wieder gelöst. Dies geschieht immer in Kombination mit einer bewussten, tiefen Atmung.

Bei jeder Asana sollten wir besonderen Wert auf die »Entspannung in der Spannung« legen. Dieser Grundgedanke liegt dem Hatha Yoga ohnehin immer zugrunde: Wir atmen ein, wir atmen aus, wir spannen an, wir entspannen. Aber selbst in der Anspannung, wenn wir eine Asana halten, können wir tief ausatmen und so einen entspannten Zustand erreichen. Diese Fähigkeit, die wir durch Hatha Yoga erlernen können, stellt ebenfalls eine spezielle Form der Geburtsvorbereitung dar. Sie hilft den Schwangeren während der Geburt und trotz höchster Anspannung der Gebärmutter, den restlichen Körper entspannt zu halten.

Die Aufmerksamkeit während der Asanas sollte immer nach innen gerichtet sein – so lernen die Schwangeren, den eigenen Körper bewusst kennen und fühlen und bauen eine gute Verbindung zum Ungeborenen auf: »Du in meinem Bauch und ich, wir schaffen das schon gemeinsam!«

Meiner Überzeugung nach muss eine Yoga-Lehrerin oder ein Yoga-Lehrer, gerade wenn sie oder er mit Schwangeren arbeitet, auch immer eine gute Therapeutin oder ein guter Therapeut sein. Denn die Frauen wenden sich mit vielen persönlichen Fragen an uns, und das Themenfeld Schwangerschaft und Geburt ist noch immer mit vielen Unsicherheiten belastet. Bis hin zur 40. Schwangerschaftswoche werden Schwangere mit so vielen neuen Themen konfrontiert:

- Was soll ich in der Schwangerschaft essen, was soll ich nicht essen?
- Welche Bewegungen darf ich ausführen, welche darf ich nicht ausführen?
- Welche Medikamente soll ich nehmen, oder sollte ich sie besser nicht nehmen?
- Muss ich Yoga machen, schwimmen gehen, viel singen, meinen Bauch eincremen, zur Akupunktur? Und welche Vorsorgeuntersuchungen sind gut für mein Baby?

Kurz vor dem Entbindungstermin verdichtet sich diese Unsicherheit noch:

- Dreht sich das Baby rechtzeitig – und was, wenn es sich nicht dreht?
- Wo will ich entbinden, wie will ich entbinden, wer soll dabei sein?
- Will ich eine PDA, will ich keine PDA?
- Will ich in die Geburtswanne oder auf einen Gebärhocker, und wie funktioniert das überhaupt?

Und auf Platz eins:

- Wird bei der Geburt alles gut gehen?

Die Angst vor einem Kaiserschnitt oder Komplikationen bei der Geburt kann bei manchen Schwangeren enorm groß sein, und diese Angst wiederum kann während der Geburt Komplikationen erst verursachen!

Als Yoga-Unterrichtende können wir keinesfalls den Rat von ÄrztInnen oder Hebammen ersetzen, aber wir können ähnlich wie eine Therapeutin oder ein Therapeut mithilfe der Yoga-Asanas und der Yoga Philosophie sanft begleitend und unterstützend zur Seite stehen.

Wir sollten Schwangeren dabei helfen,

- ihre Angst vorm Entbinden abzulegen,
- sie ihre Kraft und innere Stärke spüren lassen
- und ihre Verbindung zum Ungeborenen bekräftigen.

Denn ganz egal wie die Geburt tatsächlich ablaufen wird: Die zukünftigen Mütter werden vor allem diese innere Stärke und ihre Liebe zum Baby benötigen, denn eine schmerzfreie Geburt gibt es nicht, es gibt nur viele Möglichkeiten, mit diesem Schmerz umzugehen – und das können wir im Schwangeren-Yoga lernen.

Wichtige Grundinformationen: Worauf müssen wir achten?

Während einer Yoga-Einheit sollten Schwangere und wir als Yoga-Unterrichtende folgende Punkte besonders beachten:

- Bei Schmerzen oder Unwohlsein die Position sofort abbrechen.
- Bei wiederkehrenden Schmerzen Ärztin, Arzt oder Hebamme konsultieren.
- Immer bequeme Kleidung tragen, die vor allem im Bauchbereich nicht einschnürt.
- Nie die Luft anhalten, sondern versuchen, über die Nase ein- und durch den Mund auszuatmen.
- Niemals gegen den Bauch drücken, z.B. bei vorwärtsbeugenden Stellungen.
- Immer genug Platz für den Babybauch lassen.
- Die Rückenlage mit ausgestreckten Beinen vermeiden, dies kann Schwindelgefühle auslösen.
- Extreme Dehnungen, vor allem im Beckenbereich, meiden.
- Extreme Sprünge vermeiden, lieber fließend von einer Position zur nächsten kommen.
- Immer aus dem Liegen über die Seite hochkommen und aus dem Sitzen sanft ins Stehen.
- Atemübungen, Endentspannung oder Abschlussmeditation nicht vergessen.
- Treten Beschwerden in der Symphyse, im Schambein, Beckenboden oder Iliosakralgelenk auf, sind die Hinweise bei den einzelnen Asanas unbedingt zu beachten!

Informationen zu Hilfestellungen für die einzelnen Asanas findest du in Kapitel 3 bei den Übungen für die Schwangerschaftstrimester.

5 Yoga nach der Geburt

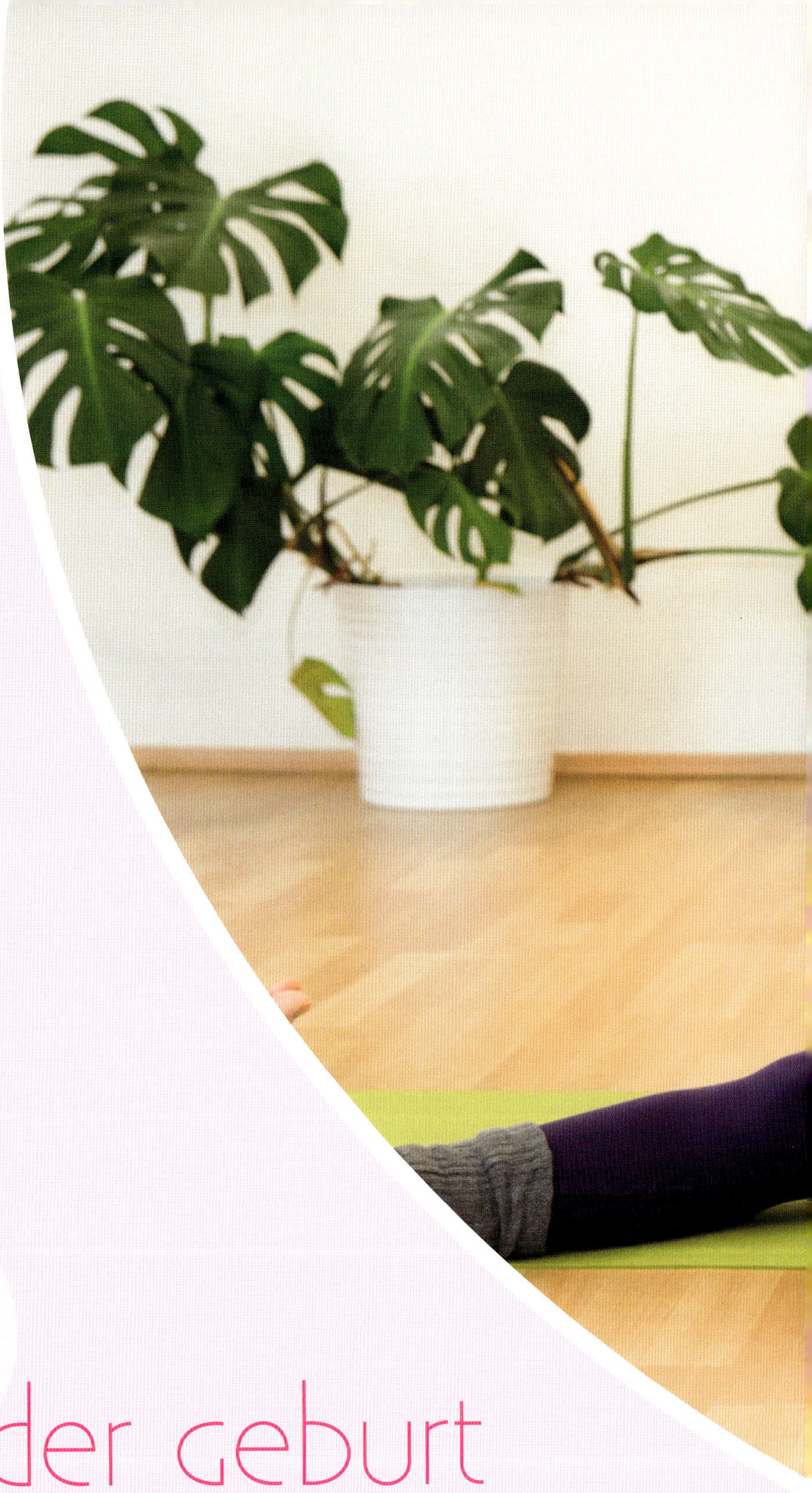

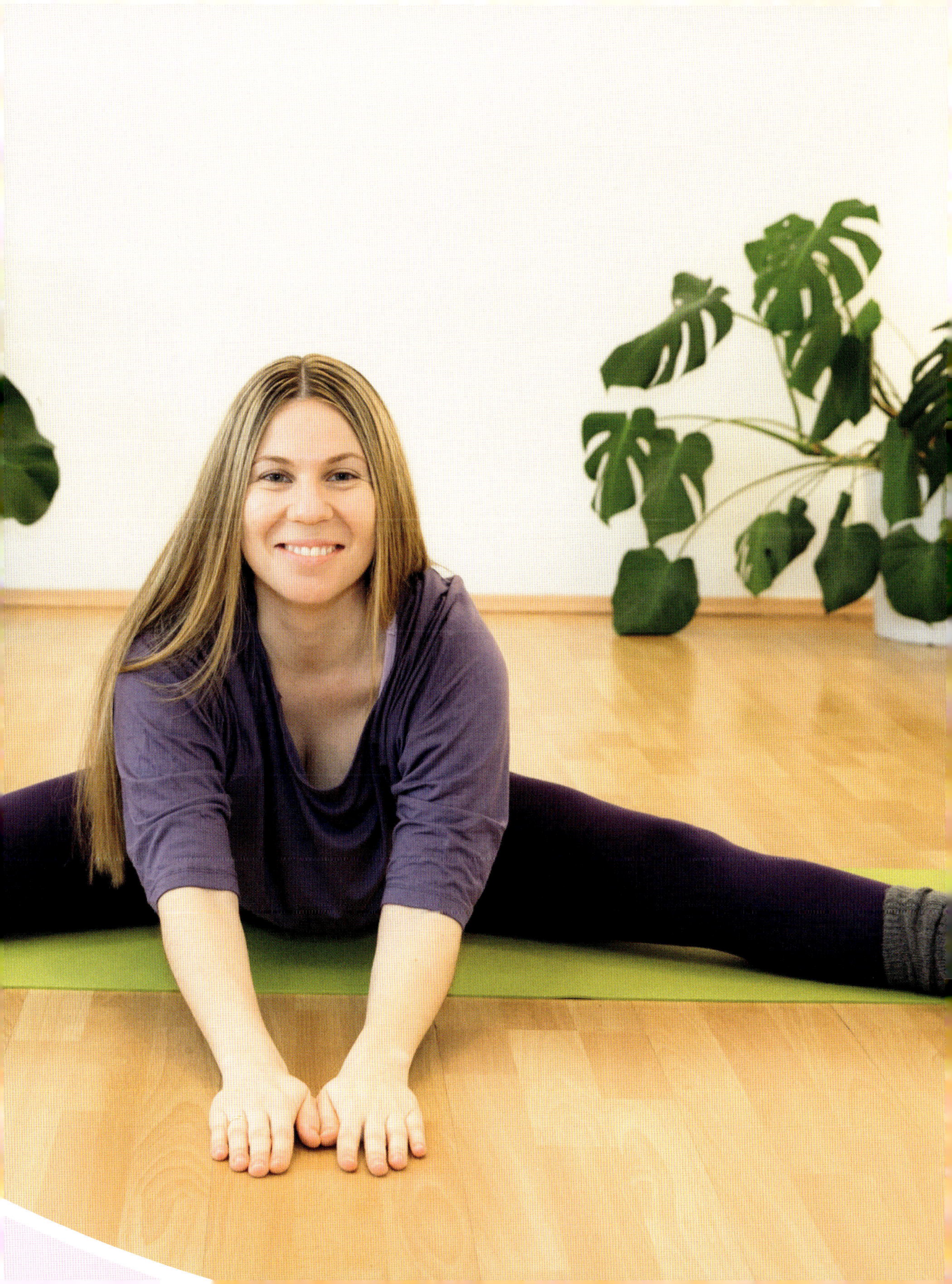

Schwangerschaft und Geburt sind tiefgreifende Erfahrungen, nach denen du dich körperlich, emotional und geistig ziemlich verändert fühlst. Die körperliche Belastung während der Schwangerschaft, die hormonellen Veränderungen nach der Geburt und das neue Leben mit Baby beanspruchen all deine Kraft. Erneut bietet sich Yoga an, denn durch die Anregung des Kreislaufs und des Stoffwechsels werden die Rückbildungsprozesse in deinem Körper beschleunigt. Viele Frauen, die ich bereits während ihrer Schwangerschaft begleiten durfte, kommen zwei, drei Monate nach der Geburt auch in meine Mama-Baby-Yoga-Kurse, um zu ihrem gewohnten Körpergefühl zurückzufinden, und genießen dabei den Austausch mit anderen jungen Mamis. Die Übungen sind anfangs noch sehr sanft. Ein gezieltes Bauchmuskeltraining wird direkt nach der Geburt nicht empfohlen, stattdessen können wir erneut den Beckenboden und die seitliche Bauchmuskulatur kräftigen und Verspannungen im Bereich der Wirbelsäule lösen. Alles mit Ruhe und Bedacht, um wirklich nachhaltig und dauerhaft Freude an den Übungen zu haben.

In diesem Kapitel zeige ich dir sanfte Baby-Yoga-Übungen, die jedes Baby vor Freude quietschen lassen, wenn Mama oder Papa sie mit ihm spielerisch durchführen! Außerdem Übungen für deine Beine, deinen Rücken, deine Bauchmuskulatur und deinen Beckenboden – viele davon kannst du so variieren, dass du dein Baby mit einbeziehen kannst. Und fitte Papas können sich natürlich ebenfalls an ihnen versuchen!

Rückbildungsyoga

Du kennst das sicher, vielleicht auch von dir selbst: Viele Frauen haben nach der Geburt ein bestimmtes Bild im Kopf, nämlich das der jungen Promi-Mütter, die kurz nach der Entbindung schon wieder fit und schlank im Fernsehen über den roten Teppich oder den Laufsteg schweben. Wie schaffen die das bloß? Natürlich, ganz klar, sie haben Personal-Trainer, die mehrere Stunden am Tag mit ihnen arbeiten, und Nannys, die ihnen die Babys fast rund um die Uhr abnehmen. Aber was ist mit uns »normalen Frauen«? Wie können wir die Kilos purzeln lassen und uns auch noch liebevoll um unsere Babys kümmern, die Wohnung nicht völlig verwüstet zurücklassen und, ach ja, vielleicht auch unseren Partner motivieren, das eine oder andere Solidaritäts-Kilo wieder loszuwerden? Vor neun Jahren interviewte ein bekannter Radiomoderator meinen Mann und mich zum ersten Mal, damals war er sehr schlank und voller Energie, Anfang des Jahres hatten wir erneut ein Radiogespräch mit ihm und waren erstaunt, wie rund er inzwischen war. Er verriet uns, dass er mit jeder Schwangerschaft seiner Frau ebenfalls 10 Kilo zugenommen, sie jedoch danach nicht wieder verloren hatte. Sofort boten wir ihm an, doch zu uns ins Yoga zu kommen.

Yoga nach der Geburt betrifft also nicht nur uns Frauen, sondern auch viele Papas kann es motivieren, wieder aktiv zu werden. Auch, wenn wir alle wissen, dass die durchschnittliche frischgebackene Mami nun mal auch noch etwas Reserve fürs Stillen benötigt und der frischgebackene Papa auch mal ein paar Kekse mehr als sonst verputzt, um den allgemeinen Anfangsstress besser zu bewältigen, haben doch viele von uns den Wunsch, zumindest wieder unsere Ausgangsfigur zu erreichen. Und keine Sorge, das ist auch wirklich machbar, egal ob du 10 oder 30 Kilo in der Schwangerschaft zugenommen hast. Es geht eben nur nicht von heute auf morgen, sondern benötigt seine Zeit und kleine Übungen, die den Alltag auf ganz neue Weise versüßen!

Wie viele Kilos verschwinden gleich nach der Geburt?

Natürlich ist es abhängig davon, wie viel du während der Schwangerschaft zugenommen hast, aber dennoch kannst du davon ausgehen, dass ganz von selbst folgende Kilos wegpurzeln: 2,5 bis 3,5 Kilo wiegt das Baby, die Plazenta rund 500 Gramm, das Fruchtwasser etwa 1,5 Kilo. Dazu gehen etwa 300 Gramm Blut verloren, und ein Teil der natürlichen Wassereinlagerungen verschwindet ebenfalls sofort, durch die Anstrengung während der Geburt. Aber was machen wir mit den übrigen 5 bis 20 Kilo? Und die Jung-Papas, wie werden die ihre Kilos los? Doch nicht gleich verzweifeln, sondern Geduld haben – und sich erst mal so richtig über das Baby freuen, denn die Glückshormone können uns auch bei der natürlichen Gewichtsabnahme unterstützen!

Ab wann darf ich mit sanften Yoga-Übungen beginnen?

ÄrztInnen und Hebammen empfehlen, frühestens sechs bis acht Wochen nach der Geburt mit der Rückbildungsgymnastik oder sanften Yoga-Übungen zu beginnen, das gilt auch für die Geburt durch Kaiserschnitt. Davor ist Wochenbett und Kuscheln angesagt! Während der Schwangerschaft verändert sich der Körper, die Hormone sorgen dafür, dass sich das Becken weitet. Wir spüren diesen Umstieg auch recht schnell im Rücken und an unseren Hand- und Fußgelenken. Der Körper ist bis zur 40. Schwangerschaftswoche nicht mehr so stark belastbar, was sich nach der Geburt auch nicht sofort ändert. Viele Frauen spüren danach sogar eine Art Gesamt-Muskelkater. Vor allem die gerade Bauchmuskulatur, die an der Vorderseite des Körpers verläuft, sollte während der gesamten Schwangerschaft locker gelassen und nicht mehr trainiert werden, damit ein Auseinanderweichen der linken und rechten Muskelgruppen nicht zu stark forciert wird. Jedoch ist es gerade dieser Bereich, der nach der Geburt etwas schlaff und leer wirkt. Vertraue darauf, dass dein Körper mit etwas Zeit und Geduld auch wieder in seine Ausgangsform zurückfinden kann. Für Papas gilt dies nicht, die können direkt nach der Geburt schon wieder losstarten. Dennoch wäre es lieb, sich vor allem um Baby und Wochenbett-Mama zu kümmern, und kleinere Übungen lassen sich auch beim Kochen und Putzen einbauen – und ein paar Runden Sonnengruß haben noch keinem Papa geschadet!

Welche Übungen sind besonders geeignet?

Leichte Wasseransammlungen in Füßen und Händen stören die wenigsten Frauen nach der Geburt. Als besonders lästig empfinden viele jedoch die schlaffe Haut am Bauch und vielleicht auch an den Beinen. Manche suchen dann nach Wundermitteln oder speziellen Powerübungen. Aber um ehrlich zu sein, am besten ist auch hier, zunächst abzuwarten, denn um sich wirklich zu regenerieren, braucht der Körper in etwa so lange, wie die Schwangerschaft gedauert hat, und mitunter sogar ein bisschen länger. Neben sanften Anfangsübungen können auch Massagen die Durchblutung und den Stoffwechsel anregen.

Zu Beginn sind Übungen zu empfehlen, die du zu Hause mit deinem Baby ausführen kannst. In der gewohnten Umgebung wird es euch gemeinsam leichter fallen, und es macht gar nichts, wenn das Kleine plötzlich hungrig wird oder eine frische Windel benötigt. Viele

Übungen, die in diesem Buch für Schwangere empfohlen werden, sind auch nach der Geburt der ideale Einstieg mit dem Baby! Sehr beliebt bei Mama, Papa und Baby ist das Tanzen mit Tragehilfe oder Tragetuch. Das sanfte Wippen und Schunkeln ist fast wie bei Mama im Bauch, und es können sich bei den Babys Luftansammlungen lösen. Ganz toll sind auch Übungen, bei denen ihr auf dem Rücken liegt und das Baby sanft auf dem Bauch von Mama oder Papa. Egal, was ihr aus dieser Grundposition mit euren Beinen macht, ob Radfahren oder sanftes Anheben und Absenken, ihr kräftigt dabei eure Bauch- und Rückenmuskulatur! Oft sind die Papas sogar noch etwas mutiger und kommen in der Rückenlage ganz schnell zum »Baby-Fliegen«: Das Baby wird auf den abgewinkelten Beinen abgelegt und gut festgehalten, und mit der Kraft der Bauchmuskulatur können wir dann die Knie Richtung Brustkorb bringen und wieder absetzen; die ganz Starken heben sogar zusätzlich den Kopf an. Ein Baby-Favorit in meinen Kursen ist die Ausgangsposition kniender Vierfüßlerstand: Dafür könnt ihr euer Baby sanft auf eine Decke legen und über es gebeugt viele Variationen durchführen, bei denen Bauch, Rücken und Beckenboden trainiert werden; du findest sie in Kapitel 3, zum Beispiel unter »Die Katze und Die Kuh« (Übungen für das dritte Trimester). Auch der Prana Flow zur Geburtsvorbereitung kann nach der Geburt gut über dem Baby ausgeführt werden! Im Vierfüßlerstand könnt ihr eure Arme abwechselnd anheben und absetzen, dann auch die Beine jeweils ausstrecken und absetzen und dann die Kombination probieren, zum Beispiel linker Arm und rechtes Bein. Sollte euer Baby unruhig werden, legt ihr eine »Blubber- und Brummrunde« ein. Wenn das Mama noch zu anstrengend ist, darf Papa mal zeigen, was er kann: Mit einer tiefen Einatmung machst du deinen Rücken rund zu einem Katzenbuckel, dann setzt du dich zurück auf deine Fersen und mit der Ausatmung blubberst und brummst du über deinem vor Freude quietschenden Baby. Kurz über Babys Köpfchen drückst du dich mit der Kraft deiner Arme wieder hoch und die nächste Runde kann beginnen!

Für eure Übungen zu Hause gilt dasselbe wie in all meinen Kursen: Macht genug Pausen! Es hat keinen Sinn, wenn ihr euch gleich zu Beginn auspowert und dann tagelang Muskelkater verspürt. Nach einem guten Training gibt es keinen Muskelkater! Vielleicht sucht ihr euch außerdem einen Kurs, bei dem auch euer Baby dabei sein kann. Babys profitieren von dieser gemeinsamen Zeit und haben viel Spaß daran, Mama und Papa in Bewegung zu erleben und Teil des Ganzen sein zu dürfen. In meinen Kursen begleite ich Mamas, Papas und Babys bzw. Kinder sogar bis ins Kindergarten- und Grundschulalter – es ist toll, mit anzusehen, wie gerade diese Kinder die Freude an der Bewegung und am Aktivsein behalten!

Sanftes Yoga für dein Baby

Dein Baby freut sich, wenn du mit ihm spielerische Bewegungsübungen machst. Im Folgenden stelle ich dir einige davon vor.

1
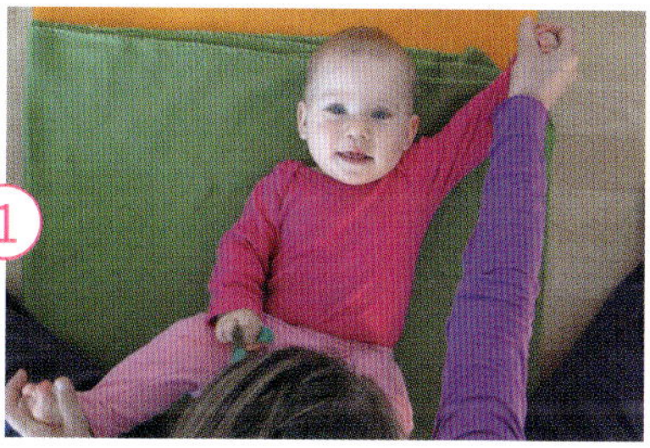

Die diagonale Dehnung der Arme und Beine ist bei Babys sehr beliebt und fördert die Körperwahrnehmung. Wichtig ist, das du die Ärmchen und Beinchen deines Babys immer nur sanft bewegst; sobald dein Baby leicht in die entgegengesetzte Richtung drückt oder zieht, also Widerstand leistet, ist diesem sofort nachzugeben. Bedenke, es ist ein Spiel, ihr lernt euch und eure Bedürfnisse gerade erst kennen.

2
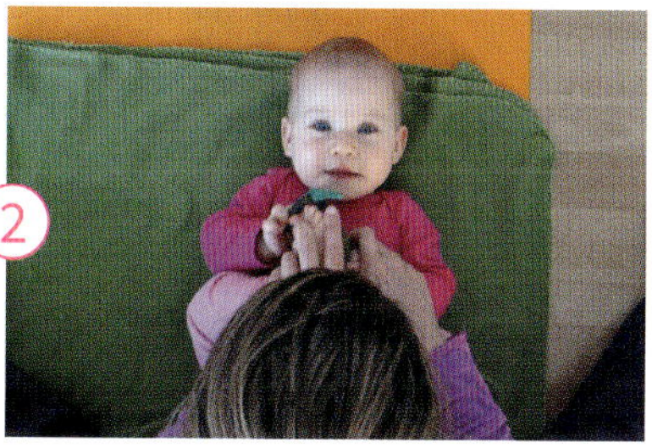

Dein Baby liegt vor dir. Sanft streichst du entlang seiner Ärmchen und Beinchen und kannst dann beginnen, die Hände und Füße jeweils diagonal sanft zueinanderzubringen, also zuerst die linke Hand zum rechten Fuß und danach die rechte Hand zum linken Fuß.

3
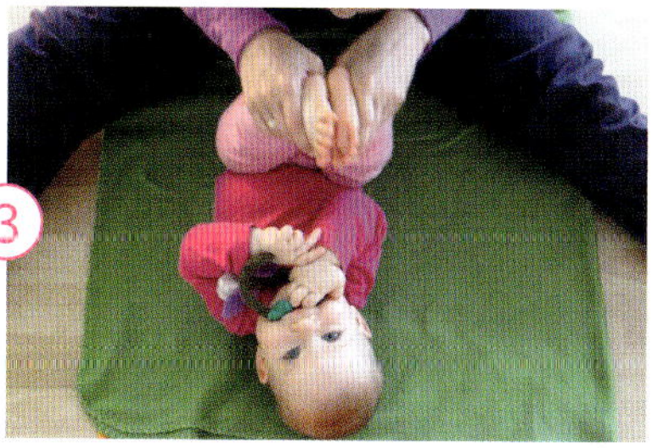

Nun kannst du spielerisch die Ärmchen deines Babys öffnen und seine Hände am Bauch zueinanderbringen. Mach danach das gleiche mit seinen Beinchen und Füßen.

HÜFTSEQUENZ: Ein kleiner erster Schmetterling in der Rückenlage macht auch Babys Spaß! Hüftbewegungen führen bei deinem Baby zu einer besseren Wahrnehmung der Körpersymmetrie, der beruhigende Fußhaltegriff gibt Sicherheit, Spannungen werden abgebaut, Bauchschmerzen, Verstopfungen oder Blähungen können gelindert werden. Die untere Rückenmuskulatur deines Babys wird gestärkt und seine Hüftgelenke auf Bewegung vorbereitet.

Du kannst diese Übungen auch gerne mit deinen eigenen Asanas im Sitzen kombinieren und Dehnungsübungen im Sitzen ausführen, z.B.: Konasana-Variationen.

Erste Dehnungsübungen für deine Beine und deinen Rücken

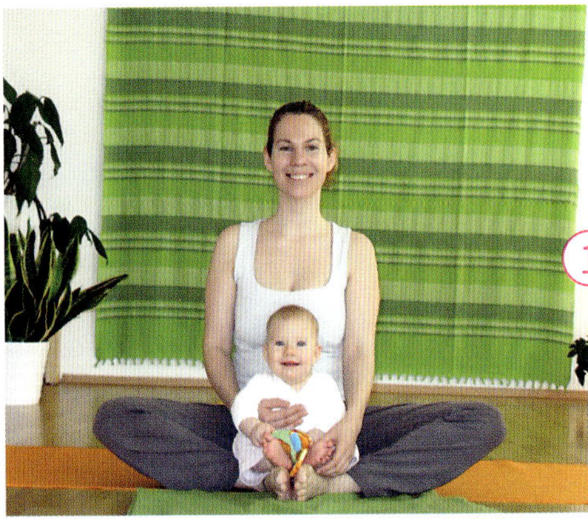
1

Den Schmetterling – Badhrasana kennst du bereits aus Kapitel 3; sobald dein Baby sitzen kann, könnt ihr diese Übung mit all ihren Variationen auch gemeinsam ausführen. In der Ausgangsposition flattern wir mit den Knien, wir können aber auch sanft nach links und rechts schaukeln oder den Oberkörper kreisen lassen. Dein Baby kann in deinem »Nestchen« sitzen oder vor dir auf einer Decke liegen. Du kannst auch die Füßchen deines Babys zueinanderbringen, so führt ihr den Schmetterling zu zweit aus. Die Position hilft dir dabei, deinen unteren Rücken zu dehnen. In der Kombination mit den weiteren Variationen kann Badhrasana auch bei dir Harnwegserkrankungen lindern, die Nieren und Blase stärken sowie das Einsetzen einer regelmäßigen Menstruation fördern.

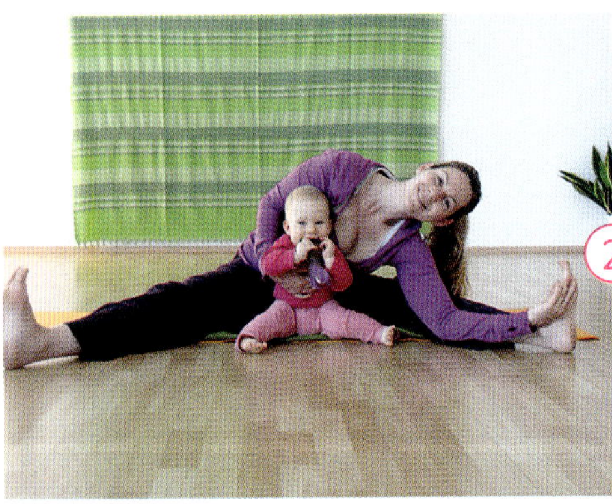
2

Auch die gedrehte Seitbeuge – Parivrtta Upavistha Konasana macht mit Babys Spaß. Wenn dein Baby noch nicht sitzt, dann kann es auch bei deinem Bein liegen und du kitzelst beim Nach-vorne-Beugen sanft über sein Bäuchlein. Diese Position fördert bei dir die Durchblutung deines Beckens, dies wirkt lindernd bei Ischiasbeschwerden und Beckenschmerzen. Vorsicht jedoch, wenn im Bereich der Mutterbänder oder der Symphyse Schmerzen entstehen, dann verringere bitte den Beinabstand.

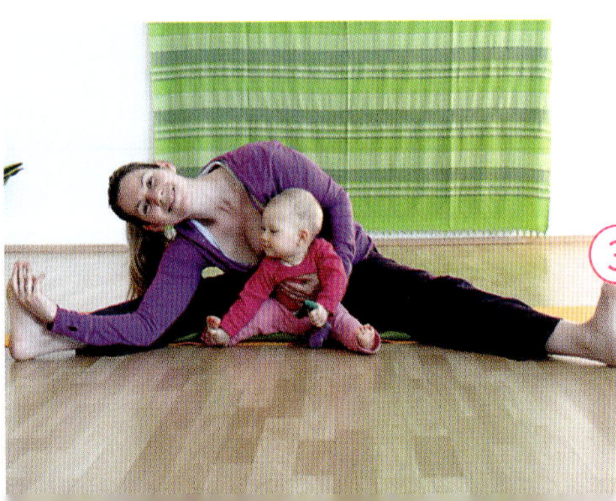
3

Die Variationen des Sonnengrußes – Surya Namaskar, die in diesem Buch für Schwangere vorgestellt werden, kannst du auch gemeinsam mit deinem Baby ausführen. Auf diesen Bildern siehst du gut, wie ich gemeinsam mit meiner Tochter Pauline Mama-Baby-Yoga unterrichtet habe. Sie war einfach immer dabei und voll integriert. Ein Baby, das weinend auf der Seite liegt, gibt es bei mir im Mama-Baby-Yoga nicht!

Bei der vollen Vorwärtsbeuge – Padahastasana, wie zum Beispiel beim Sonnengruß, können wir immer wieder sanft die Babys kitzeln, dabei lachen meist Baby und Mama.

Acht Wochen nach der Geburt kannst du auch wieder die Kobra (Bhujangasana) in der Bauchlage für den Übergang aus Vorwärtsbeuge und herabschauendem Hund ausführen. Diese Positionen kräftigen deinen gesamten Körper, von den Handgelenken über die Arme, die Bauch- und Rückenmuskulatur bis zu den Beinen. Die Kobra weitet zusätzlich deinen Brustkorb und dient dir als wunderbare Ausgleichsbewegung, falls du durch das viele Tragen, Wiegen und Stillen deines Babys einen leichten Rundrücken bekommen hast.

WICHTIG: Während der Stillzeit kann die Bauchlage auf der Yoga-Matte noch immer unangenehm sein, komme daher nach der Kobra ruhig in den Vierfüßlerstand und von hier in den herabschauenden Hund und danach wieder sanft ins Stehen.

1

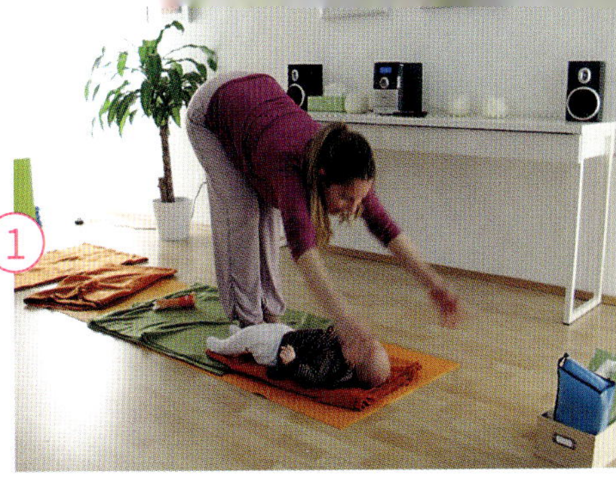

2

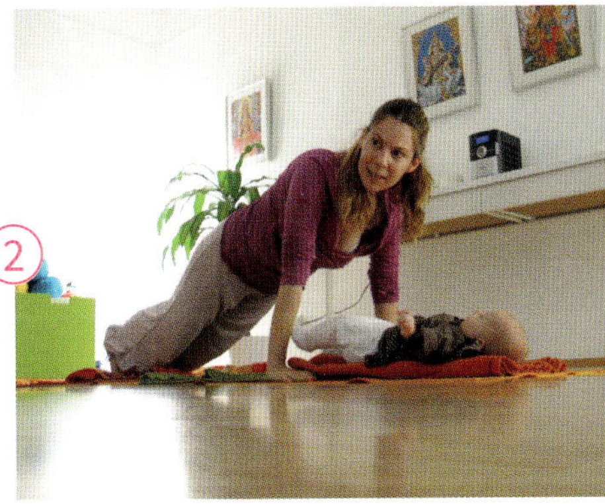

3

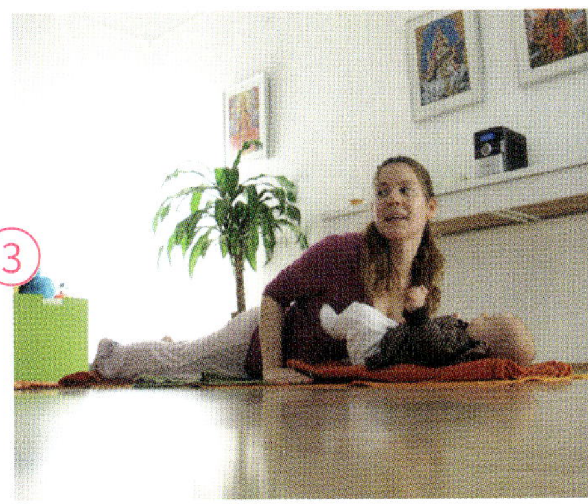

4

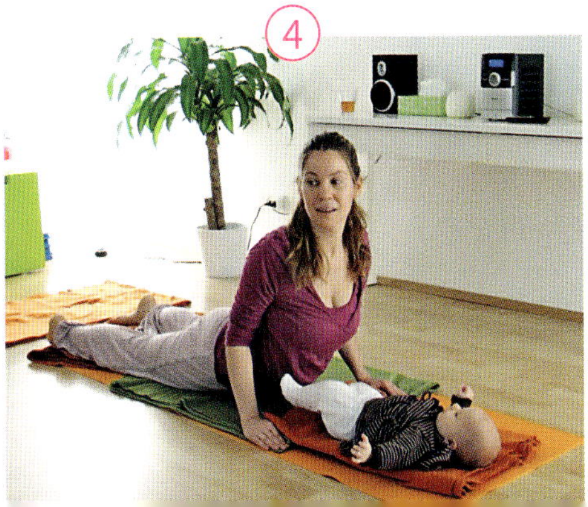

5

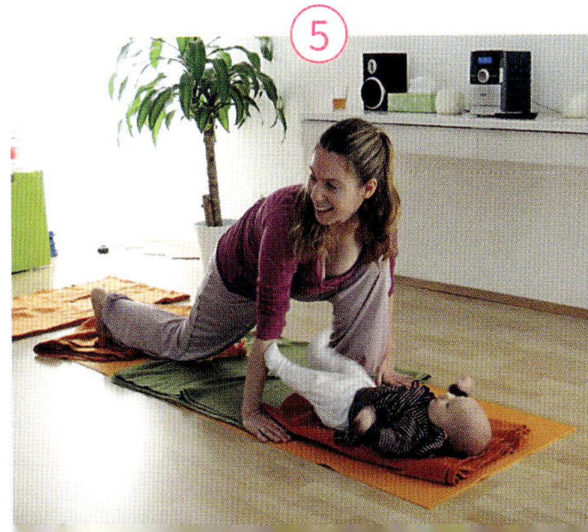

Kräftigungsübungen für fitte Mamas und Papas

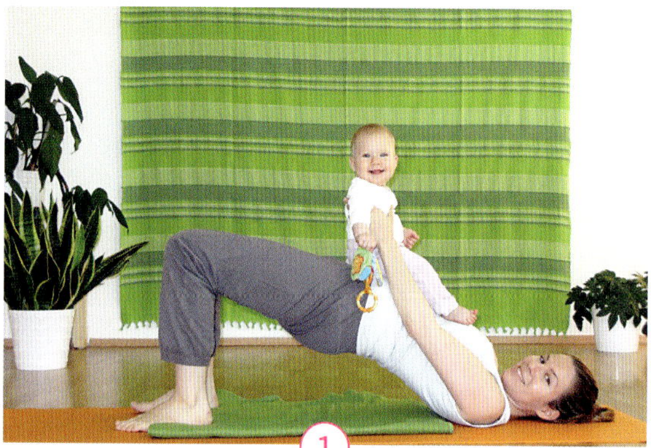

1

Die Brücke – Setu Bandhasana ist eine wunderbare sanfte Rückbildungsübung. Wie du auf den Fotos von Pauline und mir sehen kannst, ist es jedoch von Vorteil, wenn dein Baby seinen Kopf bereits selbst halten kann. Dies ist meist ab dem vierten Monat gut möglich. Davor würde ich dir empfehlen, dein Baby auf deinem Becken sitzend und an deine Oberschenkel abgelegt nur jeweils leicht anzuheben – auch diese sanfte Variation wirkt sich bereits positiv auf deinen Beckenboden und deine Rückenmuskulatur aus.

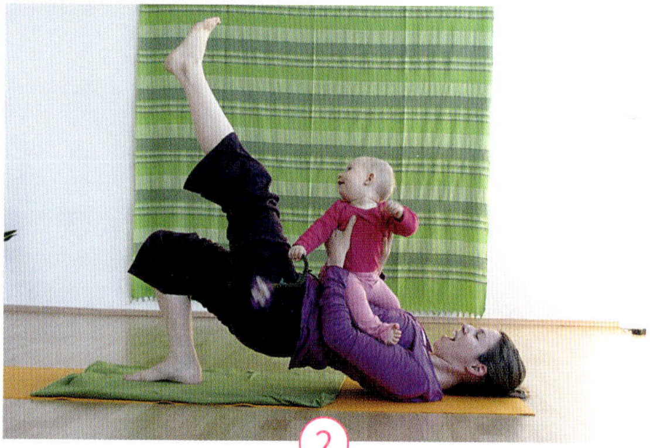

2

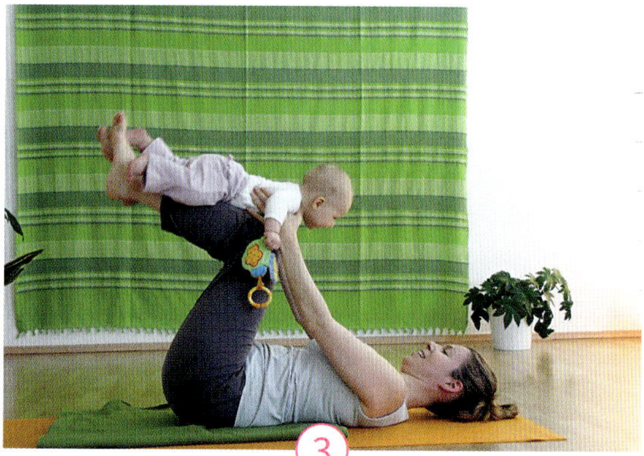

3

Bei dieser fortgeschrittenen Variation hebst du zusätzlich ein Bein an, dies stärkt deine Körpermitte, Becken-, Bauch- und Rückenmuskulatur.

Das schon erwähnte Baby-Fliegen ist eine sehr beliebte Übung in Mama-Baby-Yoga- und Rückbildungskursen; auch hierfür sollte dein Baby seinen Kopf bereits halten können. Du legst dein Baby sanft auf deine abgewinkelten Unterschenkel und hältst es gut und sicher am Brustkorb fest (niemals loslassen!). Zu Beginn wippt ihr einfach ein klein wenig vor und zurück, deine Unterschenkel bleiben parallel zum Boden.

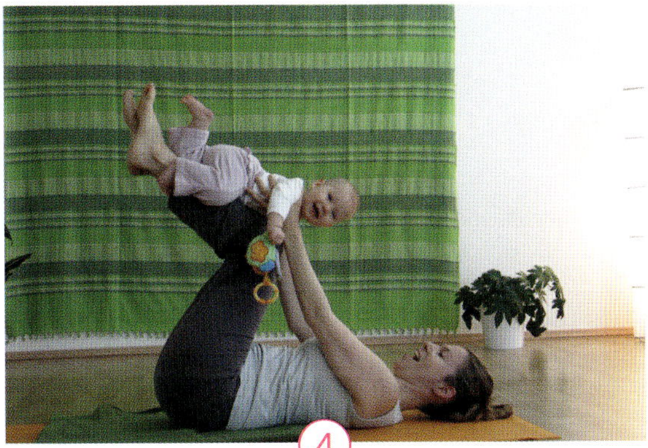

4

Fühlt sich dein Baby beim Fliegen wohl, kannst du deine Beine auch ein klein wenig hoch und runter wippen lassen. Diese Übungsabfolge macht den meisten Babys großen Spaß und ist für dich ein ausgezeichnetes Beckenbodentraining, und auch dein unterer Rücken und dein Becken werden stabilisiert.

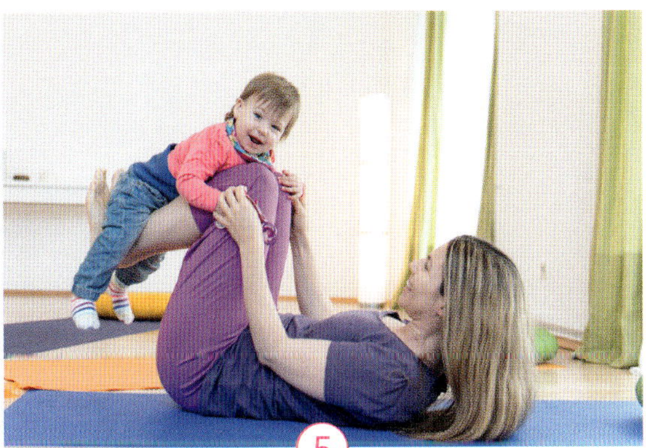

5

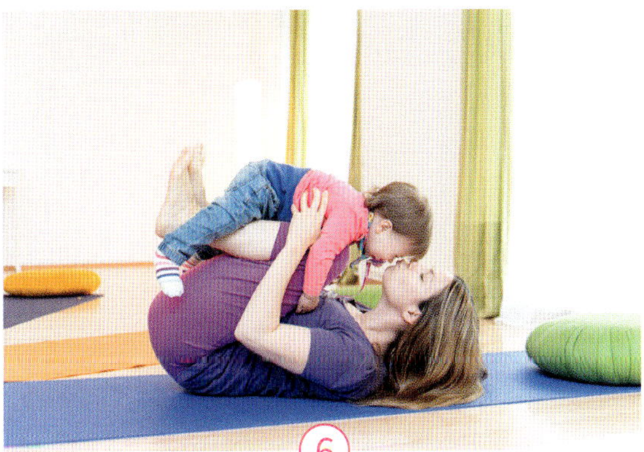

6

Haben euch die ersten Variationen Spaß gemacht, könnt ihr das Baby-Fliegen von Woche zu Woche steigern. Die Unterschenkel bleiben parallel zum Boden und du kannst damit beginnen, zuerst dein Becken mit jeder Ausatmung etwas anzuheben und mit der Einatmung wieder abzusenken. Dabei wippt dein Baby ein klein wenig hoch und runter. Fühlst du dich sicher, hebe nun auch zusätzlich deinen Kopf mit jeder Ausatmung an und senke ihn mit jeder Einatmung ab. Dadurch kräftigst du deinen Beckenboden und deine Rückenmuskulatur, außerdem hast du damit ein sehr effizientes Muskeltraining der geraden Bauchmuskulatur. Wichtig: immer den Beckenboden anspannen, wenn du die Bauchmuskulatur aktivierst!

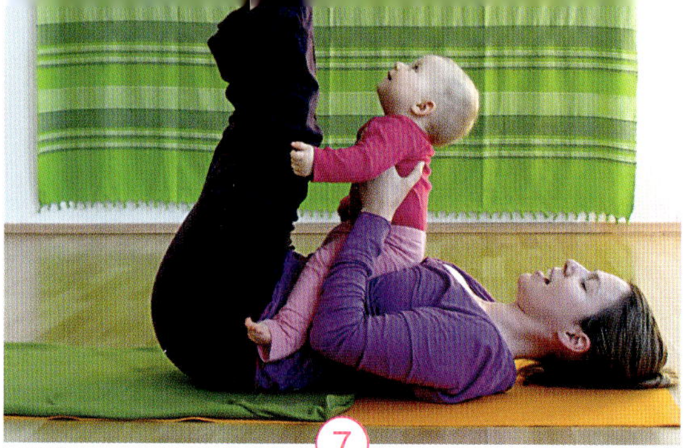

7

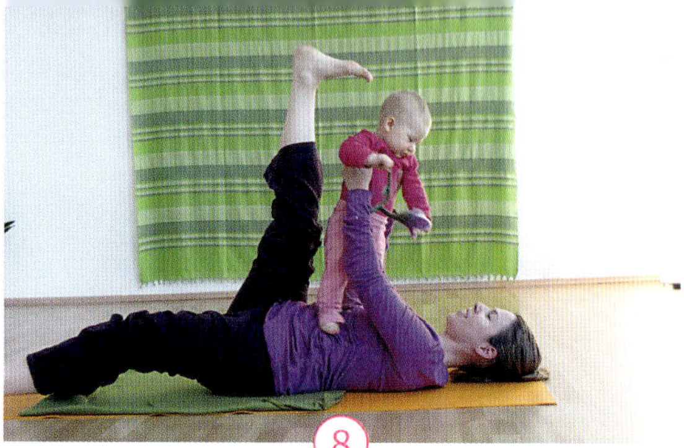

8

Die liegende Hand-Fuß-Stellung – Supta Padangusthasana kennst du aus den Übungen für das erste Trimester als ruhender Vishnu – Anantasana in Variation. Im Rückbildungsyoga kannst du diese Übungen zur Gänze in der Rückenlage ausführen und zuvor einige kräftigende Übungen einbauen.

Zu Beginn hebe beide Beine an und halte sie weiterhin hoch, atme dabei tief ein und aus, deinen unteren Rücken drücke fest in die Matte. Nun senke langsam ein Bein nach dem anderen ab und hebe dann beide Beine, eines nach dem anderen, langsam wieder an. Spüre deine Rücken- und Bauchmuskulatur!

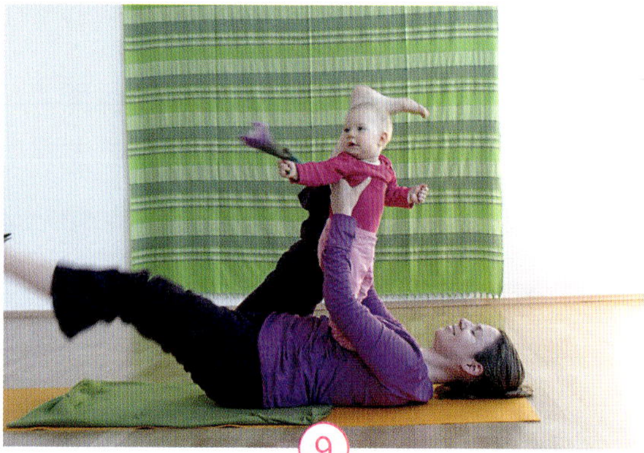

9

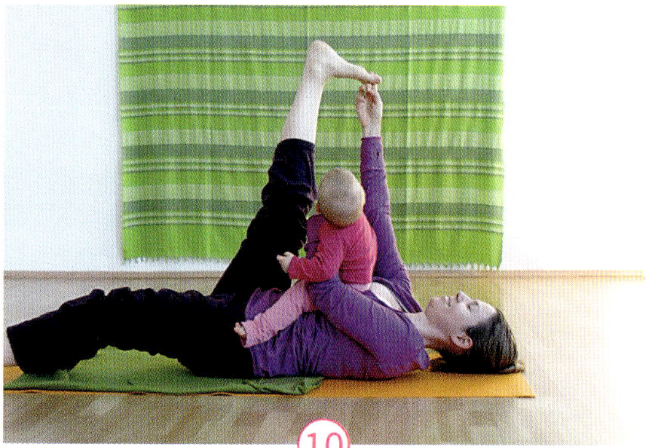

10

Nun führe die Bewegung etwas schneller aus – wir bezeichnen diesen Ablauf auch als »Schere in der Luft«. Du hebst abwechselnd ein Bein an und senkst gleichzeitig das jeweils andere Bein ab. Denke dabei stets daran, deinen unteren Rücken Richtung Matte zu ziehen, und spanne ebenfalls den Beckenboden an, da du sonst mit dem Anspannen der Bauchmuskulatur zu viel Druck auf den schwachen Beckenboden ausführst!

Jetzt kannst du zur sanften Dehnungsübung kommen. Jeweils ein Bein ist nach oben hin lang gestreckt. Das andere Bein kann entlang der Matte ausgestreckt oder aufgestellt werden. Wie beim ruhenden Vishnu kannst du nun deine Zehen oder dein Bein umfassen und dehnst dabei ganz wunderbar den gesamten Verlauf des Ischiasnerves. So kannst du müde und schwere Beine entlasten.

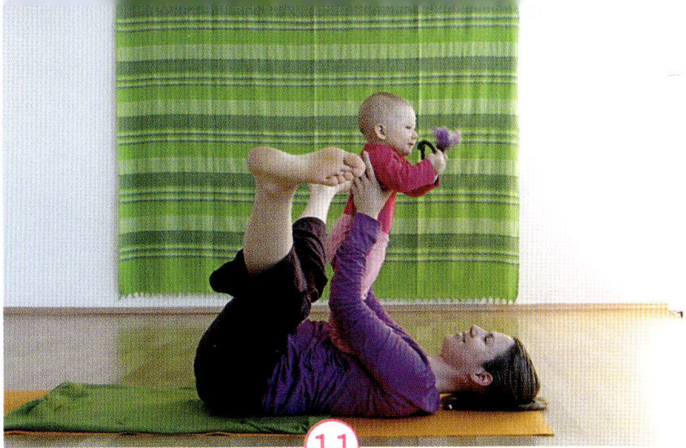

11

Nun strecke wieder beide Beine aus und öffne und schließe sie abwechselnd. Du wirst jeweils die Außen- und Innenseite deiner Oberschenkelmuskulatur wahrnehmen.

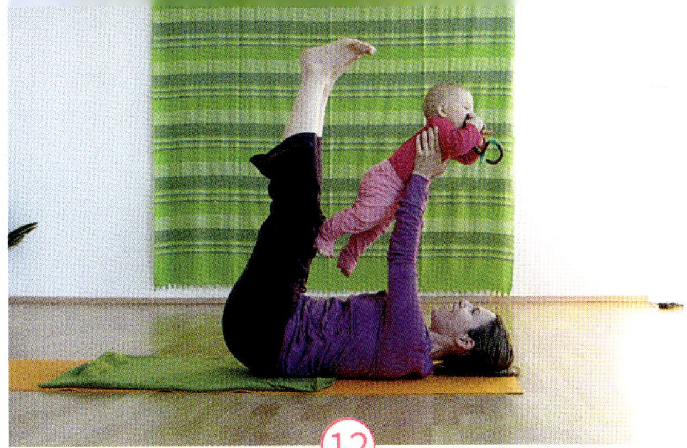

12

Wenn du dich fit genug fühlst und dein Baby gute Laune hat, kannst du auch deine Oberarmmuskulatur kräftigen, indem du dein Baby anhebst und absenkst.

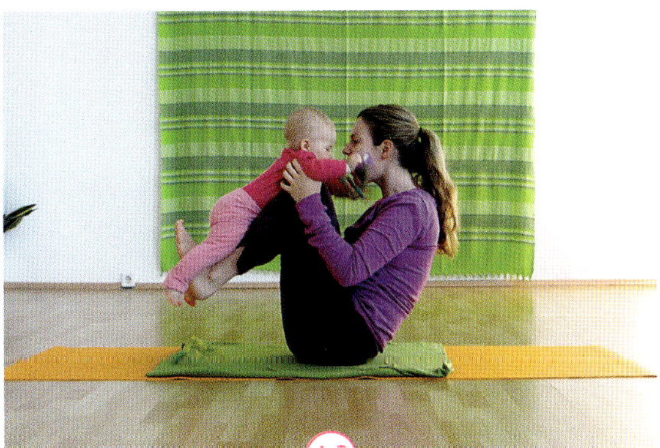

13

Das Boot – Navasana ist eine tolle Kräftigungsübung für Rücken-, Bauch- und Beckenbodenmuskulatur. Lasse die Füße anfangs auf der Matte und hebe deine Beine nur abwechselnd an. Erst wenn du dich hierbei sicher fühlst, hebe beide Beine gleichzeitig an und stelle sicher, dass du nicht in die Rückenlage rollst.

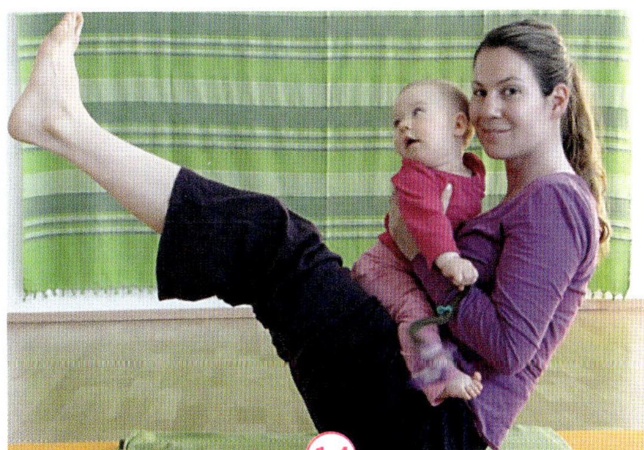

14

Wenn du das Boot sicher ausführen kannst, darf dein Baby wieder auf deine Unterschenkel kommen und du kannst es sanft vor- und zurückschaukeln lassen. Mit der Ausatmung kommt ihr zueinander und mit der Einatmung vergrößerst du wieder den Abstand. Unterschätze diese energievolle Übung nicht – einige sanfte Wiederholungen reichen, gönne dir danach eine Pause.

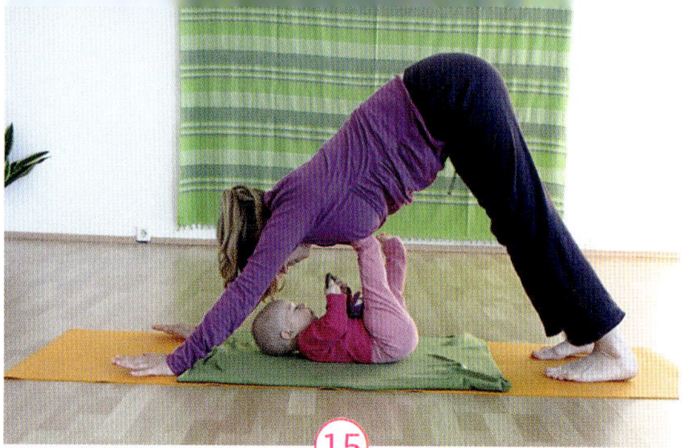

15

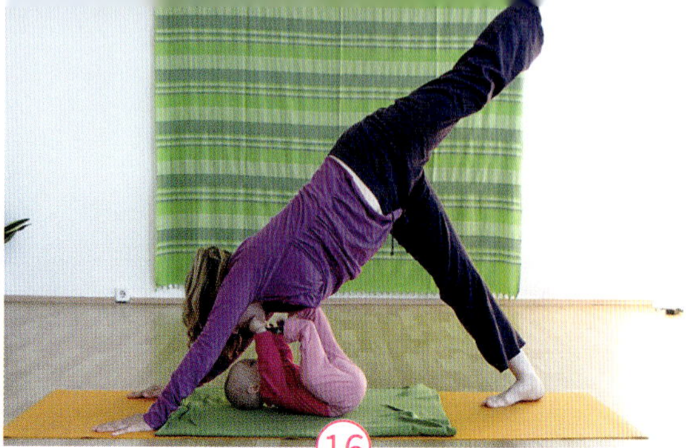

16

Der herabschauende Hund – Adho Mukha Svanasana kann im Rahmen des Sonnengrußes, aber auch als einzelne Asana ausgeführt werden. Als Rückbildungsübung macht es Spaß, es sich genauer anzusehen. Dein Baby liegt unter dir, du kannst es anlächeln oder ihm Küsschen geben. Drücke dich gut von den Handballen her weg, ziehe die Schulterblätter auseinander und weite deinen Hals-Nacken-Bereich, ziehe dein Steißbein hoch. Spanne dein Mula-Bandha an, also deine Bauchmuskulatur und deinen Beckenboden. Atme hierbei tief ein und aus.

Wenn du dich in der Asana sicher fühlst, hebe abwechselnd ein Bein nach dem anderen an. Genieße die Streckung, die dabei entlang deines Körpers entsteht.

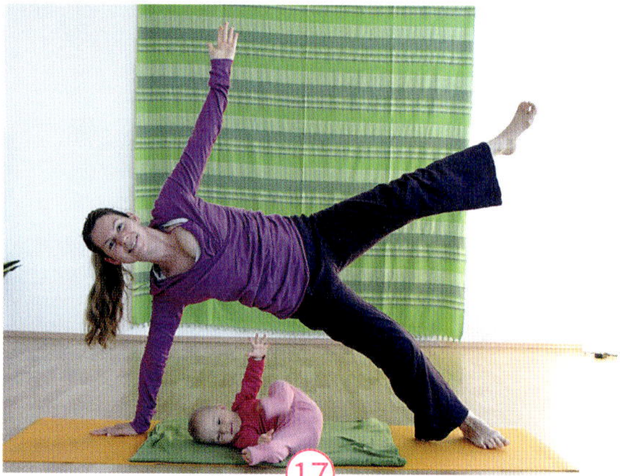

17

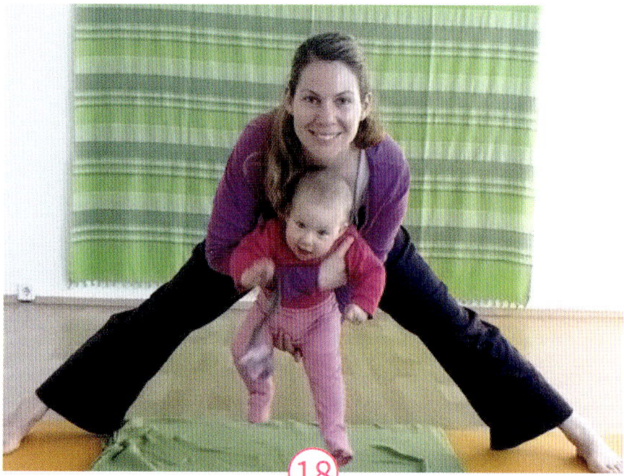

18

Wenn du dich im herabschauenden Hund und Variation sicher fühlst, kannst du in eine Halbmond-Variation wechseln und jeweils einen Arm und ein Bein anheben. Um die Seite zu wechseln, komme jeweils in den herabschauenden Hund zurück.

Die Variation des Dreiecks Trikonasana können wir auch als »Baby-Schaukel« bezeichnen. Deine Beine sind wie bei Trikonasana etwas weiter als hüftbreit geöffnet, dein Baby kann nach vorne oder zu dir blicken. Versuche deinen Rücken gerade zu halten und deine Bauchmuskulatur anzuspannen, und nun schaukle dein Baby sanft vor und zurück.

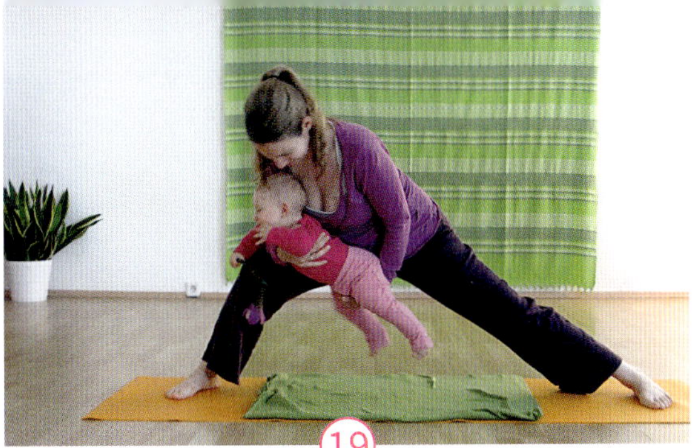

19

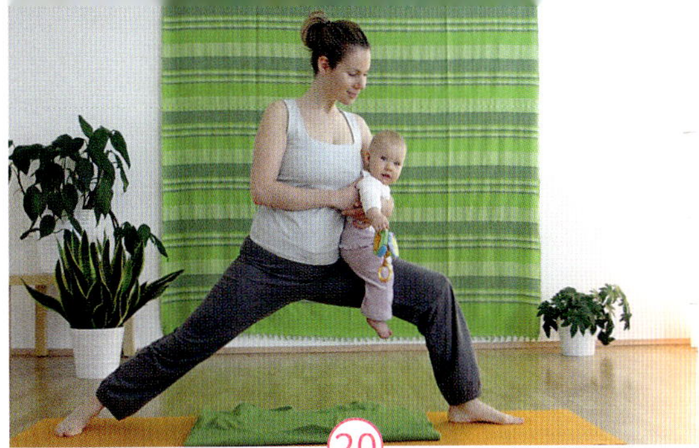

20

Bei dieser KriegerInnen-Variation – Virabhadrasana beugst du ein Knie und schaukelst dein Baby sanft nach links und rechts. Diese Variation kräftigt zusätzlich deinen Beckenboden, achte jedoch darauf, dass dein Rücken möglichst gerade bleibt und du nicht in einen Rundrücken kippst. Babys lieben diese schaukelnde Bewegung, und sie ist hilfreich, um Blähungen zu lösen und somit Bauchschmerzen deines Babys vorzubeugen.

Ist dein Baby bereits etwas älter – um die sechs Monate –, kannst du es in dieser KriegerInnenstellung Virabhadrasana I auch auf deine Oberschenkel setzen. Wichtig: Hebe die Arme nicht an, sondern halte dein Baby gut fest. Dein Rücken ist erneut gut lang gestreckt, deine Bauchmuskulatur leicht angespannt und dein Beckenboden hält kräftig. Nun kannst du sanft etwas hinunter und wieder hinauf wippen. Wieder wird die Übung zu beiden Seiten ausgeführt.

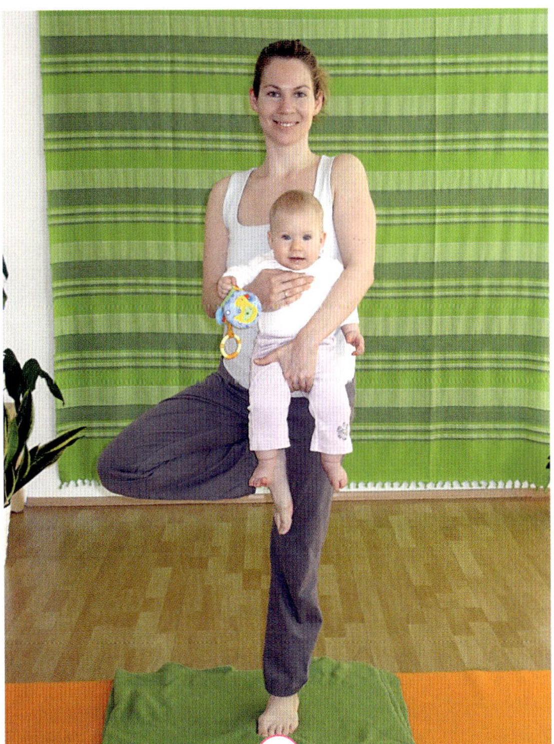

21

Der Baum – Vriksasana, ist eine wunderschöne Übung im Rückbildungsyoga. Du hältst dein Baby nach vorne oder zu dir blickend sicher fest. Nun verlagerst du dein Gewicht auf ein Bein und hebst das andere Bein langsam an. Spüre, wie deine gesamte Rumpf- und Beckenmuskulatur sowie deine Bauch- und Rückenmuskulatur gut zusammenspielen müssen. Lasse deine Schultern und deinen Nacken entspannt und atme tief weiter ein und aus. Wechsle nach einigen tiefen Atemzügen die Seite. Diese Übung fördert auch das Gleichgewichtsgefühl deines Babys.

Sind die Yoga-Positionen für mein Baby nicht ungewohnt?

Nein, in keinster Weise. Beobachte dein Baby, wie es von der Rückenlage in die Bauchlage kommt und von der Bauchlage ins Krabbeln, ins Hocken und in den Stand. Du wirst viele Yoga-Positionen wiederfinden! Mein Kinder-Yoga-Lehrer Thomas Bannenberg erklärte mir einst, dass die weisen Yogis wohl die Pflanzenwelt und die Tiere genau beobachtet hatten und Übungen entwickelten, um ebenfalls deren Kräfte zu erlangen. Das mag stimmen, aber wenn ich Babys und Kleinkindern zusehe, erkenne ich ständig Asanas: Muktasana – bequemer Sitz, Pranayama – Atemübungen, Adho Mukha Svanasana – herabschauender Hund, Sirshasana – Kopfstand, Badhrasana – Schmetterling, Janushirshasana – einbeinige Vorwärtsbeuge, Ardha Matsyendrasana – Drehsitz geöffnet, Utthita Trikonasana – gestreckte Dreieckshaltung, Ananda Balasana – Glückliche-Kind-Stellung, Bhujangasana – die Kobra, und viele, viele mehr. Wir müssen diese Positionen also nicht an unseren Babys ausführen, sie praktizieren sie ganz von selbst. Dennoch profitieren sie davon, uns bei unseren Yoga-Übungen zuzusehen, denn wir können ihnen dadurch Bewegungsimpulse geben, die ihr Bewegungsrepertoire erweitern und ihnen Freude an der Bewegung vermitteln.

Katharina Rainer-Trawöger 1980 (unterrichtet nun hauptberuflich Yoga)

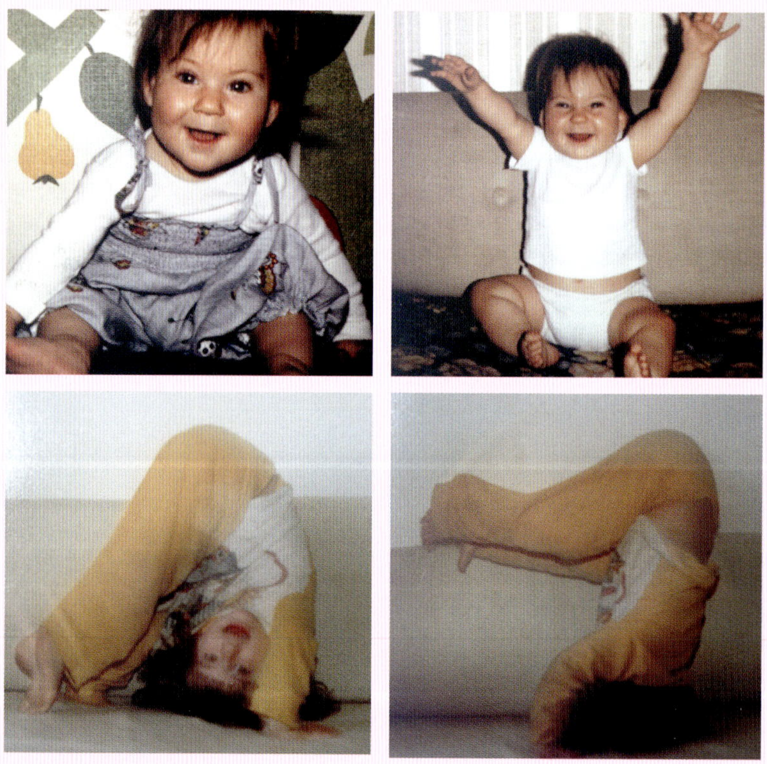

Pauline Rainer 2010 (hat derzeit vor allem Spaß an Tanz und Akrobatik)

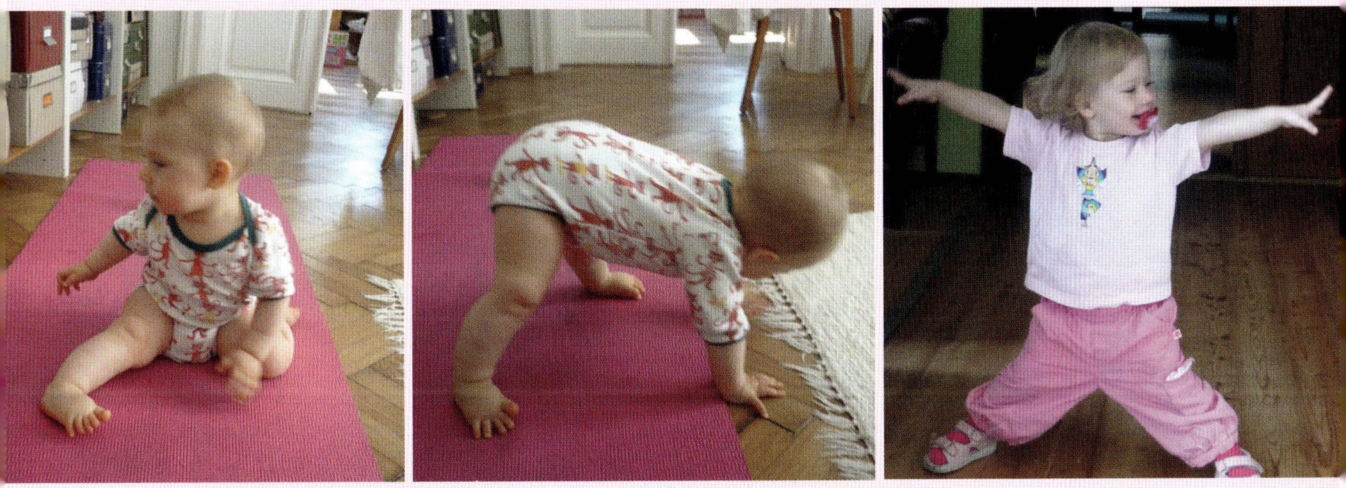

Ronja Rainer 2013 (liebt zurzeit die Kinder-Yoga-Stunden)

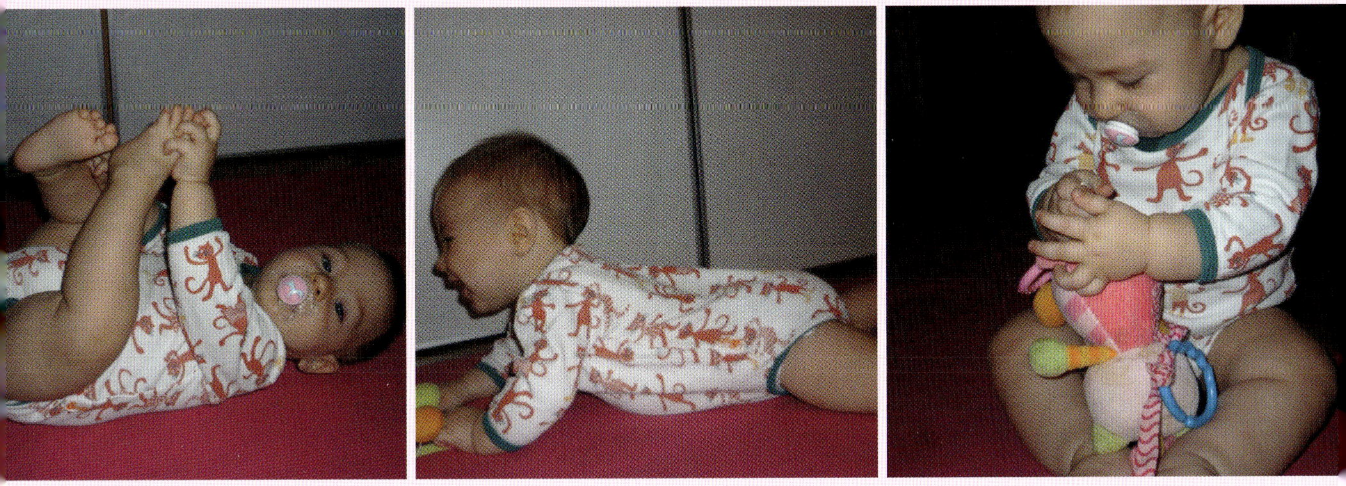

Quellen und Literatur

VORWORT VON KATHARINA RAINER-TRAWÖGER

Zitat von B. K. S. Iyengar aus: *Weg des Lichts*, Frederik Leboyer, Schirner Verlag 2007, S. 11, Original aus dem Jahr 1978.

Abschließendes Zitat nachzulesen unter: http://www.babycenter.de/a21464/mutti-mommy-mamim%25C3%25BCtter-in-aller-welt#ixzz41HVPuxQO (Stand 15. März 2016)

1 WAS IST YOGA?

Yoga – Tradition und Erfahrung. Die Praxis des Yoga nach dem Yoga Sutra des Patanjali, T. K. V. Desikachar, Via Nova Verlag, 5. Auflage, 2005.

Hatha Yoga Pradipika: Die Leuchte des Hatha Yoga, Swami Svatmarama, Phänomen Verlag, 2004.

Yoga-Philosophie-Atlas, Eckard Wolz-Gottwald, Via Nova Verlag, 3. Auflage, 2010.

Yoga für Menschen von heute, Andre van Lysebeth, Goldmann, 1999.

Die Yoga Tradition, Georg Feuerstein, Yoga Verlag, 2008.

Yoga für die Frau – Der Weg zu Gesundheit, Entspannung und innerer Kraft, Geeta S. Iyengar, O.W. Barth, 2012.

Der Stammbaum des Yoga, Mathias Tietke, Theseus Verlag, 2007.

Als Vishnu eine Lotosblüte gebar – Legenden und Mythen aus dem Yoga, Alanna Kaivalya, Arjuna van der Kooij, Südwest, 2011.

Weitere ähnliche Erklärungen zum Begriff und zur Geschichte des Yoga sind zu finden unter: https://de.wikipedia.org/wiki/Yoga (Stand 15. März 2016)

Hilfreiche Sanskrit-Wörterbücher:

Spirituelles Wörterbuch: Sanskrit – Deutsch, Martin Mittwede, Sathya Sai Verlag, 2010.

Sanskrit – Deutsch / Deutsch – Sanskrit: Wörterbuch, Klaus Mylius, Harrassowitz Verlag, 2005.

Zitat von Sukadev Bretz zu finden unter: http://wiki.yoga-vidya.de/Patanjali (Stand 15. März 2016)

Teile der Erklärungen über die Bhagavadgita sind unter anderem zu finden unter: https://de.wikipedia.org/wiki/Bhagavad_Gita (Stand 15. März 2016)

Übersetzung der Begriffe Ha und Tha: http://wiki.yoga-vidya.de/Ha; http://www.sanskrit-lexicon.uni-koeln.de/scans/PWGScan/disp2/index.php

Yoga auf den Weg nach Westen, Karl Baier, Königshausen u. Neumann Verlag, 1998.

Das Zitat von Marion Stüwe stammt aus ihrem Buch *Gymnastik und Yoga in der Geburtsvorbereitung*, Hippokrates, 2003.

1 FRAUEN UND YOGA

Zitate aus Rigveda und Manusmriti zu finden unter: http://vedanta-yoga.de/yogameisterinnen-heilige-frauen-rishikas/ (Stand 15. März 2016)

Biografie von Swami Sivananda Radha unter anderem zu finden unter: http://wiki.yoga-vidya.de/Swami_Sivananda_Radha (Stand 15. März 2016)

Biografie von Indra Devi unter anderem zu finden unter: http://wiki.yoga-vidya.de/Indra_Devi (Stand 15. März 2016)

Biografie von Krishna Pattabhi Jois unter anderem zu finden unter: https://de.wikipedia.org/wiki/K._Pattabhi_Jois (Stand 15. März 2016)

Biografie von B. K. S. Iyengar unter anderem zu finden unter: https://de.wikipedia.org/wiki/B._K._S._Iyengar (Stand 15. März 2016)

Biografie von Kareen Zebroff unter anderem zu finden unter: https://de.wikipedia.org/wiki/Kareen_Zebroff (Stand 15. März 2016)

Die Interviews mit Angela Farmer, Linda Sparrow und Nischala Joy Devi sowie Shiva Rea sind im Rahmen des Films Yogawoman (2011) entstanden.

2 YOGA IN DER SCHWANGERSCHAFT

Beide Zitate von B. K. S. Iyengar aus: *Weg des Lichts*, Frederik Leboyer, Schirner 2007 (Originalausgabe: 1978), S. 12.

Informationen rund um die Entwicklung des Embryos im Mutterleib finden sich unter anderem in folgenden Büchern und Websites:

Ein Kind entsteht, Lennart Nilsson, Goldmann Verlag, 2003.

Alles über meine Schwangerschaft Tag für Tag, Maggie Blott, Dorling Kindersley, 2010.

Meine Schwangerschaft: Woche für Woche, Lesley Regan, Dorling Kindersley, 2014.

Meine Schwangerschaft: Tag für Tag faszinierende Bilder und umfassender Rat, Silvia Höfer, Alenka Scholz, Gräfe und Unzer, 2014.

http://www.alles-ueber-kinder.net

http://www.babycenter.de

2 WELCHE WIRKUNGEN HAT YOGA IN DER SCHWANGERSCHAFT?

Zitat von B. K. S. Iyengar aus: *Weg des Lichts*, Frederik Leboyer, Schirner Verlag 2007 (Originalausgabe: 1978), S. 11.

Die Texte über Grantly Dick-Read sind unter anderem nachzulesen unter:

Mutterwerden ohne Schmerzen. Die natürliche Geburt, Grantly Dick-Read, Hoffmann und Campe, 12. Auflage, Hamburg 1963.

Hebammenkunde. Lehrbuch für Schwangerschaft, Geburt, Wochenbett und Beruf, A. Stiefel, C. Geist und U. Harder, 5. Auflage, Hippokrates Verlag, Stuttgart 2013.

https://de.wikipedia.org/wiki/Grantly_Dick-Read

Die Interviews mit Dr. Sara Gottfried und Dr. Faustina Nevarez entstanden im Rahmen des Films Yogawoman (2011).

Cornelia Mayr, Bachelorarbeit mit dem Titel *Yoga in der Schwangerschaft – Auswirkungen auf Stress, Angst und Geburt*, HEB 10, FH Joanneum, 2013, S. III.

Zitat von Deepak Chopra aus: *Schwangerschaft und Geburt ganzheitlich erleben*, Droemer Knaur Verlag, 2009, S. 12.

2 FRAGEN ZUM THEMA YOGA IN DER SCHWANGERSCHAFT

Yoga für Schwangere – Den Körper geschmeidig halten, Rückenbeschwerden vorbeugen, die Geburt erleichtern, Martha Fritsch, Schirner, 2004.

Yoga für eine entspannte Schwangerschaft: mit Sonnengruß, Atemübungen, Tiefenentspannung und Ayurveda-Gesundheitstipps, Ursula Mäder, Hildegard Pätzold, Nietsch, 2011.

Yoga in der Schwangerschaft, Patricia Thielemann-Kapell, Gräfe und Unzer, 2011.

Meditationen für die Schwangerschaft, Sheila Lavery, Pippa Duncan, Bauer Verlag, 2002.

Die Hebammensprechstunde – Einfühlsame und naturheilkundliche Begleitung zu Schwangerschaft, Geburt, Wochenbett und Stillzeit mit Heilkräutern, homöopathischen Arzneien und ätherischen Ölen, Ingeborg Stadelmann, Eigenverlag, 2002.

Hebammen-Gesundheitswissen, Silvia Höfer und Nora Szász, Gräfe und Unzer Verlag, 2012.

2 DIE ATMUNG IM YOGA

Yoga-Anatomie. Ihr Begleiter durch die Asanas, Bewegungen und Atemtechniken, Leslie Kaminoff, Amy Matthews, riva Verlag, 2013.

http://www.netzathleten.de/gesundheit/ratgeber-gesundheit/item/5705-wie-funktioniert-unsere-atmung-ein-kurzueberblick

2 DER BECKENBODEN: STÄNDIGER BEGLEITER IM YOGA

Mein Beckenbodenbuch: Mehr Kraft, erfüllte Sexualität, beweglicher Rücken, Franziska Liesner, Trias, 2012.

Beckenboden-Training: 50 Übungskarten zur Stärkung und Entspannung, Anna E. Röcker, Südwest, 2011.

Zitat von David Rotter über das Wurzelchakra nachzulesen unter: http://www.chakren.net/chakra/wurzelchakra/

3 ASANAS FÜR DAS ERSTE TRIMESTER

Geschichte Chandras, nachzulesen unter: https://de.wikipedia.org/wiki/Chandra_(Gott)

Zitat zum Kopfstand aus: *Weg des Lichts*, Frederik Leboyer, Schirner Verlag 2007 (Originalausgabe: 1978), S. 41.

Zitat von Leslie Kaminoff nachzulesen unter: *Yoga-Anatomie. Ihr Begleiter durch die Asanas, Bewegungen und Atemtechniken*, riva Verlag, 2013, S. 122.

3 ÜBUNGSABFOLGEN FÜR DAS ERSTE TRIMESTER

Mudras – Kompaktführer: Finger-Yoga – Einfache Übungen mit großer Wirkung, Andrea Christiansen, Irsiana, 2012.

Gesundheit in unseren Händen: Mudras – die Kommunikation mit unserer Lebenskraft, Kim Da ilva, Knaur, 2008.

Studie und Zitat von Dr. James Newham nachzulesen unter: http://www.tommys.org/page.aspx?pid=366

3 ASANAS FÜR DAS ZWEITE TRIMESTER

Zitat über die Asana Kobra nachzulesen unter: http://www.gesundheit-blog.at/kobra-bhujangasana.html

3 ÜBUNGSABFOLGEN FÜR DAS ZWEITE TRIMESTER

Weiterführende Informationen zum Thema Chakren, nachzulesen unter:

Das Chakra-Handbuch. Vom grundlegenden Verständnis zur praktischen Anwendung, Shalila Sharamon, Bodo J. Baginski, Klaus-Peter Hüsch, Windpferd Verlag, 2007.

Der Energiekörper des Menschen: Handbuch der feinstofflichen Anatomie, Cyndi Dale, Lotos Verlag, 2012.

Geschichte des Schmetterlings: »Der Schmetterling, der mit dem Fuß aufstampfte«, Rudyard Kipling, Carl Hanser, 2016.

3 ASANAS FÜR DAS DRITTE TRIMESTER

Informationen nachzulesen unter: http://www.schwangerschaft.at/de/schwangerschaft-mutter-werden/erlaubt-verboten/article.bauchtanz-schwangerschaft.html

Informationen nachzulesen unter: https://de.wikipedia.org/wiki/Mondgottheit

Zitat von Leslie Kaminoff nachzulesen unter: *Yoga-Anatomie. Ihr Begleiter durch die Asanas, Bewegungen und Atemtechniken*, riva, 2013, S. 221.

Zitat von Geeta Iyengar nachzulesen unter: *Yoga für die Frau – Der Weg zu Gesundheit, Entspannung und innerer Kraft*, O.W. Barth, 2012, S. 319.

Zitat Friedvoller Krieger nachzulesen bei Wilfried Huchzermeyer, *Das Yoga-Wörterbuch*, edition sawitri, 5. Auflage, 2007, S. 216.

3 KLEINES ABC DER SCHWANGERSCHAFTSBESCHWERDEN

Weiterführende Informationen zum Thema Ayurveda in der Schwangerschaft:

Das große Ayurveda-Buch für Mutter und Kind, Karin Pirc, mvg Verlag, 2008.

5 YOGA NACH DER GEBURT

Sanfte Hände. Die traditionelle Kunst der indischen Baby-Massage, Frédérick Leboyer, Kösel 1999.

Babyjahre. Entwicklung und Erziehung in den ersten vier Jahren, Remo H. Largo, Piper 2013.

Oje, ich wachse! Von den acht »Sprüngen« in der mentalen Entwicklung Ihres Kindes während der ersten 14 Monate und wie Sie damit umgehen können, Hetty van de Rijt, Mosaik 1998.

Dein kompetentes Kind. Auf dem Weg zu einer neuen Wertgrundlage für die ganze Familie, Jesper Juul, Rowohlt 2009.

Das macht Sie fit nach der Geburt. Ganzheitliche Rückbildung. Für ein gutes Körpergefühl und innere Ausgeglichenheit, Margarita Klein, Beltz 2010.

Babys brauchen Bewegung: Mit Spielen und Anregungen zu den ersten Schritten. So fördern Sie die Entwicklung Ihres Kindes. Für Kinder von 0 bis 2 Jahren. Ulla Redebock mit einem Beitrag über Mama-Baby-Yoga von Katharina Rainer-Trawöger, Humboldt 2014.

Bildnachweis

Fotos auf dem Cover:
© Fotodienst/Anna Rauchenberger

Fotos auf dem Buchrücken
oben rechts: © Fotodienst/Anna Rauchenberger,
Mitte links: © Fotodienst/Klaus Ranger,
unten rechts: © Freiraum-Institut/Andreas Rainer

Innenteil

Foto Seite 6: © Fotodienst/Anna Rauchenberger

Foto Seite 8: © Cornelia Mayr

Foto Seite 17: © Shutterstock/g-stockstudio

Bilder Seite 26, 27, 28, 29, 31, 32: © Shutterstock/Ptaha I

Bilder Seite 35, 36: © Katharina Rainer-Trawöger

Fotos Seite 11, 23, 57, 61, 62, 64, 67, 74, 76, 78, 80, 83, 84, 88/89, 91, 95, 100, 103, 107, 109, 110, 114, 117, 118, 123, 128, 129, 143, 144, 153, 166, 172, 190, 199, 203, 206, 207, 216, 225, 228, 233, 234, 239, 240, 248, 251, 254, 257, 259, 263, 279, 286, 290, 293, 299: © Fotodienst/Anna Rauchenberger

Fotos Seite 67, 97, 98, 104, 285, 288, 307 unten: © Fotodienst/Klaus Ranger

Fotos Seite 160, 175, 177, 243, 252: © Fotodienst/Sarah-Maria Kölbl

Fotos S. 303, 312: © Freiraum-Institut/Silvia Trawöger

Fotos Seite 313: © Freiraum-Institut/Katharina Rainer-Trawöger

Fotos Seite 69, 71, 73, 86, 93, 112, 120, 121, 126/127, 131, 132, 133, 134, 135, 146, 149, 150, 154, 157, 158, 163, 164, 169, 170, 178, 180, 183, 185, 186, 189, 192, 194, 197, 200, 201, 208, 209, 219, 221, 222, 227, 230, 237, 244, 247, 260, 261, 266, 267, 268, 270, 271, 281, 282, 304, 305, 306, 307 oben, 308, 309, 310, 311: © Freiraum-Institut/Andreas Rainer

Danksagung

Dieses Buch wurde nur möglich durch die liebevolle Unterstützung meiner Familie. Darum möchte ich zuallererst meinem Mann Andreas Rainer danken, der sich während meiner Recherchen um Kinder, Yoga-Unterricht und unser Freiraum-Institut gekümmert hat und somit doppelt und dreifach belastet war. Des Weiteren danke ich meinen beiden Töchtern Pauline und Ronja, da sie mir zwei wunderschöne Schwangerschaften und Geburtserlebnisse geschenkt haben und mich jeden Tag aufs neue zum Staunen bringen.

Ebenfalls danken möchte ich meiner Mutter Dr. Silvia Trawöger, die mit mir zum Mutter-Kind-Turnen gegangen ist, mir eine alternative Schullaufbahn und ein Studium mit vielen Auslandsaufenthalten ermöglichte und deren Universitätsarbeit zum Thema »Mutterkind-Bindung« meine grundlegende Einstellung zum Thema Umgang mit Babys und Kleinkindern prägte.

Ich danke dem Team des riva Verlags: Pascale Breitenstein, der mein Manuskript auf Anhieb gefiel, Fatima Tiemann, die als erfahrene Lektorin von Büchern zum Thema Yoga einen großen Beitrag zur Umgestaltung der einzelnen Kapitel beitrug und durch ihre eigene Schwangerschaft bewies, wie schnell Schwangeren-Yoga wirken kann, und Dr. Sybille Wallner, die mich bis zu ihrem Mutterschutz begleitete. Daniela Riepe und Matthias Michel gaben dem Buch und mir noch mehr Struktur.

Ich danke auch den folgenden Yoga-Lehrenden und Hebammen, die meine Arbeit an diesem Buch prägten und deren Unterricht mich inspirierte: Swami Sivananda, Swami Durgananda, Swami Sivadasananda, B.K.S. Iyengar, Geeta S. Iyengar, Patricia Thielemann-Kapell, Uta Belau, Barbara Kosfeld, Tina Nirtl, Alexandra Jesch-Böhnhardt, Ingeborg Stadelmann, Tina Umaa Weghofer, Julika Balprem Kaur Rieger, Shiva Rea sowie Sharon Gannon und David Life.

Über die Autorin

Mag. Katharina Rainer-Trawöger studierte an der Universität Wien indische Kunst und Kultur, ist diplomierte ganzheitliche Kunsttherapeutin und absolvierte in Indien eine klassische Yoga-Ausbildung in der Tradition von Swami Sivananda. Von der internationalen Yoga Alliance wurde sie als »experienced Yoga Teacher« zertifiziert. Sie leitet seit Jahren Yoga-Ausbildungen in den Bereichen Schwangerenyoga, Mama-Baby-Yoga, Kinder-Yoga und klassisches, indisches Hatha Yoga. Als Yoga-Lehrerin und Leiterin des Freiraum-Instituts in Wien, dem größten österreichischen Anbieter im Bereich Schwangerenyoga, begleitete sie bereits über 2000 Schwangere während dieser ganz besonderen Zeit behutsam Woche für Woche mit kräftigenden und zugleich entspannenden Yoga-Übungen. Bei den erfahrenen Hebammen Uta Belau und Barbara Kosfeld, unter anderem Lehrbeauftragte für Hebammenwissenschaften an der Donau-Universität Krems, durfte Mag. Katharina Rainer-Trawöger eine Weiterbildung in traditioneller Hebammenkunst absolvieren.

Sie lebt mit ihrem Mann Andreas Rainer und ihren beiden Töchtern Pauline Florentina Tiger, die »kleine aufblühende Tigerin« (geb. 2010), und Ronja Linnea Ananda, das »strahlende Moosröschen der Unendlichkeit« (geb. 2013), in Wien. Während beiden Schwangerschaften entstanden Hunderte von Fotos, die den KursteilnehmerInnen und den AusbildungsteilnehmerInnen die Umsetzung des Erlernten erleichtern sollten. Aus der Fülle dieser Unterrichtsgrundlagen und angeregt von den vielen Fragen der Schwangeren und ihrer PartnerInnen entstand vorliegendes Buch, das allen zukünftigen Unterrichtenden und TeilnehmerInnen einen noch besseren Einblick in die Grundlagen und Wirkungsweisen des Yoga für Schwangere bieten soll. Neben ihrer Tätigkeit als Ausbilderin unterrichtet Katharina an fünf Tagen die Woche im Freiraum-Institut Schwangerenyoga, Mama-Baby-Yoga und Kinder-Yoga. Ihre Kurse sind online zu finden unter: www.freiraum-institut.at.